U0337246

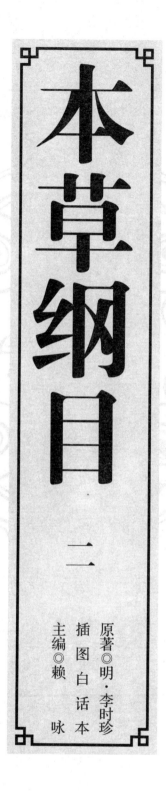

本草纲目

二

原著◎明·李时珍

插图白话本

主编◎赖咏

中国书店

[舌酸]

黄连　龙胆　主泻肝经实热。

神曲　萝卜可消除食积，嚼服。

[舌辛]

黄芩　栀子　主泻肺经实热。

芍药　泻脾实。

麦门冬　主清心经虚热。

[舌淡]

白术　主燥湿醒脾。

半夏　生姜　可行水。

茯苓　主渗湿利水。

[舌咸]

知母　主泻肾火。

乌贼骨　主去胃火。

[舌涩]

黄芩　主泻上焦之火。

葛根　主生津液。

防风　薄荷　主祛风热之邪。

半夏　茯苓　主去热痰。

《口糜内治》

[草部]

桔梗　与甘草同煎内服。

麦门冬　玄参　赤芍药　连翘　秦艽　薄荷　升麻　黄连　黄芩　生地黄　知母牡丹木通　甘草　石斛　射干　附子　治口疮　久服凉药均不痊愈，用理中汤加附子的反治方法治疗，口含官桂。

[果木类]

栗子　治小儿口疮，每日煮食。

蜀椒　治口疮久病不愈，水洗面粉搅拌煮熟，空腹内服，并用饭压下，不愈再服。

龙脑　去经络火邪，梦遗口疮，与黄檗、蜜同作丸内服。

地骨皮　治口舌糜烂，与柴胡同煎服。

黄檗　茯苓　猪苓

[金石类]

朴硝　硼砂　石膏　滑石　青钱　治口生热疮，可烧红立刻投入酒内，饮服。

猪膏　治口疮咽喉阻塞，与黄连同煎内服。

[含漱]

细辛　治口舌生疮糜烂，与黄连或黄檗同研末贴患处作掺药，取名赴筵散。外用以醋调贴脐。

黄连　煎酒含口内。与干姜同研末贴患处作掺药，取名水火散。

升麻　与黄连同作末含口内。

甘草　用法同白矾。

天门冬　治口疮多年，与麦门冬、玄参同作丸含口内。

蔷薇根　口腔糜烂日久天长，波及上消化道，已有三年以上不愈，煎浓汁漱口。夏季用枝叶。

大青叶　泡蜂蜜。

襄荷根　取汁。

蛇莓　取汁。

牛膝　忍冬　均可漱口治口疮。

蒲黄　黄葵花　烧。

赤葵茎　缩砂壳灰　角蒿灰　均涂治口疮。

贝母　治小儿口生白疮，如鹅口疮，研末调入蜜抹患处，日五、六次。

白芨　乳汁调和。

燕脂　乳汁调和。

黍米　咀嚼。

赤小豆　用醋调。与白芨、燕脂、黍米均治小儿鹅口疮。

豉　治口舌生疮，炒焦，含一夜即愈。

米醋　泡黄檗。

萝卜汁　姜汁　均可漱口治满口烂疮。

瓠　烧，涂口鼻中，治肉烂疼痛。

茄科　烧与盐同敷治口，口内或牙龈肉上肿起状如草或木耳，色紫黑的口菌病。

茄蒂灰　桃枝　煎汤漱口。

杏仁　加入少量腻粉，临睡时细嚼吐唾液。

槟榔　烧，加入轻粉贴患处作掺药。

甜瓜　含口内。

西瓜　含口内。

细茶　用法同甘草。

凫茈灰　梧桐子灰　没石子　用法同甘草。均可作掺药贴口疮。

黄檗　治口舌生疮，蜜泡含口内。与青黛作掺药，或与铜绿作掺药，或与滑石、五倍子同作掺药贴患处。或与荜茇同煎醋漱口。

乳香　治白口疮，与没药、雄黄、轻粉同涂。治赤口疮，与没药、铜绿、枯矾同涂患处。

楝根　治口中生疮，水煎服。

冬青叶汁　黄竹沥　小檗汁　均可含漱。

桂　制法同姜汁，涂于虚口疮及鹅口疮上。

桑汁　柘浆　甑带灰　均可涂患处治鹅口疮。

甑垢　治口舌生疮，先刮后涂药即可痊愈。

乌叠泥　可加硼砂。

釜墨　胡粉　与猪髓调和。

黄丹　用蜜蒸。

密陀僧　煅碎研末。

铁屑　用水调。

黑石脂　上四药均可涂患处治口疮。

铜绿　与白芷同作掺药贴患处，并用醋含漱。

水银　治口疮，与黄连同煮乘热含漱。

寒水石　治口疮热膜，火煅，与朱砂、片脑同作掺药，贴患处。

朴硝　治口舌生疮，口含。也可擦患处治小儿鹅口疮，或加青黛。或加寒水石及少量朱砂。

白矾　漱口治鹅口疮。与朱砂同敷治小儿鹅口疮。与黄丹同作掺药。

硼砂　与硝石同含口内。

胆矾　火煅。

蜂蜜　竹蜂蜜　均涂患处治口疮。

五倍子　作掺药贴患处，立即见效可饮食。与黄檗、滑石同用。或加密陀僧，或与青黛、铜绿同用，治大人、小儿白口疮，状如木耳。紧急时可直接吹入咽喉。

蚕茧　包硼砂焙干研末，作掺药贴患处。

白僵蚕　炒，研末，与蜜调和。

晚蚕蛾　蚕纸灰　鲫鱼头　烧末，均可作掺药贴患处。

蛇皮　擦患处。

鸡内金　烧灰敷患处治一切口疮。

白鹅屎　敷鹅口疮处。

羊胫髓　与胡粉同涂。

牛羊乳　含口内。

酥　含口内。

鹿角　磨汁，涂鹅口疮处。

人中白　与枯矾同涂口疮、鹅口疮处。

［上治］

天南星　与密陀僧同研末，用醋调贴眉心，二时洗去。

巴豆油纸　贴眉心。或贴囟门，使其起泡，用菖蒲水洗去。

［下治］

细碎　用醋调和贴脐。

生南星　加草乌，或加黄檗。

生半夏　生附子　吴茱萸　或加地龙。

密陀僧　汤瓶碱　均用醋调贴脚心。

生硫磺　生矾　硝石　都用水加入少许面调和，贴脚心。

黄连　与黄芩、黄檗同水调，贴脚心。

白矾　溶化成汤洗足。

［口臭］

［草菜类］

大黄　火烧，研末擦牙齿。

细辛　与白豆蔻同含口内。

香薷　鸡苏　藿香　益智　缩砂　草果　山姜　高良姜　山柰　甘松　杜若　香附　作掺药贴牙齿上。

黄连　白芷　薄荷　荆芥　芎藭　蒲蒻　茴香　莳萝　胡荽　邪蒿　莴苣　生姜　梅脯橄榄　橘皮　橙皮　芦桔　蜀椒　茗　砂糖　甜瓜子　木樨花　乳香　龙脑及子　无患子仁丁香　檀香

［水石类］

井华水　早晨含口内，吐茅厕中。

密陀僧　用醋调漱口。

明矾　加麝香擦牙。

硼砂　食盐　石膏　像胆

[喉腥]

知母　黄芩　均泻肺热，去喉中腥气。

桔梗　桑白皮　地骨皮　五味子　麦门冬

咽喉

（咽痛是心火上炎，再受寒冷，寒包于外，热郁于内的寒包热造成的喉痹为命门、肝、胆、三焦有火毒，称嗌疸，俗名走马喉痹，病情危急，变化最快，只有用火针法将金属针尖端烧红后迅速刺至病变部位并迅速拔出才可有速效，其次用拔头发，咬破手指，吐痰饮，吹鼻等方法治疗。）

[降火]

[草部类]

甘草　缓急去火，止咽痛。蜜炙，水煎服，治肺热咽痛，可与桔梗同煎服。

桔梗　主去肺热，通利咽喉，治喉痒毒邪之气，水煎服。

知母　黄芩　均泻肺经火邪。

薄荷　荆芥　防风　均散发风热之邪。

玄参　去阴虚之热邪，治急喉痹，与鼠粘子同研末内服。治发斑咽喉肿痛，与升麻、甘草同煎服。

蠡实　与升麻同煎服。根、叶用法同蠡实。

恶实　主除风热之邪，清利咽喉。治喉肿，与马蔺子同研末服。治悬痈肿痛，与甘草同煎咽下，取名开关散。

牛蒡根　捣汁内服，也可煎服。

射干　治喉痹咽痛，不能呼吸，主清利肺经热邪，可捣汁内服，有好疗效。

灯笼草　治热咳咽痛，研末服，并用醋调外涂患处。

白头翁　治泻热痢并咽痛，与黄连、木香同煎服。

麦门冬　治虚热上攻咽喉疼痛，与黄连作丸内服。

缩砂　治热咳咽痛，研末水冲服。

悬钩子茎　治喉头阻塞，烧碎研末水冲服。

蔷薇根　治尸虫病，此为腹内尸虫上食入咽喉，或痛或痒，无法出声。可与甘草、射干同煎服。

栝楼皮　治咽喉肿痛，无法出声，与僵蚕、甘草同研末内服。

乌敛莓　与车前、马兰同捣汁内服。

络石　治喉痹危急症，煎汤喝。

马勃　用蜜水揉泡内服，治喉痹，与火硝同研细末吹喉。

龙胆　大青　红花　鸭跖草　紫藏　均捣汁服。

榼藤子　烧。

鹅抱　忍冬　均煎酒内服。

通草　含口内，可消散各种咽肿喉痹。

灯芯草　烧灰，与盐同研末吹喉治走马喉痹，效果快捷，也可与硼砂、或箬汁灰吹喉。与红花灰兑酒服一钱，立即肿消。

葛蔓　治急症喉痹，烧，内服。

木通　治咽痛喉痹，煎水服。

商陆　用熨法，灸法以及煎酒涂头顶。

白芷　与雄黄用水调和涂抹头顶。

都管草　百两金　钗子股　辟虺雷　蒺藜　谷精草　蛇含　番木鳖　九仙子　山豆根朱砂根　黄药子　白药子　苦药子　均可利咽喉。水煎服，或研末内服，或涂咽喉久部皮肤。

［谷菜类］

豆豉　治咽喉生瘜肉。先刺破出血，再与盐同涂患处，有神效。

白面　与醋调和，涂咽喉外部皮肤。

水苦荬　磨末内服。

糟酱茄　丝瓜汁

［果木类］

西瓜汁　橄榄　无花果　苦茗　均含口内。

吴茱萸　与醋同调涂足心。

李根皮　磨水取汁涂头顶，先用皂角末吹鼻。

黄檗　用酒煮含口内。治咽喉肿胀，与醋同调敷外部皮肤。

龙脑香　与黄檗、灯芯草、白矾烧灰吹喉。

梧桐泪　磨汁擦患处。

槐花　槐白皮　诃黎勒　盐麸子　皋芦　朴硝　均可含用，或水煎服，或研末服。

不灰木　与玄精石，珍珠作丸内服。

石蟹　磨汁，涂咽喉外部皮肤。

黑石脂　治口疮咽痛。

食盐　点患处治喉风、喉痹、咽痛，效果极好。

戎盐　盐蟹汁

［兽人类］

牛涎　与上二味均可含用。

牛屬　治喉痹。

猪肤　治咽痛。

沙牛角　治喉痹危急症，烧碎研末用酒送服。

牛鼻拳　烧类，治咽喉红肿疼痛，或肿疼连及胸前，项强而喉领如蛇缠绕之状的缠喉风。

猪胆　农历十二月将黄连、朴硝盛于猪胆中，风干吹喉。

腊猪尾　烧灰，冲水服。

败笔头　饮服二钱。

鼹鼠肚　人尿　均含口内或加盐。

［风痰］

［草部类］

羌活　治喉痹、牙关紧闭，口不能张的危症，与牛蒡子同煎汤灌口内。

升麻　治风热之邪导致的咽痛，水煎服，或取吐法。

半夏　治咽痛，与醋同煎内服。另治喉痹不通，可吹鼻，或与巴豆、醋同熬膏溶化内服，取吐法。

天南星　与白僵蚕同研末内服。

菖蒲汁　用烧红的铁锤急放酒中，以酒送服菖蒲汁。

贝母　细辛　远志　均可吹喉。

蛇床子　治冬天患喉痹。将其烧烟熏喉，使痰涎自出。

蓖麻油　点燃熏患部，其喉痹热毒自破，蓖麻仁，与朴硝共研碎，水煎服，取吐法。

麻黄　治腹内尸虫，上食人喉咽生疮，使其痛痒的尸咽病，可烧烟熏患处。

苍耳根　治咽喉红肿疼痛，甚则连及胸前，项强而喉项如蛇缠绕的缠喉风。与老姜同研末，用酒送服。

木贼　烧，内服一钱，血出即可痊愈。

高良姜　与皂荚同研末吹鼻。

马蔺根　艾叶　地松　马蹄香　箭头草　益母草　蛤蟆衣　用法同霜梅。

萱草根　瑞香花根　紫菀根　牛膝　均捣汁加醋灌口内，甚至可灌鼻内。

藜芦　恒山　钩吻　莽草　荛花　均研末，服之吐痰涎。

白附子　与白矾同涂舌。

草乌头　与石胆同吹喉。

天雄　附子　蜜炙含服。

蒟蒻　云实根汁。

［谷菜类］

饴糖　大豆汁　均含口内。

粳谷奴　治喉痹，研末内服立即见效。

稻穰　烧煤，用醋调，灌鼻，吐痰涎。

麻子　治尸咽病，烧炭内服。

青蘘　治飞微小异物入咽部，可咀嚼下咽。

韭根　薤根　芥子　均可敷咽喉外部皮肤。

葱白　独蒜　均塞鼻。

百合　桑耳　均泡蜜含口内。

生姜汁　与蜜调服，治食用各种禽类中毒后咽喉肿痛阻塞。

萝卜子

［果木类］

秦椒　瓜蒂　均主治痰涎，治风痰壅塞。

桃皮　荔枝根　均煎汤含服。

榧子　治尸咽病，主杀虫。

杏仁　炒，与肉桂同研末服。

白梅　与生矾同含口内。

山柑皮　桂皮　荆沥　均含口内。

干漆　治喉痹欲死，烧成烟吸入鼻，咽喉等部位。

巴豆　烧烟熏咽喉，或纸卷巴豆塞鼻腔。

皂荚　治喉痹急症，用生品研末擦患处，喉痒立即破裂，另用醋调皂荚抹咽喉，用水灌服。

乌药　与醋同煎。

桐油　无患子　研末用水内服，均可吐痰涎治风痰。

楮实　用水送服一个。

枣针　烧，内服。

枸桔叶　治咽喉生疮，溃破久不收口并有脓水流出，水煎内服。

胡颓根　治喉痹，与酒同煎。

紫荆皮　簟竹叶　百草霜　均可水煎服。

［土器类］

梁上尘　与枯矾、盐、皂荚同研末吹喉。

土蜂巢　擦舌根部。

漆箸　烧烟熏咽部。

故甑蔽　烧灰内服。

履鼻绳　治尸咽，烧灰服。

牛鼻拳灰

［金石类］

绿矾　与牛鼻拳灰均可吹喉。

白矾　用生品含服，治急性喉痹，与盐同研末，点患处治各种喉病，将巴豆榨油后取其渣滓，与白矾同治喉部的痈疡，疗效极好。或用猪胆盛白矾，研末吹喉，或将新砖泡白矾汁取其霜，吹喉。

硼砂　含口内，或与白梅同作丸，或与牙硝同含服。

硇砂　治悬痈垂突发肿胀，用棉花包裹含口内。治喉痹，牙关紧闭，与马牙硝同点喉部。

代赭石　马衔　均煎汁内服。

车辖　烧红，急放酒内，饮服。

铁秤锤　烧红，用菖蒲汁粹，取汁饮。

铅白霜　与甘草同含口内，或与青黛同作丸含。

银朱　与海螵蛸同研末吹喉。

雄黄　用水磨汁内服，与巴豆同研末内服，取吐法、下法。或放瓶中烧烟熏鼻，吐痰涎。

石胆　吹喉，治喉痹有神效，或加牙皂末。

马牙硝　与白僵蚕末、硼砂同吹喉。

硝石

［虫部类］

天浆子　与硝石均可含口内。

白僵蚕　治喉痹欲死，用姜汁调和灌服。或加天南星，或加石胆、白矾、甘草、蜂房。与乳香同烧烟熏喉部。

蚕退纸灰　作蜜丸含口内。

桑螵蛸　烧，与马勃同作丸内服。

壁钱　与白矾同烧灰吹喉。

蜘蛛　焙干研末吹喉。

五倍子　与僵蚕、甘草，白梅同作丸含服，喉痹自破。

土蜂子　治咽喉痛。

蜂房类

［鳞介类］

海螵蛸　与蜂房灰均可吹喉。

黄颡鱼颊骨　烧灰，用茶送服三钱。

鲤鱼胆　与灶底灰同涂喉外侧皮肤。

鳢鱼胆　用水溶化灌服。

青鱼胆　含服。或灌鼻，取吐法。或盛石胆内，阴干吹喉。

鲛鱼胆　与白矾同擦咽喉处，取吐法。

鼋胆　与薄荷汁同灌服，取吐法。

蛇蜕　烧烟吸入鼻腔。或裹白梅含服。或与当归同研末，用酒送服，取吐法。

牡蛎

［禽兽类］

鸡内金　烧类吹喉。

鸡屎白　含口内。

雄雀屎　水冲服，或与砂糖作丸含服。

猪脑　治喉痹已破。蒸熟，加生姜服。

音声

（喑病的病因有肺经实热，阴虚肺伤，风毒入肺，有虫食肺。痖病的病因有平素积热，外受寒冷，寒包于外，热郁于内的寒色热病，以及因伤寒失于发汗，湿毒无从排泄导致的咽喉肿疼溃疡，神情惑乱不定的狐惑病。不语失音的病因有舌体强直，不能转动或痰迷心窍，以及肾虚引起的语言不利，不能讲话，四肢废痿，不能运动的瘖痱证。）

［邪热］

［草部类］

桔梗　沙参　知母　麦门冬　均可清肺经热邪。

木通　菖蒲　均可使声音出。治小儿突喑，用麻油泡汤内服。

黄芩　治热病导致音暗，与麦门冬同作丸内服。

人参　治肺热声痖，与诃子同研末含服，治产后不语，可与菖蒲同服。

牛蒡子　治内热声痖，与桔梗、甘草同煎服。

青黛　与薄荷同作蜜丸含服。

马勃　治失声，与马牙硝、砂糖作丸内服。

燕覆子　主接续五脏断绝之气，使气足语声出。

灯龙草　瓜蒌　甘草　贝母

［谷部类］

赤小豆　治小儿失音不语，研末敷舌。

萝卜治咳嗽失音，与皂荚同煎服。萝卜汁，与姜汁同服。

胡麻油

［果木类］

梨汁　治邪热留于脏腑导致中风不语，突发喑风不语。与竹沥、荆沥、生地汁熬膏服。

柿　主润声音、利咽喉。

槐花　炒熟内服，治风热引起的失音。

栀子　主去烦闷喑病、痖病。

诃黎勒　与小便煎汁含服。治感受寒冷而失音，可与桔梗、甘草、童尿同水煎服，治久咳失音加木通。

杉木灰　喷水饮服，治肺部痈疡，咳唾脓血的肺痈证导致的失音。

乳香　治中风导致的牙关紧闭，不得言语。

荆沥　竹沥　竹叶　煎汁。

天竹黄　与上三药均可治热痰阻塞引起的失音，中风导致的不能言语。

地骨皮　桑白皮

［虫兽类］

蝉蜕　治痖病，研末水冲服。

蛤蟆胆　治小儿失音不语，点舌尖上，立刻见效。

鸡子　主开喉头声音。

犀角　治风热引起的失音。

猪脂　治肺伤失音，与生姜同煮，蘸白芨末内服。

猪油　治肺经热邪导致的突发喑病，取一斤炼油，加白蜜，经常服用一匙。

酥　人乳　治失音，与竹沥同调服，治突然不得言语，可与酒调服。治中风不语，舌体强直，与酱汁同调服。

人尿　治久咳失音。

［风痰］

［草谷类］

羌活　治风邪导致的失音，治中风牙关紧闭不得言语，与酒同煎服，或炒大豆与羌活同服。治小儿失音，可与僵蚕同入麝香、姜汁内服。

蘘荷根　治感受风寒之邪导致的失音，取汁与酒调服。

天南星　治各种风邪侵袭引起的牙关紧闭，不得言语，可与苏叶、生姜同煎服，治小儿癫痫后失音，火煨后研末，猪胆汁送服。

荆芥　治各种风邪侵入引起的口噤不语，研末，童尿酒送服。

黄芪　治风邪引起的喑病、不语证，与防风同煎汤热气熏喉。

红花　治男女中风，口噤不语，与乳香同服。

远志　治妇女因血噤造成的失音。

白术　治风湿侵入导致的舌体麻木强直。

防已　治风邪之毒侵袭引起的不得言语。

附子　治突发瘖症及口噤，将附子研末吹喉。

白附子　治中风引起的失音。

黑大豆　治突发失音，与青竹薏子同煮服。治感受风邪突发不语，可煮汁含服或与酒含服。

豉汁　治突发不语，以酒送服。

酒　治咽伤声哑，与酥同调，加干姜末服。

干姜　治中风奕发不语，放舌下含服。

生姜汁

［果木类］

橘皮　治突发失音，水煎服。

杏仁　主润声利气。治突发瘖病，可与肉桂同含口内。或与蜜、酥同煮作丸含。用生品含口内，治中风引起的失音不语。

榧子　治腹内尸虫，上食人咽喉，痛痒失音的尸咽病，可与芜荑、杏仁、肉桂同作丸含服。

桂　治风邪造成的失音，放舌下含服。或与菖蒲同煎服。

楮枝、叶　治中风突发不语，与酒同煮服。

东家鸡栖木　治失音不语，烧灰，水送服。服完一升，即可见效。

［石器类］

密陀僧　治心经受惊吓，失音不能言语，用茶水送服一匙，主平肝去怯压惊。

雄黄　治中风引起的舌体强直，转动不利，与荆芥同研末，豆淋酒服。

矾石　治中风导致失音，妇女产后引起不语，煎汤服一钱，如痰涎盛则可多服，取吐痰涎。

孔公蘖　主令咽喉声音圆润。

履鼻蝇　治尸咽病，言语不出，有虫食咽喉，可烧灰用水送服。

梭头　治失音不语，用其刺手心，感疼痛即可出声。

［中介类］

白僵蚕　治中风失音，用酒送服。

五倍子　百药煎　龟尿　治中风失喑不语，小儿惊风不语，滴舌下。

珍珠　治突发失音不语，与鸡冠血同作丸放口中。

［禽人类］

鸡屎白　治中风失音，痰迷心窍，水煎服。

乱发灰　治中风失语，用各种药物均无效，可与肉桂同研末，酒送服。

牙　齿
（牙痛，为风热、湿热、胃火、肾虚、虫龋导致的病症。）

［风热、湿热］

［草部类］

秦艽　主去阴明经湿热。

黄芩　去中焦湿热。

白芷　主去阳明经风热。与细辛同作掺药，贴患处，或加朱砂作掺药。

黄连　主去胃经大邪、湿热。治牙痛发热、怕热，用黄连擦之可立即止痛。

升麻　为阳明经药，主治牙根浮动溃烂多浓，甚则穿破唇颊的疳芦牙龈病。治胃火上炎导致的牙痛，可煎汽漱口。

羌活　治风热牙痛，与酒煮漱口。或与地黄同研末，水煎服。

当归　牡丹　白头翁　薄荷　主祛风热之邪。

荆芥　治风热牙痛，与葱根、乌柏根同煎服。

细辛　与石灰同调作掺药贴患处。

缩砂仁　嚼碎。

荜茇　与缩砂仁均去口腔牙齿虚浮之热邪。与木鳖子同吹鼻，疗效如神。

附子尖　与天雄尖、蝎稍同研末点患处，疼痛立即停止。

大黄　治胃火引起的牙痛。烧、研末擦患牙。与地黄同贴患处。

生地黄　治牙痛牙长，均含口内并咬住嚼碎，治食螃蟹造成的牙龈肿痛，可用皂角蘸地黄汁炮炙后研末，作掺药贴患处。

苍术　用盐水浸泡后烧灰，擦患牙，主祛风热、湿热邪气。

香附　与青盐、生姜同研末，每日擦牙，有固齿作用，或与艾叶同煎汤漱口。

牛蒡根　治热毒风邪造成的牙痛，取汁加盐熬膏，涂牙龈上。

积雪耳　塞耳道。

红豆蔻　酸草　鹅不食草　均可吹鼻治牙。

山奈　加麝香，擦牙吹鼻治牙痛。

芎藭　山豆根　大戟　均咬碎含口内。

木鳖子　用醋磨。

高良姜　与上药均可擦牙。

薰草　用升麻，细辛共用。

屋游　与盐同用。

栝蒌皮　同蜂房共用。

鹤虱　地菘　红灯笼枝　芭蕉汁　苍蕉汁　苍耳子　恶实　青蒿　猫儿眼眼草　瓦松同矾

［谷菜类］

薏苡根　胡麻　黑豆　均可煎汤漱口。

萝卜子　莳萝　均吹鼻。

水芹　主清利口腔牙齿。

赤小豆　老姜　同矾石共用。

干姜　同椒共用。

鸡肠草　用法同旱莲草，细辛。

苋根　烧灰。

灰藋　烧灰。

茄科　烧灰。

丝瓜　烧灰。与上八种药均可同盐擦患牙。

大蒜　煨后擦患牙。

芸苔子 与白芥子、角茴同吹鼻。

马齿苋 捣汁。

木耳 用法同荆芥。

壶卢子

[果木类]

桃白皮 用法同柳皮、槐皮。

李根白皮 与上二药均可煎汤漱口。

胡椒 去牙根虚浮之热邪。治风、虫、寒三邪引起的牙痛，与绿豆同咬碎。或与荜茇同塞鼻孔。

荔枝 治风肿牙痛，带壳加盐烧灰擦牙。

瓜蒂 治风热牙痛，与麝香同咬。

蜀椒 主坚固牙齿，治风、虫、寒三邪引起的牙痛，与牙皂同煎醋漱口。

吴茱萸 与酒同煎。

荷蒂 用法同醋。

秦椒 杉叶 治风虫牙痛，与芎䓖、细辛 同煎酒漱口。

松叶 松节 均可煎水，加盐或酒漱口。

松脂 擦牙齿。

桂花 治风虫牙痛。

辛夷 治颜面肿疼引起牙痛。

乳香 治风虫牙痛，嚼碎咽下。

地骨皮 治虚热口攻牙齿引起疼痛，与柴胡、薄荷同煎汤漱口。

槐枝 柳白皮 白杨皮 枳壳 臭橘皮 郁李根 竹沥 竹叶 与当归尾同煎。

荆茎 与荆芥、荜茇同煎。

郁李根 煎汤漱口。

没石子 皂荚 与盐、矾同烧。

肥皂荚 与盐同烧。

无患子 与大黄、香附、盐同煅烧。

丁香 治急、慢性牙痛，与胡椒、荜茇、全蝎同研末，点患处，立即止痛。

枫香 治多年牙齿疼痛。

龙脑 用法同朱砂。

[土石类]

蚯蚓泥 烧灰，均擦牙齿。

壁上尘土 与盐同烧，吹鼻。

金钗　采用烙治法外治。

白银　治风热牙痛，将白银烧红，急放火酒中，用酒漱口，疼痛即止。

石膏　主泻胃火，与荆芥、防风、细辛、白芷同研末，每日擦牙齿。

白矾　煎汤漱口，止血并治牙齿疏松。

黄矾　漱口，治风热牙疼。

食盐　擦牙洗眼，可固齿明目，治牙龈外露。临睡前贴牙龈，可止牙痛出血。与槐枝同煎后祛风热之邪，与皂角同烧，也祛风热。

青盐　用法同上。与川椒同煎干，擦牙齿，永远不会患牙齿疾病。

朴硝　与皂荚煎后，擦牙祛风热并治过分食用螃蟹引起牙齿肿痛。

雄黄　与干姜同吹鼻。

铅灰

［虫禽兽部类］

白僵蚕　同生姜共炒。

蚕蜕纸灰　与上二药均擦牙。

露蜂房　与盐同烧擦牙。与全蝎同擦牙，与细辛同漱口，或煎酒漱口。

百药煎　主祛风热，泡汤含口内。与玄胡索木、雄黄末同擦牙齿。

白马头蛆　取牙。

全蝎　五灵脂　去恶血治牙痛，用醋煎漱口。

雄鸡屎　烧灰咀嚼。

羊胫骨灰　去湿热，与当归、白芷同擦牙齿。

诸朽骨　祛风热，火煨后嚼碎。

［肾虚］

［草菜类］

旱莲草　与青盐同炒焦，擦牙齿，可黑须发固牙齿。

补骨脂　与青盐每日擦牙齿。治风虫牙痛，与乳香同用。

蒺藜　治打伤牙齿引起松动疼痛，可擦洗、漱口。

骨碎补　与乳香同塞口内。

独蒜　熨患处。

甘松　与硫磺同煎汤漱口。

牛膝　含口内并漱口。

地黄

[石兽类]

石燕子　擦牙齿，可固齿治牙痛，牙齿疏松。

硫磺　治肾虚引起的牙痛，加猪脏共煮作丸内服。

羊胫骨灰　主补骨。

[虫龋]

[草部类]

桔梗　与薏苡根同水煎服。

大黄　与地黄同贴患处。

镜面草　蜀羊泉　紫蓝　均可点患处。

雀麦　与苦瓠叶同煎醋，炮炙后放口中，引虫外出。

覆盆子　点眼取虫。

莘荑　与木鳖子同吹鼻。与胡椒同塞鼻孔。

细辛　莽草　苦参　恶实　均可煎汤漱口。

附子　塞鼻，又可塞耳。

羊踯躅　作蜡丸。

藤黄　乌头　草乌头　天南星　芫花　均可塞鼻。

山奈　莨菪子　艾叶

[草谷类]

韭子　与上三味均可烧烟熏患处。

韭根　与泥同贴患处，引虫出。

茄根　取汁涂患处，或烧灰贴牙齿。

烧酒　与花椒同浸泡水，漱口。

[果木类]

银杏　饭后生嚼一、二枚。

地椒　与川芎同擦牙。

杨梅根皮　酸榴根皮　吴茱萸根　均煎汤漱口。

杏仁　煎汤漱口或用烙治法外治。

桃橛　烧汁，滴患处。

桃仁　柏枝　均可用烙治法外治。

皂荚子　醋煮烙患处。

胡桐泪　为治疗口腔、牙病的要药。治湿热内蕴引起的牙痛，及牙龈肿痛，溃烂多脓的疳蜃牙龈病，齿骨槽风，可研末，加麝香，每晚贴患处。治齿龈外露，可与枸杞根同漱口。治虫牙发黑，与丹砂，麝香同作掺药贴牙。

巴豆　治风虫牙痛，用棉花包裹咬住，或烧烟熏患处，或与蒜同塞耳。

阿魏　与臭黄同塞耳。

丁香　治疳蜃牙龈病，齿龈外露黑臭，可煮汁内服。或与射干、麝香同擦牙齿。

海桐皮　煮汁漱口。

槐白皮　枸桔刺　鼠李皮　地骨皮　用醋制。

枫柳皮　白杨皮　白棘刺　均煎水漱口。

樟脑　与朱砂同擦牙。或与黄丹，肥皂角同塞鼻孔。

槐白皮　塞鼻孔，虫牙自烂。

乳香　与秦椒或巴豆、白矾同塞鼻。

松脂　芦荟　芜荑　天蓼根

［金石类］

花硷　石碱　均可塞鼻。

铁铧头　治多年虫牙，将铁铧头烧红，放入硫磺、猪脂熬干的汤中，用柳枝蘸药汁烙患处。

砒霜　与黄丹、蜡同作丸塞耳。

石灰　治风虫牙痛，与蜜调和煅烧擦患处。或与砂糖调和塞鼻孔。

雄黄　与大枣同塞。

硇砂　塞鼻。

轻粉　与黄连同作掺药贴患处。

土朱　与荆芥同作掺药。

绿矾

［虫鳞类］

五倍子　与绿矾均可作掺药。

蟾酥　与胡椒同作丸咬碎。

蜘蛛　焙干研末，加麝香作掺药。

地龙　溶化成水与面调和塞鼻，患牙上敷皂荚末。与玄胡索、荜茇同研末，塞耳。

钱窠　将乳香包于内，火烧，塞鼻。或包胡椒塞耳。

石蜜　竹蜂　蚺蛇胆　与枯矾、杏仁同作掺药。

鳞蛇胆　海虾鲊

禽兽类

雀屎　燕屎　均塞鼻。

夜明砂　与蟾酥同作丸咬碎。

啄木鸟　烧，放鼻孔中。啄木鸟舌，与巴豆点患处。

猪肚　咬碎可引虫出。

熊胆　与猪胆、片脑同擦患处。

麝香　咬啐，用两次即可断虫牙根。

豺皮灰　敷患处。

［齿疏］

沥青　加细辛作掺药。

寒水石　火煅，与生炉甘石同作掺药。

［齿长］

白术　治牙齿无休止长，渐渐难以进食，取名髓溢，煎水漱口。

生地黄，咬啐。

［齿缺］

银膏　用银膏修补缺牙。

［生齿］

雄鼠脊骨　研末擦患处，即可生出牙齿。

雌鼠屎　每日服一枚擦患处，21天即停止。

黑豆　放牛屎内烧存性，加麝香作掺药。勿见风，治大人小儿牙齿不生。如果用牛屎本身来消化的豆子效果更佳。

路旁稻粒　擦牙齿缺损部位，7天后自可出生。

乌鸡屎　雌雄鸡屎各半，加旧麻鞋灰，麝香少量，擦患处。

［齿䶕］

胡桃　治恣食酸味，使牙齿酸痛，嚼胡桃后即可缓解。

［炉齿］

地骨皮　治妬齿已去，不能进食，煎水漱口。

须发

[内服]

[草部类]

菊花　与巨胜、茯苓、蜜同作丸内服，主去风眩，使发变黑不衰老。

旱莲　内治煎膏服，外治烧灰擦牙，主乌须发，益肾阴。旱莲草汁，涂患处，使眉毛头发生长迅速。作膏点鼻内，可益脑髓。

常春藤　扶芳藤　络石　木通　石松　均主风益血，使容貌美丽，白发变黑不衰老，泡酒饮。

白蒿　青蒿　香附　均主长毛发。

茜草　取汁，与地黄熬膏内服。

地黄　九蒸九晒，每日含服一次。

牛膝　麦门冬　肉苁蓉　何首乌　龙珠　旱藕　瞿麦

[谷菜类]

青粱饭　黑大豆　白扁豆　大麦　胡麻　九蒸九晒

马齿苋　繁缕　韭姜　蔓菁子

[果木类]

胡桃　蜀椒　均可久服，使白发变黑并生长毛发。

干柿　与枸杞子同作丸服。治妇女头发花白。

榴花　与铁丹同服，使白发变黑如墨。

松子　槐实　秦皮　桑寄生　放杖木　女贞实　不凋木　鸡桑叶　南烛　均久服可使白发变黑，主乌须发。

桑椹　与蜜作丸服，使白发变黑。

[介石类]

鳖肉　主长须发。

自己发灰　与椒同煅，酒送服，使须发不白，取名还精丹。

石灰　治头发不断脱落，炒红，泡酒服。

[发落]

草部

半夏　治眉毛头发脱落，涂患处即可生出。

骨碎补　治生病后脱发，与野蔷薇枝同煎汤擦患处。

香薷　治小儿头发生长缓慢，与猪脂同涂头发。

茉莉花　蒸挥发油。

蓬藁子　榨油汁。

芭蕉油　蓖麻子　金星子　兰草　蕙草　昨叶何草　均可泡油梳头，促进头发生长变黑。

土马鬃　烧灰。

乌韭　烧灰。

水萍　水苏　蜀羊泉　含水藤

［谷菜类］

胡麻油及汁　大麻子及叶　均可洗头，每日梳头，促进长发。

蒲公英　旱莲　均可擦牙齿，主乌须发。

生姜　擦头发。

莴苣子　白菘子油　芸薹子油

［果木类］

甜瓜叶汁　与上三药均可涂头发，使其生长变黑。

榧子　与胡桃、侧柏叶泡水梳头，使头发不易脱落。

枣根　蒸汁。

榠楂　木瓜　均泡油。

蜀椒　泡酒。

柏子油　辛夷　松叶　均泡油、浸水后涂抹头发，主生毛发。

侧柏叶　泡油，主生发。另烧汁，主发黑。与猪脂调和洗发，促进头发生长并变黑。侧柏根皮，主生发。

皂荚　与地黄，姜汁炙后研末，擦牙齿主乌须发。

樗叶　与椿根，楸叶共捣汁，涂发治秃发，促其生长。

楸叶汁　蔓荆子　与猪脂同用。

桑椹　泡水。与上二药均可涂头发，主生毛发。

桐叶　与麻子同煮米泔水，洗发促其生长。连桐子同蒸取汁洗发，促毛发变黑。

桑白皮　与柏叶同煎汤洗发，防止脱发。

山茶子　掺和头发里，可去油。

合欢木皮灰　槐枝灰　石荆

［禽兽类］

雁骨灰　与上三药均可洗发促进其生长。

鸡子白　猪胆　洗发除油。

雁肪　鸨脂　鸡肪　猪鬐膏　熊脂及脑　均可洗发促其生长。

豹脂　早晨涂药，晚上即可生发。

犬乳　涂发使赤发变黑。

羖羊角　烧灰，与牛角灰、猪脂同涂患处治秃发。

羊屎灰　喷水洗头主生发。与猪脂调和涂发，使黄赤发变黑。

猪屎　烧灰，涂患处治脱发。

发灰　油煎涂发，使头发变黑并促其生长。

［发白］

［菜谷部类］

栝楼　与青盐、杏仁同煅细末，先拔去白发再涂患处使头发变黑，亦可擦牙齿。

百合　姜皮　均应先拔去白发再涂药使头发变黑。

狼把草　黑豆　同醋煎后染发。

大麦　与铁砂，没石子用法相同。

荞麦　用法同铁砂。

［果木类］

酸石榴　均可染须发。

胡桃　与胡粉同用。先拔去白发再涂药可使头发变黑。烧灰，与贝母同调擦牙可乌须发。胡桃青皮皮肉及其树皮根，均可染须发。

余甘子　与铁粉同涂头发，可生须发。

橡斗　毗黎勒浆　椰子浆　盐肤子　菱壳　茇花　莲须　红白莲花　均可涂发使须发变黑。

鸡舌香　与姜汁同调，先拔去白发再涂药，可使头发变黑。

詹糖香　与胡桃皮同涂，使头发变黑如漆。

梧桐子汁　点鼻使头发变黑。梧桐木皮，与乳汁同调涂须发。

榓皮　包裹侧柏烧烟熏，并用香油调和涂抹须发，可使其很快变黑。

乌柏仔细　乌柏皮　诃黎勒　没石子　婆罗得

［金石类］

黑铅　梳理白发，烧灰可染发。

胡粉　与石灰同染须发。

铅霜　梳理须发。

铅丹　主染发。

铜钱锈　磨出油涂发，使赤发变黑并治秃发。

铁砂　可染发。

生铁　泡水。

铁砂　与没石子同染发。

石灰　染发。

绿矾　与薄荷、乌头、铁浆水同染发。

赤铜屑。

［虫兽类］

五倍子　炒，与赤铜屑等药，为染须发的神方。

百药煎　水蛭　与龟尿同擦须发，使须发变黑。

蜗牛　与京墨同埋马屎中，化成水染发，效果奇妙。

蜜　蜡　鳖脂　猪胆　豹胆　犬乳　均可擦白发，使其变黑。

［生眉］

［草谷类］

白藓皮　治眉毛头发松脆易脱落。

香附　主长须发眉毛。

苦参　仙茅　治麻风病引起的眉毛脱落。

昨叶何草　为生眉长发的要药。

半夏　治眉发脱落，涂患处立即生长，半夏茎汁功用相同。

鳢肠汁　涂眉发，使其迅速生长。

乌麻花　浸泡油中。

［菜木类］

芥子　与半夏　姜汁用法相同。

蔓菁子　与醋调和，涂患处。

生姜　擦患处。

柳叶　与姜汁同擦眉发脱落处。

白矾　治眉发脱落，蒸饼作丸服。

雄黄　与醋同调涂患处。

雁肪　涂患处。

狗脑　治眉发因火烧瘢痕不生，与蒲黄同调，每日三次敷患处。

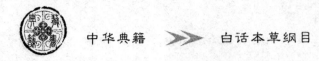

蒜汁 治眉毛易脱落，眼不能眨，叫之不答应，与酒同调服，立即痊愈。

狐　臭
（分体臭、腋臭、漏臭三种。）

［内治］

花蜘蛛 二枚，捣烂与酒服，治狐臭。

鳝鱼 作成带汁的鱼肉，空腹饱食，饭后盖被取汁，汗出如白胶，从腰部及脚中出，然后用五木汤洗，避风一天，每五天洗一次。

水乌鸡 生长水中，形体像家鸡，香油加姜汁四两，与水乌鸡同炒熟，用米过滤的酒三、四碗同食，并嚼生葱服下，盖被出汗，治疗数次可根治，不用忌口。

［外治］

草谷类

苏子 捣烂涂患处。

青木香 切片，用醋浸泡一夜拿出，夹腋下，几次可痊愈。

郁金 治疗各种狐臭。

木馒头 煎汤洗后，用炉底灰末敷患处。

甘遂 取二两研末，掺和到新杀的牙猪肉上，乘热夹腋下，同时内服热甘草汤。甘遂定会大泄真气，故不可经常使用。

百草灰 与水调和熏洗患处，用酥调成饼夹腋下，干了换新的，疮出痊愈。

马齿苋 捣烂作团放口袋内，用泥裹住火烧，加蜜乘热夹腋下。

生姜 频繁的擦患处。

炊饭 乘热擦拭腋下，并与犬乳内服，每七天一饮，痊愈即止。

三年醋 与石灰调和敷腋下。

［果木类］

小龙眼核 六个，胡椒十四粒，研末，出汗时擦患处，三次即愈。

辛夷 与木香、细辛、芎䓖同研粉涂患处。

槲若 煎汤洗后，苦瓠烧烟熏患处。

桔梗树汁 与木香、东桃枝、西柳枝、七位不同姓名的妇女人乳同煎热，五月五日洗患处，后将水放十字街，走过时不要回头看。

鸡舌香

［金石类］

伏龙肝　作掺药贴患处。

铜屑　与热醋同调作掺药。或炒热，盛入口袋熨患处。

镜锈　与密陀僧、醋同调作掺药。

铜绿　与密陀僧、白芧灰、醋同调作掺药。

古文钱　烧红，突放醋中，研末，加麝香，用水调涂患处。

铜矿石　磨汁涂患处。

密陀僧　与油调和涂患处。或蒸饼切开，掺末夹腋下。

黄丹　加少量轻粉，与唾液绸和涂患处。与东壁土、铜绿同研末，并将古钱磨泻，灯油调和作掺药。

胡粉　与水银、面脂同研膏涂患处。与牛脂同煎涂患处，不超过三次。

水银　与胡粉同作掺药。

粉霜　与水银、面脂同研膏涂患处。

石绿　与轻粉、醋同调涂患处。

石灰　患处有汗直接干掺和，无汗与醋调和，均作掺药贴患处。

胆矾　加少量轻粉，与姜汁同调抹患处，有热痛感即停止。

白矾　经常用粉末擦患处。或与密陀僧、轻粉擦；与黄丹、轻粉擦；与蛤粉、樟脑同擦。

［虫介类］

蜣螂　涂患处一夜。

田螺　将一粒巴豆放入田螺内，待化成水擦腋下，可根治。加麝香埋地下四十九天，点患处，疗效神妙，加巴豆、麝香、胆矾，待化成水，五更天时反复擦腋下，待大便通畅证明有疗效，如果无效再重新治，后用枯矾、蛤粉樟脑研粉末擦患处可根治。

蜘蛛　一个，与黄泥同被赤石脂包裹，火煅研末，加少量轻粉，睡时用醋调和取一字量敷腋下，第二天泻下黑汁，埋掉。

蝙蝠　火煅研末，与田螺水调和涂腋下，同时内服药。

［禽人类］

鸡子　煮熟去壳，乘热夹腋下，丢路口不要回头看。

夜明砂　豆豉汁调和涂患处。

自己小便　乘热洗患处，每日数次。

自己口唾　频繁擦患处。

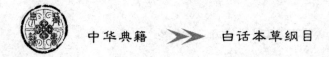
丹 毒

（为火毒内盛，风邪丛生，亦兼有脾胃气滞郁结导致的病症。）

［内解］

［草部类］

连翘　防风　薄荷　荆芥　大青　黄连　升麻　甘草　知母　防己　牛蒡子　赤芍药　金银花　生地黄　牡丹皮　麻黄　射干　大黄　漏芦　红内消　萹蓄　捣汁内服。

积雪草　捣汁内服。

水甘草　与甘草同煎服。

攀侧甄　与甘草同煎服。

旋花根　捣汁服。

丹参

［菜木类］

马齿苋　捣汁服。

芸薹汁　内服。并敷患处。

青布汁　栀子　黄檗　青木香　鸡舌香　桂心　枳壳　茯苓　竹沥

［金石类］

生铁　烧红，突放水中，内服汁。

生银　磨水内服。

土朱　与蜜同调服。与青黛、滑石、荆芥同研末，并敷患处。

［介类］

牡蛎肉

［禽兽类］

鹜肉　白雄鸡　均食用。

犀角　羖羊角　猪屎汁　黄龙汤　治五色丹毒，饮 0.2 升，并涂患处。

［外涂］

［草部类］

黄芩　苦芙　马兰　白芷　用葱汁调和涂患处，也可煎汤洗。

水苦　水蘋　浮萍　均可涂患处。

景天　蒴藋　蛇衔　生苎　水藻　牛膝　制法同甘草、伏龙肝。

蓖麻子　大黄　用水磨。

蓝叶　淀汁　芭蕉根　捣汁。

蓼叶灰　栝楼　用醋调。

老鸦眼睛草　与醋同捣。

仙人草　五叶藤　赤薜荔　排风藤　木鳖仁　用醋调和。

萝摩草　虎刺根叶　捣汁。

青黛　制法同土朱。

五味子　莔子　红花苗　均可涂患处，或敷之。

苎根　赤地利　白芨　白蔹

［谷菜类］

赤小豆　洗患处并同时外敷。

绿豆　制法同大黄。

豆叶　大麻子　大豆　煮汁。

麻油　荞面　用醋调和。

黄米粉　与鸡蛋同调。

豉　炒焦。

糯米粉　与盐同调。

菘菜　芸薹　大蒜　胡荽　干姜　与蜜同调和。

鸡肠草　葱白　取汁。

马齿苋

［果木类］

李根　研出油，用田中流水调和。

桃仁　慈姑叶　涂患处。

槟榔　用醋调和。

枣根　洗患处。

栗树皮及梂　洗患处。

荷叶　涂患处。

栀子末　用水调和。

榆白皮　与鸡子白同调和涂患处，并煎汤洗。

棘根　洗患处。

五加皮　洗患处。与铁槽同调水涂患处。

柳木　洗或敷患处。

柳叶　洗患处。

乳香　与羊脂同调。

桐树皮　楸木皮

［服器类］

草鞋灰　与人乳，发灰同调。

蒲席灰　瓺带灰。

［水土类］

磨刀水　白垩土　与寒水石同涂患处。

燕窠土　蜂窠土　蚯蚓泥　猪槽下泥　檐溜下泥　釜下土　与屋漏水调和。

伏龙肝　白瓷末　与猪脂同调。

屋尘　与猪脂同调。

瓷瓯中白灰　同醋磨。

［金石类］

锻铁精　与猪脂同调涂患处。

铁锈　水磨。

胡粉　唾液调和。

银朱　与鸡子白调和。

无名异　与葱汁调和。

石灰　用醋调。

阳起石　火煅，研末，用水调和。

土朱　与青黛、滑石制法相同。

寒水石　与白土敷患处。

芒硝　用水调和。

白矾　与油调和。

［虫鳞类］

蜜　与干姜同研末。

蚯蚓　与生姜同捣涂患处。

露蜂房　煎汁，与芒硝同调。

白僵蚕　与慎火草同敷患处。

烂死蚕　外敷。

蛴螬　研末外敷。

水蛭　用水蛭吸恶血。

黄蜂子　鲫鱼　与小豆同捣烂涂患处。

鲤鱼血　海蛇　鳝鱼，螺蛳　虾

［禽兽类］

鸡血　雉尾灰　猪肉　贴患处。

青羊脂　频繁摩擦患处，即可消退。

绵羊脑　与朴硝同涂。

酪　加盐。

羚羊角灰　与鸡子白调和。

鹿角末　与猪脂同调。

牛屎　涂患处，干燥即换。

猪屎　烧灰涂患处。

发灰　与伏龙肝、猪膏同涂患处。

风瘙疹痱

［内治］

方法同丹毒。

苍耳花、叶、子　各等分均研末，将炒焦的黑豆泡酒，以酒送服二钱，治风热之邪导致的荨麻疹，瘙痒不止。

苦参　治风邪束肺引起的皮肤瘙痒，或荨麻疹、疥疮湿癣，研末，与皂角汁同熬膏作丸内服。

枸桔核　研末，酒送服，治风疹瘙痒。

赤土　治风疹痛痒，酒送服一钱。

云母粉　水送服二钱。

蜜　酒送服。

黄蜂子　蜂房　与蝉蜕同研末内服。

白僵蚕　以酒送服。

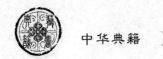

全蝎

[外治]

白芷　浮萍　槐枝　盐汤　吴茱萸　用酒煎。

楮枝叶　蚕砂　均可洗浴。

景天汁　石南叶　枳实汁　芒硝汤　矾汤　均可擦患处。

枳壳　炮炙后熨患处治风疹，皮肤上如麻豆。

燕窠土　涂患处。

铁锈　用水磨，摩擦患处。

石灰　同醋调和敷患处，很快即可消退。

烂死蚕　涂患处，治红白风疹。

吊脂　涂患处。

虾　捣烂敷患处。

海虾鲊　贴患处。

鳝血　涂患处，治骤起骤消游走无定的赤游风。

鲤鱼皮　贴患处。

[痱疹]

升麻　洗患处。

菟丝汁　涂患处。

绿豆粉　与滑石同擦患处。

枣叶　与葛粉同擦。

慈姑叶汁　与蚌粉同调作掺药贴患处。

楝花　研末作掺药。

冬霜　加蚌粉作掺药。

腊雪　擦患处。

屋上旧赤白垩　作掺药。

壁土　不灰木　滑石　井泉石　制法与寒水石相同。

石灰　与蛤粉、甘草同涂患处。

蚌粉

疬疡癜风

（疬疡病为紫白癜风，俗名汗斑。白癜风皮肤
现白色斑片，赤斑取名赤疵。）

［内治］

［草谷类］

蒺藜　治白癜风，每次以酒送服二、三钱。女萎　何首乌　治白癜风，与苍术、荆芥各等分，用皂角汁煎熬成膏作丸内服。胡麻油　与酒同调服。

［木鳞类］

桑枝　与益甘草熬成膏内服。

枳壳　治紫癜风。

牙皂　治白癜风。烧灰以酒送服。

白花蛇　治癜风疬疡，泡酒后与蝎梢、防风同研末服。

乌蛇　与天麻等药泡酒内服。

［禽兽类］

白鸽　炒熟，酒送服。

猪胰　酒浸泡蒸熟内服，不出十具即可有效。

猪肚　白煮内服。

［外治］

［草谷类］

附子　治紫白癜风，与硫磺同用姜汁调和，以茄蒂蘸汁擦患处。

白附子　用法同上。

贝母　治紫白癜风，与南星、姜汁同擦患处，或与百部、姜汁同擦。或先洗浴后再与干姜擦患处，使其汗出。

知母　用醋磨涂患处。

茵陈　洗患处治疬疡。

防己　与浮萍同煎，水洗后擦患处。

羊蹄根　与独科扫帚头、枯矾、轻粉、生姜同擦患处，使其汗出。

苍耳草　酸草　制法同水萍。

紫背萍　与上二药均可擦洗患处。

菰笋　木莲藤汁　均可擦患处。

蓖麻汁　续随子汁　灰藋灰　均治白癜风、疬疡病。

蒺藜　小麦　用油烧后涂患处。

酱　醋

［果木类］

胡桃　青皮　均与硫磺同擦患处，或加少量硇砂、酱汁。

杏仁　每晚擦患处。

熏陆香　与白蔹同擦。

桑柴灰　蒸汁热洗。

猫儿刺叶　烧灰淋水熬成膏涂患处，治白癜风。

［服器类］

故帛灰　麻鞋底灰　甑带　蒸笼片　弊帚炊帚

［水石类］

半天河水　树孔中蚕汁　韭上露　车辙　牛蹄涔中水　水银　均可擦患处治疬疡癜风。

轻粉　与水银，姜汁同擦。

雄黄　治身体、颜面生白癜风。

密陀僧　与雄黄同擦治汗斑，或加雌黄、白矾、硫磺。

胆矾　与牡蛎、醋同擦，治红白癜风。

人言　放茄中火煨，或抹姜上擦患处。

硫磺　与附子、醋同擦，治疬疡，或用法同密陀僧，同轻粉、杏仁，同鸡子白。

自然灰　喷水涂患处。

石灰　砒石银　治身体、颜面生赤疵，每日擦患处使其发热，长期使用可消退。

［虫鳞类］

蜣螂　捣烂涂治白癜风，一夜即愈。

鳝鱼　与蒜汁、墨汁同调，频繁涂抹治赤疵。治小儿赤疵，刺破父亲足心，取血贴患处，立即可脱落。

蛇皮　摩擦发热数百遍后丢弃。

鳗鲡鱼骨　涂患处治白癜风，立即转变颜色，35天可愈。

臭鱼鲊　擦拭治白癜风，擦热使其汗出。

乌贼鱼骨　用醋磨，擦患处，或与硫磺、姜汁同擦。

［禽兽类］

丹鸡冠血、翅下血　擦抹患处。

驴尿　与姜汁同洗。

诸朽骨　同醋磨涂抹患处。

马尿　洗患处，治赤疵，每日四、五次。

白马汗　雕青，调水蛭末涂之。

瘿瘤疣痣

［内治］

［草部类］

杜衡　主破淤血痰饮，消涂颈项下瘿瘤。

贝母　与连翘同服，主治颈项下瘿瘤。

黄药子　主消瘿气，黄药子煮酒内服，传信分治瘿气有神效。

海藻　主消瘿瘤郁结之气，散颈项下硬核痛疼。治初起瘿瘤，泡酒每日一饮，渣滓涂患处。

海带　昆布　以蜜作丸。

海苔　白头翁　泡酒。

牛蒡根　作蜜丸。

连翘　丹参　桔梗　更枯草　木通　玄参　当归　常山　催吐

蔄茹草　催吐

天门冬　瞿麦　三棱　射干　土瓜根　香附　漏芦

［菜谷类］

紫菜　龙须菜　舵菜　均主治瘿瘤结气。

小麦　主消瘿瘤，泡醋后与海藻同研末，以酒送服。

山药　与蓖麻同用生品涂颈下消硬核。

败壳芦　烧灰涂患处治腋瘤。

赤小豆

[果木类]

橙　荔枝　均主消瘿瘤。

瓜蒂　松萝　均催吐。

柳根　煮汁酿酒，主消瘿瘤。

白杨皮　用法同上。

问荆　消结气散瘿瘤止疼痛。

[土石类]

蝰蚄　消瘿瘤，煮烧，研末，与猪脂调和敷患处。

蜣螂丸　烧酒送服治瘿瘤。

土黄　能使体表出现的瘤赘肿物及九窍中突出的小肉干枯。

针沙　自然铜　均泡水，每日一饮，主消瘿瘤。

铅　浮石

[介鳞类]

牡蛎　马刀　海蛤　蛤蜊　淡菜　海螵蛸

[兽人类]

鹿靥　与上八药均消瘿瘤结核。

羊靥　牛靥　均泡酒内炮炙出香气，含口内。

猪靥　焙干研末，以酒送服，或泡酒后内服。

牻牛靥　烧后内服消瘦瘤。

獐肉　炮炙后乘热贴瘤上，频繁更换，流出脓血痊愈。

猪屎　治血瘤出血，涂患处。

人精　治粉瘤。放竹筒内烧后频繁涂患处。

[疣痣]

[草谷类]

地肤子　与白矾洗患处治疣目。

艾叶　与桑叶灰同喷水点患处，治疣赘、白痣、瘤赘、黑痣。艾灸白痣，用三壮即可消。

狗尾草　穿过疣赘系住。

升麻　煎水，加蜜擦患处。

芫花　与大戟、甘遂同研末，芫花根煮。

莔藘子　涂患处。

续随子　涂患处。

天南星　与醋同涂。

剪刀草　涂患处。

博洛回　涂患处。

藜芦头　青蒿灰　麻秸灰　麦秆灰　荞麦秸灰　豆秸灰　茄梗灰　藜灰　灰藋灰
冬瓜藤灰　均可喷水成汁，点患处治疣、痣，去痈、瘤，消点印。

大豆　米醋　并厌藋去疣。

白粱米　炒热，研末，加唾液调和涂患处。

马齿苋灰　涂患处治瘤赘。

苦苣汁

[果木类]

白梅　与苦苣汁均可点患处治疣痣。

杏仁　李仁　均与鸡子白同研末，涂患处治疣赘。

柏脂　与松脂同涂治疣赘。

死人枕席　擦拭疣赘可自消。

秃帚　每月十五夜晚十二点擦扫患处。

栎木灰　桑柴灰

[水石类]

冬灰　石灰　均可消黑子疣赘、瘤痣。

屋漏水　涂患处消疣赘。

硫磺　用纸卷包裹淬火治疣赘。

砒石　与巴豆、糯米同点治疣赘。

盐　涂患部治疣赘，频繁擦拭。

白矾　铜绿　硇砂　均涂抹治黑白痣疣赘。

[虫鳞类]

斑蝥　点患处，治疣赘白痣，与人言、糯米同炒黄，去糯米，与大蒜同捣涂患处。

螳螂　内服治疣赘。

蜘蛛网　系瘤疣。

鳙鱼　服用治疣赘。

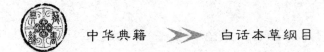
[禽人类]

鸡内金　擦拭患处治疣赘。

鸡子白　用醋浸泡软，涂抹治疣赘。

猪脂　牛涎　人疮脓　人唾　均可涂抹治疣赘。

发　缠疣赘。

瘰疬（附结核）

[内治]

[菜草类]

夏枯草　煎服，或熬膏内服，同时贴患处。该药主入足厥阴肝经，为治瘰疬的圣药。

连翘　入手少阳三焦经，为治瘰疬必用之药。与芝麻同研末，随时服用。治马刀挟瘿，与瞿麦、大黄、甘草同煎服。

海藻　主消瘿病，泡酒每日一次，渣滓研末内服。治蛇盘病，与僵蚕同作丸内服。

昆布　研末泡酒，随时含咽，或与海藻同用。

玄参　主散瘰疬结核。患病时间长久可用生品捣烂敷患处。

何首乌　每天生用内服，并咀嚼叶子涂患处。

土茯苓　主治常年溃破不愈者，水煎服。

白蔹　土瓜根　半夏　水堇　藜芦　通草花上粉。

苦参　牛膝汁丸服。

野菊根　擂酒服，渣涂甚效。

薄荷　取汁，同皂荚汁熬膏，丸药服。

木鳖子　鸡子白蒸食。

白鲜皮　煮食。

水苎子　末服。

大黄　乳中瘰疬起，同黄连煎服，取利。

蚤休　吐泻瘰疬。

蓖麻子　每夜吞二三枚。同白胶香熬膏服。同松脂研贴。

芫花根　初起，擂水服，吐利之。

月季花　同芫花，酿鲫鱼煮食。

荆芥　洗。

牛蒡子　防风　苍耳子　续断　积雪草　白芷　芎䓖　当归　白头翁　黄芪　淫羊藿柴胡　桔梗　黄芩　海蕴　海带　胡麻　水苦荬　项上风疬，酒磨服。

橙　发瘰疬。

槲皮　吐瘰疬，并洗之。

皂荚子　醋、硇煮过，照疮数吞之。连翘、玄参煮过，嚼之。

胡桐泪　瘰疬，非此不除。

桑椹汁　熬膏内服。

巴豆　小儿瘰疬，入。

［谷菜类］

大麻　与艾叶同灸。

蒜　与吴茱萸同涂治恶核脱结。

芥子　与醋同调涂患处。

干姜　作棍放入瘰疬可消脓肿。

山药　主手少阳三焦经分的疙瘩瘰疬，无论部分深浅，与蓖麻子同捣贴患处。

堇菜　治寒热瘰疬，结核鼠漏，研末煎膏，每日擦拭。

桑菰　与百草霜同涂患处。

马齿苋　鹿藿

［果木类］

胡桃　与松脂同涂。

桃白皮　贴患处。

杏仁　炒后榨油涂。

鼠李　治寒热瘰疬，捣烂外敷。

枫香　与蓖麻子同贴患处。

楸叶　煎汁成膏。

柏叶　栎木皮。

［器土类］

油鞋　鞋底灰　多年茅厕中土　与轻粉同敷年久不愈的病人。

［金石类］

黑铅灰　与醋调和涂抹治瘰疬结核，使其消散为水。铁燕　外涂。

砒霜　主消瘰疬腐烂恶肉，作丸外用。

磨刀垩　外涂消瘰疬结核。

食盐　与面同调火烧。

消石　芒硝　均主下法。

雄黄　与水银、黄蜡、韶脑同作膏外贴患处。

轻粉　盐药

[虫类]

蜈蚣　炮炙后与茶用研末外涂。

蝼蛄　与丁香同烧外贴患处。

矾石　硇砂　红娘子　治瘰疬结核。

蚯蚓　与乳香、没药等药外涂。

蜗牛　烧，与轻粉同外涂。

蛤蟆　烧，外涂。

蜂房　烧，与猪脂同涂治瘰疬。

蜘蛛　晒干研末，与酥同调外涂。

[鳞介类]

黄颡鱼　治瘰疬溃烂，与蓖麻子同煅外涂。

穿山甲　治瘰疬溃烂，燃烧，外敷，另可加斑蝥、艾叶。

田螺　烧后外敷。

鬼眼睛　治瘰疬已破，研末涂患处。

马刀　主治瘰疬如肌肤中走窜鼷鼠。

[禽兽类]

伏翼　治年久不愈的瘰疬，与猫头、黑豆同烧涂患处。

鸭脂　与半夏同敷。

鸡腒肫　烧后外敷。

雄鸡屎　烧后敷患处。

羊屎　与杏仁同烧外敷。

狼屎　烧后外涂。

猫头骨及皮毛　烧后敷，猫舌，生品研细外涂。猫涎，涂患处。猫屎，烧后敷。

狸头骨　狐头骨　与狸头同烧外敷。

羊腒肫　猬心、肝　均可烧后敷。

猪膏　与生地黄同泡煎沸，外涂治瘰疬鼠瘘。

虎骨　羚羊角　女人精汁　频繁涂患处。

乱发灰　治瘰疬长期不愈，形成窦道或瘘管的鼠瘘证，与鼠骨同加入腊猪脂中煎，一半用酒送服，一半外涂，鼠瘘白从疮中流出。

［结核］

［草菜类］

天南星　治痰瘤结核，大的像拳头，小的像小米，用生品研末外涂。

甘遂　与大戟、白芥子同作为治痰核。

金星草　研末服。

桔梗　玄参　大黄　与酒蒸。

白头翁　连翘　射干　三棱　莪茂　黄芩　海藻　昆布　海带　蒲公英　均消散颈下结核。

蒜　与吴茱萸同捣外涂治结核肿胀。

堇菜　治结核消气聚，研末油煎外擦每日一次。

百合　与蓖麻同研外涂。

詹糖香

［土石类］

土垩　治结核红肿，与菜子油调和外涂立即可消。

浮石　治枕后生脑痹痰核，烧后研末，加轻粉，用油调和涂患处。

石灰　治结核红肿，形状如瘰疬，煅烧研末，与白果同捣外贴。

慈石　治鼠瘘，颈下结核喉痛。

白僵蚕　蜘蛛　治颈下结核，酒泡研烂，去渣内服。

鲫鱼　生用捣烂外敷治结核。

牡蛎　以茶作引内服，消颈下结核；以柴胡作引内服，去两胁下坚痞。

九漏

（虽有九种名字，但都是用比像的方法概括漏病的总称，
实际可以按部位分类。）

［双治］

［草部类］

苦参　泡酒服。

忍冬　浸泡。

牵牛　与猪肾同火煨。

黄芪　何首乌　土茯苓　萆薢　栝楼根　白芨　牛蒡叶　地榆　虎蓟根　积雪草　白蔹　土瓜根　通草　黄药子　剪草　茜根灰　漏篮子　侧子　马兜铃　半夏　荆芥穗　莽苧　香白芷　蛇含草　麋衔　蓖麻子　狼毒　芫花根　附子　天南星　诸蒿灰　藜灰

［谷菜类］

麦面　与盐同炒涂患处。
苦瓠　荞麦灰

［果木类］

桃花　大腹皮　楸叶　熬膏，为神方。
柳枝　烧烟熏患处。
柳根须　煎汤洗。
乳香　榆白皮　芦荟　石南叶　柞木枝

［火土类］

烛烬　土蜂巢

［金石类］

胡粉　铁华粉　朱砂　炉甘石　孔公蘖　殷蘖　古冢灰　石灰　赤石脂　水银　水银粉　特生礜　礜石　北亭砂　砒石　代赭石　石胆　禹余粮　慈石毛　黄矾　白矾石　消石　密陀僧　食盐　石硫赤　石硫赤　戎盐　雄、雌黄

［虫类］

斑蝥　制法同芫青、地胆、葛上亭长。
蜘蛛　胡蜣螂　蟾蜍头　蜈蚣　露蜂房　樗鸡　鲮鲤甲　蜥蜴　白花蛇　自死蛇和自死蛇骨
蛇蜕　蝮蛇胆　和蝮蛇屎。
乌蛇　蛇吞蛙　鼍甲　蚺蛇胆　鲤肠、鳞　鳖鲊　鳢肝、肠　鳞鱼　和鳞鱼血。
鳗鲡鱼　鳔胶　海豚鱼　海鳗鲡　鼋甲　秦龟甲　文蛤　牡蛎粉　甲香　大田螺

［禽兽类］

啄木鸟　鸳鸯　乌鸦头　青鹖　子规肉　鹳脑　鹰头　烧后涂患处治痔漏。
鹏鸟　治鼠漏，炮炙后内服。

猪膏　貑猪屎　羊屎　牡狗茎　狗肉　可引虫外出。

狗骨和狗头骨

马通汁　牛胆　和牛脾。

乌牛耳垢　治胁漏出水。

野猪皮　牛屎　猫头骨和猫脑及眼睛、肉、舌、皮毛。

鹿皮和鹿齿

狸头骨和狸肉

狐屎和狐足

兔皮、毛　鼹鼠　牡鼠屎　土拨鼠　猬心、肝

痈、疽

（肿疡部位深为疽，部位浅为痈。肿疡大为痈，小为疖。）

［肿疡］

［草部类］

甘草　主行污浊之血，消发于五种部位之疽，可消肿解毒。治一切背部痈疽，研末，与大麦粉同调煎汤热敷，可使未成脓的痈疽消退，已成脓的溃破，同时屡次稍微炮炙一两后，浸泡水中一夜内服。或将黑铅汁淬入酒内服用，或取汁熬膏。治阴囊痈，水炙煎服，二十日可消退。

忍冬　治痈疽，不论发在背部、颐颔、眉、脑、乳等处，均可将叶捣烂，加少量酒，擦抹痈疽四周。取五两与甘草节一两水煎，再加酒煎，分三次服。严重者每日一、二次，大肠通利即有效，功效胜过红内消，渣滓亦可作丸内服。或捣成汁与酒同煎服。

远志　治一切痈疽、发背、疔毒恶疮。均因死血阴毒藏于体内不畅通则疼痛不止，或因忧伤恼怒等肝气郁滞造成疼痛无法忍受，用远志止痛，使发热甚者退热，溃破的可收口。研末，每次服三钱，用温酒浸泡，取上清液内服，渣滓涂患处。

红内消　治痈疽疮毒，水熬后入酒，随时饮用，渣滓作丸内服。

连翘　主消肿止痛，治十二经疮药，不能没有连翘。治痈肿初起，可煮汤服，取汗法。

木莲　治一切痈疽初起，取四十九个，研绞汁内服，功用同忍冬。治背痈，研末内服，出现腹泻即可痊愈。

常春藤　治一切痈疽肿痛，研汁入酒中内服，清利疮疽的恶秽之物，可去病根。

络石　用法同常春藤。

秦艽　治背痈初起，与牛乳同煎服，取下法腹泻。

山慈菇　与苍耳同捣，用酒送服，取汗法。

　　豨莶　与乳香，枯矾同研末，以酒送服，取汗法。或熬膏，贴患处，治各种痈疽，背痛症，恶疮，疗肿喉痹。

　　地菘　捣汁　每日一服。

　　苍耳　捣烂，以酒送服，取汗法。

　　紫花地丁　与苍耳同捣烂，用酒送服，取汗法，渣滓与面同调涂患处。

　　乌蔹莓　捣烂，用热酒送服，取汗法，渣涂患处。

　　迎春花　捣末，酒送服，取汗法。

　　马蔺花叶　与松毛、牛膝同煎服。

　　曲节草　与甘草同煎服。

　　香附子　治已溃破、未溃破的痈疽，用姜汁炒后研末，每日一服。

　　草乌头　治阴疽不愈，与南星、桂心、姜汁同热服，未溃破的阴疽可消退，已溃破长久不愈的能去黑烂腐肉。

　　牵牛　治各种痈疽毒疮初起，身体强壮者，醋煎内服，清利脓血效果明显。

　　决明　与甘草同煮服，并涂患处。

　　石韦　治背痈疽，冷酒送服。

　　石胡荽　与穿山甲、当归尾同捣烂，用酒送服，并涂患处。

　　地锦草　与乳香、没药同捣烂，酒送服，并涂患处。

　　积雪草　野菊　栝楼　天门冬　均捣烂酒送服，渣滓涂患处。

　　升麻　主除风毒引起的肿疡，消散淤血，为治疗疮疡的圣药，治肿毒突起，与醋磨后涂患处。

　　羌活　散痈疮肿毒，消淤血腐血，主入太阳经。

　　地榆　治各种疮疡剧烈疼痛，加用地榆。

　　黄芩　治疡肿发痒加用黄芩。

　　黄连　治各种疡疮痛痒，均属于心火上炎。

　　龙胆　治痈疮肿痛并口舌干燥。

　　紫草　主治活血清肠。

　　当归　芍药　芎䓖　主活血止痛。

　　三棱　主消坚硬的疮疡。

　　黄葵花　治肿疡疼痛以及恶疮出脓，为治疮疡的圣药。用盐收聚可长久使用，效果极佳。

　　胡黄连　与穿山甲同贴患处。

　　芭蕉　与生姜同贴患处。

　　生地黄　捣烂外涂，用木香盖于上面。

　　龙葵　捣烂处涂患处，或加麝香，或与蛤蟆同用。

大黄　与醋同调贴患处，或与五倍子、黄檗同贴。

乌头　与黄檗同贴。

商陆　外擦，治石痈病。用盐捣烂外敷，治一切疮毒。

莨菪子　外贴，治石痈病质地坚硬。

天麻　都管草　用醋外贴。

箬叶　红蓝花　苎根　益母草　金丝草　大戟　水仙根　飞廉　马鞭草　漏芦襄荷根鸭跖草　续断　大蓟根　薇衔　火炭母　泽兰　地杨梅　地蜈蚣　姜黄　蒲公英　蓼实　紫河车　半夏　天南星　王不留　洗患处。

白芍　栝楼根　同醋调。

三七　蒺藜苗　熬膏。

苦参　土瓜根　独用将军　石蒜　牡丹皮　犬青　草乌头　小青　鬼臼根　萝摩叶　射干　用醋磨。

羊蹄根　用醋磨。

蒟蒻　石菖蒲　芫花　胶和。

金星草　半夏　用鸡子白调和。

莽草　螺厣草　水堇　水苔草　毛茛　水莼叶　海芋根　蒲黄　海藻叶　海根水蕨草防已。

[谷菜类]

黑大豆　生品研末。

豌豆　与上十二药均主治各种痈肿初起。

绿豆粉　治一切痈疽初起，影响心径，与乳香、甘草同用，以便保护心。

胡麻油　治大毒背痈疽，取一斤煎沸，加醋二碗，分五次内服，毒邪不能攻内。加葱煎黑，趁热涂患处，肿疡自行消退。

翻白草　捣烂，酒送服。

茄子　用硝石收聚成膏，以酒送服，治背痈恶疮。以醋磨后外涂治肿毒。生品外贴治热毒肿疡。

豆豉　作饼，用灸患处。

大蒜　用大蒜灸，治一切肿毒阴疽。

苦瓠　切片，灸患处，治生于阴囊的囊痈。

葱白　与米粉炒黑，用醋调和外涂。

赤小豆　与鸡子白同调外涂，治一切痈疽。

粢米粉　炒黑，与鸡子白同涂。

麦粉　治一切痈疽发背热痛，炒黑，以醋调外贴患处，立即止痛，长久使用肿胀消退。

荞麦粉　治痈疽发背，与硫磺同捣末外敷。治疽头凹陷发黑，煮食即可凸起。

山药　生品外涂，或与蓖麻、糯米同用。

蔓青　与盐同涂，或与芸薹同用。

紫芥子　与柏叶同涂患处，没有不痊愈的。

麦面　米醋　冬瓜　紧贴患处。

苦茄　用醋磨。

蕺菜　百合　用生品。

干姜　用醋调。

生姜　用猪胆调。

白芥子　用醋调。

莱菔子　用醋研。

马齿苋　秦秋藜　用醋捣。

旱堇　皂角蕈　用醋磨。

桑黄

<h2 style="text-align:center">［果木类］</h2>

野葡萄根　晒干研末，用水调。

茱萸　用醋调和，均涂患处，治一切痈疽肿毒。

橡子　用醋磨涂患处，治石痈病肿结有根，不太热、微疼，硬如石。

胡桃　治背痈，骨疽未成脓的，与槐花研末，热酒送服。胡桃油外涂治各种肿疡。

乌药　主行气止痛，治怀孕期间长痈疽，可与牛皮胶同煎服。

槐花　治痈疽发背初起，炒后冲酒服，取汗法即可痊愈。

黄檗　治各种疮疡剧痛无法忍受，加用黄檗，与鸡子白同调涂患处。与川乌头同研末外敷。

柞木叶　与荷蒂、甘草节、萱草、地榆同煎服，使痈疽消散，脓血干枯。

紫荆皮　主活血行气，消肿解毒，与独活、白芷、芍药、木蜡同研末，葱汤调和外涂。治发背痈疽初起，与酒同调涂患处，内服与白芷用酒送服。

皂子　六月六日，服七枚，可预防疮疖生出。

木芙蓉花、叶　主散热解毒。治一切痈疽发背恶疮，用蜜调和涂患处，已成脓的可溃破，已溃破的可促其排脓。或与苍耳叶同烧外涂，或菊花叶同煎洗。

扶桑花、叶　与芙蓉、牛蒡叶、蜜同捣烂涂患处。

巴豆树根　治一切痈疽发背，研末外涂，疗效甚佳。

松脂　治一切痈疽，与铜青、蓖麻同捣烂外贴。或入膏药使用。

枫木皮　治痈疽，捣烂，以酒送服，并外敷患处。

怀香　治头疽肿毒，用麻油调和外涂，七天腐肉脱落痊愈。

黄杨　捣烂外涂治疖子。

楮实　桑白皮　均涂患处治石痈。

桑叶　外涂。治掌心红肿高突、剧疼，并使发热、心烦等穿掌毒病，立即痊愈。

紫檀　用醋磨。

皂荚　煎膏。

榆白皮　用醋调外涂治痈疮肿毒。

新汲水　冲洗肿毒令其消散。

桑柴火　用桑柴火灸肿疡不破，溃疡不腐不敛口，主拔毒生肌止痛。

［器土类］

纸钱　放筒中烧，主吸散肿毒。

火针　墨　用醋磨。

倒挂尘　与葱同用。

伏龙肝　与蒜同用。

釜下土　与秦椒同用。

鼠壤土　与醋同用。

土蜂巢　与醋同用。

蚯蚓泥　与盐同用。

粪坑土　井底泥　檐溜下泥　无名异　与醋磨，均外涂治痈疽肿毒。

［金石类］

黑铅　主消痈疽肿毒，发背诸疮，与甘草同煮酒，铅投入九次，饮酒使其醉。

铁浆　治发背痈初起，喝二升，取下利法。

菩萨石　主治金石毒气引起的痈疽。

胡粉　黄丹　密陀僧　均入膏药使用。

硝石　治背痈初起，浸汤中后贴患处，数次痈肿可消散。

水中白石　背痈红肿如盘，将水中白石烧红突放水中，洗患处，数次可消退。

紫石英　火锻研末，醋调和。

慈石　石青　石蟹　用醋磨

蛇黄　盐药

［虫部类］

土蜂子　同醋调。

赤翅蜂　独脚蜂　均外涂治痈肿。

露蜂房　治恶疽、附骨疽，其病灶均在脏腑。烧灰，可巴豆煎油，涂软疖。

五倍子　炒紫色，与蜜同调外涂，或加黄檗，大黄。

水蛭　用其吸痈疽恶血。

蜜蜡

[介鳞类]

玳瑁　牡蛎　与鸡子白同调。

蛤粉　均消散痈肿。

车螯壳　主消肿毒，烧红用醋淬，与甘草同用，酒送服，并涂患处，不论痈肿大小浅深，为去病根，避免恶化，可火煅、研末，加少量轻粉，与栝楼、甘草节同用酒煎煮，加蜜调和内服。

龟板　治痈肿初起，火烧研末，酒送服。

穿山甲　炮炙研末酒送服。

蛇蜕　烧灰，用醋调和外涂。治石痈，贴一夜可痊愈。

蛇头灰　用醋调。

蛇角　蚌粉　鲫鱼

[禽兽类]

白鹅膏　雁肪　天鹅油　鸨肪　均外涂患处。

鹈鹕油　能穿透进入痈肿所在地。

鸡冠血　频繁滴血，痈疮即可消散。

鸡内金　治发背初起，浸湿贴患处，不超过三、五次即可消退。

𩪋鸡子　治痈疽发背，使用各种药物均无效，与狗屎同熬贴患处。

白鸭通　牛胆　猪胆　猪脑　均涂患处。

猪肾　与飞面同捣贴患处。

腊羊脂　治一切疮肿初起，擦抹患处可立退消退，疗效甚佳。

猪膏　牛脂　均用冷水浸泡贴患处，频繁更换。

黄明胶　治一切痈疽，主活血止痛，以水浸泡贴患处，并用酒溶化黄明胶，内饮，防止痈疽恶化。与穿山甲同烧，研末，以酒送服，疗效极妙，对已破痈疽，用黄明胶与黄丹同调化。

犬屎　绞汁内服，并涂患处。

狗宝　治痈疽肿毒，与蟾酥等药同作丸。

狗齿　烧后研末，用醋外涂，治背痈疽及马鞍疮。

鹿角　治病肿恶血滞留体内。对背痈疽初起，可烧灰用醋外涂，每日五六次。

鹿脂　麋脂　鹿胆　羚羊角　用水磨

貘膏　阿胶

[人部类]

人唾　与上六药均涂患处治痈肿。

人屎　治一切未溃破的痈肿，研末，加麝香调和，贴头上。治背痈疽要死，将人屎烧后与醋同调涂患处。

人乳　治痈肿脓毒排出不畅，与面调和敷患处，立即排脓。

人牙　治阴疽头凹陷色黑，不痛不热，服补益药不能透发，必须将人牙火煅，穿山甲炮炙，各取二钱半，分两次服用，以当归、麻黄煎汤送服，并用姜汁调面脂外涂患处。又方：将人牙火煅，川乌头、硫磺研末各等分，酒送服。

人髭须　烧灰外敷患处。

月经衣　用洗水调药。

[代针]

茅针　用酒煮内服，一针一孔。

冬葵子　用水送服一百粒。

蜀葵子　恶实　瞿麦　均敷患处。

苘实　薏苡仁　均内服一枚。

苦荬汁　滴患处。

百合　与盐同捣烂涂患处。

皂角刺　烧灰，酒送服三钱，治背痈未溃破，与甘草，黄芪同研末内服。

白刺针　烧灰，取一钱，水送服。

巴豆　点痈疽头。

箔经绳　烧灰外敷。

白瓷器　研末外敷。

石胆　与雀屎同点患处。

硇砂　点患处。

雀屎　点患处。

白鸡翅下第一毛　烧灰，水送服。

人齿垽　点患处。

[溃疡]

[草部类]

黄芪　治痈疽长久不愈。主排脓止痛，生肌肤内补益，为治疮毒的圣药。

人参　熬膏。

术　苍术　远志　当归　黄芩　藁本　芎䓖　均主排脓止痛生肌。

白芷　消脓。

牛膝　插在疮疡内，可去恶血。

地黄　熬膏　贴痈疽疖疮上，去恶血。

木香　治痈疽不收口腐臭，与黄连、槟榔同敷。

地榆　芦叶灰　蒴藋灰　蒿灰　葡萄　均消恶血去腐肉。

芭蕉油　擦患处，治疮疡不收口。

附子　治痈疽胬肉，用浓醋煎汤外洗。治疮口长期不收，作成饼灸患处，治疗数天即可生新肉。隔着大蒜灸也可。

蔷薇根　白葱　白芨　丹参　紫参　木通　毛蓼　赤地利　石斛　何首乌

［谷菜类］

胡麻　炒黑。

青大麦　炒。

丝瓜汁　擦患处。与上十二种药均可收敛疮口。

烂茄　酒送服。

［果木类］

乌梅　消恶疮胬肉，火烧点患处，疗效极佳。

荷蒂　洗患处。

槲白皮　外洗治疮疡。烧灰内服治疽生于筋骨部位的附骨疽。

枥木灰　喷水熬成膏，消痈疮肿毒。

巴豆　炒焦外涂治肿疡，主解毒，涂患处去腐肉；作成捻可引脓外流。

松脂　枫香　苏方木　主排脓止痛生肌。

没药　血竭　乳香　均主消肿止痛生肌。治已成脓的痈疽，可用开水研末内服。

番降真　与枫香、乳香同熏，消痈疽去恶气。

丁香　外敷，去腐肉。

地骨皮　洗患处，治烂痈。

合欢皮　煎膏。

柳枝　煎膏，柳实，驱逐脓血。

槐白皮　煎膏，可止痛长新肉。

楸叶　消脓血。楸白皮，煎膏外贴。

桐叶　用醋蒸，贴患处治疽症，为退热止痛秘方。

梧桐叶　炮炙研末，外贴治背痈疽。

桐子油　外敷。点灯熏患处治痈肿初起。

白杨皮　外敷治骨疽。

山白竹灰　消腐肉。

故甑蔽　烧灰外敷治骨疽。

黄檗　桑柴　蒲席灰　均收敛疮口。

松木皮　烧灰外敷。

木兰皮

［金石类］

矾石　消腐肉，生新肉，治痈疽发背，用黄蜡作丸内服，主防毒护膜，使脓液从里外托，并生肌止痛。

麦饭石　治一切痈疽发背，火煅后用醋淬，与烧过的鹿角末，生白蔹末、醋同熬膏，贴患处，使末或脓的痈疽消退，已成脓的促其溃破，排脓生肌。

硫磺　治各种疮肿弩肉长出数寸高，涂患处立即可消退。伤口不收敛，外涂立即收口。

慈石　与忍冬花、黄丹同熬膏，贴溃疡处。

银珠　治疽疮发背，与矾石同煎汤洗，再用桑紫煎霜，点患处去腐肉及溃疡肿疮。

食盐　溃疡作痒，用食盐在四周按摩。

密陀僧　熬膏。骨疽出骨，同桐油调贴。

砒石　消蚀败肉。

石灰　与荞麦秸灰同煎，点腐肉及溃疡。

寒水石　与黄丹同用收敛疮口。

五色石脂

［虫类］

蜜蜡　虫白蜡　紫矿　均主生肌止痛敛疮口。

桑螵蛸　烧灰外涂治软疖。

全蝎　治疗各种痈疮肿毒，与栀子同煎油，加蜡贴患处。

原蚕蛾　治枕骨部位生痈，溃破后有如筷子头大小，与石苇同研末贴玉枕骨部。

斑蝥　治痈疽不破，或已溃破但未出脓，与蒜同捣成四升一豆，贴患处，一会儿脓即出，揭去药。

地胆　消腐恶之肉。

蛵蜦　烧后外敷，去恶肉。

壁钱窠　贴患处。

五倍子

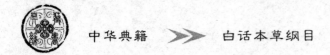

[鳞介类]

龙骨　与五倍子均可收敛疮口。

守宫　治痈肿剧痛，焙干，研末，用油调涂患处。

水蛇灰　外敷治骨疽。

鲤鱼　治一切肿毒，包括已溃破及未溃破的，烧后外涂。治多年不愈的骨疽，可将鲤色切片贴患处，能引虫外出。

鲫鱼　疗各种疮毒，用柏叶包裹火烧加轻粉，用油调外搽治骨疽出脓，将盐包住鲫鱼炙焦，外搽。

鳖甲　消腐肉，收疮口，烧后作掺药外贴。

白螺壳灰　与倒挂尘同外敷治软疖。

蟹膏　石蟹　均外搽治长久不愈的疽肿。

[禽兽类]

黑雌鸡　主治排脓，生新血。

鸡屎　与艾同烧，熏患处，治骨疽。

夜明砂　主排脓，与乳香、桂心同涂。

猪蹄　煮汁外洗，治痈疽，散热毒，消腐肉。治痈疽，脱壳乳痈。与通草同煮羹内服。

狗头骨　治痈疽疖毒，与芸薹子同研末外敷。

兔头　治背痈疽及头疽生于玉枕或风池穴处的发脑病，将兔头捣碎外贴。热痛即如水也。

鹿角胶　鹿茸　麝香　消一切痈疽脓水。

獾猪屎　消腐肉，与雄黄、槟榔同敷。

黄鼠　解肿毒止疼痛，用油煎，加黄丹、黄蜡熬膏。

鼠　治溃破的痈疮不收敛，烧后涂患处。鼠皮，生用外贴治附骨疽，促其排脓。或火烧敷疮口。

猫头　主收敛疮口，火煅，与鸡子白同外涂。猫颈毛、鼠屎同烧外敷，治生于鬓角的疖肿。

像皮　主收敛疮口。

鼹鼠　猪悬蹄　马牙灰　猪屎灰　发灰　均主收敛疮口。或与蜂房、蛇蜕同烧灰，以酒送服。

［乳痈］

［草部类］

天花粉　治乳痈初起的妬乳病，以及乳痈重症，以酒送服天花粉末二钱。

白芷　与贝母同研末，酒送服。

半夏　火煨研末，酒送服，并吹鼻。

紫苏　栝楼　忍冬　均煎汤，用酒送服。

玉簪根　萱根　马鞭　同生姜共用。

木莲　均捣烂以酒送服，渣滓涂患处。

何首乌　煮酒。

香蒲　捣汁。

鼠粘子　冬葵子　粽箬灰　莨菪子　葛蔓灰　均研末，酒送服。

贝母　丹参　与白芷、芍药、猪脂、醋同熬膏，敷患处。

大黄　与甘草同熬膏贴患处，也可研末外敷。

射干　与萱根同涂患处。

龙舌草　与忍冬同涂。

燕脂　治乳头裂开，与蛤粉同涂。

水苔　与苎根同涂。

莼　水萍　黄芩　山慈姑　益母草　大蓟　莽草　与醋同调。

木鳖子　与醋同磨。

蒲黄

［谷菜类］

百合　均涂患处治乳痈初起。

麦面　用水煮成糊，放热酒中饮用，并炒黄，用醋煮成糊，涂患处，乳痈可消散。

赤小豆　以酒送服并涂患处。

米醋　烧红石头投入醋中，乘温热浸泡患处。

蔓菁　与盐同涂。

老茄　烧后敷患处，治乳痈溃裂。

蒲公英

［果类］

桔叶　酒送服，未成脓的可消退，已成脓的可促其溃破。

银杏　治乳痈溃烂，研末内服并外敷。

白梅　水杨　柳根　均捣烂贴患处。

桂心　与甘草、乌头同研末，用酒涂患处，使脓化为水。

枫香　外贴治儿小奶疵。

丁香　治乳头开裂，敷患处，治乳痈初起疼痛，水送服。

牙皂荚　蜜炙研末，酒送服。或烧后研末，与蛤粉同服。

皂荚刺　烧灰，与蚌粉同用酒送服。

柳根皮　捣烂、炮炙后熨敷患处，一夜即可消退。

桦皮　烧后研末，酒送服，内服一次即可消退。乳痈溃烂者也可服用。

蔓荆子　炒末，酒送服，并涂患处。

榆白皮　用捣烂。

木芙蓉

［器石类］

车脂　热酒送服。

灯盏油　与炒熟的芝麻同调涂患处。

研朱石锤　煮熟熨敷患处。

石膏　火煅研末，取三钱酒送服，取汗法。

杓上砂　治乳痈早期的吹乳病，同酒送服七枚。

姜石　蚯蚓泥

［虫介类］

露蜂房　烧灰内服并涂患处。

百药煎　煎酒。

蜘蛛　龟板　均烧后研末，以酒送服。

穿山甲　治乳痈、乳岩，炮炙后研末酒送服。治早期乳痈，炮炙后，与木通、自然铜同研末，以酒送服。

自死蛇　烧灰外涂。

蛇皮灰　鳝头灰。

［禽兽类］

鸡屎白灰　与上二药均以酒送服。

白丁香　治早期乳痈，取一钱酒送服。

母猪蹄　与通草共煮羹内服。治乳痈已溃破，可煎汤洗患处。

水胶　用腊酒煮，涂患处。

鹿角　磨汁外涂。

鼠屎　治早期乳痈，与红枣同烧，加麝香，酒送服。或治乳痈初起，酒送服七枚，取汗法。治乳痈已成，与黄连、大黄同研末，用黍米粥涂患处四边，乳痈消退。

猫皮毛　治乳痈溃烂，火煅，加轻粉，用油涂患处。

猪脂　冷水浸泡，贴患处。

白狗骨灰　牛屎　马尿　人屎尿　人牙灰　均可外涂。

［便毒］

［草部］

贝母　治梅毒发于腹股沟的便毒病初起，与白花同煎酒内服，渣外敷患处。

栝楼　与黄连同煎服。

鼠粘子　炒末，与朴硝同酒送服。

忍冬　酒煎。

木莲　与酒同捣。

芫花根　捣烂，水送服，渣滓外敷。

黄葵子　与皂荚、石灰、醋同涂患处。

山慈菇　外涂。

芭蕉叶　烧灰，与轻粉同调涂患处。

石龙芮　揉搓。

草乌头　用水磨，涂患处。

菖蒲　用生品外涂。

山药　与砂糖同涂。

冬葵子　贯众。

［果木类］

胡桃　烧，均以酒送服。

皂荚　火煨研末，酒送服。或与醋调和外涂。

皂荚子　研末，水送服。

肥皂　捣烂外涂。

枫香　加麝香。

纺车弦　烧。

千步峰　与醋、生姜同磨，涂患处。

铜钱　与胡桃同嚼内服。

铁秤锤　治便毒初起，压一夜。

枯矾　与寒食、面糊同涂。

蜘蛛　治便毒初起，研末，热酒送服，取下利法。

斑蝥　与滑石同服，使毒素从小便排出，便毒可消。

红娘子　入鸡子内，煨熟内服，脓血之毒从小便排出。

五倍子　炒黄，用醋涂，一昼夜便毒可消退。

穿山甲　与猪苓、醋同炙，研末，酒送服，外用轻粉，麻油同涂患处。

鲫鱼　与山药同捣贴患处。

鳔胶　煮软研末外贴，也可烧末酒送服。

水胶　溶化后外涂患处可消散便毒。

［解毒］

［草部类］

败酱　主除痈疽肿毒，破多年恶血，将脓转化为水。治肠痈下脓血，可与薏苡仁、附子同研末，水送服，毒素从小便下，立即痊愈。

大蓟叶　治肠痈血瘀。

人参　解酒毒，治胸部生疽疮，与酒炒大黄同研末，姜汤送服，出汗即痊愈。

黄芪　清除肠胃间恶血。

薏苡仁　冬瓜仁　甜瓜仁　治肠痈已成小腹肿痛，小便像淋证，尿频、尿急、排尿障碍等。或大便下脓血，与当归、蛇蜕水煎内服，泻下恶秽之物。

大枣　治肠痈，连核烧，与百药煎末内服。

乌药　治怀孕期间生痛，与牛皮胶同煎服。

皂角刺　治腹内生疮，病在肠脏，其他药物无法治疗，酒煎皂角刺内服，脓血全部从小便排出，疗效极佳。

楤担尖　治肠痈已成熟。烧灰，酒送服少量，促使肠痈排脓。

［土鳞类］

死人冢上土　外涂。

龙骨　治肠痈内疽。

鲫鱼　与猪脂同煎服。

雄鸡顶毛　并用雄鸡屎，烧灰，空腹以酒内服。

犬胆　主去肠中脓血。

马牙　治肠痈未成熟，烧灰，与鸡子白同涂患处。

悬蹄　治肠痈泻下脓血。

猪悬蹄甲　治伏热之邪蕴于腹内，肠痈内蚀。

诸疮上

（包括疔疮、恶疮、杨梅疮、风癞、疥癣、热疮、痛疮、手疮、足疮、脐疮。）

［疔疮］

［草部类］

苍耳根　捣汁，与童尿同服或用葱酒送服，取汗法。苍耳根灰，与醋同涂，可除根。

山慈菇　与苍耳同捣，酒送服，取汗法。

石蒜　煎服，取汗法。

豨莶　酒送服，取汗法，疗效极佳。

大蓟　与乳香、枯矾同研末，酒送服，取汗法。

白芷　与生姜同捣，酒送服，取汗法。

王不留行　与蟾酥同服，取汗法。

草乌头　与葱白同作丸内服，取汗法。与巴豆同贴患处，根除疔疮，或与川乌头、杏仁、白面同涂。

菊花叶　治患疔肿欲死，捣汁内服，入口即可使人活，是神验的方剂。冬季用根。

莼　捣烂，酒送服。

常春藤　与蜜调和内服。

莽苣汁　内服。

金沸草　益母草　捣汁内服，渣外涂。烧灰搓捻放入疔疮，可除根。

荆芥　煮服并用醋捣烂，涂患处。

紫花地丁　捣烂，水送服。或与葱、蜜同调外涂。

艾灰汁　与石灰调和同点疔疮，用三遍可除根。

地菘　与糟同调。

附子　与醋调和。

蒺藜　与醋调。

马兜铃　与蛛网同捣。

龙葵　地黄　旱莲　水杨梅　木鳖子

［谷菜类］

麦面　与猪脂同调。

胡麻灰　与针砂脂调和。

小豆花　寒食饧　均涂疔疮。

白米粉　熬黑，用蜜调外涂。

米醋　用面围住疔疮，将热醋喷淋在疮面上。

翻白草　酒煎服，取汗法。

蒲公英　捣烂，酒送服，取汗法。

丝瓜叶　与葱白、韭菜同研汁，与酒调和内服，渣滓外敷。

独蒜　蘸门臼灰擦患处，疔疮立即消散。又可与小蓟、稀莶、五叶草同捣烂，酒送服。

马齿苋　与梳垢同敷患处，或烧后，用醋调，封闭疔疮，或与石灰同封患处。

白苣汁　滴疔疮孔中。

土菌　与稀莶同涂。

芜菁　与铁衣同涂。

蕺菜　灰罂灰　山丹　百合　生姜

［果木类］

野葡萄根　先刺破疔疮，涂蟾酥，再将野葡萄根捣汁，入酒中，调绿豆粉，饮酒，醉倒即痊愈。

银杏　用油浸泡研末，放容器中加水，反扣在疔疮上。

荔枝　制法同白梅。

胡桃　咀嚼后放容器内反扣疔疮上。

榴皮　用榴皮灸疔疮。

槐花　取四两，酒煎服，槐叶、皮、茎、用法相同。

柳叶　煮汁饮。

枸杞　治十三种疔疮，一年四季采集根茎，与各种药同服。

棘钩　与陈皮、橘皮同煎服，或同丁香烧灰敷患处。

乌桕叶　因食用六畜牛马肉引生疔疮危重欲死，将乌桕叶捣汁一二碗，取下利法，用根也可，又主治暗疔病，身体寒热昏狂筋脉拘急。

皂荚　炮炙后研末，与麝香同涂。皂荚子，外敷。

巴豆　点疔疮。

木芙蓉　涂患处。

绯帛　与蜂房各药同烧内服，并入膏药贴患处。

旧油纸伞灰　与古石灰同服，取汗法。

箭苟茹　作成灯芯，灸疔疮。

凉水　挑破疔疮去除污血，含凉水频繁地吸血。

烛烬　与胡麻、针砂同涂。

土蜂巢　与蛇皮同煅，每服一钱，酒送服。

铁浆　每日饮一升。

锈钉　与蓝汁同调，冷水送服。

浮石　与没药、醋同调糊作丸内服。

银珠　水调作丸内服。

矾石　煨葱，捣烂作丸，酒送服二钱。与寒食面同涂患处。

鼠壤土　童尿调和外涂。

粪下土　与全蝎、蝉蜕同涂。

铁粉　与蔓菁根同捣外涂。

铁精　与轻粉、麝香同调，点敷患处。

雄黄　与蟾酥、葱、蜜同插疗疮内。

石灰　与半夏同敷。

硇砂　与雄黄同贴。

姜石　与鸡子白同调外涂。

慈石　用醋调和。

铜矿石

［虫部类］

斑蝥　均涂患处。

蟾酥　与雄黄、乳香同作丸，每服三丸，外治以白面、雄黄同调和，放入疮内一粒，立即有效。

露蜂房　洗患处。

人虱　取十枚，放疮中，同箔绳灸疗疮。

蝉蜕　治疗疮不溃破，毒素散布肠胃，与蜜调和水送服，并外涂患处。或与僵蚕、醋调涂抹疗疮四周，可根涂。

蜜　　与葱调和。

独脚蜂　烧灰。

赤翅蜂　烧灰。

独脚蚊　蜘蛛　以醋调和。

草蜘蛛　蛏蛒

［鳞介类］

蝮蛇皮灰　均外敷。

蛇蜕　治疗疗疮肿毒及鱼脐病，水煎服。或烧灰，与鸡子调和涂患处。

鲍鱼头　与发灰同烧。

穿山甲　烧后研末，与贝母同研末，敷患处治马疗病。

海马　与雄黄各药同涂患处。

田螺　加龙脑，取水点患处。

蚬汁　洗患处。

海螺蛸

［兽人类］

腊猎头灰　与海螺蛸均作掺药贴患处。

狗宝　与蟾酥各药同服，治赤疔。

牝猪屎　治疗疮毒素入腹，绞汁内服。

牡狗屎　绞汁内服，并涂患处。

青羊屎　煮服。

马屎　驴屎　均炒热熨敷，治疗疮中风。

獭屎　用水调和封住疮口，脓即可流出疼痛停止。

鼠屎　与头发灰同烧，放入疗疮内。

猪胆　与葱同调涂患处。

白犬血　马齿　烧。

黑牛耳垢　人耳塞　与盐、蒲公英同贴患处。

发灰。

［恶疮］
（又名久恶疮、恶毒疮、顽疮，指一般顽固的外疡。）

［草部类］

牛膝　治突发无名恶疮，捣烂外涂。

贝母　烧灰，用油调和，敷患处，治人畜恶疮，促其收敛疮口。

藿香　治冷疮腐烂，与茶同烧外敷。

黄芩　治恶疮蚀疽。

秦艽　作掺药贴患处，治各种疮口不愈合。

苍耳　治恶疮，捣汁内服，并外敷。

芎䓖　与轻粉同涂。

菖蒲　治周身湿疮，研末内服卧床。

忍冬　与雄黄同熏恶疮。

无心草　敷患处，治长久不愈的多年恶疮。

草乌头　地榆　沙参　黄芩花　均外涂治恶疮流脓水。

何首乌　燕蓐草　瞿麦　扁竹　均外敷，治肌肤生粟米，瘙痒，流黄水，浸淫成片的浸淫恶疮。

藜芦　鼠尾草　均外敷，治反花恶疮。

青蒿灰　马先蒿　葡茹　角蒿　骨碎补　均消恶疮腐肉。

莽草　萑菌　青葙子　苦参　鹤虱　钩吻　均杀恶疮虫虫。

蛇床子　荩草　漏篮子　杜衡　牛蒡根　狼牙　洗患处。

大蓟根　野菊根　蛇衔　积雪草　商陆　狼跋子　及己　香附子　马鞭草　狼毒　艾纳香　漏卢　藁本香　黄连　虎杖根　地肤子　洗患处。

白蔹　石长生　紫草　芫花根　紫参　赤芍药　山慈姑　白芨　石蒜　牡丹皮　蜀羊泉天麻　紫花地丁　紫金藤　天蓼　蔷薇根　当归　赤薜荔　丹参　兔葵叶　紫葛藤　羊桃洗患处。

冬葵根　马勃　蕲艾叶　剪草　昨叶何草　通草及花上粉　羊蹄草　昆布　胡麻油　扁豆　大麻仁　炒。

陈仓米　与酢调和。

豆豉　寒食饭　均外敷，治一切恶疮。

芸薹菜　煨后捣烂，熨敷治异疽。与油同涂治风疮。

繁缕汁　涂患处治恶疮，有神效。

鸡肠草　烧灰，与盐调和，主治一切恶疮、反花疮。

马齿苋　封闭患处，治多年老疮。烧灰外敷，治反花疮。

蒲公英　名瓜吐　均外敷治多年不俞恶疮。

苦苣　治对口恶疮，与姜同捣，酒送服，并外敷患处。

丝瓜根　治各种疔疮长久溃烂，熬水冲刷患处。

蕺菜　用竹筒煨，捣烂，外封患处治恶疮。

酱瓣　与人尿同浸涂患处治浸淫疮癣。

苦瓠汁　灰藋　邪蒿

［果木类］

慈菇叶　与上三药均外涂治恶疮。

桃白皮　作药捻，治恶疮。

杏仁　加轻粉涂患处，治疔疮肿痛。

马槟榔　治恶疮肿痛，每次内服一枚，外用嚼碎涂患处。

柏沥　外涂治恶疮有虫。

巴豆　用油煎，与硫磺、轻粉同调，外涂，治一切恶疮。

苦竹叶　烧灰，与鸡子白调和外涂，治一切恶疮。

柳华及枝叶　煎膏外涂，治反花恶疮。

桑叶　治风邪入肺，毒疮如癞，将桑叶蒸一夜，晒干研末，水送服二钱。

枫香　松脂　骐驎竭　乳香　没药　詹糖香　均入治恶疮膏药。

槐皮　杨栌叶　胡颓子根　均洗患处。

冬青叶　用醋煮。

楸叶　桐叶及木皮　榉叶　与盐同用。

皂荚刺　烧。

楮叶　占斯　大风子　木棉子油　桐子油　青布灰　均外敷，治多年不愈恶疮。

败蒲席灰　治筋溢恶疮。

三家洗碗水　加盐。

半天河水　均洗患处治恶疮。

东壁土　治各种恶疮，与大黄同研末敷患处。

蚯蚓泥　外敷，治燕窝疮以及具有传染性、流行性的两腮肿痛。

白鳝泥　外敷，治火带疮。

鬼屎　外敷，治人马恶疮。

盐车脂角土　胡燕窠土　屋内墙下虫尘土　白蚁泥　与黄丹同用。

粪坑泥

［金石类］

云母粉　均外涂，治各种浸淫恶疮。

胡粉　治反花恶疮，与胭脂同涂，治蜂窠恶疮，与朱砂、蜜同涂。

水银　治一切恶疮，与黄连、胡粉同敷。治恶肉疮毒，形状像豆，一半在皮肤里，可包住水银擦患处，或与大风子同用。

铁浆　治蛇皮恶疮，频繁搽涂。

雄黄　治蛇缠疮及一切疮肿，用醋调和外涂。

浮石　治各种恶疮，与没药同作丸内服。

硼砂　治一切恶疮，与甘草同浸麻油，每次饮一小合。

石硫磺　治一切恶疮，与荞面作饼贴患处。

银珠　治经年不愈的顽疮，与古石灰、松香、油同凋，融化后贴患处。

石灰　治多年不愈恶疮，与鸡子白同涂。

硇砂　石胆　均去恶疮腐肉。

雌黄　熏黄　孔公蘗　黄矾　绿矾　白矾　铜青　锡　铅　铁落　铁锈　铁熬

［虫部类］

乌烂死蚕　外涂，治切恶疮。

地胆　外敷，治恶疮，治岩疮如舌，使人昏迷不醒，迅速同地胆、桑白皮、滑石、木通各药内服，以便宣散毒邪。

青腰虫　消恶疮腐肉，但对皮肤有腐蚀作用。

蜘蛛　晒干研末外敷，治一切恶疮。蜘蛛膜对贴患处，治多年不愈的恶疮以及反花疮。

  蜂房 洗净敷患处。

  斑蝥

［介鳞类］

  文蛤 与上二药均外敷，治恶疮腐烂。

  鼋脂 搽涂患处。

  鼋甲 治恶疮，酒浸炙后研末服。

  鼍甲 同上药。

  鼍脂 搽涂患处。

  穿山甲 蛇蜕 自死蛇 蝮蛇皮 均烧灰外敷。

  蚺蛇 鳞蛇 白花蛇 乌蛇 均酿酒，或作丸，治恶疮。

  蛇婆 炮炙后内服。

  鲫鱼 烧灰，与酱汁同涂，治十几年不愈的疮毒。治浸淫毒疮，将鲫鱼生切，与盐同捣，涂患处。

  海螵蛸 治疮肿流脓水不干燥。

  黄颡鱼 烧。

  鳗鲡膏 海豚鱼肪鱼脂

［禽兽类］

  孔雀屎 与上四药均外敷治恶疮。

  雀屎 外敷，治浸淫恶疮。

  鸡冠血 治浸淫恶疮，不治使人死，每日涂四、五次。

  鸡肉 治猫睛疮，有光泽但无脓血，痛痒不固定，饮食减少，名叫寒疮，多吃鸡肉、鱼肉、葱、韭，可自行痊愈。

  白鸽肉 主解恶疮毒邪。

  鸽屎 治反花疮初起，腐肉如米粒样，溃破出血，恶血翻到外面。将鸽屎炒后研末外敷。

  青鹊 鹩鸰屎 猪脂 猪髓 均主治恶疮。

  羊屎 治反花恶疮，与鲫鱼同酿烧，外敷。

  猪颊骨 用油炙，外涂治恶疮。将悬蹄烧，外敷治十年不愈的恶疮。

  驴悬蹄 治天柱毒疮，生于大椎穴上，流水，与胡粉、麝香同敷。

  马屎 外涂，治多年不愈的恶疮疼痒，使用数次即可痊愈。

  犬胆 外敷，治痂疡恶疮。

  焊猪汤 洗患处。

驴脂　野驼脂　麋脂　狼膏　猬脂以及猬心、猬肝

隐鼠膏　黄鼠　煎膏。

像胆　熊脂　鹿角　羚羊角、羚羊肉

狗头骨　烧灰。

虎骨、虎屎

猫头骨　烧灰。

鼠头　烧灰。

像皮灰　鼬鼠灰及鼬鼠骨

马鬃灰　野猪皮灰　牛屎　双头鹿胎中屎

［人部类］

人中白　烧灰。

人唾　均主治一切恶疮。

人牙　治恶疮，与鸡内金同烧外敷。

发灰　治癥岩恶疮，米汤送服二钱，外治与白芨、皂荚刺同烧灰敷患处。

小儿胎屎　消恶疮腐肉。

［杨梅疮］

（即梅毒）

［草部类］

土茯苓　主治杨梅疮及杨梅风，并治疗因服用轻粉造成筋骨疼痛、瘫痪及痈疽，为必用的药物。每服四两，加皂荚子七粒，煎水代替茶叶饮用。或加牵牛，或加苦参、五加皮，或加防风、薏苡仁、木通、木瓜、白藓皮、金银花、皂荚子，水煎服。治筋骨疼痛，身体虚弱，与人参同作丸内服。

天花粉　与川芎、槐花用作丸内服。

楼皮　研末，酒送服，先服用败毒散。

蔷薇根　治多年筋骨疼痛，用酒煮内饮。或加木瓜、五加皮、茯苓、当归。

大黄　治杨梅疮初起，与皂荚刺、郁金、白牵牛同研末，酒送服。另有方：与白僵蚕、全蝎同研末，蜜汤送服。均取下利法，排泄出恶秽之物。或与皂荚刺、轻粉同研末内服，取下利恶物，同时齿龈排出毒血，病则痊愈。

线香　烧烟熏患处。

浮萍　洗患处。

野菊　与枣根同煎洗。

金银花　苦参　龙胆　木通　泽泻　柴胡　荆芥　防风　薄荷　威灵仙　蓖麻子

黄芩黄连　白藓皮　连翘　胡麻

［果木类］

胡桃　与槐花、红枣、轻粉同作丸内服。

椰子壳　治筋骨疼痛，研末，热酒送服，取汗法。

乌梅　炒焦，油调和外搽。

葡萄汁　用于调药。

杏仁　细茶　木瓜　槐花　取四两，炒，用酒煎汤，热服。

黄檗　去湿热之邪。与乳香末、槐花同用水调和涂患处。

大风子　与轻粉调和外涂。

五加皮　槐角　皂荚子　栀子　血竭　乳香　没药　芦荟

［金石类］

铜青　用醋煮　以酒调和外涂后剧痛，渗出水则痊愈。或加少量轻粉、冰片。

绿矾　火煅、研末，蘸香油搽。

汞粉　可内服也可外熏，治杨梅疮，效果最快，但如果使用方法不当，会造成筋骨疼痛痈疽等中毒症状。或加猪肾，用油煎内服。或放鸡蛋，蒸熟趁热内服。或与丹砂、雄黄同研末，酒送服，或加黄丹、孩儿茶，或加槐花、龟板，或加槐花、天花粉、孩儿茶，作丸服。又一方：与甘草、百草霜同作丸内服，治杨梅癣，与大风子同研末外涂，或与杏仁同涂。

水银　与铅结砂同用，加乳香、没药、黄丹，点灯照明，或熏患处。

黑铅　与锡结砂同用，加蜈蚣末作成灯捻照明。将黑铅与酒同煮内服，解服用轻粉中毒。

银珠　治多年不愈的杨梅疮，与朱砂、枯矾、全蝎同作丸内服。与宫香同作捻药，裹被中熏鼻。或加孩儿茶、皂荚子；或与雄黄、枯矾同作丸外熏。与铅、汞、白花蛇同作灯捻，照患处，与轻粉同用，加黄蜡、麻油作膏药外贴患处。治筋骨疼痛，与枯矾同作药捻，熏肚脐取汗法。

粉霜　外涂。

雄黄　用猪髓调和外搽。与杏仁、轻粉、猪胆同调外搽。与轻粉、黄丹、孩儿茶、朱砂同作丸内服。

白砒　与雄黄、牛黄同溶化作蜡丸内服。与石黄同点患处。与轻粉、银珠同外搽。

丹砂　与雄黄、百草霜同作丸并作药捻，捂被中熏患处。

石膏　火煅，外搽。酒送服，主发汗，解轻粉中毒。

铁浆　盐水　均漱口解轻粉中毒。

孩儿茶　百草霜　硼砂　胡粉　枯矾　黄丹

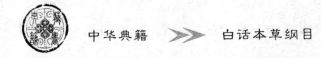

[虫鳞类]

蝉蜕　全蝎　白僵蚕　露蜂房　蜈蚣　与全蝎、香油、水粉，柏油熬膏贴患处。

白花蛇　与穿山甲等药同作丸内服，也可作熏药，照明药。

穿山甲　治多年不愈的顽疮成风，侵入四肢骨骸关窍，走窜经络，用陈菜子油调成膏外贴。

龟甲　鬼眼睛　与辰砂、龙脑同涂患处。

猬皮　治杨梅疮引起的下疳泻泄，与鳖甲、象牙同作丸内服。

麝香

[风癞]
（相当于今之瘤型麻风病）

[草部类]

苦参　治因热毒风、大风、肺风、肾风引起的风癞，周身瘙痒，与皂荚膏同作丸服。与荆芥同作丸。用酒浸饮。煮猪肚内食，可打下数万条虫。

何首乌　治大风风癞，与胡麻蒸九次晒九次内服。

长松　与甘草同煎服，10天可愈。

黄精　蒸服。

草乌头　用油、盐炒，作丸服。

马矢蒿　研末服。

马鞭草　研末服。

浮萍　水煎服；研末服；并洗患处。

凌霄花　与地龙、蚕、蝎同研末内服。

栝楼　泡酒。

白蒿　酿酒。

艾汁　酿酒。

狼毒　与秦艽同服。

大黄　与皂荚刺同服。

牛膝　治骨疽，风癞病，酒送服。

白藓皮　治一切热毒之邪引起的风癞疮疡赤烂，眉毛头发脱落，皮毛枯槁。

羌活　防风　巴戟天　黄芪　牡丹　天雄　均主治风癞症。

蓖麻子　用黄连水浸泡内服。

莨菪子　治风癞恶疮，烧灰外敷。

地黄叶　治恶疮如风癞十年不愈，捣烂敷患处。

百灵藤　煮粥，洗浴后内服，取汗法，并熬膏酒送服。

青藤　入酒。

葎草　陆芙　莔藋　苦瓠藤　均洗患处治风癫。治十年不愈的风癫症，取汁涂患处。

[谷果类]

胡麻油　浸泡患处。

大麻仁　泡酒。

亚麻　荷叶　与石灰汁同浸泡患处。

[木器类]

大腹子　敷患处。

松脂　炼油服。

松叶　泡酒。

天蓼　酿酒。

预知子　与雄黄同熬膏内服。

皂荚　煎膏作丸内服。皂荚刺，烧灰服。疗效最好。皂荚根皮，主肺风引起的恶疮。

桦皮　治肺风导致的毒疮如癫，与枳壳、荆芥各药同服。

桑叶　治肺风引起的风疮如癫，蒸一夜，晒干研末，水送服。

乳香　与牛乳、甘草同蒸服。

杨花　与花蛇等作丸内服。

大风子油　与苦参作丸内服，加轻粉调和外搽。

桑柴灰　洗患处。

栀子　治赤癫、白癫。

皮巾子　皮腰袋　烧灰，加入治风癫药中。

[水石类]

碧海水　古冢中水　石灰　均洗患处。

禹余粮　治风癫病毛发脱落，与白矾、青盐同煅，作丸内服。

金星石　治大风引起的风癫虫疮，与各种石药研末作丸内服。

石硫磺　治风癫有虫，取少量酒送服，并与大风子油调和外涂。

玄精石　雄黄　雌黄　握雪　礜石　石油

[虫鳞类]

葛上亭长　与上五药均入外擦药物。

蜂蜜　与姜汁同炼内服。

蜜蜂子　与各种蛇作丸服。

五倍子　蛇蜕　治风癫恶疮，多年未愈，烧灰酒送服，并用猪脂调和外涂。

白花蛇　乌蛇　蚺蛇　蝮蛇　均酿酒饮。

乌蛇胆　放冬瓜中化成水内服。

蚺蛇胆及膏　外涂。

自死蛇　治恶疮如癫，浸汁外涂。

鳢鱼　治恶疮风癫，与苍耳酒同煮食。

鲫鱼　治恶疮如癫，多年不愈，烧灰与酱同外搽。

鲨鱼胆　与各种矾研末内服，主杀虫。

蝎虎　与蚕砂、小麦面同研末内服。

鲮鲤甲　蚖

［禽兽类］

五灵脂　用油调和外涂。

驴蹄灰　头发　与大豆同入竹筒内，烧汁外涂。

［疥癣］

［草部类］

苦参　菖蒲　剪草　百部　均泡酒内服。

艾叶　烧烟熏，或以醋煎外涂，或烧灰外搽。

淫羊藿　青蒿　山茵陈　乌头　马鞭草　均洗患处。

杜衡　白藓皮　苍耳子　黄连　大蓟汁　白芨　青葙叶　紫参　积雪草　蛇床子　丹参　天南星　紫草　木藜芦　地榆　莨菪根　狼牙草　沙参　谷精草　薄荷　三白草　线香　狼把草　狗舌草　姜黄　冬葵子　芍药　酢浆草　芎䓖　石长生　白菖蒲　钩吻　羊蹄根　酸模　木莲藤　莽草　山豆根　何首乌　藜芦　天门冬　蔺茹　狼跋子　用酒磨。

狼毒　蔷薇根　白蒺藜　莐草　地锦草　败酱　防己　葎草　猫儿眼睛草

［谷菜类］

大豆沥　黄豆油　秫米　炒黑。

小麦　烧。

胡麻油　芸薹子油　均或外涂，或洗患处，或内服。

胡麻　生品嚼烂外涂，治坐板疮。

丝瓜皮　焙干研末，同烧酒外涂治坐板疮。

粟米泔　灰藋　藜叶　冬瓜藤　均外洗治疥疮。

韭根　炒黑。

蕹叶　煮。

蒜　马齿苋　丝瓜叶　擦患处。

土菌灰　杏仁　桃叶　桃仁　鹿梨根　榀梓木皮

银杏　嚼，均外涂治疥癣。

胡桃　与雄黄、熟艾同捣烂，包裹阴囊。

山楂　杨梅树皮　樟材　钓樟　柳华及叶　均外洗治疥癣。

枫香　与黄檗、轻粉同外涂。

松脂　与轻粉同擦。

乳香　没药　血竭　皂荚　煮与猪肚同煮内服。

樟脑　芦荟　黄檗　樗根白皮及叶

楸树皮、叶　海桐皮　楝实及根　芜荑　大风子　均主杀疥癣之虫。

榆白　捣汁外涂，治疥癣虫疮。

柏油　用小儿衣涂患处，引疮虫出。也可与水银同擦患处。

槿皮　同醋调和外搽治癣，或泡汁后磨雄黄。

巴豆　外擦治癣。与腻粉同点患处治疥疮。

楮叶　外擦治癣。

乌药　棕木　槐叶　檀皮　桑沥　荆沥　松湆　柏油　胡颓根　栾荆　鼠李子　木棉子油　均外涂治疥癣。

［水土类］

秋露　可调和药物。

半天河水　梅雨水　温泉　碧海水　盐胆水　均外洗，治疥癣恶疮。

燕窠土　烟胶　外搽治牛皮癣。

［金石类］

轻粉　治牛皮癣，每服半钱，酒送下。治小儿癣，轻粉与猪脂同外涂。

雌黄　与轻粉、猪脂同涂治牛皮癣。

明矾　用榴皮蘸药，作掺药贴患处，治牛皮癣。

胡粉　作掺药贴患处治疥癣，治黄脓疮与松黄、黄丹、飞矾同熬膏贴患处。

水银　与胡粉同涂，治窝疥虫癣，或与芜荑同涂。或与大风子同涂。

银珠　与牛髓、桐油同涂，主杀疥癣之虫。

舱船灰　与牛尿同熏，治下半身癣。

矾红　与螺蛳、槿皮同外涂，治癣。

硫磺　用鸡子油搽患处治疥癣，火煅，作掺药贴患处治顽疮。

铁落　铁锈　青琅玕　朱砂　雄黄　熏黄　石油　黄矾　绿矾　砒霜　盐药　戎
盐　均加入掺药贴患处。

石灰　茧卤汁　均外洗治疥癣，主杀虫。

斑蝥　与蜜调和，泡醋涂患处。

五倍子　治一切癣疮，与枯矾同涂。

青腰虫　主杀虫。

紫矿

·［介鳞类］

蚌粉　与紫矿均可外涂，治疥癣湿疮。

鳢鱼　苍耳酿后与鲤鱼淡煮内服。

鲤鱼肝　炙后内服。

河豚子肝　与蜈蚣同烧，作掺药外贴治疥癣。

鼍甲　治疥癣腐肉，炮炙浸酒内服。

鱼鲊　涂患处治疥疮。

海虾　鳝鱼　鳗鲡　均涂患处。

白花蛇　入丸药，散剂。

乌蛇　入丸药，散剂。

蚺蛇　食用。

自死蛇　烧。

蝮蛇　烧。

鲮鲤甲　鼋甲　蟹膏　田螺　螺蛳

［禽兽类］

鸡冠血　抱出鸡子壳灰　均外涂治疥癣。

鸳鸯　炮炙后贴患处。

鸽　猪肚　与皂荚同煮食用。

狐肉及五脏　作成带汁不加菜的肉，食用。

鼹鼠　煮熟食用。

猪脂　用猪脂煎芜花，主杀疥虫。

牛蹄甲　与驴屎同烧外敷治牛皮癣。

驴屎　烧后敷患处治湿癣。

驴脂　羊脂　牛脂　野猪脂　猬脂　狨脂　均涂患处。

羚羊角　虎骨　兔胃　诸朽胃　均外洗，外涂患处。

鼬鼠　煎成膏。

狒肉　炙后外贴，均主治疥癣。

旧靴鞋底灰　与轻粉、皂矾同搽，治癣。

［热疮］

（高热过程中皮肤粘膜间出现水疮，类似于单纯疱疹。）

［草部类］

败酱　主治暴热之邪导致的火疮赤气。

葛根　外敷治小儿热疮。

葵花　治小儿蓐疮。

剪春罗　外敷，治火带疮。

积雪草　治恶疮赤瘰证（瘰疽的一种。）

仙人草　产死妇人冢草，均治小儿酢疮，头小面硬。

青黛　蓝叶　酸浆子　龙葵　野菊根　天花粉　用法同滑石。

黄药子

［菜谷类］

丝瓜汁　与辰砂同调。

生百合　与上七药均外涂，治天泡疮。百合花用法同生百合。

麦麸　涂患处治热疮。

芋苗灰　外擦，治黄水疮。

赤小豆　洗患处。

罗勒灰

［果木类］

桃仁　与上二药均外敷治黄烂疮。

茱萸　酒煎，擦患处治火烂疮。

莲房灰　同井泥调和。

荷花　与莲房灰均贴患处，治天疱疹。

枸杞叶　外涂治火赫毒疮。

梓白皮　治小儿热疮。其叶外敷手足，治火烂疮。

荆茎　洗患处，对灼疮、热焱疮有效。

黄檗　加矾石。

芜荑

[金石类]

滑石　与上二药均外涂，治热疮。
铁浆　治强烈传染性的病邪引起的内热生疮，饮服。
生铁　治小儿瘰疮，火烧赤红，淬水洗患处。
蚯蚓泥　炒。
无名异　均外涂治天泡湿疮。
银朱　与盐梅同涂。

[鳞介类]

青鱼胆　田螺　均涂敷治黄水热疮。

[禽兽类]

蚬肉　治各种小的热疮，多年不愈，可经常多次食用。
鸭粪　与鸡子白同涂，治热疮。
羚羊角灰　治身体面部突患赤斑或赤瘭，不治疗可使人死，用鸡子白调和，涂患处。
羊胆　治具流行性传染性极强的热瘭疮，与醋调和内服。
酪　涂患处，治身体、面部生热疮、肌疮。
牛屎　烧后敷患处，治小儿烂疮。
乱发　治小儿热疮，与鸡子黄同熬干，等有液体析出，取汁涂疮，用苦参扑粉。

[瘑疮]

（生于手足的一种湿疡）
桃花　治瘑疮生于手足间，相对生，如新生茱萸子，疼痒明显浸淫流水，经久不愈则生虫，有干湿二种，形状如蜗牛，与盐同捣，敷患处。
桃叶　与醋同用。
腊饧　鲫鱼　生品捣烂。
蚕蛹　海豚鱼　白犬血　猪髓　牛屎　荆沥　雄黄　硫磺　水银　用法同胡粉。
燕窠土　与上十二药均可外涂，治瘑疮及癣。

[手疮]

热汤　治指甲内急性化脓性感染的代指病，生脓指甲脱落。初期刺破浸水中，或刺破交替放开水、冷水各七次，或刺破放热饭中十四次，效果均佳。

甘草　地榆　蜀椒　葱　盐　芒硝　均煎汤浸泡手指，治代指病。

硇砂　用唾涂，面调和。

蜜蜡　梅核仁　与醋调和。

人尿　与醋调。

鱼鲊　与乌梅同捣。

猪膏　与白垩土同调。

羊胆　与上五药均可涂敷治代指病。

蓝汁　内服。主治瘭疽，经常生长在十指上，形状像代指病，根基深至肌肉，肿痛牵涉到心，能腐烂筋骨，毒素散入脏腑，能使人死，适宜灸百壮穴，或烙腐肉使其焦，俗名天蛇毒，南方人多生此病。

葵根　取汁。

升麻　取汁。

芸薹　取汁。

竹沥　犀角　取汁。

青黛　均温服，主治瘭疽。

盐汤　醋汤　腊饧　均浸泡患处，治瘭疽。

大麻仁　炒。

麻油滓　黑大豆　生用。

蔓菁子　酸模　无心草　车脂　用法同梁上尘。

灶突土　用法同梁上尘。

土蜂巢　与乳香、醋同用。

燕窠土　与胎儿屎同用。

白狗屎　烧灰。

虎屎　烧灰。

马骨　烧灰。

猪胆　牛耳垢　蜈蚣　焙干研末，用猪胆调和。

皂荚　烧灰。

田螺　鲫鱼　与乱发、猪脂同熬膏。均可敷患处治瘭疽。

水蛇皮　裹患处，治天蛇毒，数天后会有虫爬出，像蛇状。

海苔　麦醋糟　炒末，均敷患处治手背肿痛。

生蘘　用苦酒（即醋）煮，涂患处治手指赤红，随月生死。

羊脂　涂患处，治脾横爪赤。

猪胰　青琅玕　珍珠　均涂敷治手足甲际处皮肤剥起的手足逆胪。

艾叶　牛屎　均熏患处治鹅掌风。

椒根　烧酒　灰汤　均洗患处治鹅掌风。

油胡桃　擦涂治鹅掌疮。

鳖甲　烧后敷患处，治人咬指烂。

[足疮]

绿矾　治甲疽，因指甲长侵入肉内，或割伤指甲浸水，肿胀溃破出水，甚至浸润脚背，多年不愈，用盐汤洗净，煅，研末，厚厚敷上，当天出水停止，十天痂脱落。治妇人甲疽腐肉突出，煎汤洗患处，并与雄黄、硫磺、乳香、没药作掺药贴患处。

石胆　煅。

硇砂　用法同矾石。

乳香　用法同石胆。

血竭　熏黄　与蛇皮同烧灰。

牡蛎　用生品研末内服，并敷患处。

虎骨　先用橘皮汤洗后，虎骨用油调和敷患处。

蛇皮　烧，与雄黄同敷。

黄芪　与蔺茹、猪脂、苦酒（即醋）同煮膏涂敷。

知母　麋衔　乌头　鬼针　胡桃树皮　烧灰。

马齿苋　与上五药均敷患处治甲疽。

黑木耳　贴伤处治肉刺（鸡眼），可自行腐烂。

莨菪子根　取汁。

血见愁　红花　用法同地骨皮。

没石子　与皂荚同烧灰，用醋调和。

皂矾　火煅。

白矾　用法同黄丹、朴硝。

羊脑　与新酒糟同用。

人虱　取黑白各一枚，均涂敷治肉刺。（即鸡眼）

苧鸡汤　洗患处治鸡眼。

茶末　荆芥叶　捣烂或烧灰。

蚌粉　滑石　用法同石膏、矾石。

花乳石　用法同黄丹、水粉。

白矾　用法同黄丹。

鹅掌皮灰　均可敷足，治脚趾湿烂疮。

粪桶箍灰　敷患处治脚缝疮，血出不止。

生面　半夏　均外涂治走远路脚底生老茧，涂一夜即可平复。

草乌头　治走远路脚肿，与细辛、防风同作掺药贴鞋内。

茄根　外洗，治夏天脚趾肿痛不能行走。

草鞋　治远行脚肿。将草鞋浸尿，放烧热的砖上走动，肿胀即消。

黄牛屎　治脚跟肿痛，加盐炒放容器内。

牛皮胶　治脚底变硬，与姜汁、南星末同调涂患处并烘烤脚底。

朴硝　为妇女缠足，与杏仁、桑白皮、乳香同煎汤泡脚，脚骨立即变软。

黄檗　用猪胆浸泡晒干，研末。

白附子　研末。

烟胶　用油调。

轻粉　均可外敷。

银朱　与黄蜡同作隔纸膏。

蚯蚓粪　与芒硝同敷。

皂荚　乌桕根　研末外敷，并主治脚上风疮湿痒。

男子头垢　治妇女足上裙风疮。与桐油同作隔纸膏外贴。

木鳖子　治湿疮足肿，与甘遂同入猪肾共煮内服，腹泻。

食盐　治手心足心毒肿，与椒共研末，醋调涂患处。

［胻疮］
（即臁疮，生于小腿的溃疡）

艾叶　烧烟，熏患处，排出恶水，或与雄黄、布同烧，或与荆叶、鸡屎同放坑中烧熏，引虫而出。

翻白草　煎汤洗。

菝葜叶　同椒、盐水煮，贴患处。

野园荽　与轻粉、桐油同贴。

金星草　将其背上星刮下敷患处。

覆盆叶　取浆水洗患处，并涂敷本药。

马勃　用葱汤洗后敷马勃。

乌头　与黄檗同研末贴患处。

悬钩子叶　与地蘼叶、食盐同贴患处。

桑耳　与楮耳、牛屎菇、发灰同敷。

楮叶　一天贴三次。

冬青叶　用醋煮贴患处。

黄檗　与轻粉、猪胆同贴。

柿霜　与柿蒂同烧灰敷患处。

桐油　每天涂患处。或加轻粉。或加头发煎熬融化。治脚肚风疮如癞，加入乳擦患处。

地骨皮　与甘草节、白蜡、黄丹、香油同熬膏贴患处。

左脚草鞋　烧灰，与轻粉同敷。

陈枣核　烧灰。

老杉节　烧灰。

白棘叶　研末。

白胶　血竭　白垩土　火煅。

蚯蚓泥　用法同轻粉。

伏龙肝　与黄檗、黄丹、轻粉、赤石脂同贴。

胡粉　炒，与桐油同用。

黄丹　与黄蜡、香油同熬膏。

密陀僧　与香油同用。

银朱　与黄蜡同作膏药。与古石灰、松香、麻油同化膏贴。

古石灰　与鸡子油调和煅过，再用桐油调，作夹纸膏贴患处。

无名异　用法同黄丹。

盐中黑泥　火煅。

铜绿　与黄蜡同融化，作拖隔纸。

舱船灰　火煅，与轻粉同作末。

蜜蜡　先用五枝汤擦洗后，蜜蜡贴患处十层。

生龟壳　烧灰，加轻粉，麝香同涂。

鸡子黄　与黄蜡同煎。

鸡内金　贴患处，十天可愈。

羊屎　烧，与轻粉同研末。

牛包衣　烧。

虎骨　研末外敷，蘁汁先擦洗。

马颊骨　烧灰。

鹿角　烧灰。

人骨　烧灰。

人顶骨　用法同龙骨、硫磺。

头垢　作饼外贴，或加轻粉，又可同枯矾、猪胆同涂。

乱发　用桐油炮炙干后，与水龙骨同煅，用桐油调和。

牛蹄甲灰　治冷臁疮伤口深，与发灰、轻粉、黄蜡、京墨同作膏外贴。

百草霜　治热臁疮伤口增厚，与轻粉、麻油同作隔纸膏外贴。

貒猪屎　治臁疮深烂，用百方而无效，消去腐肉，可烧灰填伤口内，有效。

白蔺茹　与雄黄、硫磺、矾石同为末，外敷，消尽腐肉，此为上等方剂。

酸榴皮　煎汤外洗。

百药煎　治腿肚细疮，时间长久则包脚出水，蘸唾液涂抹四周。

马齿苋　治臁疮生虫，同蜜调外敷，一夜虫自出。与葱白、石灰同捣成团，阴干、研末外敷。

泥矾　与牛羊肚同敷。

生鲤鱼　鳢鱼肠　鲫鱼　与皂荚、穿山甲同研末。

鳝鱼　虾　同糯米做饭。

蛤蟆　与乱发、猪脂同煎化，加盐涂患处，并引虫出。

乌鸡骨　与三家棺木、三家甑単同烧，通导臁疮，使碎骨自出。

牛膝　治长疮不愈成漏疮，酒送服。

诸疮下

（包括头疮、软疖、秃疮、炼眉、月食、疳疮、蜃疮、阴疳、阴疮。）

［头疮］

菖蒲　用生品涂搽。

艾灰　蓼子　与鸡子白、蜜同调。

镜面草　与轻粉、麻油同用。

鸡肠草　烧灰，与盐同用。

蒺藜　苦参　木耳　用蜜调和。

小麦　烧灰外敷头部。

红曲　嚼烂涂患处。

胡麻　嚼烂涂患处。

糯饭　加轻粉。

豆油　豆豉　取薄汁，用泥包裹火烧，研末涂患处。

乌梅　烧灰。

杏仁　烧灰。

桃枭　烧后加轻粉。

槟榔　磨粉。

黄檗　枳实　烧后研末，与醋同调。

肥皂　烧，与轻粉、麻油同用。

木芙蓉　用油调。

乌桕根　与雄黄同用。

鬼齿　烧后与轻粉同用。

百草霜　与轻粉同用。

灶下土　与十字道上土各等分。

燕窠土　同麝香共用。

轻粉　葱汁调。

白矾　取半生半枯的白矾，用酒调。

雄黄　皮鞋底　煮烂外涂，或烧灰加轻粉。

草鞋鼻灰　尿桶上垢　炒。

蜂房灰　用脂调和。

蚕蜕纸灰　加轻粉。

蛇退灰　同上。

像肉　烧灰。

牛屎　烧灰。

五倍子　与白芷同用。

桑蛀屑　与轻粉、麻油同用。

地龙　与轻粉同用。

蜜蜂　研后涂患处。

鲫鱼　与附子同切，混合在一起火炙，与蒜同研，或与发灰同切，并混杂。

咸鱼　油煎取渣泽。

海螵蛸　与轻粉、白胶香同用。

鳖甲　烧。

甲香　甲煎　猪肾　掺轻粉、五倍子，烧后研末。

猪苞髓　加轻粉。

熊脂　均涂患处，治脂疮、烂疮。

古松薄皮　治小儿胎风头疮，加少量豆豉，炒后研末，加轻粉，用香油调和涂患处。

榆白皮　晒干研末，用醋调和涂棉花上，贴患处治头面疮，引虫出。

菟丝苗　何首乌　马齿　均可煎汤外洗。

桃花　治头上肥疮，研末水送服。

［软疖］
（指疖子有脓）

苍耳叶　与生姜同捣。

胡麻　烧焦，趁热嚼。

芸薹子　与狗头骨同烧灰，用醋调和。

白梅　烧后，与轻粉同用。

松香　与蓖麻、铜青同用。

白胶香　与蓖麻同用，加少量油脂，煎成膏。

石灰　与鸡子白同敷。

茄　取半个，贴患处。

五倍子　用香油熬。

蜂房　烧后，与巴豆同用香油熬。

桑螵蛸　炮炙后研末，用油调。

鸡子壳　烧后加轻粉。

猪鬃　与猫颈毛同烧，加一粒鼠屎，研末。

线香　益母草　研末。

葛蔓　烧灰。

大芋　研末。

鼠粘叶　贴患处。

天仙莲叶　捣烂。

赤小豆　研末。

糯饭　烧。

桃奴　烧。

肥皂　研末。

山黄杨子　研末。

枯矾　用油调和。

木芙蓉　研末。

白瓷　研末。

水龙骨　烧。

蚯蚓泥　用油调和。

蛤蟆　烧灰。

鳜鱼尾　贴患处。

雀屎　用水调和。

男子屎　用腊猪脂调和。

［秃疮］
（又名额头疮、秃疮、白秃。为头皮癣疾之一。）

皂荚　蓝　苦瓠藤　盐均煎汤洗患处。

火炭　淬水中。

酸泔　马肉　煎汁。

马屎　绞汁。

马尿　与上二药均洗头。

羊屎　煎水洗头，交替用末涂患处。

羊蹄根　擦患处。

蒜　擦患处。

桃皮汁　内服，每日一次，并涂患处。

桑椹汗　内服，每日一次，治赤秃，先用桑灰汁洗头。

香薷　取汁，与胡粉调和。

贯众　烧后研末，或加白芷。

黄葵花 与黄芩、大黄同研末。

鸡窠草　与白头翁花、猪脂同调。

麦面　与豆豉、醋同调。

豆豉　与屋尘同煅后加轻粉。

桃花　研末，或与桑椹同用。

桃奴　与黑豆同研末。

杏仁　取七个，青钱一个，捣烂，用灯油调和涂患处。

甘蔗　烧后与柏油同调。

茱萸　炒焦，与轻粉同用。

楸叶　捣烂，或加椿树叶、桃叶。

樟脑　与花椒、芝麻同涂患处，先用退猪汤洗患处。

松脂　与黄蜡、麻油、石绿同熬膏贴患处。

燕窠土　与蠮螉窠同用。

百草霜　加轻粉。

烟胶　与矾石同用。

胆矾　与朱砂、猪脂同用，加少量硇砂。

轻粉　与黄蜡、鹅油同涂患处。或与烟胶同用油调和。或与葱汁调。

绿矾　与苦楝子同烧外敷。与轻粉、淡豆豉同敷。

慈竹虫　与牛尿同研末涂患处。

鲫鱼灰　与酱汁调和，或加雄黄末。

雄鸡屎　与酱汁、醋同调。

羊髓　加轻粉。

人髑髅　与大豆同炒研末。

人屎　烧灰。

赤马皮　烧灰。

马蹄　烧灰。

马骨　烧灰。

牛角　烧灰。

牛屎　烧灰。

猪屎　烧灰。

猪悬蹄　烧灰。

鼠屎　烧灰。

虎骨　研末。

葶苈　研末。

藜芦　研末。

莽草　芫花　研末。

苇灰　大豆　炒焦。

大麻子　炒焦。

芜菁叶　烧灰。

皂荚灰　慈竹箨　烧灰。

苦竹叶　烧灰。

苦参　研末。

蛇衔　研末。

茛草　研末。

蜀羊泉　银朱　雄黄　雌黄　鹅掌皮　烧灰。

鸽屎　与上十八种药均可用猪脂或香油调和外涂。

胡荽子　土细辛　梁上尘　均可用香油调和外涂。

山豆根　用水调。

马齿苋　烧灰，或熬膏。

瓜蒂　熬膏。

葱　加蜜。

紫草　煎汁。

陈油滓

鸡子黄　用油熬煎。

榆白皮　用醋调和，引虫出。

蕺菜　放竹筒火煨捣烂。

木棉子　油烧。

猪胆　香油盛筒中与猪胆同煨沸腾，加胆汁涂患处。

猪肚　猪脬　羊脬　羊脯　熊脑　猬脂　牛脂　羊脂　白马脂　小儿胎屎　均可贴患处治秃疮，引虫出。

猫屎　烧灰外敷，治鬼舐头。

丝瓜叶　取汁外涂，治头疮生蛆。

［炼眉］

（即炼银癣）

黄连　研末，用油调涂患处，碗内放艾，烟熏后加皂矾一粒，少量轻粉涂患处。

菟丝子　炒后研末。

小麦　烧黑。

栀子　炒，研末。

百药煎　与生矾同研末。

穿山甲　火炙变焦研末加轻粉。

猪胼髓　加轻粉、白胶香。

黑驴屎　烧灰。

坩埚末　与轻粉同用。均与油同调涂患处。

麦麸　炒黑，用酒调。

［月食］

（生于耳、鼻、面及下部生殖器两侧，随月盈则剧，月弓则轻，久则成疳。小儿多生在两耳。）

黄连　研末，或加轻粉，蛇床子。

青黛　研末，或加黄檗。

蔷薇根　与地榆、轻粉同用。

土马鬃　与井苔同用。

马齿苋　与黄檗同用。

肥皂荚　烧灰，与枯矾同用。

苦竹叶　烧灰，同猪脂共用。

绿豆粉　与枯矾、黄丹同用。

东壁土　与胡粉同用。

轻粉　枣包轻粉，火煅。

白矾　与黄丹同用。

曾青　与雄黄、黄芩同用。

硫磺　同斑蝥、葡茹共用。

蛤蟆　烧灰，与猪膏同用，与硫磺、枯矾同用。

兔屎　放蛤蟆腹中，火煅研末。

虎骨　生用研末，与猪脂同用。

蛇蜕　烧灰。

鳔胶　烧灰。

龟甲　烧灰。

甲煎　鸡屎白　炒。

马骨　烧灰。

败鼓皮　烧灰。

角蒿　烧灰。

救月杖　烧灰。

救月鼓椎　烧灰。

月桂子　寡妇床头土　蚯蚓泥　胡粉　屠儿垢　寒食泔　取沉淀。

生白米　嚼。

薤　用醋煮。

鸡子黄　用油炒。

天鹅油　用草乌、龙脑调和。

醍醐　羊脂　熊胆　猪胆　鸡胆　均涂耳部颜面，治月食疳疮。

醋　与油煎沸敷患处，二天一换。

羚羊须　治小儿耳面部生香瓣疮，与白矾、荆芥、小枣同用，加轻粉敷患处。

茱萸根　与蔷薇根、地榆煎水洗患处。

地骨皮　外洗并作掺药贴患处。

蜡烛　照患处，用热气熏及疮面。

［疳疮］

（指耳廓上生疮，流黄水，时发时愈）

黄连　与芦荟、蟾灰同用，与款冬花同用。

桔梗　与茴香同烧灰。

黄矾　与白矾、青黛同烧。

马悬蹄　烧灰，加麝香。

蓝淀　与上四药均涂口鼻，治急疳。

甘松　与轻粉、芦荟同掺猪肾，贴患处治急疳。

雄黄　与铜绿同用。与葶苈子同用。与天南星同用。与枣同烧。均涂患处治走马急疳。

铜青　与人中白同敷，治走马疳。与枯矾同用。与蜘蛛、麝香同用，均外敷治牙疳。

砒霜　与石绿同用。

绿矾　火煅，加麝香。

五倍子　烧研末，与枯矾、青黛同用。

百药煎　与五倍、青黛同煅，加铜青。

人中白　煅后加麝香。与铜青、枯矾同用。与壁钱同烧，均涂患处治走马疳。

鲫鱼　与砒霜同切、混合，烧后敷患处，治急疳。与当归同切，杂混，烧后作掺药外贴患处治牙疳。鲫鱼胆滴小儿鼻腔，治脑疳。

鸡内金　烧。

魁蛤　烧灰。

贝子　海螵蛸　猪骨髓　海桐皮　熊胆　牛骨　烧灰。

牛耳垢　轻粉　白矾　石硷　均主治口鼻疳疮。

人尿　治口鼻疳疮，棉花裹末贴患处，引虫出。

罗勒　与轻粉、铜青同涂患处，治鼻蜃赤烂。与轻粉、密陀僧同用，主治牙疳。

黄檗　与铜青同用。与大枣同煅研末。

柳华　烧后加麝香。

橄榄　烧后加麝香。

橡斗　加盐烧。

大麻仁　嚼烂。

蒲公英　鸡肠草　繁缕　蔷薇根　胡桐泪　樗根皮　青黛　杏仁油　均外涂治口鼻疳蜃。

飞廉　烧后外敷，治口疳、下疳。

角蒿　烧灰外涂，治口齿疳，疗效绝佳。

鼠李根皮　与蔷薇根同熬膏，每日含嗽，治口疳，疗效极佳，治口鼻疳蚀、脊骨疳蚀，可煮汁内服。

乌叠泥　与雄黄、贝母同用。与硼砂同用。

铅白霜　与铜青同用，加少矾。

硼砂　蚕茧　与白矾同用。与矾石、鸡内金、锅盖垢同用。

蚺蛇胆　加麝香。

鼍甲　烧灰，均外涂治口齿疳。

蚕退纸　烧灰，与麝香同敷治牙疳。与乳香、轻粉同敷治一切疳疮。

紫荆皮　外涂治鼻疳。

盐　与面调和，火煅。

芦荟　与上药均可吹鼻治鼻疳。

丁香　吹鼻，治脑疳。口含丁香汁，治齿疳。

马尿　取汁。

驴尿　取汁。

马尿　驴尿　与上三药均可漱口治口鼻疳蚀。

银屑　生地黄　均水煎加盐洗患处，治口鼻疳蚀。

胡粉　葵根　烧灰。

蒸糯米气水　均涂搽治身体面部疳疮。

白僵蚕　炒后研末用蜜调。

晚蚕蛾　加麝香。均敷患处治风疳。

地骨皮 作捻药，穿过伤口治多年不愈痔瘘，可自然生肉。

羊羔骨 烧灰，与雄黄、麝香同填伤口治痔疮成漏。

羖羊脂 与茛菪子同烧烟，熏痔孔。

马夜眼 研末，放孔中可根治痔疮。也可烧后研末塞患处。

羊胆 治小儿痔疮，与酱汁同调和，灌入肛门内。

没食子 研末，吹肛门内，主治口鼻痔。

猪肝 治牙痔危证。煮后蘸赤芍药随意内服，然后服平胃药。

羯羊肝 与赤石脂同煮服。

猫头灰 以酒送服。

升麻 煎汁。

艾叶 煎汁。

浮石 火煅醋淬，与金银花末同服。

鳗鲡 煮食，与上五药均主治痔蠹。

［蟹疮］

蕙草 治狐惑证肛门处溃烂，静卧出汗，与黄连、酸浆同煎服。

赤小豆 用生芽小豆研末。

萹蓄 煮汁。

蛇莓 取汁。

乌梅 炒后作丸。

桃仁 用盐、醋同煎内服。

升麻 云实 研末。

马鞭草 取汁。

蒜 与上八药均主治下身蟹疮。

牡丹 治下身生疮空洞已成，研末，水送服。

生漆 取一合，加鸡蛋连蛋白内服，取吐并泻下虫子。

猪胆 用醋熬，饮三口，虫死即可痊愈。也可灌肠，便于排出虫物。或与蜜调和同熬作药棍塞入肛门。

茱萸 治下身痔蠹。挖坑将土烧红，倒酒灌坑内，再放茱萸，坐坑上熏患处，不过三次可痊愈。

桃叶 与梅叶同蒸熏患处。

艾叶 烧烟熏患处。

食盐 炒后熨敷。

槲皮 与榉皮同熬膏。

桃白皮 煎膏。

木鳖子　同水磨。

大枣　与水银同研。

苔叶　捣烂。

楝皮　苦参　豨莶　青葙叶　樗白皮　牡荆子　皂荚　烧灰。

飞廉　烧灰。

角蒿　烧灰。

青蛙　与鸡骨同烧灰。

蝮蛇　烧灰。

马悬蹄　烧灰。

猪脂　犬脂　犬心　均可塞入下身前后阴。

蜣螂　与牛屎、羊肉同捣塞下身前后阴，可引虫出。

鸡内金　鲫鱼骨　雄黄　雌黄　硫磺　均可外敷。

［阴疮］

甘草　与槐枝、赤皮葱、大豆同煎汁，每日洗三次。

槐皮　煎汁。

浆水　肥猪肠　沟中恶水　可先洗后敷。

黄连　与黄檗同敷治阴疮欲断。

黄檗　用猪胆汁炙，研末，加轻粉。

苦参　与蜡茶、蛤粉、密陀僧、猪脂同涂。

蒲黄　与水银同用。

灯草　烧灰，与轻粉、麝香同用。

胡黄连　用孩儿茶共用。

绿豆粉　与蟾灰、胭脂同用。

枣核　与头发同烧。

橄榄　烧。

银杏　嚼烂。

胡麻　嚼烂。

杏仁　取油。

诃子　与麝香同用。

故网巾　烧灰，与孩儿茶同用。

黄蔷薇　取叶，焙干。

飞廉　研末。

地骨皮　研末。

桐油伞纸　烧灰。

蚯蚓泥　与豆豉同作饼，与繁缕同烧灰，作饼贴患处。

乌叠泥　与轻粉、片脑同用，或加珍珠。

轻粉　研末。

炉甘石　煅后与孩儿茶同用。与黄丹、轻粉同用。

矾石　与麻仁同研末。

黄丹　与枯矾同用。

密陀僧　与青黛、海粉、黄连同用。

五倍子　与枯矾同用。与花椒、茶同用。与镜锈同用。

田螺　烧后，与轻粉、脑、麝香同用。

鸡内金　烧。或与蚕茧、白矾、锅盖垢同烧。

抱出鸡子壳　烧，或加轻粉，治阴囊红肿，溃烂皮脱，甚而睾丸外悬的外肾痈，可与黄连、轻粉同用。

蛤蟆　烧灰，与兔屎同用。

驼绒　烧灰，与黄丹同用。

人中白　与枯矾、铜青同煅研末，加蜜炙的黄檗、冰片。

天灵盖　火煅。或加红枣、红褐同烧。

头垢　放蚕茧内烧。

鬼眼睛　烧。

烂蚬壳　烧。

贝子　烧。

海螵蛸　龙骨　百药煎　鲫鱼胆　像皮　烧灰。

猫骨　烧灰。

虎牙　生用。

猬皮　烧灰。

鼬鼠　烧灰。

发灰　硫磺　赤石脂　铜青　均可涂患处，治下疳阴疮。（即阴部早期梅毒）

鼠李根皮　与蔷薇根同煮汁。作膏涂患处。

母猪屎　烧后外敷，治男女阴部的早期梅毒。

室女血衲　烧后外敷，治男子阴疮溃烂。

［阴疮］

甘草　用蜜煎涂患处，治阴头粟疮，效果极佳。

青黛　先用地骨皮汤洗，再与款冬花、麝香研末外涂。

胡粉　杏仁或白果炒后，与胡粉同研涂患处。治阴疮浸润湿痒，可与枯矾同用。

白矾　与麻仁、猪脂同用。

黄矾　与麝香同用

没石子　烧。

荷叶　烧灰，与茶同用。

田螺　烧灰，与轻粉同用。

鳖甲　烧灰。

油发　烧灰涂患处，也可用米汤送服。

烂蚬壳　烧。

蚌粉　烧。

鲤鱼骨　烧。

鳔胶　烧。

海螵蛸　鲤胆　鲫胆　均可涂患处治阴头妬精疮。

蚯蚓泥　与豆豉同用。治阴囊生疮，与绿豆粉同涂患处。

蜂蜜　先用黄檗水洗患处，再交替涂蜂蜜。

猪脬　火煅后加黄丹。

牛蹄甲　烧灰。

马骨　烧灰，均可敷患处治玉茎疮。

木香　与黄连、密陀僧同用。

鸡肠草　烧灰，与蚯蚓泥同用，均可外涂患处治阴疮坏烂。

黄檗　与黄连同煎水洗患处，并研末与猪胆同搽，两种方法交替使用。

松香　与椒同烧油。

五倍子　与蜡茶、轻粉同用。

紫梢花　孔公蘖　蒲黄　均外涂治阴囊疮湿痒。

黄连　与胡粉同用。

大豆皮　狗骨　烧灰。

狗屎　烧灰。

人屎　烧灰，均外敷，治小儿阴疮。

青纸　贴患处。

皂荚　烧烟熏患处。

麦面　治小儿腹股沟生疮，阴囊湿痒。

蛇床子　与浮萍、荷叶同煎汁洗患处。

狼牙草　越瓜　蜀椒　茱萸　五加皮　槐枝　均煎水洗患处。

外伤诸疮

（包括漆疮、冻疮、皲疮、灸疮、汤火疮）

［漆疮］

蜀椒　洗患处。蜀椒涂鼻孔，接触漆也不生疮。

芥　苋　薄荷　山楂　茱萸　荷叶　杉材　黄栌　柳叶　铁浆　新汲水　均洗患处。

韭　取汁。

白菘　取汁。

鸡肠草　取汁。

蜀羊泉　取汁。

井中苔、萍、蓝　取汁。

贯众　研末。

苦芙　研末。

秫米　研末。

无名异　研末。

白矾　化成汤。

石蟹　磨汁。

芒硝　溶化。

蟹黄　溶化。

猪脂　羊乳　均可涂患处。

肉　内服猪肉，外用嚼穄米涂患处。

［冻疮］

甘草　煎水洗患处，再用三黄末涂敷。

麦苗　煮汁。

茄根、茎、叶　煮汁。

马屎　煮汁。

酒糟　泡水中。

米醋　热汤　均可浸泡、洗患处。

姜汁　熬膏。

桐油　熬头发。

鼠　用猪脂熬。

附子　用面调。

大黄　水调和。

黄檗　用乳汁调，或加白蔹。

藕　蒸熟捣碎。

柏叶　炮炙后研末。

松叶　炮炙后研末。

橄榄　烧。

老丝瓜　烧灰。

蟹壳　烧灰。

鹅掌黄皮　烧灰。

原蚕蛾　蜜蜡　溶化。

鸭脑　鸡脑　雀脑　蒿雀脑　豚脑　均涂患处治皲裂。

腊酒糟　与猪脂、姜汁、盐同炒热作掺药贴。

五倍子　与牛髓，或与牛鼻绳灰同用填抹患处。

银杏　嚼烂。

白芨　嚼烂。

铁燕　獭足　烧灰。

白鹅膏　猪膏　牛脑　马鬐膏　狼膏　鹧鸪膏　均涂患处。

牛皮胶　外涂治尸脚裂。

鸡屎　煮汁，浸泡治尸脚裂。

蜀椒　煮汤洗。

含水藤　煮汁洗。

酒　化猪脑或作膏洗。

［灸疮］
（因灸法所致的皮肤损伤形成的疮）

黄芩　治灸疮血不止，酒送服三钱即可止血。

白鱼　治灸疮不溃破，细切食用。

青布　烧灰。

鳢肠　与上药均外贴治灸疮。

薤白　用猪脂煎涂疮面。

荩菜　茅花　瓦松　木芙蓉　楸根皮、叶　车脂　海螵蛸　牛屎　烧灰。

兔皮及毛　与上八药均涂患处治灸疮不愈。

鹰屎白　治灸疮肿痛，与人精同涂。

灶中黄土　煮汁，淋洗患处。

［汤火疮］

柳叶　治烫火伤疮之毒入腹热闷，水煎服。柳叶皮烧灰后敷患处。

人尿　治火烧烫伤后，神志不清，发热，一次饮一二升。

生萝卜　治烟熏后垂死，嚼汁咽下，又嚼烂涂患处治火疮。

当归　与麻油、黄蜡同煎。

丹参　与羊脂同用。

地黄　与油、蜡同熬膏。

甘草　用蜜煎。

大黄　用蜜调。

蓖麻仁　与蛤粉同用。

苦参　用油调。

白芨　用油调。

黄葵花　泡油中。

赤地利　去瘢痕。

蛇莓　止痛。

大麦　炒黑。

小麦　炒黑。

麦面　与栀子同研。

荞麦　炒后研末。

胡麻　用生品，研末。

绿豆粉　黍米　炒。

粟米　炒。

蒸饼　烧。

白饧　烧。

胡桃　烧。

杨梅树皮　烧后用油调。

乌柿木皮　烧灰。

榆白皮　嚼烂。

黄栌木　烧。

杉皮　烧。

松皮　烧。

柏根白皮　用猪脂煎。

柏叶　止痛，去瘢痕。

栀子　用鸡子白调。

木芙蓉　用油调。

山茶花　用油调。

经霜桑叶　烧。

木炭　磨汁。

坩埚　加轻粉。

饼炉灰　用油调。

铁锈　用竹油调。

银朱　用菜油调。

赤石脂　与寒水石、大黄同用水调。

云母石　与羊髓同用。

金刚石　用水磨。

赤土　用水磨。

蚯蚓泥　用菜油调。

井底泥　乌古瓦　胡粉　青琅玕　寒水石　烧。

石膏　古石灰　炒。

甘蕉油　刘寄奴　蜀葵花　葵菜　白敛　浮萍　景天　龙舌草　佛甲草　垣衣　烧灰。

石苔　烧灰。

井中苔、蓝　菰根　稻草　烧灰。

生姜　败瓢　烧灰。

黄瓜　化成水。

茄花　丝瓜叶　取汁。

榉叶　槐实　荆茎　烧灰。

桐油　鸡子黄　熬出油。

鲋鱼　用油蒸后埋土中，七天取出。

蜂蜜　与薤白同捣。

猪胆　与黄檗同调。

牡鼠　用油煎。

虎骨　炙后研末，屎中骨用法与虎骨相同。

猪毛　与猪尾同烧灰，调胶状。

鹿角胶　烊化。

黄明胶　牛屎　调湿涂患处。

乌毡　烧灰。

蜀水花　蚕蛾　海螵蛸　鲤鱼　烂螺壳　烧。

蛤粉　人精　与鹰屎白或女人精同涂。

人中白　均涂患处。

食盐　凡为烫火所伤，先用盐掺护肉，再用药涂。

海蛇　贴患处。

梨　外贴可避免汤火疮伤腐烂。

皂矾　化水洗患处，疼痛立即停止。

酱汁　米醋　均外洗，并以渣滓敷患处。

薄荷　取汁。

黄檗　研末，均外涂，冬天用火烤患处，治两侧腹股沟生疮湿痒。

金、镞、竹、木伤

［内治］

大黄　治金疮引起的心烦疼痛，与黄芩同作丸内服。

甘草　三七　当归　芎䓖　藁本　白芍药　羌活　红蓝花　牛膝　郁金　均用酒送服，主活血止痛。

木通　煮汁酿酒。

乌韭　垣衣　均泡酒内服。

紫葛　每始王木　桑寄生　故绵　黑大豆　均可煎水服。

赤小豆　用醋浸泡炒干研末。

炒盐　酒送服，主治血出多。

童尿　热服，主止血。

所出血　水调和内服。

没药　治伤口未穿透筋膜，与乳香童尿同用酒煎服。

牡丹皮　治耳内流脓的内漏病，血流不畅，研末内服，脓血立却从尿中排出。

葱汁　与麻子同煮服，取吐法去脓血。

薤白　主生肌。

蕉子　生吃，促使伤口愈合。

五籽实　适合食用。

槟榔　治金疮恶心，与橘皮同研末内服。

蔷薇根　研末每日服一次，主生肌止痛。

金疮小草　捣烂内服，主破血生肌。

杨白皮　水煎根，并涂患处，主止痛。

棘刺花　治金疮内漏。

雄黄　治金疮内漏，取五钱与童便同服，脓血化为水。

花蕊石　与童尿、酒共服，并作掺药贴患处，脓血化为水，不再化脓。

杏仁　治金疮中风，蒸后绞汁内服，并涂患处。

大蒜　治金疮中风（即破伤风），用酒煮服，取汗法。

米醋　治金疮导致的头昏眩晕。

琥珀　治金疮引起的烦闷欲绝，以尿送服一钱。

蝙蝠　烧末，用水送服，立即泻下血水。

女人中衣带　治金疮患者同房引起血流不止，取五寸长烧灰，水送服。

人势　治经常去养蚕房间的人疮口不愈合可取此药烧存性，研末，水送服。

玳瑁　取甲壳，煎汁，或取其汤热饮。

龟筒　煎汁。

贝子　烧后研末，水送服。

白鸭通　取汁。

人屎　取汁。

月经衣　烧灰，酒送服。

裤裆汁　均可解箭毒。

牡鼠肉　治箭头射入肉内，烧后研末，酒送服，疮疡可愈。

生地黄　治毒箭入肉，作丸服，一百天可自行排出。

猪腰子　治毒箭伤，以酒磨内服，并涂患处。

半夏　治刀枪箭头伤及骨肉，与白蔹同研末内服。

王不留行　瞿麦　均主治竹木入肉，研末，水送服并敷患处。

酸枣仁　治刺进入肉中，烧后研末，水送服，立即可排出。

［外治］

石灰　外敷，治金疮吐血，为止痛神品。或与大黄同研末，或与槐花共研末，或与苎麻叶同捣烂收膏，或与麻叶、青蒿同捣收膏，或同韭汁收膏，或与晚蚕蛾同捣收膏，或与牡鼠同捣收膏。

松烟墨　釜底墨　百草霜　石炭　门臼灰　寒水石　与沥青同用。

云母粉　香炉灰　无名异　石蚕　蜜栗子　乌叠泥　黄丹　或加白矾。

铜屑　或加松脂。

铜青　石青　石胆　慈石　硇砂　白矾　皂矾　蜜蜡　壁钱窠　贴患处。

五倍子　紫矿　白僵蚕　牡蛎　研粉。

蜘蛛　用网。

鸡血　生鸡破膛后贴患处。

牛血　治受伤严重者，剖开牛腹将人放入，一顿饭时间即可苏醒。

像皮　烧灰，促伤口愈合。

犬胆　狗头骨　白马通　马屎中粟　天鹅绒　烧灰。

人精　人屎灰　敷患处，治刀枪伤造成肠子外出。

三七　内服外敷。

白芨　与石膏同用。

苎叶　金星草　主消肿。

紫菜　白头翁　地榆　白芷　白薇　刘寄奴　马蔺子　马兰　贯众　更枯草　泽兰　大小蓟　苦芺　狼牙草　艾叶　续断　天南星　地菘　马鞭草　漏卢　车前草　青黛　天雄鹿蹄草　钩吻　野葛叶　蛇衔　蜀葵花　白蔹　石苇　白药子　地锦　萝摩子　冬葵　王不留行　金疮小草　葱白　炒后封伤口，或用蜜捣封创口，或煎汁洗患处。

糯米　浸泡四十九天，炒熟研末。

稗根　生面　胡麻　干梅　烧。

槟榔　与黄连同研末。

独栗　嚼烂。

乌柿　荷叶　藕节　乳香　没药　血竭　元慈勒　降真香　或加五倍子。

桱乳　质汗　琥珀　紫檀香　地骨皮　均主止血，疗效甚佳。

刺桐花　桑白皮　烧灰，与马屎同涂患处，也可煮汁内服。同桑白皮缝伤口，治刀枪伤导致的肠子流出。

桑叶　与苎叶、金樱叶同用，军队中称为一捻金。

桑皮汁　桑柴　烧灰。

杉皮　烧灰。

棕皮　烧灰。

柳花　楮实　钓樟　绯帛　烧灰。

绵纸　烧灰。

拨火杖　烧灰。

败船茹　烧灰。

甑带　烧灰。

灯花　与上十二药均可止血定痛。

枫香　外敷患处，治刀枪伤引起的筋骨断。

旋花根　治金疮筋断，捣汁滴创口，并贴患处，每日更换三次，半月痊愈。

苏方木　治刀斧砍伤或砍断手指，研末敷患处并用茧裹住伤口，数日后痊愈。

鸡子白皮　误割断舌头，可用其套住。

牛蒡根、叶　敷患处，永远不畏慎风邪。

铁熬　外涂治金属刃损伤肢体导致的创伤，风水之邪无法侵入。

朱鳖　随身携带，刀剑均不能伤害。

女人裤裆　炮炙后熨敷伤口，可止血。

热汤　用故帛浸泡贴创口。

冷水　浸泡。

人气　吹创口，立止血。

括楼根　治箭头刺入体内，捣烂涂伤口，每日换三次。

莨菪根　治箭头刺入人体不出，作丸贴脐，治毒刺刺伤人，煮汁滴伤口。

巴豆　治箭头刺入体内，与蜣螂同涂伤口，可拔出箭头。

雄黄　盐药　山獭屎　均作敷药治箭毒伤。

蔷薇根　蓖麻子　双杏仁　独栗子　黑豆　均嚼烂涂伤口治箭头、刀针刺入体内不能拔出。

桑灰汁　鳞蛇胆　羊屎　与猪脂同用。

车脂　石油　均可涂伤口治刀针箭竹刺入体内。

松脂　治针刺肉内，外敷包裹，五天刺可拔出，不再痛痒。

鼠脑　治针刺竹木入肉，捣烂涂伤口，异物即可拔出，治箭头针刀刺在咽喉胸膈等处。可与肝捣塗患处。

象牙　治各种铁屑及杂骨鱼刺入肉内。刮象牙末厚厚地敷住创口，刺便自行变软，自行拔出。

人爪　治断针、竹木刺入肉内，刮细末，以酸枣仁同涂创口，第二天异物排出。

齿垢　涂伤口，治竹木入肉，并使创口不烂，或加黑虱一枚。

牛膝　白茅根　白梅　均嚼烂。

铁华粉　晚蚕蛾　蟛蜞　马肉蛆　鱼鳔　均捣烂。

鸦　炮炙后研末，用醋调。

鸡毛　烧灰。

乌雄鸡肉　捣碎。

陈熏肉　切片。

鹿角　鹿脑　狐唇　狐屎　均涂创口治竹木刺肉。

人尿　治刺入肉内，温泡伤口。

跌、仆、折伤

（因各种外伤引起的肠出、杖疮）

［内治活血］

大黄　与当归同煎服，或与桃仁同服。

玄胡索　豆淋，酒送服。

刘寄奴　共与玄胡索、骨碎补水煎内服。

土当归　酒煎内服，或与葱白、荆芥同以水煎服。

三七　研末入酒。

虎杖　酒煎。

蒲黄　酒送服。

黄葵子　酒送服。

五爪龙　取汁，与童尿、酒调和内服。

婆婆针袋儿　研末，水送服，并外敷伤口，该药即萝摩。

何首乌　与黑豆、皂角等同作丸服，治损伤宽筋。

黑大豆　煮汁，频繁饮用。

豆豉　水煎。

寒食蒸饼　酒送服。

红曲　酒送服。

生姜　取汁，与香油同调，加入酒中。

补骨脂　与茴香、辣桂同研末，酒送服。

干藕　与茴香同研末，每日一服。

荷叶　烧后研末，童尿送服，活血利血效果极佳。

白葛苣子　与乳香、乌梅、白术同服，主止痛。

胡桃　研磨入酒。

杏枝　松节　白杨皮　均酒煎内服。

甜瓜叶　琥珀　没药　桂　均用酒调和内服。

扶筇　木皮泡酒。

夜合树皮　研末，酒送服，并封贴患处。主和血消肿。

松杨　主破淤血，荣养新血。

当归　蓬莪茂　三棱　赤芍药　牡丹皮　苏方木　马兰　泽兰　败蒲　烧灰

童尿　酒送服，无论外伤后有无淤血，均可推陈出新，胜于其他药物。

白马蹄　烧，研末，酒送服，化淤血为水。

羊角　用砂糖水炒焦，酒送服，主止痛。

鹿角　治外伤后淤血骨痛，酒送服，每日三次。

黄明胶　与冬瓜皮同炒焦，酒送服，取汗法。也治多年不愈的损伤疼痛。

雄鸡血　与酒调和，趁热饮用至醉倒，疼痛立即停止。

鸦右翅　治外伤淤血侵犯心经导致面青气短，取七枚，烧后研末酒送服，待吐血时即可痊愈。

鲍鱼　煎服，主治损伤，淤血停在四肢不散。

水蛭　酒送服，主行血活血，或加大黄、牵牛、取下利法。

麻油　放入酒内服。将地烧热躺下，立刻感到疼痛肿胀全部消失。

黄茄种　主消淤血青肿，焙干研末，酒送服二钱，一夜青肿平复，重阳时节采收，化成水内服，主散淤血。

猪肉　治损伤淤血停留胸膈不思饮食，可用生品剁碎，温水送下半钱，立即思饮食。

［内治接骨］

骨碎补　研汁，酒调和内服，用渣敷患处，或将骨碎补研末，加入黄米粥包裹。

地黄　治外伤造成断臂断筋折骨，研汁酒调和内服。一个月即可接通恢复，其间交替将地黄炒热贴患处。

白芨　酒送服二钱，功效不比自然铜差。

黄麻灰　与发灰、乳香同用，酒送服。

接骨木　水煎服。

卖子木　主去血中长期留而不行的水饮，续断骨补精髓。

自然铜　主散血止痛，为接骨之要药。

铜屑　酒送服。

古文钱　与珍珠，甜瓜子同研末，酒送服。

铜钴锝　经水飞，酒送服二钱，无效再服。

生铁　酒煎，主散血。

铁浆粉　治闪肭脱臼，与黍米、葱白同炒焦，酒送服，并交替用水、醋调和外敷。

无名异　酒送服，主散血。加乳香、没药，主接骨。

乌古瓦　火煅研末酒送服，为接骨神方。

胡粉　与当归、莪茂同研末，苏木汤送服。

蟅虫　为接骨神药，研末酒送服。或焙干存性，酒送服三钱。或加自然铜末，另用乳香、没药、龙骨、自然铜各等分，麝香少量，每服三分，再加干蟅末一个，酒送服。还可强筋骨，健体魄，使老人步履强健，如同使用拐杖，此为秘方。又方土鳖炒干，巴豆霜、半夏各等分，研末，黄酒送服一、二分，为接骨如神之方。

龟血　酒送服。捣烂肉封贴患处。

蟹　研碎，酒送服，连喝数碗，并用渣滓贴患处，半天骨头处有响声，即断骨接上。干蟹，烧后研末，酒送服。

鹗骨　烧后研末，与煅一次的古钱各等分，酒送服一钱，接骨效果极佳。

雕骨　烧末，酒送服二钱，根据病情剂量上下波动。

鹰骨　用法同雕骨。

人骨　与乳香、红绢同烧灰，酒送服。

少妇发　取一团，包裹乳香一块，烧一次，酒送服一字量，疗效神妙。

［外台散瘀接骨］

大黄　用姜汁调和涂创口，一夜可变色。

凤仙花叶　捣烂，多次涂患处，一夜即可平复。

半夏　水调和涂伤口，一夜即可接骨。

附子　用猪脂、醋同煎涂患处。

糯米　寒食时节浸泡，到小满时晒干、研末，需要用时，用水调涂患处。

白杨皮　治淤血停留在骨肉之间，痛不可忍，用杂五木煎汤送服。

黄土　治淤血凝聚疼痛欲死，蒸热布裹黄土，交替相互熨敷患处，可使死人也变活。

白矾　浸泡汤熨敷患处，主止痛。治骨头闪出骨窍，与绿豆、蚕砂同炒外敷。

乌鸡　治一切骨折以及野兽伤及胸腹部，连毛捣烂用醋调和，隔布贴患处，待感到寒冷欲吐时，慢慢取下，再次敷上。

牛马血　治骨折欲死，剖开牛或马腹腔将人放入，泡热血中可痊愈。

苎叶　与石灰同捣烂收膏。

地黄　炒热捣成泥。

灯芯　嚼烂。

牛膝　旋花根　紫苏　三七　莨菪子　蛇床　栝楼根　白蔹　土瓜根　茜根　地锦　骨碎补　水萍　威灵仙　何首乌　稻瓢　黍米　烧。

麦麸　醋炒。

麦面　水调和。与上二十一种药均内服。

稗草　绿豆粉　炒紫。

豆黄　豆腐　贴患处，经常更换。

酒糟　葱白　火煨。

萝卜生姜　与葱白、面同炒。生姜汁，与酒同调面。

桃仁　李核仁　肥皂　醋调。

盐杨梅　与核同研末。

桑白皮　煎膏。

降真香　骐驎竭　水桐皮　乳香　没药　落雁木　质汗　桑叶　栀子　与面同捣。

蜜栗子　石青　故徘　炊单布　蛤蚧　吊脂　海螵蛸　鳔胶　水煮。

鳖肉　生品捣烂。

龟肉　摄龟　均用生品捣碎。

熊肉　贴患处。

羊脂　野驼脂　犎牛酥　牛髓　猪髓　均研粉末。

黄牛屎　炒后覆盖患部。

白马屎　炒后盖患处。

诸朽骨　用唾液磨末涂患处。

猪肉　炙后贴患处。

牛肉　炙后贴患处。

乌毡　用盐、醋煮热裹患处，均主消淤血青肿。

紫荆皮　治眼部受外伤青肿，用童尿浸泡研末，与姜、苄汁调和外涂眼部。

釜底墨　涂创口，治手抓外伤引起的疮肿。

母猪蹄　煮汤外洗，治外伤引起的各种疮肿。

栗子　治打伤导致的筋骨断裂，淤血肿痛，用生品咀嚼烂、涂患处，有效。

蟹肉　治筋骨折伤断绝，连同蟹黄同捣成泥，微微放入覆盖创伤部位，筋骨即可接续。

五灵脂　治骨折肿痛，与白芨、乳香、没药同用油调涂患处。治接骨，先敷乳香，再涂小米粥，最后敷五灵脂和茴香，外面用绷带裹木夹，三、五天即可有效。

狗头骨　主接骨，烧后研末，热醋调和涂患处。

牛蹄甲　主接骨，与乳香、没药同烧研末，用黄米糊调和外敷患处。

芸薹子　与黄米、龙骨同用，主接骨。

鞋底灰　与面同调。

［肠出］

热鸡血　治刀枪外伤导致肠出，先用干人屎末擦，再用桑白皮缝合伤口，最后用热鸡血涂伤口。

慈石　治刀枪外伤导致肠出，煮汁，与滑石同研末，米汤送服每日二钱。

人参　治胁腹部受伤造成肠脱出，立即抹油将肠推入腹腔内，用人参、枸杞汁喷淋伤口，并吃羊肾粥，十天痊愈。

小麦　治刀枪外伤造成肠脱出，煮汁喷面部。

大麦　煮汁洗肠，将其推入腹腔内，只饮浓米汤。

冷水　因高处坠落损伤造成肠脱出，将冷水喷在身体和面部，肠则进入腹腔。

［杖疮］

［内治］

童尿　棍棒鞭打后，立即将童尿与酒调和内服，以免血气攻心。

三七　酒送服三钱，血不冲心。嚼烂涂创口，两种方法交替使用。

红曲　捣烂，酒送服。

大黄　煎酒内服，泻下淤血，外用以姜汁或童尿调和涂患处，第一夜黑色变紫，第二夜紫色变白。

无名异　紧急时提前服用，杖刑不会伤及过重。

䗪虫　方法见折伤类。

白蜡　酒送服一两。

人骨　烧末、用酒送服。且杖打时不觉疼痛。

[外治]

半夏　治杖疮未破，水调涂患处，经一夜淤血可消散。

凤仙花叶　治杖疮已破，频繁涂患处，经一夜淤血消散，冬天用干品。

葱白　炒后敷伤口。

酒糟　隔纸敷酒糟。

豆腐　趁热贴患处，以颜色变淡为止。

萝卜　捣烂贴敷。

羊肉　热贴。

猪肉　热贴。

芙蓉　与皂角、鸡子白同用。

绿豆粉　与鸡子白同用。

黄土　与鸡蛋、童尿同用，不停地上药。

石灰　用油调和。或与猪血同调，烧三次，研末。

滑石　与大黄、赤石脂同用。

水粉　与水银、赤石脂同用。

雄黄　与密陀僧同用，或与无名异同用。

乳香　用油煎、或加没药、米粉。

牛蒡根、叶　涂患处，永不畏惧风邪。

大豆黄　研末。

黍米　炒焦。

马齿苋　捣烂。

赤龙皮　烧。

五倍子　用醋炒。

血竭　密陀僧　用香油熬膏。

松香　黄蜡　均熬膏。

鸡子黄　熬油。

猪胆　取汁擦涂患处。

未毛鼠　与桑椹同浸泡油中擦搽患处。

黄瓜　六月六日放瓶中，浸泡水，用时洒伤口。

猪蹄汤　洗患处。

羊皮　躺羊皮上，主消青肿。

五　绝

（包括缢死、溺死、压死、冻死、惊死。）

［缢死］

半夏　治五绝死，但心头尚有温热，用末吹鼻，均可使人活。

皂荚末　治五绝身死，吹耳鼻。

梁上尘　治五绝死，吹耳鼻。

葱心　治五绝死，刺耳鼻使其出血，即可痊愈。

蓝汁　治缢死，用蓝汁灌口内。

鸡冠血　治缢死，缓慢抱住解绳，不得割断绳索，将脚放好身体放倒，紧抓头发，一个人按摩胸胁，另一个人弯屈手臂及足胫，待其气回转，刺破鸡冠滴血入口，立即可活。或用桂汤也可。

鸡屎白　治缢死，心口仍有温气，酒送服枣大小量。

［溺死］

皂荚　吹耳鼻，并用棉花包裹塞入肛门，使水从口中排出，人即可成活。

食盐　治溺死。将人放大凳上，抬高后脚，用盐擦脐中，将水排出，只要心头尚有温热，均可成活。

石灰　包裹石灰塞入肛内，使水从口排出。

灶灰　将人横卧埋灶灰中，露七孔。用白沙也可。

老姜　将溺水人横放牛背上，扶住，牵牛徐徐行走，待水从口鼻排出后，用生姜擦牙。

［压死］

麻油　被墙壁等重物压死，心头尚有温热。将其身体盘坐，紧紧提起头发，用半夏吹鼻取嚏，用麻油和姜汁灌口内，其余用法同折伤。

豆豉　治跌伤致死，水煎服。

童尿　趁热灌口内。

［冻死］

灶灰　治寒冬腊月被冻死，体内尚有一丝热气。炒灶灰包裹熨敷心口处，变冷即更换，待气回转，给予少量酒、粥。不能接近火，否则立即死去。

［惊死］

醇酒　治惊怖死，俗名吓死，灌酒。

诸虫伤

（毒蛇、蜈蚣、蜂虿、蜘蛛、蠼螋、蚕螫、蚯蚓、蜗牛、射工沙虱、
蛭蝼、蚁蝇、蚰蜒、辟除各种虫咬诸伤。）

［蛇、虺伤］

［内治］

贝母　酒送服直至醉倒，毒水自行排出。

丝瓜根　生品捣烂，酒送服直至醉倒，立即痊愈。

白芷　水送服半两，并将伤口两头扎紧，水排出肿毒即可消散，或与雄黄、麝香、细辛同用酒送服。

甘草　治毒蛇伤人，眼黑口开合不利，毒素进入脏腑，与白矾同研末，冷水送服二钱。

蒜　取一升，乳汁二升，煮食，并煮童尿趁热泡患处。

麻油　米醋　均可急饮二碗，毒素即可消散。

兔葵　荠苨　长松　恶实　辟虺雷　草犀　白兔藿　黄药子　蘘荷　地榆　鬼臼
决明叶　蛇莓　冬葵根、叶　海根　苋菜　均主治蛇、虫、虺、蝮蛇咬伤，捣汁或研末内服。

五叶藤　茴香　半边莲　樱桃叶　小青　大青　水萍　均捣汁内服，并将渣外敷伤口。

络石　取汁内服并洗患处。

紫荆皮　水煎服并洗患处。

木香　青黛　与雄黄同用。

鬼针　茱萸　均水煎服，并外涂患处。

水苏　小蓟　芦根、叶　金凤花、叶　苍耳　均酒送服，并涂患处。

重台　酒送服，外用与续随子同涂患处。

磨刀水　铁浆　雄黄　犀角　均内服，使毒素不致攻内扩散。

五灵脂　同雄黄、酒共内服，外涂患处。

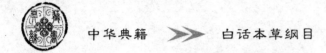

[外治]

艾叶　隔蒜灸患处。

蜀椒　涂患处，治蛇入人口，破开蛇尾，将蜀椒放入蛇尾，蛇自行从口内吐出。

母猪尾血　治蛇入人七孔，割猪尾血滴孔。

蛇含草　蛇茵草　马蔺草　天名精　续随子　蜈蚣草　鹿蹄草　益母草　菩萨草
天南星　预知子　鱼腥草　扁豆叶　慈菇叶　山慈菇　山豆根　独行根　赤薜荔
千里及　灰藋叶　乌柏皮　椴木皮　旱堇叶　水芹　马兰　狼牙　荨麻　山漆　薄荷
紫苏　葛根　通草　萑草　蚤休　地菘　豨莶　海芋　苴叶　水苔　极有疗效。

酸浆　醋草　芋叶　藜叶　甜藤　蕨根　白苣　莴苣　菰根　干姜　姜汁　韭根
取汁。

独蒜　薤白　酒糟　巴豆　榧子　桑汁　楮汁　楮叶　与麻叶同用。

桂心　与栝楼末同用。

白矾　或加雄黄。

丹砂　胡粉　食盐　盐药　铁精粉　蚯蚓泥　檐溜下泥　蜜　蜘蛛　甲煎　牛酥
加盐

生蚕蛾　捣烂。

蛤蟆　捣烂。

五灵脂　猪齿灰　猪耳垢　牛耳垢　人耳塞　与头垢、井泥、蚯蚓泥。

人齿垢　梳垢　鼠屎　鼬鼠屎　食蛇鼠屎　双间鹿腹中屎　均涂伤口，治一切蛇
咬伤。

秦皮　洗患处，并外敷。

人尿　洗伤口，并将唾液涂抹。急救蛇缠人脚，将尿浇蛇身，或烧温汤。

男子阴毛　治蛇咬伤，用口含，并咽汁。

鸡子　敷蛇咬伤处。

鸩喙　刮末，敷伤口。随时佩带鸩喙，可避毒蛇。

麝香　敷伤口。

蜈蚣　烧末外敷。

雄黄　与干姜同敷伤口，并随时佩带，可避毒蛇虫咬。

[蜈蚣伤]

蜗牛　蛞蝓　乌鸡屎　五灵脂　独蒜　芸薹子　取油。

蛇含　香附　嚼烂。

苋菜　马齿苋　菩萨草　人参　蚯蚓泥　胡椒　茱萸　楝叶　取汁。

生姜　取汁，用蚌粉调和。

桑根叶　雄黄　井底泥　食盐　生铁　用醋磨。

耳塞　头垢　与苦参同用。

地上土　尿炕泥　城东腐木　浸泡水中，均涂患处。

鸡冠血　涂创口，治中蜈蚣毒，舌体肿胀出口腔，将血含满口内并咽下。

鸡子　贴伤口。

蜘蛛　用蜘蛛吸咬创口。

麻鞋底　炙后熨敷患处。

乱发　烧熏伤口。

灯火　照熏创口。

牛血　猪血　均主治误吞蜈蚣，饮牛、猪血直至饱胀，立即吐出。

［蜂、虿伤］

［内治］

贝母　酒送服。

［外治］

雄黄　用醋磨。

菩萨石　梳垢　麝香　牛酥　牛角　烧灰。

牛屎　烧灰。

蟹壳　火烧。

甲煎　楮汁　苋汁　茱萸　蛇含　葵花　灰藋　人参　嚼烂。

白兔藿　五叶藤　尿炕泥　檐溜下泥　均涂创口，治蜂咬伤。

小蓟　恶实　葵叶　鬼针　均涂伤口治蝎咬伤，并交替取汁内服。

芋叶　苦苣　冬瓜叶　马齿苋　胡麻油　韭汁　干姜　薄荷　青蒿　大麻叶　苦李仁

楝叶汁　蓝汁　酒糟　藜叶　蜀椒　食茱萸　木槿叶　齿中残饭　半夏　附子　用醋磨。

黄丹　硇砂　土槟榔　地上土　白矾　与南星同用。

丹砂　食盐　蜗牛　蛞蝓　五灵脂　海螵蛸　驴耳垢　守宫　涂伤口治蝎咬伤。

蜘蛛　用蜘蛛吸创口，治蝎咬伤。

热酒　洗伤口。

赤龙浴水　冷水　温汤　均可浸泡并洗创口。

葱白　隔葱白灸创口。

槐枝　炮炙后熨敷患处。

皂荚　炙后熨帖患处。

油梳　炙后熨敷伤口。

鸡子　木碗　均贴患处。

拨火杖　治蝎咬伤。将拨火杖横放井上，自可痊愈。

［蜘蛛伤］

［内治］

醇酒　治山中草蜘蛛咬人中毒后，全身生出红丝，饮酒直醉，并洗创口。

贝母　酒送服。

苍耳叶　酒煎服。

小蓟　用糖煎内饮，并敷患处。

秦皮　煎服。

鬼针　取汁。

蓝青　取汁。

羊乳　牛乳　均内饮并敷伤口。

［外治］

芋叶　葱　胡麻油　山豆根　通草　稀莶　藜叶　灰藋　合欢皮　旧篲灰　蔓菁汁　桑汁　雄黄　鼠负　蚯蚓　土蜂巢　赤翅蜂　驴尿泥　鸡冠白　麝香　猴屎　头垢　均可涂伤口。

驴屎　取汁。

人屎　取汁。均浸泡并洗创口。

白矾　敷壁镜上，治蜘蛛咬伤中毒。

［蠼螋伤］

［内治］

醇酒　蠼螋，形状如同小蜈蚣、蚰蜒，六支脚，尾部有二须，能夹人形成疮，又能尿在人影上，使人疮痕累累，恶寒发热，可饮醇酒直至醉倒，效果极佳。

［外治］

米醋　豆豉　茶叶　梨叶　鸡肠草　鱼腥草　马鞭草　大黄　稀莶　蒺藜　巴豆　败酱草　故蓑衣　烧灰。

旧篲灰　鹿角　取汁。

犀角　取汁。

羊须　烧灰。

麝香　乌鸡翅　烧灰。

燕窠土　地上土　食盐　胡粉　雄黄　丹砂　均可涂伤口。

槐白皮　泡醋洗创口。

鸡子　贴患处。

［蚕蚑伤］

苦苣　莴苣　赤薜荔　苎根　预知子　椰桐皮　百部　灰藋　田父　麝香　均涂创口治蚕咬伤。

紫荆皮　洗创口治蚕咬伤。

蚕网草　治各种毒虫咬伤如蚕咬伤，毒素入腹，可煮汤内饮。

草犀　内服汁，解蚕蚑咬伤中毒。

豉　荖葱　马齿苋　食茱萸　松脂　青黛　韭汁　燕窠土　雄黄　牛耳垢　狐屎　均敷伤口治恶蚑虫伤。

丁香　外敷伤口治桑蝎伤。

麻油灯　熏伤口，治蝎虫咬伤。

蛇蜕　洗伤口治恶虫咬伤。

蒜　与神曲同用。

胡瓜根　灰藋叶　马鞭草　干姜　葱汁　韭汁　茶叶　杏仁　巴豆　桑灰　雄黄　丹砂　蚁蛭　蜜蜡　头垢　均可敷伤口，治狐尿蚑疮。

乌鸡　贴疮口，治狐尿疮。

发烟　熏伤口，治狐尿疮。

人尿　驴尿　白马尿　均浸泡创口，治狐尿刺疮。

［蚯蚓、蜗牛伤］

石灰　盐汤　均主治蚯蚓咬伤中毒，症状如患大风症，泡汤中浸洗，效果良好。

葱　蜀羊泉　与黄丹同用。

百舌窠中土　与醋同用。

鸭通　均敷创口，治蚯蚓咬伤。

吹火筒　治蚯蚓引起小儿阴肿，用吹火筒吹患处肿即消退。

蓼子　浸泡蜗牛，吹患处。

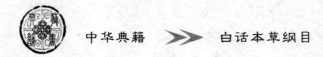

[射工、沙虱毒]

[内治]

山慈菇　取吐法。

苍耳叶　用酒煎。

雄黄　用酒磨。

牛膝　煎水。

草犀　取汁。

苋　取汁。

马齿苋　取汁。

梅叶　取汁。

襄荷　取汁。

狼毒　取汁。

鬼臼　取汁。

悬钩子　取汁。

浮萍　研末。

知母　研末。

射干　研末。

白矾　研末，与甘草同用。

丹砂　研末。

斑蝥　火烧。

溪狗虫　火烧。

鸂鶒　炙后食用。

鹅血　鸭血　与上类药均主治射工、沙虱、溪毒中毒引起的寒热疮肿。

[外治]

莴苣　蒜　白芥子　芥子　葱　薤葱　茱萸　与蒜、葱同煮汁。

鸡肠草　梨叶　皂荚　研末，与醋调和。

白鸡屎　与饴糖同调和。

鸂鶒毛、屎　芜青　鼠负　熊胆　麝香　白矾　均可涂创口，治射工、沙虱、溪毒导致的疮肿。

豉母虫　含口内，清除射工之毒。

溪鬼虫咮　鹅毛　均随身佩带，可躲避射工之毒。

［蛭、蝼、蚁、蝇伤］

黄泥水　浸蓝水　牛血　羊血　与猪脂同用。

鸡血　狗涎　蒸饼内服，均可主治误吞水蛭，服后水蛭立即可从下排出。

朱砂　外敷创口，治水蛭伤人造成疮肿。

灰藋　槲叶　藜叶　盐药　石灰　均涂患处，治蝼蛄咬伤。

土槟榔　穿山甲　山豆根　檐溜下泥　地上土　均外涂治蚂蚁咬伤。

百部　杀蚊蝇蚂蚁咬伤中毒。

盐　擦患处，治黄蝇伤人中毒。

［蚰蜒伤］

白矾　胡麻　均涂患处，治蚰蜒咬伤。

［辟除诸虫］

［辟蚊蚋］

社酒　洒墙壁。

蝙蝠血　涂蚊帐上。

腊水　浸泡灯芯。

荞枝　作灯杖。

天仙藤　与木屑同用。

木鳖　与川芎、雄黄同用。

浮萍　火烧烟熏驱坟、或加姜活。

茅香　与木鳖、雄黄同用。

菖蒲　与楝花、柏子同用。

夜明砂　单独烧，或与浮萍、苦楝花同烧。

鳖甲　与夜明砂同用，并火烧烟熏。

［辟壁虱、蚤、虫］

樟脑　菖蒲　白菖　木瓜　蒴藋　龙葵　茯苓　研末。

辣蓼　荞麦秸　均可铺凉席下。

白胶香　百部　牛角　骡蹄　白马蹄　蟹壳　均可火烧烟熏。

蟹黄　与安息香、松鼠同烧。

［辟虮、虱］

虮建草　大空　藜芦　百部　白矾　水银　银朱　轻粉　铜青

[辟蝇、蛾]

绿矾水　腊雪水

[辟蚰蜒]

春牛泥

[辟蠹虫]

莴苣　端午时节采收。

芸香　角蒿叶　均可放置箱中。

莽草　均火烧烟熏。

诸 兽 伤

（包括虎狼、熊罴　猪猫、犬獭、驴马咬伤、鼠咬伤、人咬伤。）

［虎、狼伤］

［内治］

醇酒　饮醉。

芒茎　捣汁，或与葛根同煎汁。

葛根　取汁，或研末。

兔葵　取汁。

地榆　取汁。

草犀　取汁。

胡麻油　生姜　取汁。

砂糖　铁浆　均可内饮外涂，毒素不可入内。

妇人月经衣　烧后内服，主治虎狼伤人。

［外治］

山漆　豨莶　粟米　干姜　薤白　独栗　白矾　蛴螬　猯脂　菩萨石　均涂创口，治虎咬抓伤。

青布　烧烟熏创口，治虎狼咬伤。

［熊、罴、猪、猫伤］

［内治］

蒴藋　取汁服。

荵菜　取汁内服，均主治熊、罴咬伤，并与内服交替涂伤口。

［外治］

独栗　烧。

粟米　嚼烂，均涂创口治熊咬伤。

松脂　作饼。

龟板　烧灰。

鼠屎　烧灰。

薄荷　檐溜泥　均涂创口治猫咬伤。

射罔　消禽兽伤害之毒。

［犬、猘伤］

［内治］

雄黄　与麝香同用酒送服，与青黛同用水送服。

苍耳叶　酒煎服。

桃白皮　水煎服。

紫荆皮　取汁。

地黄　取汁。

白兔藿　取汁。

蔓菁根　取汁。

生姜　取汁。

韭根　取汁，均内服、外涂各一百次。

故梳　与韭根同煎。

百家箸　煎汁。

头垢　与猘皮同烧灰，水送服。

猘头　烧灰，与发灰同用水送服。

驴屎　狼牙草灰　水送服。

芜菁　用朱砂，酒送服。均主治猘犬、恶犬伤人。

莨菪子　治狂犬伤，每日服七粒，并捣根涂创口。

铁浆　治狂犬伤，内服，则毒素不可入内。

斑蝥　治疯狗咬伤，取三个研细，酒煎服，即泻下肉狗四十个才可停止，如未达到四十个再次服用。别取七个斑蝥，糯米一撮，炒黄，去糯米，加百草霜一钱，米饮送服，泻下肉狗。

糯米　取一勺，斑蝥21个，分成三次炒，去斑蝥研末，分作三次内服，冷水滴油下，取恶物。

蛤蟆脍　蚺蛇脯　均主治狂犬咬伤，食后可不复发。

［外治］

艾叶　治猘犬伤，灸七根艾卷，或隔床下土灸之。

瓦松　雄黄同贴患处治疯狗咬伤，永不复发。

栀子　烧灰，加硫磺末。

栾荆皮　与砂糖同用。

雄黄　加麝香。

山慈姑　苏叶　嚼烂。

蓼叶　莽草　蓖麻子　韭汁　薤白　葱白　胆矾　蚯蚓泥　红娘子　死蛇灰　犬屎　虎骨　与牙、油脂同用。

人血　与上类药均涂患处治狂犬、恶犬咬伤。

人参　治狗咬后成破伤风，桑柴烧存性，作掺药贴患处。

屋游　地榆　鹿蹄草　黄药子　秫米　干姜　乌柿　赤薜荔　杏仁　马蔺根　与杏仁同用。

白果　白矾　菩萨石　竹篮耳　烧灰。

冬灰　黄蜡　猪耳垢　鼠屎　烧灰。

牛屎　人屎　均可涂创口治犬咬伤。

人尿　冷水　屋漏水　均洗创口治犬咬伤。

［驴、马伤］

［内治］

马齿苋　治马咬伤，毒素入心，水煎服。

人屎　治马汗、马血侵入人体而生疮，病情危害急欲死，内服其汁。

马屎中粟　治驴马咬伤中毒，绞汁内服，并外涂患处，再交替用尿洗创口。

柽柳　治剥驴马受伤毒血入内，浸泡汤内服，并取柽柳木片炮炙。

葶苈　治马汗的毒气入腹，浸汤内服，取下法，去恶秽之血。

醇酒　治马咬伤毒气入腹，可杀人，多饮使人醉。

[外治]

益母草　用醋调。

鼠屎　与益母草均可涂创口治马咬伤。

独栗　烧。

白马通　鸡冠血　均涂伤口治马咬伤，马汗毒气入内生疮，及剥驴马肉，其骨刺伤人，病情危重欲死。

月经水　涂创口，治马血毒素入内生疮，剥马肉骨刺伤人，有神效。

马头　烧灰。

马鞭　烧灰。

鸡毛　烧灰。

乌梅　用醋调和。

雄黄　白矾　石灰　均敷伤口，治马汗或马毛毒素入内生疮肿痛，其毒气入腹可杀人。

水堇　取汁。

冷水　热汤　均洗伤口，治马汗、马毛导致生疮。

[鼠咬]

狸肉　食用。

狸肝　猫头及毛　烧灰。

猫屎　麝香　均涂伤口。

[人咬]

龟板　烧灰。

摄龟甲　烧灰。与龟板均可涂伤口。

人尿　浸泡伤口。

诸　毒

（包括服用金石、草木、果菜、虫鱼、禽兽引起的中毒。）

[金、石毒]

甘草　主调和七十二种石，一千二百种草，并解百种药毒。凡中药毒，用麻油浸甘草节咀咽其汁，疗效佳。

大青　麦门冬　人参汤　荠苨汁　莼心　冬葵子　瞿麦　蓝　取汁。

金星草　葳蕤汁　苎根汁　萱根　蕉根汁　绿豆　胡豆　白扁豆　黑大豆　余甘子　冬瓜练　乌芋　水芹汁　寒水石　黑铅　溶化后淬酒中。

魁蛤肉　牡蛎肉　蚌肉　蚬子肉　蛏肠　石蟹汁　鳗鲡鱼　田螺　雁肪肉　鸭肉　白鸭通　乌肉　犀角汁　猪膏　猪肉　猪骨　猪血　羊血　兔血　猪血　牛媲　兔肉　均能解一切丹石中毒，均用井水送服。

［砒石毒］

米醋　取吐法。

乌桕根　取下法。

白芷　郁金　并用井水送服。

胡粉　地浆送服。

白扁豆　水送服。

蚤休　磨汁。

黑铅　鲨鱼枕　均磨汁。

蓝汁　荠苨汁　酱汁　绿豆汁　豆粉　大豆汁　杨梅树皮汁　冬瓜藤汁　早稻秆灰汁　地浆　井泉水　白鸭通汁　貑猪屎汁　人屎汁　鸭血　羊血　雄鸡血　胡麻油

［礜石毒］

黑大豆　白鹅膏

［硇砂毒］

绿豆汁　浮萍　治硇砂伤阴血，与猪蹄同煎汁浸泡外洗。

［硫磺毒］

金星草　胡麻油　米醋　飞廉　细辛　余甘子　水煎服。

乌梅　煎汤。

黑铅　煎汤。

铁浆　朴硝　猪血　羊血　冷猪肉　鸭肉　猪脂

［雄黄毒］

防己　煎汤。

［丹砂毒］

蓝毒汁　咸水

[水银毒]

黑铅　炭末　煎汁。

金器　划破皮肤，煮汁内服。治水银入耳，用金器熨敷耳部，并枕金器上引水银外出。

[轻粉毒]

黄连　贯众　酱汁　黑铅壶　泡酒。

斑蝥　猪肉。

[石英毒]

麻鞋　煮汁。

石燕　煮汁。

醇酒　制服紫石英后忽冷忽热，内饮效果良好。

鸡子　猪肉

[钟乳毒]

鸡子清　猪肉

[石炭毒]

冷水　治中石炭毒，目昏，饮冷水即可解毒。

[生金毒]

白药子　余甘子　翡翠石　鹧鸪肉　鸭血　白鸭通　取汁。

鸡屎　喷水。

金蛇　煮汁。

[生银毒]

葱汁　鸡子　取汁。鸭血　鸭通　取汁。

银蛇　煮汁。

水银　服后即可排出。

[锡毒]

杏仁

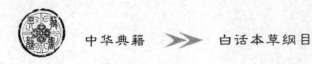

[铜毒]

慈菇　胡桃　鸭通汁

[铁毒]

慈石　皂荚　猪、犬脂　乳香　貘屎

[土坑毒气]

猪肉

[草、木毒]

防风　治各种药物中毒已死，只有心头尚有一丝温热，捣烂防风，用冷水灌口内。

葛根　治各种药物中毒吐泻不止欲死，煮葛根汁内服。

甘草　荠苨蓝　取汁。

蓝实　承露仙　楤藤子　淡竹叶　与甘草、黑豆同煎服。

粟米　绞汁。

土芋　取吐法。

绿豆　煎汤。

黑豆　煎汁。

白扁豆　煎汁。

生姜　葱　煎汁。

芽菜　与白矾同用。

地浆　黄土　煮汁。

蚕故纸灰　水送服。

鼋甲　玳瑁　车渠　龟筒　白鹇　白鸽血　鹧鸪　孔雀脯　牛膁　犀角　取汁。

猪屎　取汁。

人屎汁　均解百药之毒。

[钩吻毒]

荠苨汁　蕹菜汁　葛根汁　葱汁　桂汁　白鸭血　白鹅血　羊血　均可热服。

鸡子清　鸡鸭雏　与麻油同研烂灌口内，取吐法。

犀角汁　猪膏　人屎汁

[射罔毒]

蓝汁　葛根　大麻子汁　大小豆汁　饴糖　藕汁　荠汁　竹沥　冷水　蚯蚓粪

贝齿六畜血　人屎汁

[乌头、附子、天雄毒]

　　防风汁　远志汁　甘草汁　人参汁　黄芪　乌韭　绿豆　黑豆　寒食饧　大枣肉　井华水　陈壁土　泡汤内服。

[蒙汗毒]

　　冷水

[鼠莽毒]

　　蚤休　水磨。
　　镜面草　豇豆汁　黑豆汁　乌桕根　明矾　加少量茶，水送服。
　　鸡血　鸭血　羊血　均热饮。

[羊踯躅毒]

　　栀子汁

[狼毒毒]

　　蓝汁　盐汁　白蔹　杏仁　木占斯

[防葵毒]

　　葵根汁

[莨菪毒]

　　荠苨　甘草　升麻　取汁。
　　蟹　取汁。
　　犀角　取汁。

[山芋毒]

　　地浆　人屎　取汁。

[苦瓠毒]

　　稷米　取汁。
　　黍瓤　取汁。

[大戟毒]

菖蒲　取汁。

[甘遂毒]

黑豆汁

[芫花毒]

防风　取汁。
防己　甘草　桂汁

[仙茅毒]

大黄

[藜芦毒]

葱汁　雄黄　温汤

[瓜蒂毒]

麝香

[半夏、南星毒]

生姜汁　干姜　煮汁
防风

[桔梗毒]

白粥

[巴豆毒]

黄连汁　菖蒲汁　甘草汁　葛根汁　白药子　黑豆汁　生藿汁　芦荟　冷水　寒水石

[桂毒]

葱汁

[漆毒]

贯众　紫苏　蟹

［桐油毒］

热酒　甘草　干柿

［果、菜毒］

麝香　猪骨灰　水送服。

米醋　头垢　童尿　均解各种果、菜中毒。

山鹊肉　解各种果毒。

甘草　酱汁　酒糟　葛汁　白兔藿　白花藤　鸡屎灰　均解各种菜毒。与贝齿、胡粉同研末，酒送服。

杏根　煎汁。

［蜀椒毒］

葵子汁　豉汁　桂汁　蒜汁　大枣　冷水　地浆　黄土　雄鸡毛灰　水送服。
童尿

［烧酒毒］

冷水　绿豆粉　蚕豆苗

［面毒］

萝卜　枸杞苗　贝子　烧。
胡桐泪

［豆粉毒］

杏仁　豆腐　萝卜

［莴苣毒］

姜汁

［水芹毒］

硬糖　杏仁　与乳饼、粳米同煮粥食用。

［水芨莒毒］

甘草汁

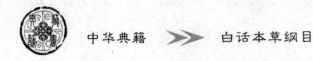

[野芋毒]

地浆　人屎汁

[野菌毒]

甘草　用麻油煎服。
防风　取汁。
忍冬　取汁。
蠡实　酱汁　生姜　胡椒　绿豆　取汁。
梨叶　取汁。
荷叶　煎汤。
阿魏　地浆　黄土　煮汤
鹤鹕　石首鱼枕　童尿　人屎汁

[虫、鱼毒]

紫苏　荏叶　水苏　芦根　芦花　菩萨草　酒送服。
大黄汁　马鞭草　取汁。
苦参　用醋煎。
缩砂仁　草豆蔻　酱汁　米醋　胡麻油　黑豆汁　冬瓜汁　橘皮　煎汤。
乌梅　橄榄　蜀椒　胡椒　莳萝　茴香　胡葱　大蒜　朴硝　蓬砂　与甘草同泡香油。
鱼皮　烧。
鱼鳞　烧。
鲛鱼皮　烧。
獭皮　煮汁。均解一切鱼肉、虾、蟹之毒。

[河豚毒]

荻芽　芦花　蒌蒿　胡麻油　白扁豆　大豆汁　橄榄　五倍子　与白矾同用，水送服。
槐花　水送服。
橘皮　煮汤。
黑豆汁　紫苏汁　青黛汁　蓝汁　蜈蚣　解虫、鱼之毒。
羊蹄叶　捣汁或煎，解胡夷鱼、檀魦、鲑鱼毒。

[黄鳝鱼毒]

地浆　黄鳝及无鳞各种鱼均反荆芥，与荆芥同食即产生强烈副作用，服地浆可解其相反作用。

［鳝鱼毒］

蟹　食用蟹即可解鳝鱼毒。

［蟹毒］

苏汁　藕汁　冬瓜汁　干蒜汁　芦根汁　蟹、柿同用产生强烈的副作用，令人吐血，服芦根汁可解其相反作用。
橙皮　丁香。

［鳖毒］

橄榄　胡椒

［马刀毒］

新汲水

［虾毒］

瘣鹊　炙后食用。

［斑蝥、芫菁、地胆、樗鸡毒］

蓝汁　玉簪根　桂汁　黑豆汁　糯米　猪肉　猪胰

［蛊虫毒］

栀子

［蓝蛇头毒］

蓝蛇尾　食后立即解头毒。

［水虫毒］

秃鹙毛

［禽、兽毒］

白兔藿　治各种肉菜中毒不能再进口，内饮其汁即可解毒。
白花藤　黄藤　黑豆汁　酱汁　米醋　山楂　阿魏　草豆蔻　犀角汁　均解一切食鱼菜果蕈诸毒。

529

［诸鸟肉毒］

生姜　白扁豆　狸头骨灰　水送服。

［雉毒］

姜汁　犀角汁

［鸡子毒］

米醋

［鸩毒］

葛粉　水送服。
绿豆粉

［六畜肉毒］

乌桕叶汁　治食用牛马六畜肉生疔疮，病情危重欲死，一顿服用三碗，取下利法。
白扁豆　小豆汁　豉汁　葱子　煮汁。
猪屎灰　水送服，与上四药均解六畜肉中毒。
甘草汁　兰草汁　阿魏　绿豆汁　黄檗汁　麻鞋底　煮汁。
黄土　煮汁。
东壁土　水送服。
地浆　头垢　均解食肉六畜牛马各种肉中毒。

［牛肉毒］

狼牙　火烧。
圣齑

［独肝牛毒］

牛肚　治吃蛇牛独肝中毒毛发向后，煎汁内饮。
人乳汁　用豆豉汁调和内服。

［马肝毒］

猪骨灰　水送服。
鼠屎　研末内服。
头垢

[猪肉毒]

猪屎灰　水送服。

[狗毒]

杏仁　芦根

[猪肝毒]

猪脂　一次服五升。
垢头巾　泡汤内服。

[肉脯毒]

韭汁　黄土　水煎服。
地浆　贝子　烧后水送服。
猪骨灰　水送服。

犬屎灰　酒送服。
人屎灰　酒送服。
头垢　含口内。

蛊毒

（指人体腹内的寄生虫，感染后使人发生蛊胀病。
类似血吸虫的尾蚴。）

[解毒]

荠苨　解蛊毒、百药之毒，饮荠苨汁。
蘘荷　内饮其汁，蛊虫立即排出。躺在蘘荷叶上，马上自己呼叫自己姓名。
山慈菇　与大戟、五倍子共为紫金丹，内服。
徐长卿　天麻　钗子股　甘草　取吐法。
辟虺雷　升麻　取吐法。
锦地罗　吉利草　蘼芜　紫金牛　木香　龙胆草　草犀　格注草　取吐法。
独行根　紫菀　马兜铃　郁金　取下法。
郁金香　钩吻　金丝草　合子草　芫花　取下法。
预知子　莞花　取下法。
牵牛子　取下法。

鸢尾　取下法。

土瓜根　取吐法，下法。

山豆根　桔梗　取下法。

解毒子　鬼臼　白兔藿　连翘　千里及　取吐法、下法。

羊蹄根　泽泻　取吐法。

慎火草　常山　取吐法。

藜芦　莼　赤车使者　茜根汁　胡麻油　取吐法。

糯谷颖　煎汁。

麦苗　取汁。

小麦面　水送服。

豆豉　胡荽根　用酒捣。

马齿苋　取汁。

大蒜　苦瓠汁　取吐法。

鹿藿　百合根　槟榔　大腹皮　桃白皮　取下法。

榧子　枣木心　取吐法。

龙眼　食茱萸　蜀椒　盐麸子　甜瓜蒂　取吐法。

地椒　榴根皮　凫茈　槲树皮　巴豆　樗根皮　苏合香　生漆　相思子　雷丸　桃寄生　猪苓　石南实　桑木心　鬼箭羽　琥珀　半天河　车脂　猪槽水　故锦汁　釜墨　伏龙肝　古镜　朱砂银　铁精　菩萨石　金牙石　雄黄　方解石　长石　代赭石　石胆　黄矾石　白矾石　石蟹　诸盐水　石硫　霹雳砧　斑蝥　蚕蜕纸　五倍子　芜青　露蜂房　蜂子　鲮鲤甲　龙齿　蚺蛇胆及肉

自死蛇　蝮蛇　蛇蜕皮　蛇婆　鲩鱼胆　鱼枕　青鱼枕　鲝鱼枕　龟筒　鲛鱼皮　玳瑁　贝齿子　鹳骨　鹤肫中沙子　用水磨内服。

鸱鸡　白鸡血　鸠血　篁鸡子　鸡头　鸡屎白　白鸽血　鹧鸪　白鸭血　凫血　孔雀血　白鹇　胡燕屎　鹊脑髓　猪肝　猪屎汁　豚卵　羊肝、肺　羊胆　羖羊角　羖羊皮　犀角　鹿角　灵猫阴　麝香　猫头骨及屎

狐五脏　獭肝　败鼓皮　猬皮　貒膏脑　六畜毛、蹄甲　人牙　头垢　人屎

［诸物哽咽］

［诸骨鲠］

缩砂蔤　治各种骨鲠咽，浓煎汁咽下。

艾叶　用酒煎。

地松　与白矾、马鞭草、白梅同作丸含口内。

凤仙子　研末，用水咽下。凤仙根、叶用醋煎。

半夏　与白芷同用水送服，取吐法。

云实根　研汁咽下。

瞿麦　水送服。

蔷薇根　水送服。

白蔹　与白芷用以水送服。

白药　用醋煎。

威灵仙　用醋浸泡，作丸含口内。与砂仁同煎服。

鸡苏　与朴硝同作丸含口内。

丝瓜根　烧后内服。

栗莍　烧后吹喉。

乳香　用水研。

桑椹　嚼烂咽下。

金樱根　用醋煎。

浆水脚　与慈石、橘红同作丸咽下。

蚯蚓泥　擦喉部外侧哽咽处。

蓬砂　含口内咽下。

桑螵蛸　用醋煎。

蜂蜜　含口内。

鲩鱼胆　用酒溶化，取吐法。

鳜鱼胆　取吐法。

鲫鱼胆　点咽部。

鲇鱼肝　与栗子皮、乳香同作丸，线或用棉布包裹吞服后，从口中钩出骨异物。

乌贼骨　与橘红、寒食面同作丸吞服。

鸭肫衣　炙后研末，水送服。

雕粪　治各种鸟兽骨鲠咽，烧灰，酒送服。

猪膏　含口内吞咽。

羊胫骨灰　水送服。

狗涎　多次频繁滴咽部。

虎骨　治各种兽骨鲠咽，研末，水送服。

虎屎　烧后酒送服。

狼屎　治兽骨鲠咽，烧服。

鹿角　研末吞咽。鹿角筋吞下钩出骨异物。

[鸡骨鲠]

贯众　与缩砂、甘草同研末，包裹含服。

白芷　与半夏同研末内服，呕出异物。

缩砂　苎根　捣烂作丸，鸡汤溶化服下。

凤仙根　用酒煎。

水仙根　玉簪花根　取汁。

蓖麻子　与百药同煎，研末内服。

盐麸子根　醋煎内服取吐法。

乳香　水研。

金樱根　醋煎。

茯苓　与楮实同研末，乳香汤送下。

五倍子　研末，作掺药外贴哽咽处，异物即排下。

鸡内金　烧后吹喉。

鸡足距　烧后水送服。与翮翎同用。

［鱼骨鲠］

贯众　用法同鸡足距。

缩砂　浓煎。

苎根　捣泥，鱼汤送下。

蓖麻子　与百药同煎，研末咽下。

水仙根　玉簪根　均捣汁内服。

醉鱼草　取吐法。

白芍药　嚼烂。

马勃　作蜜丸含口内。

饴糖　含口内吞咽。

百合　外涂脖颈哽咽处。

橘皮　含口内。

橄榄　嚼烂咽下。

茱萸　治鱼骨已进入腹内，煎水服，变软排出。

白胶香　木兰皮。

皂荚　吹鼻。

椿子　捣烂酒送服，即吐出异物。

楮叶汁　内饮，楮叶嫩皮捣烂作丸，水送服二三十丸。

桑椹　嚼烂

金樱根　醋煎。

琥珀珠　从哽咽部位外侧，用琥珀珠推异物。

仙人杖　煮汁。

鬼齿　煮汁，或作丸含口内。

青鱼胆　内服，取吐法。

鲩鱼胆　取吐法。

乌贼骨　诸鱼鳞灰　水送服。

鱼笋须　烧后内服。

渔网　烧服，或煮汁。

鸬鹚头皮胃、嗉、喙、翅、屎　均烧后内服。

鱼狗　烧服，也可煮服。

秃鹙喙　烧服。

獭肝及骨、爪　烧服。

獭爪　将其在颈部来回擦拭。

海獭皮　煮汁。

［金、银、铜、铁哽］

缩砂蔤　浓煎内服。或加甘草。

凤仙子及根　捣汁内饮，治铜铁之物哽咽。

王不留行　治误吞铁石，与黄檗同作丸内服。

艾叶　酒煎服。

百部　酒浸泡。

木贼　研末。与上二药均主治误吞铜钱。

葵汁　薤白　均主治误吞钱物钗镮，频繁内食取泄泻。

饴糖　慈菇汁　凫茈　胡桃　均主治误吞铜钱，多次内服。

南烛根　水送服。

白炭　烧红研末，水送服。

石灰　与少量硫磺同用，酒送服。

胡粉　与猪脂同服一两，均主治误吞金银铜钱在腹内。

水银　主治误食金银，服半两即可排出。

铜弩牙　治误吞珠钱，烧后淬放水中内饮。

慈石　治误吞铁物，同线穿住慈石拽出。

古文钱　治误吞铁物，洗用白梅淹烂，再捣服古文钱一丸，即可吐出。

蜂蜜　治误吞铜钱，服蜜即可排出。

鹅羽　治误吞金银，烧后内服。

猪、羊脂　治误吞铜钱各物，多次服用，下利排出。

鸵鸟屎　貘屎　主治误吞铜钱砂石入腹内，用水溶化后内服，即可消化。

[竹、木哽]

半夏　内服，取吐法。
蓖麻子　与凝水石同含，异物自行不见。
秤锤　铁锯　均火烧，淬酒中内饮。
鲩鱼胆　酒送服，取吐法。
鳜鱼胆　治一切骨、竹木哽咽，时间长久不出，刺痛难忍，人体黄瘦，取一皂子用酒煎内服，取吐法。
鲫鱼胆　点咽喉部。
象牙　研末，水送服。

[芒刺、谷贼]

舂杵头细糠　含口内咽下。
胡麻　治误吞谷麦芒刺，取名谷贼。炒后研末，白汤内服。
饴糖　含口内吞咽。
鹅涎　排下谷贼。
象牙　治各种异物刺咽喉，用水磨内服，立即吐出异物。
甄带灰　水送服，主治草哽咽。

[桃、李哽]

狗骨　煮汁，擦头上。
麝香　酒送服。

[发哽]

木梳　烧灰，酒送服。
自己发灰　水送服一钱。

[食哽]

鹰屎　烧后，水送服。

妇人经水

（经闭：有血液凝滞，血液枯竭两种原因造成。经血不调：
有血虚导致的过期，血热引起的先期，血液气滞造成的疼痛。）

［活血行气］

香附 为血中之气药。生用药性上行，熟用下行；炒黑可止血；用童尿炙，入血分补虚；盐水炙，入血分润燥；酒炒通行经络，醋炒消积聚，姜炒化痰饮。与人参、白术同用补气；与当归、节同用补血；与苍术、芎藭同解郁；与栀子、黄连共用降火；与厚朴、半夏共用消除胀气；与神曲、枳实同用化食；与紫苏、葱白共解除表邪；与三棱、莪茂共用活血化淤，消积磨块；与茴香、破故纸同用引气归元；与艾叶同治血气之证，并暖子宫。此药为治气病的总管，妇科之有效仙药。

当归 治一切气证，一切劳证。主破恶血，养新血，补养各种气血不足。当归头止血，归身养血，归尾破血。治妇女百病，与地黄同作丸服。治月经逆行，与红花同煎服。治血气不畅胀痛不止，与干漆同作丸内服。治室女经闭（即处女经闭），与没药同研末，红花酒调服。

丹参 主破陈旧淤血，生新血，安和活胎，排除死胎，治不在经期内大量出血来势急剧的血崩症及带下症，主调经，经期或提前或推后，血量过多或过少，兼治感受冷热之邪造成腰脊疼痛，骨节烦疼。将丹参晒干研末，每次服用二钱，温酒调和送下。

芎藭 治一切气证、血证。主破陈旧淤血，濡养新血，舒肝气，补肝血，润肝燥，治妇女因闭经不能生育。此为血中之气药。

芍药 治女子血寒引起的闭经胀满，小腹疼痛，各种陈旧性淤血滞留凝结，月经不调。

生地黄 主凉血生血，补真阴，通利经血。

兰草 主生血调气，保养营血，调理经水。

泽兰 主养营气，破陈旧之血，主治妇女过劳消瘦，此为妇科要药。

茺蔚子 主调经，使妇女有生育能力。活血行气，有补阴血的功用。

庵䕡子 与桃仁同浸泡酒中，主疏通经血。

玄胡索 主治月经不调，有血块淋漓不尽，或恶露不止。通利气机可止痛，破血，与当归、橘红同作丸内服。

柴胡 主治妇女热邪侵入血气，忽冷忽热，经血不调。

黄芩 治妇女血闭、血漏、血淋症。

茅根 治月经不调，淋漓不尽。主消除陈旧淤血。

䓓苨根 通经脉，有益妇女。

醍醐菜　与酒同捣，通经血。

茶汤　加入砂糖少许，放一夜，服后即通经血。

铅霜　处女闭经，烦热，用地黄汁送服。

木香　乳香　乌药　白芷　桑耳　均主行气活血。

荔枝核　主治血气淤滞疼痛，与香附同研末内服。

荜茇　治血气不通引起的经期疼痛，月经不调，与蒲黄同作丸内服。

附子　主通经血，与当归同煎服。

芥子　研末，酒送服，主通经血。

韭汁　治经血比经脉逆行，加童尿内饮。

丝瓜　研末，酒送服，主通经血。

土瓜根　治经血流通不畅，与芍药、桂枝、䗪虫同研末，酒送服。

薏苡根　水煎服，主通经血。

牛膝　治血淤导致经血不调，与干漆、地黄汁同作丸内服。

牛蒡根　治经血不通，积聚成块病情危重欲死。将药蒸三次，泡酒，每日一次。

马鞭草　主通利经血治腹部脐下有硬块的瘕聚，熬膏内服。

虎杖　主通经血，与没药、凌霄花同研末内服。

蒺藜　主通经血，与当归同研末，酒送服。

木麻　治闭经、癥瘕，长期服用，妇女有生育能力。

硇砂　治经血不畅，腹部脐下有硬块，推之可移，刺痛无定处。主破聚结的血块，暖子宫。与皂荚、陈皮、橘皮同作丸服。

白垩土　治妇女寒热无度导致癥瘦积聚，闭经无子，子宫寒冷。

铜镜鼻　治闭经、癥瘕，邪气伏于大肠有时鼓起包块以及不孕症。

乌金石　主能畅经血，煎汤用服巴豆三丸。

蚕砂　治月经常久闭塞，炒后，煮酒，内饮一小杯即可通利。

葛上亭长　治闭经、癥瘕积火块，用米炒研末内服。

乌鸦　治闭经，炮炙后研末，与水蛭等药同服。

獭胆　主通经，与硇砂等药同作丸内服，獭爪用法同上。

白狗屎　治经血忽多忽少，烧后研末酒送服。

鼠屎　主通经，酒送服一钱。

童男童女发　主通经，与斑蝥、麝香同研末内服。

人乳　每日饮三合，主通经。

水蛭　地胆　樗鸡　五灵脂　鳖甲　纳鳖　穿山甲　龙胎　蛤粉　菩萨石　铜弩牙　朴硝　紫荆皮　木占斯　桂心　干膝　厚朴　用酒煎。

栝楼根　质汗　甜瓜蔓　蓬莪茂　三棱　枣木　紫葳　庵罗果　桃仁　牡丹皮　刘寄奴　紫参　姜黄　郁金　红蓝花　瞿麦　番红花　续随子　蛇莓　瓦松　石矾

赤孙施　蒲黄均主破血通经。

　　大枣　治妇女因脏燥引起悲伤哭闹如鬼神作怪，与小麦、甘草用水煎服。

　　葶苈　塞入阴道中，主通经血。

［益气养血］

　　人参　治血虚的病症应益气，因阳气生则阴血随之长。

　　术　清利腰腹脐下淤血痕块，并开胃消食。

　　熟地黄　治各种原因伤及胞宫胎儿，及经血不调，冲、任两脉有热邪，久而不孕。与当归、黄连同作丸内服。

　　石菖蒲　治妇女冲脉寒凉衰弱。

　　补骨脂　泽泻　阳起石　玄石　白玉　青玉　紫石英　均主治子宫虚冷，经血不调，不孕。

　　阿胶　治妇女大失血后血液不足导致的经血不调，不孕等血枯症，炒后研末酒送服。

　　雀卵　乌贼鱼骨　鲍鱼汁　均主治妇女血枯病，以及伤及肝脏导致的唾血、泻下血，并通利经血。

　　驴包衣　治妇女月经不通，火煅研末，加麝香，用新汲水送下，不出三次即可有效。

带下

（病因是湿热夹痰，有虚、实之分。）

　　苍术　主燥湿强脾，用四制丸内服。

　　艾叶　治白带病，煮鸡子同食。

　　石菖蒲　治赤白带下，与破故纸同研末内服。

　　白芷　治赤白带漏下，能排脓，治白带腥臭，腰腹冷痛，与蜀葵根、白芍、枯矾同作丸内服。用石灰淹后，研末酒送服。

　　草果　与乳香同研末内服。

　　糯米　治妇女白带过多的白淫病，与花椒同烧研末，醋调糊作丸内服。

　　莲米　治赤白带下，与白果、江米、胡椒、乌骨鸡同煮内食。

　　白扁豆　炒后研末，米汤送下，每日一饮。白扁豆花用法同上。

　　荞麦　炒焦，鸡子白送服。

　　韭子　治白带或白色黏液流出过多的白淫病，醋煮作丸内服。

　　芍药　与香附同研末，水煎服。与干姜同研末内服。

　　沙参　因七情不节影响脏腑气血功能，造成胞宫虚冷，研末，米汤送下，每日一次。

狗脊　治处女白带病，因冲、任两脉虚损关节沉重，与鹿茸同作丸内服。也治已婚妇女。

枸杞根　治带下病脉数，与地黄同煮酒内饮。

椿根白皮　与滑石同作丸内服，与干姜、芍药、黄檗同作丸服。

木槿皮　酒煎服，治带下病，随赤白带下用。

榆荚仁　与牛肉同作羹内服，止带下过多。

茯苓　作丸内服。

松香　用酒煮，作丸服。

槐花　与牡蛎同研末，酒送服。

冬瓜仁　炒后研末，米汤送服。

牡荆子　炒焦，内饮。

益母草　研末，米汤送服。

夏枯草　研末，内饮。

鸡冠花　泡酒内服。或研末服。

马齿苋　绞汁，与鸡子白同服。

大蓟根　泡酒饮。

酢浆草　阴干，酒送服。

椒目　炒后研末，水送服。

榄子　与石菖蒲同研末内服。

韭汁　与童尿同夜露一宿，温后服。

葵叶　葵花　治带下病，目中溜火。主治血润燥，研末酒送服，随赤白用。

蜀葵根　散脓血秒汁，治带下病。与白芷、芍药、枯矾同化蜡作丸内服。

败酱　治带下病，破多年淤血，化脓液为水。

漏卢　治产后带下，与艾叶同作丸内服。

甄带　治五色带下，煮汁内服。

泽兰子　治妇女三十六种疾病。

马矢蒿　蠡实　紫葳　茜根　白薇　土瓜根　赤地利　鬼箭羽　水芹　蒲黄　景天　猪苓　李根白皮　金樱根　酸榴皮　桃毛　白果　石莲　芡实　城东腐木　橡斗　秦皮　人参黄芪　肉苁蓉　何首乌　葳蕤　当归　芎䓖　升麻　主升提。

柴胡　主升提。

阳起石　白石脂　五色石脂　玉泉　石胆　代赭石　石硫磺　石硫苏　硇砂　均主治赤白带下，不孕。

石灰　治白带及白色黏液流出过多的白淫病，与茯苓同作丸内服。

云母粉　水送服2克，立即见效。

禹余粮　治赤白带下，与干姜同作丸内服。

石燕　治经血气深混浊，赤带多年，煎服或研末，每日一次。

白矾　治白淫病、漏下病，经血不畅，子宫坚僻，内有干血。烧后研末，与杏仁同作丸，塞阴道内。

白瓷器　主治白带崩漏。

伏龙肝　炒后待烟散尽，与棕灰、梁上尘，同服。

秋石　与枣肉作丸服。

牛角鰓　烧灰，酒送服。

狗头骨　用法同牛角鰓。

兔皮灰　同狗头骨。

猪肾　适宜多食用。

猪肝　与金墨、百草霜同煨食用。

羊胰　醋洗蒸熟食用，多次可愈。

羊肉　治产后带下赤白，不孕，与豆豉、蒜同煮熟，加酥食用。

山羊肉　主治赤白带下。

狗阴茎　治妇女十二种带下病。

鹿角　治妇女带下稀白混浊，炒后研末酒送服。

鹿茸　治赤白带下，烧炙后研末酒送服。治处女白带病，冲、任两脉虚冷，与狗脊、白薇同作丸内服。

白马左蹄　治五色带下，烧灰，酒送服。

驼毛　乌驴皮　牛骨及蹄甲　阴茎　麋角　鹿血　阿胶　丹雄鸡　乌骨鸡　鸡内金　雀肉　雀卵　雀屎　伏翼　五灵脂　鳗鲡鱼　鲤鱼鳞　龙骨　鼍甲　龟甲　鳖肉　鲨鱼骨　海螵蛸　牡蛎粉　马刀　海蛤　蛤粉　蚌粉　蜜蜂子　土蜂子　蚕蜕纸烧灰。

故绵　烧灰。

淡菜　海蛇　全蝎　丹参　三七　地榆　均主治赤白带下。

贯众　用醋炙，研末服，治赤白带。

蛇床子　与枯矾同塞入阴道。

古砖　烧红，放蒸饼上，人坐于砖上。

崩中漏下

（包括经水不止，五十岁仍行经。）

[调营清热]

当归　治不在行经期内阴道出血，虽量少，但持续不断的漏下症造成不孕，以及血崩症等导致的虚证。

丹参　功用同当归。

芎䓖　用酒煎。

生地黄　治血崩症及经血不止，捣汁酒送服。

芍药　治血崩症伴剧痛，与柏叶同煎服，治经血淋漓不尽，与艾叶同煎服。

肉苁蓉　治血崩症，阴血极度损耗造成不孕。

人参　精血极度损耗，应补益阳气，因阳气生则阴血长。

升麻　主升阳明经清气。

柴胡　主升少阳经清气。

防风　炙后研面，煮成糊，酒送服一钱，使用有效。

白芷　主治崩漏症，入阳明经。

香附子　炒焦，酒送服，治血流如山崩，或五色带下，漏下，适宜经常服用此药。

黄芩　主治淋漓下血的漏下症，宜养阴血退虚热，去脾经湿热。治阴虚造成魇内热，崩中下血，可研末，霹雳酒送服一钱，治四十九岁仍经血不止，条芩浸醋七次，炒后研粉作丸，日服一次。

青蘘　取汁吸半升，立即痊愈。

鸡冠花及子　研末，酒送服。

大、小蓟　取汁煎服，或浸酒，内饮。

菖蒲　治产后引起血崩，酒煎内服。

蒲黄　止血崩，消淤血，与五灵脂同研末炒，酒煎服。

凌霄花　研末，酒送服。

茜根　主止血，治崩中以及月经不止五十岁后仍行经，此为腐败之血，可与阿胶、柏叶、黄芩、地黄、发灰同煎服。

三七　酒送服二钱。

石苇　研末，酒送服。

水苏　水煎服。

柏叶　治经水淋漓不尽，与芍药同煎服，与木贼同炒，研末内服。

槐花　治漏血，烧后研末酒送服。治血崩不止，与黄芩同烧秤锤，酒送服。

淡竹茹　治崩中及经血不止，微炒，水煎服。

黄麻根　水煎服。

甜瓜子　治经血过多，研末，水送服。

黑大豆　治经血不止，炒焦，酒冲服。

白扁豆花　治血崩，焙干研末，水送服。

蒸饼　烧后研粉，水送服。

玄胡索　治因损伤导致血崩症，酒煮服。

缩砂　焙干研末，水汤送服。

益智子　用法同上。

椒目　焙干研末，酒送服。

胡椒　与各种药同作丸内服。

艾叶　治漏血症，崩中症下血不止，与干姜、阿胶同煎服。

木莓根皮　酒煎服，治崩中症。

续断　石莲子　蕺实　茅根　桃毛　小蘖　冬瓜仁　松香　椿根白皮　鹿角　鹿茸　鹿血　猪肾　乌骨鸡　丹雄鸡　鸡内金　雀肉　鲨尾　蚌壳　文蛤　海蛤　鲍鱼
均主治漏下，崩中。

毛蟹壳　治崩中腹痛，烧后研末，水送服。

牡蛎　治崩中及经血淋漓不止，火煅研末，艾叶醋煎成膏，共作丸内服。

鳖甲　治漏下，五色带下，醋炙研末，酒送服。与干姜、诃藜勒同作丸内服。

紫矿　治经血不止，研末内服。

鳔胶　治崩中，赤白带下，焙干研末，用鸡子煎饼内食，酒送下。

阿胶　治经血淋漓不止，炒焦，酒送服，主和血滋阴。

羊肉　治崩中病情危重欲死，与当归、芎、干姜同煮服。

［止涩］

棕灰　酒送服。

莲房　治经血不止，烧后研末，酒送服。治血崩，与荆芥同烧内服。治产后血崩，
与香附同烧内服。

败瓢　与莲房同烧内服。

丝瓜　与棕同烧内服。

木耳　炒黑，与发灰同服，取汗法。

桑耳　烧黑，水送服。

槐耳　烧服。

乌梅　烧服。

梅叶　与棕灰同服。

荷叶　烧服。

桃核　烧服。

胡桃　取十五个，烧后研末，酒送服。胡桃壳也可用。

甜杏仁黄皮　烧服。

凫茈　按患者年龄一岁取一个，烧后研末，酒送服。

漆器灰　与棕灰同服。

故绵　与头发同烧内服。

败蒲席灰　酒送服。

木芙蓉花　治经血不止，与莲房同烧灰，水送服。

槐枝灰　治赤白带下，血崩。酒送服。

幞头灰　水送服。

白纸灰　酒送服。

蚕蜕纸灰　与槐子同研末内服。

百草霜　用狗胆汁送服。

松烟墨　治漏下，五色带下，水送服。

乌龙尾　治经水不止，炒后与荆芥同研末内服。

绵花子　治血崩如泉涌，烧存性，酒送服三钱。

贯众　酒煎服。

丁香　酒煎服。

地榆　治月经不止，血崩、漏下、赤白带下，醋煎服。

三七　酒送服。

地锦　酒送服。

木贼　治血崩、赤白带下，经血不断，与当归、芎䓖同服。治漏血不止，取五钱，水煎服。治血崩腹胀气疼痛，与香附、朴硝同研末内服。

石花　与细茶、漆器同研末，酒送服。

桑花　水煎。

翻白草　酒中捣烂。

醒醐菜　捣汁，酒煎。

夏枯草　研末，水送服。

桂心　火煅研末，内服二钱。

何首乌　与甘草同用酒煮服。

扶杨皮　与牡丹、升麻、牡蛎同用酒煎，治带下病。

橡斗壳　金樱根　榴皮根同

鬼箭羽　城东腐木　石胆　代赭石　白垩土　玄精石　硇砂　五色石脂　太乙余粮　均主治崩中、漏下。

赤石脂　治经血过多，与补骨脂同研末，米汤送服二钱。

禹余粮　治崩中漏下，五色带下，与赤石脂、牡蛎、乌贼骨、伏龙肝、桂心同研末内服。

伏龙肝　治漏下，与阿胶、蚕砂同研末，酒送服。

五灵脂　治血崩不止，以及血量过多，将五灵脂一半生用一半火炒，酒送服，主活血止血。研末熬膏，加神曲作丸内服。烧存性，铁锤烧红淬酒中送服。

鹊巢　治多年漏下症，烧后研末，酒送服。

牛角鳃　火烧研末，酒送服。

羊胫骨　治经血不止，煅烧后，加棕灰、酒送服。

狗头骨　治血崩，烧后研末，面糊作丸，酒送服。

乌驴屎　治血崩以及经血不止，烧后研末，面糊作丸，酒送服。

乌驴皮　羖羊角　烧。

马悬蹄　煅。

马鬃毛及尾　烧

牛骨及蹄甲　煅烧

孔雀屎　煅烧

龙骨　煅烧

鼍甲　煅烧

海螵蛸　鲤鱼鳞　主治阴道大出血，或月经后出现的漏经，经血出现各种颜色淤块的病症。

胎前

（妇女孕期因郁闷、忧思引起的烦躁不安症，或胎动
不安所致腹中似钟鸣样的声音。）

［安胎］

黄芩　同白术，为安胎清热圣药。

白术　与枳壳和丸内服，可以紧束胎儿，使其容易生。

续断　与杜仲和丸内服，可防治怀孕三个月的早期流产。

益母草　益母草籽使用相同。孕期熬膏服用。

丹参　保活胎、堕死胎。

青竹茹　孕八九月时，受伤所致腹痛，煎酒内服。

竹沥　因性交伤及胎儿，饮一升。

白药子　胎热不安，同白芷研末服。

黄连　孕妇因惊吓所致胎动出血，酒送服。

知母　未足月即腹痛欲产，作丸内服。

枳壳　与黄芩煎服，治腹痛。与甘草、白术作丸服，可使胎瘦容易生。

大枣　烧研末，与小便服，治腹痛。

缩砂仁　行气止痛。伤动胎气所致腹痛不可忍，炒后研末，同酒服。子痫引起头晕眼花，炒黑，同酒服。

香附子　安胎顺气，研末，紫苏汤冲服，称铁罩散。与藿香、甘草末加盐煎汤服，

治妊娠早期出现的恶心、呕吐等症。

槟榔　胎动出血，用葱汤冲服槟榔末。

益智子　治孕期无痛少量出血或接月下血，与缩砂仁研末，煎汤服。

大腹皮　榉皮　陈橘皮　蕉香　木香　紫苏　都可行气安胎。

芎䓖　损伤胎气，酒送服二钱，也可用于检验是否怀孕。

当归　同芎䓖末水煎服，治妊娠伤动胎儿，或胎死腹中，未受损伤时即可安胎，已受损伤时可堕胎。先兆流产时，同葱白煎汤服。

朱砂　上症，用末一钱，与三枚鸡蛋清调和服用，死胎即出，治胎可使其安。

葱白　失血过多心悸动病情严重，煎浓汤服，死胎即出，活胎可安。

薤白　同当归煎汤服。

艾叶　妊娠出血或小产出血，张仲景的胶艾汤可治。胎动导致心慌，腰酸胀，或出血，或胎死腹中，与酒煮服。胎动心悸，与醋煮服。

阿胶　胎动出血，用葱豉汤烊化服用。与葱白、艾叶一同煎服。尿血时，饮服，血痢，大便带血时，煎服。

黄明胶　酒送服。

秦艽　与甘草、白胶、糯米一同煎服。与阿胶、艾叶煎服。

木贼　与川芎末煎服。

生地黄　捣汁，或研末，或浸酒，或煮鸡蛋。

桑寄生　与阿胶、艾叶煎。

酱豆　炒后研末，酒送服。

赤小豆芽　酒送服，每日三次，也可治疗先兆流产。

桃枭　烧后服用。

莲房　烧后服用。

百草霜　与棕灰、伏龙肝、童尿酒送服。

鸡子　生鸡蛋二枚与白粉调和食用。

鹿角　与当归一同煎服。治腰痛，烧后浸入酒中七次，饮服。

生银　煎水，或同苎根煎酒服。

代赭石　鹿茸　麋角　黑雌鸡　鼓汁　大蓟　蒲黄　蒲蒻　卖子木皆可止血安胎。

菖蒲　小产出血不止，捣汁服用。

荷鼻　治胎动见黄水，一个烧后研末，糯米汤送服。

糯米　与黄芪、芎䓖同煎服，治胎动下黄水。

秫米　同上

粳米　同上

蜜蜡　一两　化后投入半升酒中服用，出血不止欲体克者，服此立止血。

熟地黄　治先兆流产出血不止，血尽则胎死者，与生地黄同研末，白术汤送服。

腹疼脉虚，与当归一同作丸服。

　　苎根　同生银煎服。

　　葵根　烧灰，调酒服。

　　五倍子　酒服。

　　鸡卵黄　与酒煮，每日食用。

　　鸡肝　切片，和酒食用。

　　龙骨　铁拜锤　主治先兆流产，出血不止。

　　人参　黄芪　治疗妊娠期间各种虚症。

［外治］

　　弩弦　胎动致心神不适、慌乱，系于腰中

　　蛇蜕　装袋中系于腰下，可治胎动下堕欲临产之症。

　　伏龙肝　研末，水冲服。

　　井底泥　犬尿泥　主治妊娠伤寒，涂腹部，保护胎儿。

　　嫩卷荷叶　孕妇伤寒，与蚌粉一同涂于腹部，同时服用。

［子烦］

　　竹沥　每日频频饮之，可治胎气上冲引起的烦躁不安症。

　　葡萄　煎服。榨汁服用也很好。

　　黄连　酒送服一钱。

　　知母　与枣肉同作丸服用。

　　生银　与葱白，阿胶同煎服用。

　　蟹爪　煎服。

［胎啼］

　　黄连　煎汁经常一小口一小口地喝，可治孕期腹中有声似钟鸣者。

产难

［催生］

　　香附子　孕九月十月时服此，永不再惊怕。与缩砂、甘草研末服，名福胎饮。

　　人参　胎儿横位或臀位时，与乳香、丹砂一同，用鸡蛋清、煎汁调服，母子皆保平安。

白芷　煎服。或者同百草霜、童尿、醋煎汤服。

益母草　难产导致胎死，捣汁服。

蒺藜子　与贝母研末服，可催生堕胎，下胞衣。

贝母　研末服。

麻子仁　臀位，各服二七十四粒。

黄麻根　煮服，可催生破血，下胎盘。

盐豉　烧研末，酒送服。

皂荚子　各二粒。

柞木皮　与甘草煎服。

乳香　作丸服，研末服，与丁香、兔胆作丸服。

龙脑　新取的井水与龙脑少许服下，胎儿即刻产出。

凤仙子　水吞服。

山楂核　吞服。

桃仁　吞服。

牛屎中大豆　吞服。

槐实　产妇内热难产，吞服。

春杵糠　烧服。

柑橘瓤　烧服。

莲花　胡麻　赤石脂　代赭石　禹余粮　石蟹　蛇黄　上诸药煮服。

鳔胶　烧服。

蛟髓　白鸡距　烧后　和酒服。

白雄鸡毛　同上。

鸡子白　生吞一枚。

乌鸡冠血　兔血　与乳香末同服。

兔脑　与乳香作丸服。兔脑头作用同。

兔皮毛　烧成末与酒服，治血上攻心造成的疾病。

败笔头灰　藕汁送服。

鼠灰　酒服。

骡蹄灰　将麝香放入骡灰中，酒送服。

麝香　水送服一钱，胎儿即产出。

羚羊角尖　刮成末，与酒服。

狗毛灰　酒服。

白狗血　血上攻心，酒送服。

猪心血　与乳黄、丹砂和成丸服。

珍珠　酒服一两，胎儿即产出。

鳖甲　烧末，与酒服。

龟甲　烧末，酒服，身材矮小的女子，骨盆不开引起难产，龟甲同发灰、川芎、当归煎酒送服。

生龟　临产时戴上它，临时烧服。

海马　文鳐鱼　用法与上药相同。

本妇爪甲　烧灰，酒送服。

人尿　煎服。

蚕蜕纸灰　与蛇蜕灰一起酒服。

土蜂窝　开水泡汤服。

弹丸　酒服一钱。

松烟墨　水送服。

芒消　童尿　酒服。

云母粉　酒服半两，药入口即产。

诸铁器　烧红淬酒服。

布针　十四个，烧淬酒服。

铁镬锈　与白芷、童尿放入醋中服用。

马衔　煮汁服，并拿在手中。

铜弩　牙。

古文钱　都可淬酒。

铳楔灰　酒服。

箭杆　与弓弦烧，酒服。

弓弩弦　煮汁，或烧灰服。

凿柄木灰　酒服。

破草鞋灰　酒服。

簸箕　淋水后服用。

车脂　吞服二豆左右的量。

夫裈带　烧五寸，酒送服。

錘馗左脚　烧末，水送服。并治生产困难，以及胞衣不下。

蛇蜕　炒焦酒服，或泡汤洗浴产门，可治横位臀位，胞衣不下之症。与蝉蜕、头发烧研末，酒服。

鹿粪　多日不产，干湿各三钱，研末，姜汤送下。

猪膏　化入酒中，多次饮服。

五灵脂　半生半炒，酒服。

牛膝　酒煎服。

地黄　榨汁，与醋调和服用。

洗儿汤　饮服。

井底泥　水送服。

灶突后黑土　酒服。并下胎盘。

金箔　七片　开水磨，汤送服。

[滑胎]

榆白皮　研末。

牵牛子　研末服，并在临产时服用，可使胎儿容易产出。

冬葵子　研末服，与牛膝煎服，冬葵根作用相同。

葵花　横位臀位，用酒送服。

黄葵子　煎汤服。

车前子　酒送服，或同菟丝子一起用。

蜀黍根　酒送服。

赤小豆　吞服或煮服。生豆研末水送服，治产后闭经。

马槟榔　细细嚼数枚，同井水送服下。

当归　与川芎末、大豆、童尿、流水煎服。

慈姑　榨汁，服一升。

瞿麦　煮汁服。

酸浆子　吞服。

木通　通草　泽泻　预知子　水松　马齿苋　黄杨叶　海带　麦蘖　滑石　浆水
都主治难产，胎位不正，胎衣不下。

蜂蜜　横位难产，与麻油各半碗服用，即刻产出。

蒲黄　未足月，即要临产，以及胎衣不下，皆用水送服二钱，与地龙、橘皮研末
服，很妙。

[外治]

蓖麻仁　捣泥，贴足心。

本妇鞋　烤热，熨下腹部。

蚁蛭土　炒，涂于胸口。

牛屎　烧热涂在腹部，主治难产，可下活胎、死胎、胞衣。

食盐　涂于胎儿足部以及母亲腹部。

釜下墨　画于胎儿足部，并主治胎位不正。

磨刀水　主治生产时直肠脱出症。用此水在腹部摩擦。内服慈石汤。

赤马皮　临产时坐在上面。

马衔　郎君子　飞生　石燕　都可临时将诸药握于手中。

厕筹　烧成烟，可催生。

女中衣　盖在井台上，下胎衣。

乳发　胎衣不下，洒在母亲口中。

市门土　妊娠八个月时带上它，临产时酒送服一钱，容易生。

海马　文鳐鱼　獭皮　生龟　都可在临产的当月佩戴上。

［胎死］

当归　同川芎末　大豆　童尿　流水煎服。

丹参　研末。

黄葵子　研末。

瞿麦　煎服。

益母草　取汁。

贝母　研末，酒送服。

鬼臼　煎酒服。

红花　煎酒服。

大麦蘖　煎水服。

麦曲　煎水摩擦腹部。

紫金藤　苦瓠　烧灰。

雀麦　煎水服。

大豆　与醋煎服。

胡麻油　与蜜调和服。

肉桂　童尿　酒将末送服。

榆白皮　研末。

皂荚刺灰　酒送服。

木莓根皮　主治破血。

炊蔽灰　水送服。

松烟墨　水送服。

蓖麻子　四粒，与巴豆三颗，放入麝香中，贴于脐上。

伏龙肝　酒送服，屡次贴于脐下。

水银　吞服二两，即刻产出。

胡粉　水送服。

硇砂　与当归一同酒送服。

丹砂　用水煮后，研末，酒送服。

斑蝥　一个，烧成末，水送服。

蟹爪　同甘草，阿胶一起煎服。

夜明砂灰　酒送服。

乌鸡　煮汁服用，并多次摩擦脐下。

鸡卵黄　与姜汁调和服用。

雌鸡屎　二十一枚，煎水煮米粥吃。

鹿角屑　葱汤送服。

羊血　趁热饮服。

人尿　煎服。并下死胎及胎衣。

［堕生胎］

附子　治堕胎，为百药之首。

天雄　乌喙　侧子　半夏　天南星　玄胡索　补骨脂　莽草　商陆　瞿麦　牛膝　羊踯躅　土瓜根　薏苡根　茜根　蒺藜　红花　茅根　鬼箭羽　牡丹皮　大麦蘖　麦曲　葡茹大戟　薇衔　黑牵牛　三棱　野葛　藜芦　干姜　桂心　皂荚　干漆　槐实　巴豆　桉根衣鱼　蝼蛄　虻虫　水蛭　蟗虫　蛴螬　蚱蝉　斑蝥　芫青　地胆　蜈蚣　蛇蜕　石蚕马刀　飞生　亭长　蜥蜴　蟹爪　同桂心、瞿麦、牛膝研末，煎酒服。

鸡卵白　三家蛋、三家盐、三家水，调和服用。

麝香　与桂心相同。

石蟹　硇砂　水银　胡粉　琉璃瓶　研末，黄酒送服。

雄黄　雌黄　朴消　代赭　牛黄　茶汤　加入少量砂糖　放置一夜，可以打妊娠三个月的胎儿。

安息香　可下葡萄胎或假孕症。

芫花根　下葡萄胎或肿块，研末一钱，桃仁汤送下。纳入阴道，可下胎。

土牛膝根　放入少量麝香，纳于阴道内可下胎。

苦实把豆儿　作用同上。

产后

［补虚活血］

人参　主治血虚眩晕，同紫苏、童尿煎酒服用。产后失语，同石菖蒲，石莲肉，煎服。产后哮喘，苏木汤送服人参末二钱。大便秘结，同麻仁、枳壳作丸服。各种虚症，同当归、猪肾煮食。

当归　血虚疼痛，同干姜研末服。自汗，同黄芪、白芍药，煎服。

蒲黄　血虚而至眩晕、烦躁，瘕痕，疼痛，胎盘不下，都可用水送服二钱，或者煎服。

苏木　血虚导致眩晕，腹胀，不会说话，以及气喘欲死，煎服。

黄芪　治产后一切病。

杜仲　各种病，与剌肉作丸服。

泽兰　产后百病。用根做菜吃。

益母草　熬膏，主治妊娠期间及产后各种病。

茺蔚子　同上。

地黄　酿酒服，治产后百病。酒送服，可排恶露。

桃仁　煮酒服。

薤白　何首乌　都主治产后诸病。

麻子仁　浸酒，可祛疼血，治产后余疾。

玄参　蜀椒　蚺蛇膏　蛏　淡菜　阿胶　都可治产出乳腺疾病。

童尿　和酒调服，通治产后恶露的各种病症。

羊肉　有利于产妇生产哺乳期所遗留下的疾病，腹病虚弱，腹病昏厥，同当归、乌药、甘草，水煎服。

羊脂　上症，同地黄、姜汁，煎后吃。

黄雌鸡　产后应当食用，或同百合、粳米煮着吃。

黑雌鸡　同上。

狗头　产后血虚头昏，煮着吃。

繁缕　可破血，产妇应该食用，或者用酒炒，或者绞汁，或用醋糊丸服用。

马齿苋　破血，可止产后出虚汗以及大便带血。

芸薹子　可活血，治产后一切心腹痛。

［血晕］

红花　煮酒服用，可下恶血，下胎衣。

茜根　煎水服。

红曲　捣碎，酒送服。

神曲　炒后研末，用汤送服。

虎杖　煎水服。

夏枯草　榨汁服。

松烟墨　与醋磨。

白纸灰　酒送服。

鳔胶　烧成末，童尿、酒送服。

鸡子　一个生吞服。

产妇血　以一颗枣的量，与醋调服。

接骨木　血虚眩晕，烦热，煎服。

续断　血虚眩晕，畏寒发热，胃脘部胀痛，煎服。

红药子　眩晕腹胀昏厥，与红花煎服。

百合　治晕眩胡言乱语。

香附子　治眩晕胡言，生的研末，与姜、枣煎服。

漆器　烧烟，熏。

米醋　将炭在火上煅后，淬醋，熏。韭菜与醋煨后，熏。

[血气病]

丹参　破陈旧的血，生新血。

败芒箔　煮酒服用，可祛淤止血。

三七　酒送服。

芎劳　三棱　莪茂　甘焦根　玄胡索　酒送服。

鸡冠花　煎酒服。

大黄　用醋作成丸服。

虎杖　水煎服。

蟿菜　蒟蒻　水煎服。

红蓝花　酒煎服。

赤小豆　羊蹄实　败酱　牛膝　红曲　捣碎酒服。

槐耳　酒送服。

姜黄　同桂心一起，酒送服。

郁金　烧研末，醋送服。

莲薏　生的研碎榨汁，饮服。

生姜　水煎服。

三岁陈枣核　烧。

山楂　水煎。

秦椒　桂心　酒送服。

天竺桂　椶木　水煎服。

质汗　芫花　同当归研末服。

桐木　水煎服。

庵蔺　用苗或籽，与童尿、酒煎服。

刘寄奴　煎服或研末服。

天仙藤　炒研末，童尿、酒送服。

没药　同血竭、童尿、酒服用。

慈姑　榨汁，服一升，主治产后烦闷，神志昏迷症。

荷叶　炒香　童尿送服。

枳实　同酒炒芍药，煎服。

石刺木　煎汁服。

紫荆皮　用醋糊成丸服用。

鬼箭羽　同当归、红花煎服。或同四物汤煎服。

琥珀　作成丸或散。

茱萸根白皮　升麻　煎酒服。

麻黄　煎酒服。

布　包上盐在火上煅，服用。

釜下墨　酒送服。

伏龙肝　酒送服后腐血立下。

户限下土　酒送服。

自然铜　煅，淬醋后饮服。

铁斧　烧热，淬酒饮服。

铁秤锤　同上。

石琅玕　用水磨，服用。

乌金石　烧红淬酒，同煅过的寒水石研末服。

姜石　同代赭石作丸服用。

蟹爪　用酒、醋煎服。血不下时，煮蟹吃。

鸡子白　与醋各服一个。

羊血　产后烦躁昏迷，趁热饮服一升。

鹿角　烧成末，豆豉汁送服。

羚羊角　烧末，酒送服。

海马　白僵蚕　五灵脂　伏翼　龙胎　兔头　炙热　腹痛时用上药摩擦。

干漆　产后皮肤出现紫癜并疼痛，以及血气痰饮等疾患，与麦芽煅后研末，酒送服。

［下血过多］

贯众　出血导致心腹疼痛，用醋炙后，研末服用。

艾叶　出血不止，同老姜煎服，即可止血。受寒后腹部疼痛，艾叶焙热放于脐上熨。

紫菀　水送服。

石菖蒲　煎酒服用。

楮木皮　煎水服。

椿白皮　桑白皮　炙后，煎水服。

百草霜　与白芷研末服。

乌毡皮　酒送服。可止血。

鳝鱼　可食用。

凌霄花　主治产后恶露淋漓不尽。

旋覆花　与葱白煎服。

紫背金盘　酒送服。

小蓟　同益母草煎服。

代赭石　同地黄汁调和服用。

松烟墨　煅后研末酒送服。还可治堕胎出血不止之症。

[风痉]

荆芥　产后中风，四肢痉挛抽搐，牙关紧闭，寒热不认人，水煎后，童尿、酒送服。或者加入当归。

白术　与泽泻煮服。

羌活　研末，水煎服。

黑大豆　炒焦用酒冲服。

穞豆　同上。

鸡屎　炒焦酒中服。

白鲜皮　产后各种疼痛，中风，水煎服。

竹沥　地榆　可治产后血虚受风所致的惊风、痉挛等病症。

鸡苏　产后中风，恶露不止，煎服。

井泉石　治产后抽搐。

鹿肉　产后虚弱易受风邪至病。

[寒热]

柴胡　白马通灰，水送服。

羖羊角灰　酒送服。主治产后寒热烦闷腹胀。

苦参　主治产后气血亏损导致的心里烦热。

甘竹根　治烦躁发热，煮汁服。

松花　同川芎、当归、蒲黄、红花、石膏煎服，治疗产后高烧。

知母　猪肾　煮着吃。

狗肾　煮食。主治产后虚弱，又受风寒导致的寒热如疟。

[血渴]

黄芩　产后血虚口渴，同麦门冬煎服。

紫葛　烦躁口渴，煎后一小口一小口喝。

芋根　产妇应服食，可破血。饮汁，可止血。

[咳逆]

石莲子　产后咳嗽气喘，呕吐心慌，与茯苓、丁香研末，米汤饮服。

壁钱窠　产后咳嗽气喘，三五日即很危险，煎汁小口地喝。

[下乳]

母猪蹄　与通草煮食，饮汁。

牛鼻　作羹服食，不过三天，乳大下。

羊肉　做成带汁的肉，服食。

鹿肉　做成带汁的肉，服食。

鼠肉　做成羹连汁服。

死鼠　烧成末，酒送服。

鲤鱼　烧后服二钱，鳞灰也可以。

鲍鱼汁　同麻仁、葱豉，煮羹服食。

虾汁　煮汁或作羹。

胡麻　炒研末，加盐吃。

麻子仁　煮汁服。

赤小豆　煮汁服。

豌豆　煮汁服。

丝瓜　烧，存性，研末酒送服使汗出。

莴苣　煎汁服。莴苣籽，研末，酒送服。

白苣　同上。

木馒头　同猪蹄煮着吃。

通草　同上。

贝母　与知母、牡蛎粉，同猪蹄汤每天送服。

土瓜根　研末，酒送服，每天二次。

括楼根　烧研末，酒送服，或酒、水煎服。

栝楼子　炒研末，酒送服二钱。

胡荽　煮汁服或酒送服。

繁缕　泽泻　细辛　殷蘖　都可下乳汁。

石钟乳粉　用漏卢汤调服一钱，到乳下为止。

石膏　煮汁服。

王不留行　是通血豚，下乳汁的神品。

穿山甲　炮炙后烧末，酒送服二钱，叫涌泉散。

蜜蜂子　炒着吃。

漏卢　飞廉　荆三棱　煎水洗乳房。

［回乳］

神曲　产后无子吃奶，想要回奶者，炒研末，酒送服二钱，这是李时珍自制的神方。

大麦蘖　炒研末，白汤送服二钱。

缴脚布　勒乳房一夜，奶即回。

［断产］

零陵香　酒送服二钱，吃够一两，不怀孕。

薇衔　吃后可以使人不再怀孕。

凤仙子　产后吞服，即不再受孕。

玉簪花根　产后同凤仙子、紫葳、丹砂作丸服，不再受孕。

马槟榔　月经过后常嚼二颗，用井水送服，长久子宫冷不再孕。

白面　每次月经过后，用一升浸酒，三天内服完。

印纸灰　产后用水送服二钱，使人不再生产。

水银　黑铅　都可使子宫冷。

牛膝　麝香　凌霄花。

阴病

［阴寒］

吴茱萸　作用同秦椒。

丁香　蛇床子　都可外用塞入阴道。

硫磺　煎水洗。

［阴吹］

乱发　妇女因胃气下泄，致使阴道内似矢气折时时排气，应用猪膏煎乱发化服，病即可从小便排出。

［阴肿病］

白敛　白垩土　都治妇女阴部肿痛。

肉苁蓉 牛膝 煮酒服。

蛇床子 外洗。

卷柏 外洗。

枸杞根 外洗。

诃黎勒 和蜡一起烧后熏。

枳实 炒后煎服。

炒盐 外熨。并治妇女阴部疼痛。

黄芪 主治妇女子脏风邪气。

防风 与当归、乌药、阳起石配伍，主治妇女子脏风。

黄连 菊苗 羌活 白芷 藁本 荜茇 白鲜皮 地锦 干漆 槐实 阳起石 都可治

妇女产后动怒引起的疝瘕疼痛。

蜀羊泉 妇人阴道由受伤，皮间实积。

泽兰 外洗。

大豆 和饭一道杵碎，纳入阴道内。

桃仁 烧后涂于阴肿部，主治产后阴部肿痛。

青布灰 与发灰一同服。

五倍子 研末涂于阴部。并可治性交后出血不止。

［阴痒、阴蚀］

蛇床子 小蓟 狼牙 瞿麦 荆芥 同牙皂、墙头腐草一起煎水洗。

五加皮 槐白皮 槐耳 桑耳 芜荑 胡麻 枸杞根 椿白皮 同落雁木煎汤服。

城东腐木 猪胆 一起煎汤熏洗。

鲤鱼骨 桃仁 一起烧烟熏。

桃叶 杵碎，外用。

杏仁 烧研末。

羊蹄根 研末，与鲤鱼脑调和服。

鳗鲡 雄鸡肝 猪肝 羊肝 狗阴茎 狐阴茎 一并捣烂放入阴道中，主治外阴部及阴道瘙痒，阴部溃疡，肿胀坠病等症。

石胆 黑石脂 孔公蘗 土殷蘗 白矾 硫磺 龟甲 烧。

鲫胆 鲫鱼骨烧灰作用同。

鲤骨 烧灰。

鸡子 同光粉一起炒。

乌鲗骨 主治妇人阴部奇痒、阴部溃疡、阴部生疮等症。

箭笴 针线袋 主治产后阴痒，偷偷将药放在席下。

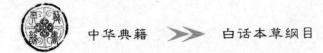

[阴脱]

土瓜根 妇女子宫脱垂，同桂枝、芍药、䗪虫研末，酒送服。

慈石 子宫脱垂，叫瘕疾，煅后淬酒作丸服用。

穿山甲 妇人子宫脱垂，坚硬像卵状，炙后研末酒送服。

升麻 柴胡 都有升提的作用。

羌活 煎酒服。

枯矾 子宫脱垂并搔痒，酒送服，每日三次。

车脂 煮酒服。

景天 酒送服。

鳖头灰 水送服。

人屎 炒红，酒送服，每日三次。

狐阴茎 都治产后子宫脱垂。

蓖麻子 贴于头顶心以及脐部。

蝎 吹入鼻中。

半夏 妇人生产时，直肠脱出，产后不妆。用来末嗜鼻，就可使其上。

白及 与乌头一同研末，纳于阴道。

铁炉中紫尘 与羊脂熨后放入阴道内。

茄根灰 纳入阴道。

铁胤粉 用少量龙脑，溶入水中，刷洗阴道。

羊脂 频频地涂于阴道。

鲫鱼头 烧后敷于阴道。

兔头 烧后敷于阴道。

五倍子 用白矾汤洗阴部后敷用。

石灰 炒热，淬水，外洗。

皂荚根皮、子 同川楝皮，石莲子煎汤熏洗。

蛇床子 老鸦蒜 老鸦眼睛草 箽竹根 一并煎水熏洗。

胡麻油 煎热熏洗，皂角末吹鼻。

枳壳 煎，洗浴产后直肠脱出症。

铁精 和羊脂炙后熨患处。

五灵脂 白鸡翎 鼠屎 都可烧烟熏。

[产门不合]

石灰 炒热，淬水外洗。

[产门生合]

铅　铸成片每日缝。

石灰　用铜线割开，敷上可止血。

[胯损]

黄绢　妇女在性交以及生产时损伤膀胱，至小便淋沥不断，用炭灰淋上汁煮烂，加入蜜蜡、茅根、马勃，煎汤每日服。另一种可同白牡丹皮，白及末一起水煎每日服用。

小儿初生诸病

（初生儿沐浴，解毒，大小便不通，无皮，不哭，不吃乳，吐乳，月内不睁眼，眼睛出血，睾丸不下，解颅，囟门塌陷，囟门肿，小儿颈项软，抬不起头，说话迟，走路迟，流口水，夜啼，肚脐肿痛，新生儿破伤风。）

[沐浴]

猪胆　黄连　梅叶　同桃、李叶煎水。

益母草　虎骨　一同煎汤洗浴初生儿，可使之不生疮疥诸病。

轻粉　小儿洗浴后，用少量擦身，可以不怕风，又可解各种毒。

[解毒]

甘草　汁。

韭汁　都可灌少量，吐出出生时带的恶水、恶血，永不生诸病。

豆豉　浓煎　喂三、五口，来自母体的毒火自行消散。

胡麻　生嚼后，用绢布包上给胎儿咂，毒火自消。

粟米粥　每日嚼少量，可增强消化功能。

朱砂　与蜜调和如豆子大小。

牛黄　与蜜调和，量如豆子大小。

黄连　灌一匙。可解胎毒及痘毒。

脐带　初生下三天，用自体脐带烧成灰调于乳中服下，可以免生痘患。

[便闭]

胡麻油　初生儿大小便不通，加入芒硝少量，煎沸，慢慢灌入便通。

甘草　同枳壳煎水灌服。

葱白　尿不通，与乳煎后灌患儿。

轻粉　医者先吸胸、背、手足心并脐七处，再用蜜化三分，服后便即通。

[无皮]

白米粉　车辇土　密陀僧　初生时无皮，上药扑身，三天即可生出。

[不啼]

冷水　灌少量，外用葱鞭打。

[不乳]

水银　吞服如米粒大的量，咽下即可吮乳，因为咽中有物像麻子。

凌霄花　百日婴儿突然不吃乳，同蓝汁、芒消、大黄，作丸服。

[吐乳]

蓬莪茂　与绿豆一起用奶煎，与牛黄调服。

蘹蕌　用牛黄、食盐少量，煎人乳服。

[目闭]

甘草　月子里眼睛不能睁开，或者肿胀发涩，或者出血，叫做慢肝风，用猪胆汁炙后，研末灌服。

苍术　上症，用二钱，放入猪胆汁中，煮热熏眼，嚼成汁喂患儿。

芎䓖　小儿喜好闭目，或者眼睛红肿、鼻干、口渴、烦躁、不寐，用朴消、薄荷研末，吹入鼻中。

熊胆　蒸水不停地点到眼睛上，口服四物汤加天花粉、甘草。

[血眼]

杏仁　嚼成泥，乳汁拌和点眼睛。

[肾缩]

吴茱萸　同大蒜、硫磺涂在腹部，并用蛇床子烧烟熏。

[解颅]

防风　同白芨、柏子仁研末，用乳调和服。

天南星　用醋调和。

漆花　榔榆皮　蟹螯灰　与白及一同研末。

鼠脑　猪颊车髓　黄狗头　炙后研末，鸡蛋清调和。

驴头骨及悬蹄灰　用油调，并每日涂。

丹雄鸡冠血　滴上，用赤芍末洒在上面。

［囟陷］

乌鸡骨　用地黄研末服。

乌头　同附子、雄黄研末贴头顶。

半夏　涂在患儿足心。

［囟陷］

黄檗　水调和，贴足心。

［项软］

附子　同南星贴头顶。

蓖麻子　病后患儿颈项软，同木鳖子仁贴。

［龟背］

红内消　龟尿调和涂，慢慢地自之痊愈。

［语迟］

百舌鸟　烤着吃。

伯劳踏枝　鞭打。

［行迟］

五加皮　同木瓜研末服。

木占斯

［流涎］

半夏　同皂荚子仁，姜汁作丸服。

牛噍草　服。

鹿角　研末，米汤饮送服。

白羊屎　频频地放入口中。

东行牛涎　涂。

桑白皮汁　涂。

天南星　水调贴足。

［夜啼］

［内治］

当归　胎儿受寒啼哭，日夜不止，焙研末，用乳调和灌服。

前胡　作成蜜丸服。

刘寄奴　同地龙研末服。

伏龙肝　与丹砂、麝香作丸服。

灯花　抹在乳头上让患儿吮吸。

胡粉　水送服三颗豆的量。

硫磺　同黄丹煅，在地下埋后，作丸服。

白花蛇睛　研末，用竹沥调，灌服。

虎睛　研末，用竹沥调，灌服。

牛黄　用乳汁化如豆大小的一点牛黄，灌服。

狼屎中骨　烧灰，水送服。或加豺皮灰。

缚猪绳灰　水送服。

巴豆　李时珍说：小儿夜啼，多半是乳食积滞腹痛，我每次用蜡匮巴豆一、二丸给患儿服，屡次有效。

［外治］

牵牛子　五倍子　牛蹄甲　马蹄　马骨　一并贴于脐部。

狗毛　用绢袋装着，系于小儿臂上。

鸡屎　洗浴患儿，并少服一点。

猪窠草　鸡窠草　井口边草　白雄鸡翎　牛屎　一同偷偷放在席子下。

土拨鼠头骨　烧尸场土　同时放在枕旁。

仙人杖　放在身边。

树孔中草　挂于房中。

古榇板　点灯照。

［脐肿］

荆芥　煎汤洗后，再煨葱贴患处，即可消肿。

桂心　炙热熨患处。

东壁土　伏龙肝　白石脂　枯矾　车脂　龙骨　海螵蛸　猪颊车髓　同杏仁捣后贴患处。

脐带灰　同当归、麝香一起用。

油发灰　当归　甑带灰　绯帛灰　锦灰　绵灰　一并敷脐，治脐湿或脐肿。

［脐风］

独蒜　放在脐上，灸至口中冒出蒜气，还用汁嚏鼻。

盐豉　贴于脐上灸。

枣猫　同诸药贴灸。

鲫鱼　先用艾，灸人中、承浆，烧研末酒送服。

全蝎　酒灸后研末，加入麝香服用。

白僵蚕　二个，炒后研末，和蜜服。

守宫　用丹砂染红，研末，薄荷汤送服。

猴屎　烧研末和蜜服。

牛黄　用竹沥汁化服。

白牛屎　涂在口中。

鸡屎白　新生儿口噤，面红属心噤，面白属肺噤，用酒研，或水煮汁服。

猪脂　百日内患噤风　牙关紧闭，口中有东西像蜗牛、白虫的，擦此药可使之消。

驴毛　放入麝香炒焦，同乳汁调和服。

乌驴乳　猪乳　牛涎　牛齝　草汁　大豆黄卷汁　一并灌服。

钩藤　同甘草煎服。

夜合花枝　煮汁，擦拭，治小儿撮口。

葛蔓　烧灰点于咽部。

天浆子　同僵蚕、轻粉灌服。同蜈蚣烧服。

甘草　浓煎。

蛇莴汁　一并灌服，使患儿吐出痰涎。

惊痫

（有阴阳两种症候。）

［阳证］

黄连　平肝胆心的风热。

羌活　龙胆草　青黛　金银薄　铁粉　剪刀股　马衔　铁精　铜镜鼻　雄黄　代赭石鳖甲　鲮鲤甲　全蝎　守宫　龙骨　龙齿　龙脑　龙角作用相同。

珍珠　牡蛎粉　蛇蜕　白花蛇　乌蛇　伏翼　五灵脂　牛胆　牛黄　用竹沥汁化服。

驼黄　野猪黄　熊胆　鲊答　羚羊角　狐肝、胆　蛇黄　都可以平肝风，治以受惊所致的痫证。

甘草　泄心火，补元气，煎汁可治疗呕吐，撮口风痰。

钩藤　同甘草煎服，主治小儿畏寒发热，十二惊痫，禀赋不足又受风寒引起的抽搐。

丹砂　色红可入心经，妄神除热。小儿月子内惊风危重者，涂五心。抽搐壮热多哭者，与牛黄同服。突受惊吓而猝死，与蜜调服。惊吓不令发声，是血入心窍，用猪心血作丸服。急惊风搐搦，与天南星、全蝎研末服。

卢会　龙脑　为引经药。

石菖蒲　柏子仁　获神　茯苓　牡丹皮　琥珀　荆沥　淡竹沥　淡竹叶　竹茹
木通天竹黄　铅霜　黄丹　紫石英　菩萨石　玟瑁　象牙　犀角　磨汁服。

天浆子　研汁服。同全蝎、丹砂作丸服。

田螺　都可主治心经的痰热惊痫。

腊雪　可止小儿发热啼哭。

油发灰　与乳调服，可止小儿受惊恐引起的啼哭。

发髲　与鸡蛋黄合煎，溶后水服。主治小儿受惊引起的发热百病。

月经　惊痫发热，与青黛一起，水送服二钱，入口即安定。

黄芩　肺气虚惊啼，与人参研末服。

桔梗　薄荷　荆芥　防风　藁本　紫菀　款冬花　都主治惊痫，止焦风热。

桑根白皮　捣汁。

细辛　驴乳　驴毛　牛鼻津　白狗屎　马屎中粟　都主治突受惊吓的惊风高热。

慈石　炼汁。

地黄　玄石　都可滋补肾，定惊。

乳香　同没药服。

阿魏　同泡蒜作丸服。并治腹痛曲腰，哭叫不已，面色青白等症。

半夏　天南星　枳壳　杏仁　神曲　僵蚕　青礞石　金牙石　白矾　石绿　石油
水银粉霜　轻粉　银朱　雷墨　都治惊痫，风热邪所致痰涎上壅症。

薇衔　女萎　女菀　荞草　芜荑　白鲜皮　蜀羊泉　鲤鱼脂　蜂房　鹳屎　鸭血
鸡子雄鸡血　鸡冠血　鸡屎白　猪心　猪卵　猬皮　烧灰。

虎睛　虎魄　虎鼻　虎爪作用都相同。

猴头骨　狗屎　屎中骨作用同。

六畜毛　蹄甲　牛拳木　煎服。

车脂　纳入口中。

胡燕窠土　都治惊痫。

蜥蜴　同蜈蚣、螳螂嗜鼻，可止抽搐。

蓝叶　同凝水石敷头上。

厕筹　烧后贴于囟门，治惊窜。

白玉　同寒水石涂足心，可止受惊蹄哭。

老鸦蒜　同车前子研末，水调后贴手、足心，主治急惊风。

牡鼠　煎油，摩擦治惊痫。

黄土　惊风遍身乌紫色，用此药热熨。

灯火　烤。

李叶　榆叶　马绊绳　煎水洗浴。

安息香　烧后，避惊。

鹅毛　雁毛　都治小儿，避惊痫。

［阴证］

黄芪　人参　同黄芪、甘草　治小儿胃虚弱而成慢惊风，是泻火补肺，益脾平肝的神品。

天麻　定风的神药。

天南星　治慢惊风，同天麻、麝香服，或作丸服，祛痰。暑毒侵入心，至昏迷搐搦，同白附子、半夏生品研末，与猪胆作丸服。

附子　治慢惊风，同全蝎煎服。附子尖，治风痰呕吐，吹鼻，治脐风。

乌头　同上。

蜀椒　同牡蛎煎醋服。

胡椒　治慢惊风的危重症，同丁香、羊屎研末服。

蚤休　治惊痫、摇头异舌，热在腹中。属带阳症的慢惊风，同栝楼根研末服。

乌药　磨汤服。

开元钱　治慢脾惊风，利痰作用奇特，用一个烧出珠子，研末，木香汤送下。

骐驎竭　同乳香作丸服。

麻黄　长期吐泻后至慢惊脾风，同白术、全蝎、薄荷研末服。

桂心　可以平肝。

焰消　硫磺　如金液丹。

升麻　远志　蛇床子　缩砂　曼陀罗花　都可治慢惊风的阴痫。

羊肉　头、蹄、头骨作用都相同。

羊乳　鹿茸　马阴茎及鬐毛，都主治阴痫。

独头蒜　灸肚脐，用汁嗜鼻。

芸薹子　同川乌研末，涂头顶。

诸疳

（慢性营养障碍性疾患，出现虚弱发热，腹中有寄生虫。）

黄连　用猪肚蒸丸，治疳积并杀虫。小儿吃土，用汁拌土，晒后给他服，

胡黄连　主治内热疳积下痢，一阵阵发热，同柴胡一起服用。疳积发热肚子胀，同五灵脂作丸服。疳疾湿热侵入皮肤，同黄连、朱砂一起放入猪胆内煮熟，加入卢会、麝香作丸服。

青黛　水送服。主治疳疾发热下痢，杀虫。

使君子　主治五疳虚热，杀虫健脾胃，治小儿百病。

卢荟　以上症状，同使君子作丸服。

大黄　熬膏作丸服，主治无辜、闪癖、瘰疬。

黑牵牛　疳疾浮肿，同白牵牛一半生一半炒，陈皮、青皮各等分，作丸服。

橘皮　疳疾消瘦，同黄连、麝香、猪胆作丸服。

楝实　五疳，同川芎、猪胆作丸服。

轻粉　小儿吃泥腹大，同砂糖作丸服。

绿矾　疳疾　同火煅后醋淬，枣肉作丸服。

蚕蛹　煮着吃，治疳气，可退热杀虫。

白僵蚕　小儿久疳，颈软抬不起头，炒研末，薄荷汤每次送服半钱。

粪蛆　主治一切疳病，研末，麝香汤送服。或加入甘草末。或烧灰拌食物。蛤蟆生蛆作用尤其好。

蜘蛛　烧着吃，主治疳积腹大。

夜明砂　一切疳病，研末，猪肉汁送服，下胎毒。研末拌饭吃可治无辜疳。魃病，绢袋佩带在身上。　　五灵脂　五疳潮热有虫，同胡黄连、猪胆作丸服。

野猪黄　水研每日服。猪胆作用同。

牡鼠　烤着吃，主治寒热各种疳症。作成羹，非常瘦的人如小儿骨瘦如柴，腹大青筋，无故乳自溢出时，烤着吃。

鼠屎　疳病腹大者，同葱白、豆豉煎服。

柴胡　前胡　甜瓜叶　阿勃勒　都治疳热。

萹蓄　治魃病。

漏卢　煮猪肝吃。

苦耽　离鬲草　白矾　都治无辜疳疾。

益母草　煮粥。

樗根皮　作丸服。

胡粉　同鸡蛋蒸，或炒。

鸡子　加入轻粉、巴豆蒸着吃。

大枣　狼把草　鳖血　鳗鲡　狸头骨　猫骨作用同。

豺皮　兔屎　獾肉　鹑　都治疳痢。

葛勒蔓　疳痢，吹入肛门。

鹈鹕觜　久痢成膏，烧末水送服。

蔷薇根　芜荑　羊蹄根　虎胆　熊胆　猪胆　都杀虫治疳疾。

蚺蛇胆　灌鼻　治脑疳，灌肛门，治疳痢。

鲫鱼胆　灌鼻，治脑疳。

白棘针　同瓜丁研末，嗜鼻，主治各种疳病。

菖蒲　冬瓜　柳枝及白皮　郁李根　楮叶都可煎汤给小儿洗浴。

伯劳　白马眼　给小儿佩戴治魃病。

痘疮

［预解］

黄连　脐带　作用见初生下条目。

葵根　煮食。

黑大豆　同绿豆、赤小豆、甘草煮着吃并饮汁。

胡麻油　煎浓油吃，外用同葱涎擦周身。

朱砂　与蜜调服。

白水牛虱　焙研末，作面饼吃。

生玳瑁　同生牛犀磨汁，每天服用。

兔肉　腊月天做酱肉吃。

兔血　同朱砂或雄黄作丸服。

白鸽　除夕时吃，用毛煎水洗浴小儿。鸽卵，放入厕所中半天，取蛋白和丹砂作丸服，毒即从二便排出。

鸡卵　放入蚯蚓蒸熟，立春时服用。童尿或厕坑中浸七天，洗净煮着吃。

鹤卵　煮着吃。

丝瓜蔓　壶卢须　兔头　鳢鱼　一并除夕煎汤洗浴小儿，可使出痘多者减少，少者变无。

［内托］

升麻　可解毒，散痘疹及前热。

柴胡　可退出痘后的发热。

牛蒡子　痘出不畅快，便闭，咽喉不利，同荆芥、甘草煎服。

贯众　同升麻、乌药煎服。

老丝瓜　烧研末，砂糖水送服。

山楂　水煎。痘干下陷，用酒煎服。

荔枝　浸酒。壳，煎汤。

葡萄　捣酒服。

橄榄　研末。

胡桃　烧研末，胡荽酒送服。

胡荽　浸酒服。

泰和老鸡　用五味煮着吃。

竹笋　烧汤。

虾汤　鱼汤　生蛇水　都治痘出不快。

黄芪　治气虚痘色白不起。

人参　同上。

甘草　痘初生时发干淡不发，色白不行浆，不光泽，已结痂而肾弱不能吃，痘后生痈肿，或者溃烂不收，都是元气不足所至，应以人参、黄芪、甘草三味药为主治疗，用以固定营卫，生养气血。或加糯米助肺气，芎䓖行气，芍药止痛，肉桂引血化脓。

芎䓖　芍药　肉桂　糯米　肉豆蔻　可止泻。

丁香　痘灰白不起，脾胃虚弱。

麻黄　受风寒痘倒陷，用蜜炒酒送服。

猪心血　痘疮逆症，同片脑酒送服。引药入心经，同乳香作丸服。

猪齿　猫头　猫牙　同人、猪、犬牙烧灰，水送服。

猫屎　同人、狗、猪屎烧灰，水送服。

狗屎中粟　研末服一钱。

人牙　烧，加入麝香，酒送服。

人中白　烧研末，汤送服。

天灵盖　烧研末，酒送服三分，或加雄黄。

白丁香　研末，加入麝香，酒送服。

鹗头　烧研末，水送服。

老鸦左翅　烧灰，猪血作丸服。主治痘下陷。

大戟　痘变黑属肾，研末水送服。

威灵仙　上症，同片脑服。

紫草　血热痘紫红，便闭者应用此药。同红花、蝉蜕煎服。

红花　有和血作用。

燕脂　痘干红，同胡桃服。可点痘疔。用此药点眼，可使眼睛不生痘。

犀角　磨汁。

玳瑁　磨汁。

桦皮　煮汁。都主治痘赤紫干红。

抱过鸡子壳　痘倒陷、便血、昏睡，焙研末，汤送服五分，其余涂在胸、脊、风池穴。

猪膘　生痘便闭，煮着吃。

灯芯草　烦躁咳喘，小便不利，同鳖甲煎服。

牛黄　痘紫黑，谵语发狂，同丹砂、蜜调服。

丹砂　治痘入心狂乱症，同益元散，片脑、麝香一起，每灯草汤送服。

山豆根　治咽痛不利。

白柿　痘从眼睛出，每天吃。

珍珠　治痘疔，研末，水送服。

桃胶　痘出后抽搐，用酒化服。

象牙　痘出后不收，炒研末，水送服。

黄明胶　痘结瘢痕，用水化服。

［外治］

沉香　同乳香、檀香烧烟，熏，可辟恶气托痘豆外出。

稻草　猪爪壳　一起烧烟，可辟邪气。

胡荽　煎酒喷小儿，并洒在床帐上，席子下。

杨柳根　受风寒痘出不快畅，煎汤洗浴。

茱萸　小儿牙关紧闭，嚼一、二粒抹在小儿口内。

茶叶　烧熏，可止痘痒。

马齿苋　烧灰。

败茅　黄绢　烧灰。

海螵蛸　研末。

黄牛屎　烧灰。

荞麦　大豆　赤小豆　豌豆　绿豆　一并研后敷在烂痘及痈疮上。

枇杷叶　洗烂痘。

青羊脂　摩擦治豆疮如疥症。

姜石　芒硝　一起涂治痘毒。

雄黄　治痘疔，同紫草研末，燕脂，水调和，涂患处。

蚕茧　同白矾煅，敷治痘疳。

蜂蜜　酥油　一起润要落不落的痘痂。且脱后无瘢痕。

白僵蚕　用雄鸡尾浸酒，与蚕米调和涂痘瘢。

密陀僧　用人乳调后涂痘瘢。

猪肉汁　马肉汁　一起洗痘瘢。

柳叶　暑月天痘疮处生蛆，用叶铺床，躺在上面将蛆引出。

毕澄茄　嗜鼻，治痘入目。

小儿惊痫
（有阴阳二证）

［阳证］

甘草　补元气，泄心火。小儿撮口牙关紧，煎汁灌服，使之吐出痰涎。

黄连　平肝、胆、心的火。

胡黄连　黄芩　小儿惊恐啼哭，同人参研末服。

防风　上焦受风寒侵袭，四肢拘挛。

羌活　各种风痫痉，去肾间风，搜肝风。

白鲜皮　小儿惊痫。

老鸦蒜　主治急惊风，同车前子研末，水调后贴手足心处。

龙胆　治骨间发寒热，惊痫。

细辛　小儿受惊吓发痫，同桂心一起放入口中。

薇衔　惊痫吐舌。

薄荷　可祛风热。

荆芥　一百二十惊，同白矾作丸服。

牡丹　惊痫抽搐。

藁本　痫病昏厥脊背强直。

莽草　风痫，每日发作十多次，用此摩擦。

半夏　吹鼻。

青黛　水送服。

蓝叶　同凝水石敷在头上。

女萎　女菀　紫菀　款冬花　治惊痫畏寒发热。

蜀羊泉　小儿惊风。

蛇莓　小儿口噤，用汁灌服。

凌霄花　百日小儿无故口青不吮乳，用蓝叶、芒硝、大黄，作丸服。

葛蔓　小儿口噤，病变部位在咽中，烧灰点于患处。

钩藤　小儿畏寒发热，十二惊痫抽搐，受惊吓，胎风，同甘草煎服。

石菖蒲　客忤惊痫。

曲　由饮食引起的惊痫。

淡竹笋　可消痰热，小儿惊痫眼上吊。

李叶　洗浴治惊痫。

杏仁　柏子仁　小儿夜啼惊痫，温开水送服。

乳香　同甘遂服。

没药　腹痛曲腰，面色青白，叫哭不已，称盘肠痛，同乳香服。

阿魏　盘肠痛，同蒜炮炙，作丸服。

安息香　烧，可辟惊。

芦荟　镇心除热。

夜合花枝　小儿惊风撮口，煮汁擦洗。

榆花　洗浴，治小儿惊痫发热。

芜荑　惊风后失音，同曲、蘖黄连作丸服。

龙脑　入心经，为诸药的使药。

桑根白皮汁　治惊痫眼上吊，遇生客受惊吓的客忤。

枳壳　惊风搐搦吐痰涎，同豆豉研末，薄荷汁送服。

荆沥　治心热惊痫。

茯苓　茯神　治惊痫。

琥珀　先天性惊风，称胎惊，同防风、朱砂研末服。先天性痫症，称胎痫，同朱砂、全蝎研末服。

淡竹叶　青竹茹　竹沥　治惊痫眼上吊，口噤烦热。

天竹黄　惊痫天吊，去各种风热。

车脂　放入口中，止惊啼。

马绊绳　煎洗，治小儿痫症。

木牛拳　煎服，止小儿痫症。

厕筹　贴于囟门，治小儿惊窜。

灯火　烤，治惊风。

腊雪　治小儿发热啼哭。

黄土　熨，治惊风遍身乌色。

胡燕窠土　治小儿惊痫。

金箔　银箔　风热惊痫，可镇心安魂。

锡吝脂　小儿眼上吊搐搦，同水银、牛黄作丸服。

铅霜　去积滞发热，吐痰涎，可镇惊，同牛黄、铁粉服。惊风喉闭口紧，同蟾酥少量，用乌梅蘸着擦牙关。

黄丹　惊痫，镇心安神。

铜镜鼻　客忤惊痫面色发青，烧后淬酒，饮服。

铁粉　惊痫发热流涎，可镇心抑肝，水送服少量，或加丹砂。

铁精　治风痫。

铁华粉　治虚痫。

剪刀股　治惊风。

马衔　治风痫。

白玉　小儿惊恐啼哭，同寒水石涂足心。

紫石英　补心定惊。风热抽搐，同寒水石诸药煎服。

菩萨石　发热狂躁惊痫。

朱砂　色红入心，心中有热非此药不除。月内小儿惊风欲死，用此磨水涂五心。惊热多啼，同牛黄研末服。病邪客忤突然死去，蜜服二克左右，惊忤不会说话，血入心窍，猪心血作丸服。急惊风抽搐，用天南星、全蝎研末服。

水银　惊热流口涎多，同南星、麝香服。

粉霜　轻粉　都可祛痰涎惊热。

银朱　眼斜惊恐啼哭，同乳香、大蒜作丸服。

雄黄　惊痫，同朱砂研末服。

石油　小儿惊风，溶化后做成丸散服。

慈石　养肾止惊，炼水饮服。

玄石　代赭　小儿惊风入腹。急惊风搐搦不停，用火煅醋淬，金箔汤送服一钱。

石绿　作用同轻粉，治呕吐，急惊风。

礞石　惊风口吐痰涎，煅后研服，也可作丸服。

金牙石　蛇黄　雷墨　盐豉　小儿惊风撮口，贴脐上灸它。

露蜂房　惊痫抽搐畏寒发热，煎汁服。

螳螂　定惊搐，同蜈蚣、蜥嗤鼻。

天浆子　急慢惊风，研汁服。同全蝎、朱砂作丸服。口闭不开，牙关紧闭的噤风，同蜈蚣烧后，作丸服。脐风，即新生儿破伤风，与僵蚕、腻粉一起灌小儿。

白僵蚕　惊痫客忤，可祛风痰。撮口噤风，研末蜜调服。烧地，以大蒜泥制，嗤鼻。

枣猫　治脐风。

全蝎　小儿惊痫风搐，薄荷包灸，研末服。胎惊天吊，加入朱砂、麝香，或作丸服。风痫及慢惊风，用石榴煅后研末服。慢惊风，同白术、麻黄研末服。脐风，同麝香服。

玳瑁　清热，止急惊风客忤。

鳖甲　小儿惊痫，灸研末和乳服。

珍珠　小儿惊风发热。

田螺壳　治惊风有痰。

牡蛎　安神祛烦，治小儿惊痫。

龙骨　小儿发热气，惊痫，可安神定魂魄。

龙齿　小儿五惊十二痫，高烧。

龙角　治小儿惊痫抽搐，高热如火。

鲮鲤甲　治属肝症的惊风。

守宫　风痉惊痫。心虚惊痫。

蛇蜕　治小儿一百二十种惊痫抽搐，弄舌摇头。

白花蛇　治小儿风热，急慢惊风搐搦。

乌蛇　鲤鱼脂　治小儿惊忤诸痫。

鹳屎　天吊惊风发作不止，炒研末，加入麝香、牛黄、全蝎，研末服。

鹅毛　小儿做成衣服穿上，可避免惊痫。

雁毛　同上。

鸭肉　治小儿热惊。

鸡冠血　小儿突然惊痫客忤抽搐天吊。

白雄鸡血　惊风昏迷不醒，抹在口内，唇上，脑门。也治惊痫。

鸡子　可止惊。

伏翼　小儿惊风，酿朱砂烧研末服。慢惊风，将其炙焦，同人中白、全蝎、麝香作丸服。

五灵脂　治小儿惊风五痫。

鸡屎白　小儿惊忤惊暗，烧成灰，水送服。

猪心血　心热惊痫，调朱砂末服。可引入心经。

猪心、肝、肾　都治惊痫。

豚卵　猪乳、齿、屎　都治惊痫。

白狗屎　小儿惊痫客忤，烧后服。

狗屎中骨　治畏寒发热惊痫。

牛胆　治惊风有奇功。

鼻津　客忤，灌服。

马屎　烧末煮酒，洗浴小儿治突发客忤。

尾　烧烟熏，治客忤。

屎中粟　烧，治小儿客忤。

马绊绳　煎后洗浴小儿，治痫症。

驴乳　小儿痫症，客忤天吊，风痰咳嗽，服此。

驴毛　煎后饮服，治小儿客忤。

牛黄　惊痫寒热，竹沥汁调服，或蜜调服，或加入朱砂。

驼黄　治风热惊疾患。

六畜毛 蹄甲 治客忤发热惊痫。

鲊答 虎睛 虎魄 虎鼻、爪 象牙 犀角 磨浓汁服。

牛黄及角 野猪黄及脂 熊胆 惊痫抽搐用竹沥化服。

羚羊角 羊肝定风。

麝香 治惊痫客忤惊啼，可以通诸窍，开经络，透肌骨，避邪气。

狐肝、胆 治惊痫畏寒发热抽搐。

牡鼠 煎油，摩擦，治惊痫。

猬皮 惊啼，烧后服。

猴头骨及手 治惊痫寒热口噤。

发髲 与鸡蛋黄合煎，溶化后水送服，主治小儿惊热百病。

油发灰 与乳服，可止小儿惊啼。

月经血 治小儿惊痫发热，和青黛水送服二钱，入口即愈。

[阴证]

黄芪 补脉泻心火。

人参 同黄芪、甘草一起，治小儿胃虚而成的慢惊风，是泻火补肺，益脾羊肝的神方。

桔梗 主治小儿惊痫。

第五卷 《本草纲目》水部

　　李时珍说：水是入卦中坎卦的具体形象。坎卦的图形横画时是☵，纵画时是☵。水之体是纯阴，水之用也是纯阴。水的具体表现，在天上则是雨露霜雪，在地下则是海河泉井。水的流行静止和寒凉温热，是水气水性不同造成的；水的甘淡和咸苦，是水味不同产生的。所以，上古圣人依照九州水土的不同，来分辨九州人性的善恶和判断寿命的长短。水是万物生长化生的源泉，土是万物生长化生的根本。人们饮用的是水，食用的是土中生成的粮。饮食是人体生命赖以维持的根本条件，人的营卫之气也依赖饮食化生。所以说：水液散失则营血枯竭，谷食不入则降气消亡。然而水的性味差异，尤其是防病治病的医生们要谨慎潜心研究的。现在收集能做药食应用的水共四十三种，把它们按上下不同分为两类，一类为天水，一类为地水。旧的本草书籍中水类共三十二种，散见在本草书中的玉石部。

　　梁·陶弘景注的《名医别录》，载水二种。

　　唐·陈藏器的《本草拾遗》，载水二十六种。

　　宋·掌禹锡《嘉祐补注本草》，载水四种。

　　明·李时珍著的《本草纲目》，增水一十一种。

　　[附注]

　　魏·李当之《李氏药录》。

　　魏·吴普《吴氏本草》。

　　宋·雷敩《雷公炮炙论》。

　　齐·徐之才《药对》。

　　唐·苏恭《唐本草》。

　　孙思邈《千金方》。

　　唐·李珣《海药本草》。

　　甄权《药性本草》。

　　杨损之《删繁本草》。

　　唐·孟诜《食疗本草》。

　　陈士良《食性本草》。

　　蜀·韩保昇《蜀本草》。

宋·马志《开宝本草》。

苏颂《图经本草》。

唐慎微《证类本草》。

寇宗奭《本草衍义》。

大明《日华诸家本草》。

金·张元素《洁古珍珠囊》。

元·李杲《用药法像》。

王好古《汤液本草》。

朱震亨《本草衍义补遗》。

明·汪颖《食物本草》。

汪机《本草会编》。

王纶《本草集要》。

水之一
（天水类一十三种）

雨水《本草拾遗》

潦水《本草纲目》

露水《本草拾遗》

甘露《本草拾遗》

甘露蜜《本草拾遗》

明水《本草拾遗》

冬霜《本草拾遗》

腊雪《嘉祐补注本草》

雹《本草拾遗》

夏冰《本草拾遗》

神水《本草纲目》

半天河《名医别录》

屋漏水《本草拾遗》

水之二
（地水类三十种）

流水《本草拾遗》

井泉水《嘉祐补注本草》

节气水《本草纲目》

醴泉《本草拾遗》

玉井水《本草拾遗》

乳穴水《本草拾遗》

温汤《本草拾遗》

碧海水《本草拾遗》

盐胆水《本草拾遗》

阿井水《本草纲目》

山岩泉水《本草拾遗》

古冢中水《本草拾遗》

粮罂中水《本草拾遗》

赤龙浴水《本草拾遗》

车辙中水《本草纲目》

地浆《名医别录》

热汤《嘉祐补注本草》

生熟汤《本草拾遗》

齑水《本草纲目》

浆水《嘉祐补注本草》

甑气水《本草拾遗》

铜壶滴漏水《本草纲目》

三家洗碗水《本草拾遗》

磨刀水《本草纲目》

浸蓝水《本草纲目》

猪槽中水《本草拾遗》

市门溺坑水《本草拾遗》

洗手足水《本草纲目》

洗儿汤《本草纲目》

诸水有毒《本草拾遗》

以上诸水共附古时常用方十八种，新近常用方四十七种，共六十五种。

互考：铁浆　淬铁水　玉泉　石脑油　菊覃水　石中黄水　沤麻汤　米泔水　酒　醋饧糖　砂糖　茶　蜜　蚯蚓水　蜗牛水　缫丝汤　螺蛳水　蚬子水　焊鸡汤　\焊猪汤　洗裤水　蟹化漆水　胞衣水水

之一（天水类共一十三种）

雨 水
（见《本草拾遗》）

[释名] 李时珍说：地气蒸腾上升会变成云，天气冷凝下降便化为雨。人身的汗液就是用天地间的雨水来命名的。

[气味] 味咸性平，无毒。

附 立春雨水

[主治] 陈藏器说：夫妻每人饮用一杯立春雨水，然后再行房事，就会按时而生育子女，用这种方法治疗不孕证的疗效非常显著。

李时珍说：立春雨水宜于用来煎煮具有发散和补中益气作用的药物。

[发明] 李时珍说：虞抟在《医学正传》中指出：立春雨水禀受了春天的向上升腾和生发的特性，所以可用来煎煮治疗中气不足，清气不升的药物。古代方书中用立春雨水来治疗不孕证，其方法是在立春这一天，夫妻二人各饮有一杯雨水，然后再行房事，即可怀孕。上述两种功用都是采取了立春雨水能够资生发育，长养万物的作用。

附 梅雨水

[主治] 陈藏器说：梅雨水能用来清洗疮疡，消除斑痕。

[发明] 陈藏器说：江淮地区，气候潮湿，在五月上旬和下旬期间，潮湿尤为严重。《礼记·月令》上讲土地潮湿，气候闷热，就是说的五月份的气候特点。在五月的梅雨季节过后，天气转晴，家中所藏的书画都应该放到户外暴晒。如果梅雨水沾湿了衣服，就会引起颜色发黑，质地腐坏。烷洗衣物后的垢水就像煤灰汁一样，与其他的水质迥然不同。衣服上的污垢只能用梅叶煎汤清洗才能祛除，若是用其他方法清洗，污垢就难以消退。

李时珍说：有的人把梅雨叫做霉雨，指的是梅雨水在沾染衣物后会留下黑的霉斑。芒种节后的壬日是进入梅雨季节的第一天，称为入梅；小暑后的壬日是梅雨季节的最后一天，称为出梅。有的又把三月份称为迎梅雨的月份，即梅雨初至的月份；把五月份称为送梅雨的月份，即梅雨行将结束的月份。梅雨水是由湿热之气相互熏蒸，郁遏裹结不散变化而成的，人体受到湿热之气的侵犯会引起疾病的发生，衣物受到湿热之气的侵袭会出现老霉斑。所以梅雨是不能用来酿酒造醋的。《礼记·月令》所说的土地潮湿，气候闷热是指六月份的气候特点，陈藏器把它称为五月份的气候特点，是错误的。

附 液雨水

[主治] 李时珍说：液雨水具有杀虫的功效，宜于用来煎煮具有杀虫和消导积滞作用的药物。

[发明] 李时珍说：立冬后的第十天叫入液，小雪时叫出液，在这个期间的雨水称为液雨水，也叫做药雨水。各种各样的虫类饮用了液雨水，就会进入蛰伏状态，直到第二年春天雷鸣过后才会从蛰伏的冬眠状态苏醒过来。

潦 水
（见《本草纲目》）

[释名] 李时珍说：雨水倾注不止叫做潦水，又有人把日久不止，连绵不绝的雨水称为潦。如韩退之的诗中所讲：潢潦无根源，朝灌夕已除。讲的就是这个意思。

[气味] 味甘性平，无毒。

[主治] 李时珍说：潦水的浓煎液，具有调理脾胃，祛除湿热的功效。

[发明] 成无己说：张仲景治疗伤寒病淤热停积体内不除，全身皮肤粘膜发黄，用麻黄连翘赤小豆汤，在煎煮时使用潦水，就是因为潦水性平味薄而没有资助湿热的副作用。

露 水
（见《本草拾遗》）

[释名] 李时珍说：露水是阴气凝聚变化产生的流体。夜深之防。阴气凝聚停留在物体上面。就会成为露子。露水能够润泽道路两旁的花草树木。

[气味] 味甘性平，无毒。

[主治] 陈藏器说：在秋季露水较多的时候，用盘子来收取露水，然后浓煎成饴状，口服会使人延年益寿而且腹中不饥。

虞抟说：露水禀受了金秋肃杀的特性，宜于用来煎煮具有润肺杀祟作用的药物，也宜于用来调和具有治疗疥疮、癣病、麻风等病的各种散剂。

陈藏器说：指拂晓前收取到的各种草梢上的露水，具有治愈多种疾病，消除消渴的功效，经常服用能使人身体轻捷有力，腹中不饥。面部光滑润泽。另外还有一种用草梢上的露水化云母粉口服的方法。

李时珍说：阴历八月初一收取到的各种草梢上的露水，用来研墨取汁点在太阳穴上。能治疗头痛；点在膏肓穴上，能治疗长期低热，身体消瘦，甚至咯吐鲜血的劳瘵病。这种方法称为天灸。

陈藏器说：各种鲜花上的露水，具有美容的功效。

李时珍说：柏叶上的露水和菖蒲上的露水，都具有增加视力的功效，使用的方法是在每天天亮时用露水清洗眼部。

李时珍说：韭菜叶上的露水，具有治疗白癜风的功效。使用的方法是经常用露水涂擦患部。

凌霄花上的露水，如果不慎进入眼中，就会损伤眼睛。

［发明］　陈藏器说：薛用弱的《续齐谐记》上记载：司农邓绍，在八月进入华山瞻仰、礼拜，在华山见到一个少年在用上面画有五彩图画的包囊收集柏叶下面的露珠，很快地露水便装满了包囊。邓绍遂问那个少年为什么要采集露水，少年回答说这是赤松先生用来治疗眼病，增加视力的。现在的人们在八月做露华囊采集露水，大概就是由此而来的。郭宪的《洞冥记》上记载：在汉武帝的时候，有一个吉云国，这个国家出产的吉云草，具有延年益寿的功效，久服可以使人长生不死。日光照在吉云草上，会显露出红白黄青黑五种颜色。东方塑曾经收集到黑中带红、青、黄三种不同颜色的露水，并把每一种露水盛了五合奉献给了汉武帝。汉武帝把露水赐给群臣，群臣服用以后，原来患有的疾病都得到了治愈。东方朔说：太阳刚升起时，露珠都像饴一样。现在的人们把露水收集在一起，煎煮成饴状，经常服用会使腹中不饥。《吕氏春秋》上记载：水中最美的是三危的露水，露水虽然是由水产生的但却比水贵重。

李时珍说：用秋露酿的酒，气味最是清冽。姑射神人在饥饿时便吸风，在口渴时便饮用露水。汉武帝曾制作金盘，以承接露水，然后与玉屑相合而服用。杨妃在每天清晨吸取鲜花上面的露水，以止渴解酒。番国有一种蔷薇露，气味非常芳香，人们讲蔷薇露是蔷薇花上的露水，不知道他们讲的对不对。

陈藏器说：凡是秋天的露水和春天的雨水停留在草叶上，平素患有疮痒和溃破疼痛的人，接触到这种露水和雨水，痒痛立刻便会停止。如果是受到风邪的侵犯和毒水的侵袭，身体必然会出现向后的紧张强直，就像挽紧的弓一样。在这时要迅速用盐豉和面作成碗状，敷在疮上，然后再炙一百壮，待到流出大量浓水，痛痒就会逐渐减轻而痊愈。

甘露（见《本草拾遗》）

［释名］　膏露（见《本草纲目》）　瑞露（见《本草纲目》）天酒（见《本草纲目》神浆）

李时珍说：按《瑞应图》上所言，甘露就是美露，是神灵的精华，是仁瑞的润泽，甘露凝结在一起就像脂一样洁白光亮，味道像糖一样甘甜，所以又有甘、膏、酒、浆的别名。晋《中兴书》上讲，君王若是能够敬养年老之人，甘露就会降在松柏上面，若是能够尊重贤达，宽容臣民，甘露就会降在竹苇上面。《列星图》上讲，天乳星明润光亮，就表示会有甘露降下。上面各种说法，都是讲甘露是在祥瑞之气的感应下而产生的。《吕氏春秋》中记载，水中最为美好的是三危之露。

甘　露　蜜
（见《本草拾遗》）

［集解］　陈藏器说：甘露蜜产于巴山西侧较为偏远的地区，形状就像饧一样柔软。

李时珍说：按《方国志》上记载：大食国这个地区，在秋季收集露水，早晨放在阳光下曝晒，逐渐就变成糖霜，糖霜大概就是《本草拾遗》中所说的甘露蜜。《一统志》上也记载：在西番的撒马儿罕地区，有一种丛生的小草，小草的叶子非常细，就像蓝草一样，到了秋天，凝结在小草上露水，味道像蜜一样甜，经过熬煮后会变成饧的形状，夷人把它称作达即古宾。这种露水大概就是甘露蜜。甘露蜜和刺蜜非常接近，在果部药物中也有记载。

［气味］　味甘性平，无毒。

［主治］　陈藏器说：甘露蜜可以用来治疗胸膈间的各种热证，甘露蜜具有明目止渴的功效。

明　　水
（见《本草拾遗》）

［释名］　方诸水

陈藏器说：方诸是一种比较大的蚌。对蚌的介壳进行反复的摩擦使贝壳发热，然后再把它对着月亮放好，就可以取得二三合水，水的形态像清晨的露珠一样晶莹。把取火的镜子对太阳，就能得到火，把发热的方诸对向明月，就能得到水。《周礼》中也明确地提到朝向明月而取水，放置时间过长的食物会发酵而变成酒。

李时珍说：明水所以称做明水，是因为水的质地清明纯洁，因而取的赞誉之辞。《周礼》中讲"职掌取火的司烜氏，把凹形铜镜对向太阳而取水，把镜鉴对向明月而取水，取得的水与火以作祭祀时应用。"魏伯阳的《参同契》上说：用凹形的镜子而取火，若是没有太阳就不会得到丝毫火光。同样，用方诸来取水，若是没有星星和月亮，也不会得到任何水浆。《淮南子》讲：把方诸对向明月，气津就会凝聚在一起而成为水。对上述各书的注家，有的人把方诸解释为石，有的人解释成大蚌，有的人说方诸是由五种石类烧练而成，这些注释都是错误的，按《考工记》讲：把铜和锡按相等的比例混在一起，就得到制作鉴和燧的原料。其中用来取火的叫燧，用来取水的称鉴。高堂隆说：阳燧也叫阳符，是从太阳上取火的工具；阴燧也叫阴符，是从月亮上取水的用具，阳燧和阴燧都是用铜制造的，叫做水火之镜。这个解释是正确的。干宝《搜神记》说：金和锡的性质相同的，在五月的丙午日的午时铸造的镜子叫阳燧；在十一月的壬子日的子时铸造的镜子称阴燧。

[气味]　味甘性寒，无毒。

[主治]　陈藏器说：明水具有明目定心的功效，可以治疗小儿烦热，还具有止渴的作用。

冬 霜
（见《本草拾遗》）

[释名]　李时珍说：在阴气偏盛时露水就会凝结而变成霜，霜能损伤万物，露却能滋养万物，霜和露虽然都由空气中的水分所化，但性质却随着时令的改变而出现了不同。《乾像占》说：天气冷凝下降随着在物体上就成为露水，露水受到凉风的吹刮就变成霜。霜能杀万物，能消除四时不祥的戾气。若是应当下霜时而没有霜，应当杀万物时而不能杀物，这都是由于政令的布施缓慢拖沓的缘故；若是不应当下霜而出现了霜冻，不应当杀物而损伤了万物，这都是由于政令的布施过急残酷的缘故。许慎的《说文解字》讲：早霜称为霜，白霜叫做皑。另外还有一个名叫玄霜。陈承说：凡是要收取冬霜，应当用鸡的羽毛来扫集，盛放在瓶中密封以后贮存在阴凉的地方，即使时间较长也不会出现腐坏。

[气味]　味甘性寒，无毒。

[主治]　陈藏器说：口服冬霜可以解酒，也可治疗伤寒出现的鼻塞，饮酒过后出现的各种热证和面色发红的，也可用冬霜治疗。

陈承说：冬霜和蚌粉混合，外敷可以治疗暑天出现的痱疮和腋下脓肿，效果非常好。

[附方]　新近常用方一种。

寒热疟疾。《集玄方》：秋后霜一钱半，用热酒送服。

腊 雪
（见《嘉祐补注本草》）

[释名]　李时珍说：按刘熙《释名》讲：雪是洗的意思。雪能够洗除瘴疠之气和

虫蝗。凡是花只有五个花瓣，而雪花却有六瓣，六是阴的生成数。冬至后的第三个戊日为腊月，腊月里的前三场大雪，既能滋润冬季作物，又能杀灭害虫，所以对小麦和蔬菜非常有益。把腊雪贮存起来，封闭好后放在阴处，即使搁置数十年也会腐坏。用腊雪化成的水浸泡五谷的种子，那么五谷就能耐受干旱而且不生害虫；把腊雪化成的水酒在祭祀的灵位席间，那么虫蝇就会自行离去；用腊雪化成的水来腌制贮藏水果和食品，就不会出现蛀环和虫洞。这难道不都是腊雪能杀灭害虫的证验吗。

陈藏器说：春天的雪中有虫，化成水后也极易腐败，所以春天的雪不能当作药物应用。

[气味]　味甘性凉，无毒。

[主治]陈藏器说：腊雪具有解毒的功能，能治疗传染性很强的天行时气瘟疫诸病。小儿发热痫惊狂啼哭，成年人因为服用丹石而出现异常病症，饮酒后突然出现发热，全身皮肤黄染等病，亦可以用腊雪治疗，在服用时要略略加热一下。

张从正说：用腊雪水洗眼睛，可以消退目睛红赤。

吴瑞说：腊雪水可以用来煎茶煮粥，具有清热止渴的功效。

李时珍说：腊雪水宜于用来煎煮治疗伤寒火喝的药物，外敷治疗痱子效果也很好。

[发明]　寇宗奭说：腊雪水，是禀受了天地间极寒之气的水，寒能疗热，所以腊雪水可以治疗上面所说的各种病症。

雹（音驳）
（见《本草拾遗》）

[释名]李时珍说：程子讲，雹是阴阳之气相互搏结而形成的，属于四时不正之气。还有的人讲，雹是炮的意思，形容冰雹击中物品就像炮弹一样。曾子讲，阳气专司会形成冰雹，阴气专司会形成冰珠。陆农师讲：阴气包裹着阳气就形成冰雹，阳气包裹阴气就形成冰珠。雪六瓣而成花的形状，雹三瓣而裹结成实体。这都是从阴阳的角度来探讨雹的形成。《五雷经》讲：雹是在阴阳之气不相调和时形成的。雹寄留在龙的鳞甲之内，由于天气寒冷，水气凝结为冰而形成，若是受到雷声的振荡，就会脱离鳞甲从天坠落，其中较大的可以像斗和升，小的也像弹丸。还有一种说法是蜥蜴含水，也能把水化作冰雹，这种说法不知道是否正确。

[气味]　味咸性凉，有毒。李时珍说：按《五雷经》讲：如果人误食了冰雹，就会发生疫疬、麻风、癫之类原病症。

陈藏器说：若是酱的味道出现了异常，及时地取一二升冰雹放到瓮中，异常的味道立刻就会消失。

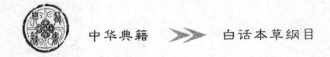

夏　冰
（见《本草拾遗》）

[释名]　凌，读去声。李时珍说：冰是阴气精凝而成，当水盛到极点时就会出现一些土的特性，就会由柔而转变成刚，这就是所说的物极反兼化的道理。所以冰字从水，从仌。《周礼·天官》记载：凌人掌管着斩冰，纳冰，以供给祭祀的宾客。《左传·昭下四年》：古时的人白天在大地的北面贮藏冰块。

[气味]　味甘性凉，无毒。

[主治]　陈藏器说：夏冰具有清热除烦的功效。局部冷敷能治乳部红肿热痛。

吴瑞说：夏冰有除烦止渴，消暑解毒的作用。

李时珍说：凡是伤寒阳毒，热邪炽盛引起昏迷的，把夏冷一块放置在膻中穴上，退热效果很好。夏冰也可用来解除饮酒过多而引起的中毒。

[发明]　陈藏器说：在盛夏暑热季节吃冰块，是与气候相反的一种生活方式，这样的饮食习惯对人体非常不宜，最令人担心的是冰块进入腹内引起冷热相激，那么就会诱发多种疾病。食谱上讲：凡是在盛夏季节用水，只能够用来降低食物的温度，使饮食物变凉，不能直接食用凉水。在夏天食用冰水虽能感到一时痛快，但日久就会引起疾病的发生。

李时珍说：宋徽宗因食用冰凉太过而引起了脾的病变，虽经御医治疗而病变仍未减轻，于是召杨介诊治；杨介询问病情后，建议用大理中丸。其他医生说：大理中丸已经应用许许多多了。杨介说：疾病的原因是过食冰凉，所以我因势用冰水煎煮大理中丸，这是针对病因而采用的治疗方法。果然，徽宗按此法服药后，疾病随即痊愈。像杨介这样的诊病治病论证，可以称得上是善辨的医生了。

[附方]　新近常用方一种。

灭瘢痕。《千金方》：用冰凌反复多次的冷熨患处，效果良好。

神　水
（见《本草纲目》）

[集解]　李时珍说：《金门记》讲：如果五月五日午时有雨，那么就要立即采伐竹竿，竹竿中肯定有神水，把竹竿中一滴一滴流下的水收集起来，就是药物神水。

[气味]　味甘性寒，无毒。

[主治]　李时珍说：神水能治疗胸腹部的积聚和虫病。使用时要把神水和獭肝相和做成丸剂口服。单独饮用神水，则具有清热化痰，定惊安神的功效。

半 天 河
（见《名医别录》下品）

[释名]　上池水

陶弘景说：上池水就是竹篱头和空树穴中的水。

李时珍说：《战国策》里讲，长桑君给扁鹊饮用了上池水，扁鹊就能够非常清楚地看到体内的脏腑。注中说：上池水是半天河。但是长桑君使扁鹊能看到人体脏腑，是用的另外的方法。

[气味]　味甘性微寒，无毒。

[主治]　《名医别录》：半天河治疗鬼疰和癫狂，可以祛除邪气和毒气。

陶弘景说：半天河可以用来清洗各种疮疡。

《日华诸家本草》：半天河可治疗蛊毒。

甄权说：半天河可以杀灭鬼精，治疗精神恍惚，胡言乱语。使用时只让病人口服，而不能让病人有所察觉。

陈藏器说：从槐树中采收到的半天河，可以治疗各种风症，恶性脓疮，风疹瘙痒和疥疮瘙痒。

[发明]　寇宗奭说：半天河水，是上天润泽大地的水，所以能够治疗心病、鬼疰、狂乱以及毒气。

[附方]　古代附方一种，新近常用方一种，共二种。

1. 辟禳时疫。《医林集要》：口服半天河水。

2. 身体白驳风。《张文仲备急方》：先收取树木孔穴中的水洗涤患处，然后再将桂捣成粉末，用唾液混合敷在患处，每天治疗两次。

屋 漏 水
（见《本草拾遗》）

[气味]　味辛、苦，有毒。李廷飞说：如果食用了屋漏水滴湿过的肉类，就会出现瘕，引起恶性疮疡。凡是屋檐下的雨水滴湿的蔬菜，也有毒，不能食用。

[主治]　陈藏器说：治疗恶犬咬伤，可先用屋漏水清洗伤口，然后再用水浇屋檐，收取水浸湿过的土敷在创口上，有效。

李时珍说：屋漏水可以涂疣目，外敷治疗丹毒。

水 之 二
（地水类共三十种）

流 水
（见《本草拾遗》）

[集解] 李时珍说：流水是指流动不息的水，大的像江河中的水，小的像溪涧中的水，都是流水。流水虽然流动不息但特性却属宁静，质地虽然柔顺但气质却极刚强，所以流水与湖泽池塘中的静止不动的水有本质的区别。然而江河之中的水大多都混浊，溪涧之中的水多都澄清，两者之间又有不同。浊水流水之中的鱼和清水静水中的鱼，性状颜色迥然有别。用来淬剑染帛，着色也各不相同，用来煮粥烹茶，味道也有差异。所以用流水入药，是不能不详加分辨的。

附 千里水 东流水 甘烂水
（甘烂水也称作劳水）

[气味] 味甘性平，无毒。

[主治] 陈藏器说：可以用来调治病后身体虚弱。把水反复多次地上扬，用来煎煮药物禁神最有效验。

李时珍说：千里水、东流水及甘烂水能主治五劳七伤，脾肾亏虚，阳盛阴虚，两眼不能闭合，以及霍乱呕吐腹泻和伤寒病后，将要发作气从少腹上冲胸中的奔豚病。

附 逆流水

[主治] 李时珍说：逆流水能主治中风、突然昏厥、头风、疟疾、咽喉部的诸种疾病，具有开宣肺气，催吐痰涎的功效。

[发明] 陈藏器说：千里水和东流水，都能荡涤邪浊污秽，都可用来煎煮汤药，都可用以禁咒神鬼。道路上的污秽的积水，尚可以推荐给王公，何况是运行不息的流水。《神农本草经》上讲：云母最畏惧的就是东流水，炼云母时用东流水，与用其他水不同，这是东流水的效用。

孙思邈说：江中之水，从发源地千里远涉，最后顺势归向大海，绝不会向上逆流，用来治疗气逆冲上的头病，必然会引火下归。所以江水可以治疗五劳七伤和身体衰弱的病症。煎药时宜用陈芦和劳水，是因为有水汽不盛，火势不强的特点。如果没有江水，可以用千里东流水来代替，例如可以用泾水，渭水等。

李时珍说：劳水就是扬泛水，张仲景称为甘烂水。劳水的做法是：用流水二斗，放置在大的容器中，用勺向上高高地把水扬起，反复多次上扬，等到水面上有沸珠滚动时，就可用来煎煮药物。水的性质咸而质地沉重，反复上扬后则变得味甘而体轻，这样就不会资助肾气却反而以够补益脾胃了。虞持《医学正传》：甘烂水味甘性温而质地轻柔，所以可以用来煎煮治疗伤寒阴证的药物。顺流水具有柔顺下趋的特性，所以能治下焦腰膝的病症，也可以用来煎煮治疗大小便不通的药物。急流水是漩涡上的峻急的水，具有急速下达的特性，所以可用来煎煮治疗二便不通和风痹的药物。逆流水是水流回旋的水，具有冲逆向上的特性，所以可用来煎煮具有发散和催吐痰涎功效的药物。

寇宗奭说：东流水具有柔顺急速的特性，可以开通膈下关格不通。倒流水具有回旋逆流，冲上而不下达的特性。

张从正说：以前有一个人患了小便闭塞不通的疾病，很多医生都不能治疗，我让病人用大河中的急流水煎煮以前医生开的药，结果一服药后小便立即通畅，可见煎药用水是不能不进行选择的。

[附方] 新近常用方三种。

1. 目不得暝。半夏秫米汤。《灵枢经》：两目不能闭是阳气偏盛不能进入阴分，阳气过盛，所以两目难以闭合。治疗方法是口服半夏汤，取从千里外流行而来的长流水八升，上扬千万次，取其中清澈的水五升来煎药，煎药的火要用苇薪火，药锅中放入秫米一升，半夏五合，清澈的长流水五升，慢慢煎煮使水逐渐浓缩为一升五合，去滓后饮用一小杯，一天饮用三次，以取效为度。详情见半夏条下。

2. 汗后奔豚。茯苓桂枝甘草大枣汤。张仲景《金匮要略》：治疗伤寒病发汗以后，脐下悸动不安，将要发作气从少腹上冲胸咽的奔豚病。药用：茯苓一两，炙甘草二钱半，桂枝三钱，大枣二枚，用甘烂水二升，先煮茯苓，然后再把所有药放入煎煮口服，一日三次。

3. 服药过剂。《肘后方》：服药过剂出现心胸烦闷，可口服东流水一、二升。

井 泉 水
（见宋《嘉祐补注本草》）

[释名] 李时珍说：井字就像井的形状，泉字就像水从穴中流出的样子。

[集解] 汪颖说：新从井中打出的水，有治病宜人的作用。清晨第一次从井中打出的水，称为井华水，功效十分广泛，与其他各种水类有所不同。在各种井水中，从较远处的地脉中渗来的井水为最佳，从近处的江湖中渗来的井水次之。受到城镇沟渠中污水污染的井水，会夹杂有污水成碱，使用必须先烧煮，煮开后放置一段时间，水中的碱便会析出，这时才能应用。如果不做这个处理，则水的气与味都不佳，这种不

是不能入药煮食烹茶酿酒的。雨后井水会变得混浊，这时要放入桃仁和杏仁，以使井水恢复澄清。

李时珍说：凡是水井均用黑铅为底，所以井水有清热利水散结的作用，长期饮用井水的人身体多健康无病。在井中加入丹砂为镇，就具有延年益寿的功用。按：麻知几的"水解"中讲：麻九畴曾经访问过灵台太史，参观过以铜制成的计时的漏壶。太史对管理漏壶中水的人讲：壶中的水已经上下循环了三次，在多次循环中，水质已经比较滑利，水质滑利时则下漏的速度加快，那么所计的时刻就会出现偏差，应当重新换上新水。我曾因为这件事情而想到：自然界中各种各样的水，用来灭火和用来滋润槁木，其作用是相同的，是显示不出差别的。但是，由于地理位置的不同，由于周围环境的差别，水的特性和质地就会出现相应变化，而产生不同。所以蜀江的水用来洗锦则锦的颜色十分鲜艳，济源的水用来煮楮造纸则纸张洁白。南阳的潭水周围有菊，所以潭水有益寿之功；辽东的洞水两边有参，所以洞水有补益之效。晋地的矿山盛产矾石，所以晋地的泉水能治疗疮疽；戎地的山中藏有硫磺，所以戎地温泉能治疗癞疮。扬子江水宜于烹晚采的茶，淮蔡的水宜于制作醝酒；沧州的卤水能制盐，东阿的井水能制胶。用水可以洗除污垢，用水可以灌溉田地。出产海藻海带的水可以消除瘿块，生长半夏的湿土可以化痰。口服冰水能治疗霍乱，口服东流水可治小便不通。用雪水清洗眼睛能治两目红赤，用淡盐水清洗伤口可以治疗疮疡。菜可以做成菜汁，铁可以熔为铁浆，曲可以酿成酒，蘖可以造醋，其中的千万种变化，用语言是难以全面描述的。单就一种井水，尚且具有各种不同的名称，更何况是其他种类的水了。从井中自行溢出的水叫倒流水，从井中流出而尚未散失的叫无根水，首次打出的水叫新汲水，早晨第一次打的水叫井华水，虽然是同一井中之水，但其功用却各不相同，所以怎么能够在烹茶煮食时，在用水煎药时，对水却不加选择呢？以前曾有一个患小便闭塞不通的病人，许多医生都不能治愈。张子和在治疗时，把煎药的水换为大河的急流水，药物仍用以前医生开的处方，结果一剂后小便立即通畅。这和《灵枢经》治疗两目不闭，难以入睡的不瞑证用半夏秫米汤，煎药时用千里流水的含义相同。现在和以后用水的医生，应当以张子和的方法为据。我就是因为这个原因而写了"水解"。

附　井华水

[气味]　味甘性平，无毒。

[主治]　《嘉祐补注本草》：井华水可治酒后热痢，清洗眼睛可治目中生翳。用井华水喷洒面部，可以治疗由于极度惊恐引起的九窍和四肢指趾间的出血。把朱砂和井华水和在一起服用，可以美容，另外还有镇心安神的作用。井华水还能治疗口臭，也可用来炼各种药石。把用井华水炼过的药石放入酒醋之中，可以使酒醋保鲜而不会腐坏。

虞抟说：井华水宜于用来煎煮补阴的药物。

李时珍说：井华水宜于用米煎煮治疗痰火和气血异常的药物。

附 新汲水

[主治] 《嘉祐补注本草》：新汲水能治疗消渴和朝食暮吐，暮食朝吐的反胃，可以治疗热痢和热淋，可以治疗小便短赤涩痛；新汲水具有祛邪调中，清热下气的功效，从上诸证均需口服。新汲水外洗可使痈肿消散，也可治疗漆疮。对于从高处坠地伤而出现的腹破肠出，可用新汲水喷洒面目全身，那么流出的肠管就会自行缩入腹中。新汲水还有解闭口椒毒的作用，还可治疗鱼骨鲠塞咽喉。

徐之才说：新汲水可以解马刀毒。

李时珍说：新汲水具有解毒功效，可以解砒石、乌啄、烧酒和煤炭中毒，可以治疗热邪内盛引起的神志昏督和口渴。

[发明] 刘禹锡说：凡是饮水治疗疾病，都应该用新汲的泉水，而不能用停积污浊的水。如果用了停积污浊之水，则不仅没有任何疗效，反而还会对人体产生损伤。

虞抟说：新汲井华水，内中含有浮在水面的天一真气，用来煎煮补阴药物和炼丹煮茶，其性味功效和药水相同。

李时珍说：井泉水是地脉中的水，和人体经脉之中的血液同类，井泉水以土夺取井深，水源较远而水质清亮者为最佳，单纯饮用即可。《周易》中讲：浑浊不清的井水不能饮用，井冽水凉的井水方可饮用，说的就是这个道理。人生活在天地之间，人所禀受的山河之气相互交通。人寿的长短和人的禀性，外貌也与自然界的变化息息相关。金石草木，尚能随着水土的不同而出现变化，何况是自然界中的人呢？贪婪淫佚与成仙长寿，都与地理位置的不同有关，这些道理都记载在古书之中，前人是不会用假话来欺骗人的。《淮南子》说：不同的土地哺育不同的人。山气偏盛的地区男子较多，泽气偏盛的地区女子较多。水气偏盛地区的人们声音多嘶哑，风气偏盛地区的人们听力多下降，林气偏盛地区的人们易患癃闭，木气偏盛地区的人们易得驼背，岸下气偏盛地区的人们易患肿病。山石较多地区的人们身体强健有力，险阻遍布地区的人们易患瘿病，暑热之气偏盛地区的人们易早夭，寒冷之气较重地区的人们多长寿，谷气偏盛地区的人们易得痹证，丘气偏盛地区的人们易患尪痹。地势低下而平坦的地区，人性多仁厚；地势较高且充满丘陵的地区，人性多贪婪。土质坚硬的地区，人们多刚强；土质柔弱的地区，人们多脆弱。土呈黑色且土质较硬的地区，人的形体多高大威猛；土呈黄色且土质较柔的地区，人的皮肤多细腻。息土地区的人美，耗土地区的人丑，轻土地区的人身体轻捷，重土地区的人行动迟钝。清水多的地区，人的语音较低，浊水多的地区，人的声音较大，水流较急地区的人们，身体多轻捷，水流较慢地区的人们，行动多迟缓。人体各种不同的情况，都是由于地理环境决定的。《河图括地像》也说：九州位置不同，所以水质刚柔不同。青州会五音中的角音和徵音，禀气慓悍轻清，人们说话急而快，其他的泉水酸而苦。梁州合五音中的商音和徵音，票气刚勇猛烈，人们说话的声音窒塞，其时的泉水苦而辛。兖州和豫州合五音中的宫音和征音，禀气宁静平和，人们语音端正，其地的泉水甘而苦。雍州和冀州合五音中的商音和羽音，禀气迅快猛烈，人们语言较快，其地的泉水咸而辛。通过以上两个记载，可以说人是依赖水土来养生延年的，所以在用水时要谨慎地进行选择。

李时珍说：按《后汉书》讲：有一位妇人得病数年不愈，医生都说是患的寒热注病。十一月间，华佗让妇人坐在石槽中，在早晨用冷水灌满石槽，华佗说在灌一百次后疾病可愈。当刚灌到七十次时，妇人寒冷难耐，全身颤抖，灌水的人也因害怕想停止，但华佗却坚持继续灌水。当灌到第八十次时，热气从妇人身上蒸蒸而出，热气蒸腾向上竟有二三尺高。等灌完一百次，华佗便让妇人在用火加热的温床上躺卧，然后再盖上厚厚的被子，很久以后妇人全身冷汗大出，遂用粉扑全身而汗止病愈。又《南史》中说：房伯玉将军，曾服用五石散十多剂，后来又患了畏寒怕冷的疾病，在盛夏炎热季节也要穿两件衣服。徐嗣伯医生在诊断病情后，指出疾病是由于热伏于内而不能外达引起的，必须要用冷水来促使伏热外发，治疗的时间也必须要选择在寒冬腊月。于是，等到十一月气温下降，冰雪盖地时，徐嗣伯医生便让房伯玉将军脱去衣服，从城户外的石头上，用新汲的冷水，从头到脚对着房伯玉将军的全身泼去，反复泼浇，共用尽了二十斛新汲冷水。房伯玉将军在冷水的刺激下，牙关紧闭，呼吸微弱。房将军的家属遂哭着请求徐嗣伯医生停止治疗，但徐医生却坚持己见，继续用冷水泼浇房将军。待到又用完了一百斛新汲冷水后，房将军的身体开始轻微活动，后背上也像有热气冒出。过了一小会，房将军坐了起来，说身体热的难以忍受，想要喝一点凉水。徐医生遂让房将军饮用了一升冷水，疾病也随之告愈。自此以后，房将军自感全身经常发热，在冬天穿单衣也不觉着冷，而且身体日益健壮。李时珍认为，这两位病人的得的病都是热邪内伏体内，由于邪热不能外达，于是反而出现了寒战怕冷的表现，《素问·至真要大论》说的"诸禁鼓慄，皆属于火"，讲的就是这类病机。对于火热内郁的治法，《内经》中指出要用发散，两位医生均在冬天的清晨用冷水浇灌病人全身，这是因为冬至节以后阳气在体内，天亮时阳气也开始旺盛，在这时寒凉折损有余的火热，使得邪热在体内郁滞壅盛的极点，最后激得全身出汗而热也随汗而解。这是用了物极必反的原理，也是《内经》中所讲的"火郁发之"的意思。《素问》说"逆者正治，从者反治"在病情较重出现假象时，顺从假象进行治疗，就是逆着疾病的本质而治，这样使得邪气外有出路，人体的阴阳之气就能得以调和，疾病就会痊愈。春天阳气已经开始向外散泄，夏秋季节则阴气内藏在体内，所以必须要等到十一月以后，才能进行治疗，以上两位医生的医术，可以说到了通神的程度。

［附方］ 古方八种，新近常用方二十一种，共二十九种。

1. 九窍出血。药物组成和使用方法在本味药的"主治"条下。

2. 衄血不止。叶氏用新汲的井水，根据左右侧出血的不同，来浸洗足部，衄血便会立即停止，这个方法多次应用都获得了很好的效果。第二种方法是用冷水来洗脸，也可止血。第三种方法是把用冷水浸湿的纸贴在囟门上，然后再用熨斗熨湿纸，衄血会很快停止。第四种方法是把一瓶冷水淋射到患者的头顶和哑门穴的部位上，或者是用冷水浸湿的纸贴在头顶和哑门上，这两个方法都有止血的作用。

　　3. 金疮血出。《延寿方》：凡是金疮引起的血流不止，用冷水浸泡患处，即可收到止血的效果。

　　4. 犬咬血出。《千金方》：对犬咬伤引起的血出不止，先用冷水浸洗，待到血止后再用绵包扎伤口。

　　5. 蝎虿螫伤。《千金方》：用冷水把旧布浸湿，搨在虫蝎螫伤的部位，当湿布由冷转温时再更换新的湿布。

　　6. 马汗入疮。《千金方》：马汗入疮又称为马毛入疮，当肿胀侵入到腹部时，即会引起死亡。治疗时可以用冷水浸泡，在水温升高时要更换新的冷水，同时饮用好酒，疾病会立即痊愈。

　　7. 鱼骨鲠咽。《肘后方》：用冷水一杯，先闭口对向水面，然后再张口吸取水气，鱼骨就地自动滑下。

　　8. 中砒石毒。《集简方》：治疗砒石引起的中毒，要多饮用新汲的井水，等到出现呕吐和腹泻后，即会毒解身安。

　　9. 中乌喙毒。方法同上。

　　10. 中蒙汗毒。《济急方》：饮用冷水后即可毒解体安。

　　11. 中煤炭毒。《唐瑶经验方》：煤炭毒侵入，会很快引起晕倒，若不及时抢救，便会引起死亡。这时要抓紧时间用清水灌服。

　　12. 服药过剂。《肘后方》：由于服药过量而引起的突然呕吐不止，饮用新汲井水一升，即可止呕。

　　13. 烧酒醉死。《濒湖集简方》：对于过量饮酒引起的昏迷不醒，要先用新汲的井水浸湿病人的头发，然后再把旧帛用冷水浸湿，贴在病人的胸部，再用冷水慢慢地灌入病人口中，等到病人苏醒后再停止一切治疗。

　　14. 饮酒齿痛。《直指方》：反复多次用井水含漱，即可止痛。

　　15. 破伤风病。《谈野翁试验方》：用火来命令妇人取无根水一盏，加入百草霜调拌搅和，捏成饼状，放在患处，更换三、五次后即可获得神效。这是蒋亚香的方法。

　　16. 坠损肠出。药物及用法见本药味的"主治"条下。

　　17. 眼睛突出。《梅师方》：眼睛突出一二寸的患者，用新汲的井水灌洗浸泡眼部，要多次更换井水，眼睛就会自行纳入目眶中。

　　18. 时行火眼。《集玄方》：患者要每天站立在井边，目视井的圆周三遍，即能清热泻火。

　　19. 心闷汗出。《千金方》：对于心胸烦闷，汗出不止，不省人事，可饮用用蜜调和的新汲井水，疗效非常满意。

20. 呕吐阳厥。《千金方》：由于呕吐阳厥突然昏迷的，饮用三升新汲的井水，即可获效。

21. 霍乱吐泻。《急救良方》：不要食用热的食物，先饮冷水一碗，再用冷水一盆浸泡两足，即可止吐止泻。

22. 厌禳瘟疫。在腊月的夜间，把小豆、川椒各四十九粒投放到井中，不要让别人知晓，即有祛瘟辟疫的功效。第二个方法是在元旦那天把大麻子二十一粒投入井中。

23. 口气臭恶。《肘后方》，在正旦时含漱井水，然后吐弃在厕下，反复几次即可治愈口气臭恶难闻。

24. 心腹冷痛。《肘后方》：若是男子患心腹冷痛，就让女子取井水一杯口服；若是女子患心腹冷痛，就让男子取井水一杯口服。

25. 寒热注病。药味和使用方法在本味药的"发明"条下。

26. 火病恶寒。药味和使用方法在本味药的"发明"条下。

27. 疔毒痈疽。《保寿堂方》：凡是手指和全身其他部位出现红肿疼痛，伴有搔痒难耐，发热恶寒，或者有四肢麻木，这是热毒极盛引起的疮疡。治疗时要用针刺破患处，挤净脓血，等脓血流尽时，再口含凉水对准患处进行吸吮，在口中的凉水变温时就更换新的凉水，吸吮到疼痛和搔痒都消失时就停止，此时疮疡已被治愈，这是一种很神妙的方法。

28. 妇人将产。《千金方》：妇人在即将生产时，取半升井华水服下。

29. 初生不啼。《全幼心鉴》：假如新生儿没有啼哭，就用冷水慢慢灌入幼儿口中，再用葱白的细茎抽击幼儿背部，即会出现啼哭。

节 气 水
（见《本草纲目》）

[集解]　李时珍说：一年当中有二十四个不同的节气，每个节气主半个月的时间。水的气味会随着节气的变迁而出现变化，这是天地之间气候相互感应的缘故，与地区方域差异所引起的水质差别又自有不同。《月令通纂》中说，从正月初一到正月十二这十二天，每一天主司一个月。在每一天的早晨用瓦瓶来称量水的轻重，水重的表示雨多，水轻的表示雨少。由此可见，在一日之内水的质地尚有不同，更何况是一个月之内呢。

附　神水

在立春、清明二天贮存的水，叫做神水。

[主治]　神水宜用来制作具有治疗各种风症和脾胃虚损的诸种丸、散、丹、药酒，而且能长久贮存不出现腐坏。

附　腊日水

在寒露、冬至、小寒、大寒四个节贮存的水，叫做腊日水。

[主治]　腊日水宜用来制造治疗痰水积聚虫毒和具有滋补五脏作用的各种丹、丸，也可用来酿造药酒和作煎药用水，其功效和雪水相同。

附　立秋日五更井华水

[主治]　无论年龄大小，若是饮用立秋日五更井华水一杯，就能预防疟疾、痢疾等多种疾病。

附　重午日午时水

[主治]　宜于用来制造治疗疟疾、痢疾、疮疡、金疮、各种虫病和蛊毒的诸种丹、丸。

附　小满、芒种、白露三节内水

[主治]　小满、芒种、白露三节内的水都有毒性。若是用来造药、酿酒、制醋和制作一切食物，都容易引起腐败。人若是饮用了这三个节气的水，亦容易引起脾胃疾患。

醴　泉
（见《本草拾遗》）

[释名]　甘泉

李时珍说：醴是薄酒，由于泉水的气味像薄酒一样，所以称为醴泉。醴泉的涌出没有固定的地方，若是君王布德四方，世间和平，那么醴泉就会自行出现，人们饮用了泉水，即可延年益寿。《瑞应图》说：醴泉是水中的精华，泉水的味道甘甜就像醴一样，醴泉水流经的地方，草木都长得非常茂盛，人们饮用了泉水，也可收延年益寿的功效。《东观记》说：光武中元元年，醴泉水在京城涌出，凡是饮用了泉水的人，旧病都得到了治愈。

[气味]　味甘性平，无毒。

[主治]　陈藏器说：醴泉水可以治疗心腹疼痛和疰忤鬼气邪秽之类的疾病，治疗时要空腹饮用。另外，醴泉水有清热功效，治疗消渴和反胃、霍乱等也有佳效，泉水要以新汲的为上。

玉 井 水
（见《本草拾遗》）

[集解] 陈藏器说：凡是有玉石的山谷中的泉水都是玉井水。山中有玉则草木润泽，身中怀玉则毛发黑亮。玉是非常贵重的宝物，而水又具有灵性，所以玉井水具有延年益寿的功效。就现在来看，近山居住的人大多都长寿，这难道不是玉石津液的功效吗？太华山有泉水滴溜而下，当地的人饮用这种泉水，大部分都能长寿。

[气味] 味甘性平，无毒。

[主治] 陈藏器说：长期服用玉井水有益寿之功，会使人体润泽，毛发乌黑。

乳 穴 水
（见《本草拾遗》）

[集解] 陈藏器说：乳穴水是乳穴附近流出的泉水。附近的人们多取水饮用或是用来酿酒，口服后对人体大有裨益。乳穴水水质较浓稠，比普通水要重，浓煎时上面会有盐花析出，这是真正的乳液。

[气味] 味甘性温，无毒。

[主治] 长期饮用乳穴水，会使人身体健壮丰满，增加食欲，身体光润，益寿延年，与钟乳具有相同的功效。

温 汤
（见《本草拾遗》）

[释名] 温泉（见《本草纲目》） 沸泉

陈藏器说：地底下贮有硫磺，就会使水温升高，水中尚有硫磺的气味。硫磺具有治疗各种疮疡的功效，所以温汤也有这种作用。在泉水最热的地方，可以熏炙猪羊肉和煮熟鸡蛋。

李时珍说：有温泉的地方非常多，按胡仔《渔隐丛话》说：温泉水的气味多挟有硫磺的气味，用来沐浴则会侵袭人的肌肤。只有新安黄山的泉水是朱砂泉，在春天泉水呈微红色，可用来烹茶。长安骊山的泉水是礜石泉，泉水中的气味就不是很盛。朱砂泉水虽呈红色但温度却不是很高，泉底处可能是雄黄。有砒石的地方也有温泉，但泉水有毒，沐浴后会损伤人体。

[气味] 味辛性热，有微毒。

[主治] 陈藏器说：温汤能治疗多种风症，可消除筋骨挛缩、肌皮顽痹、手足活

动不利。也可治疗眉发脱落，各种疥疮癣病。皮肤骨节之间患有疮癣的，可先在温汤中洗浴，洗浴过后，身体会非常虚弱疲劳，这时可以随病用药，也可用饮食补养。没有病的人，不要轻易地在温汤中洗浴。

[发明]　汪颖说：庐山地区有温泉，医生经常让患疥疮癣疾、麻风梅毒的病人，在饱食后进入温汤中洗泡，在长时间的洗浴中得到汗出即可出浴，如此经过半个月后，疾病就会痊愈。

碧海水
（见《本草拾遗》）

[集解]　陈藏器说：东方朔《十洲记》中讲：深夜在大海中航行，撩拨海水会有火星闪现，海水是咸水。海水的颜色呈为碧蓝，所以叫碧海。

李时珍说：海是大河最终汇集的地方，天地上下，四方之间，都和海水相通，而大地在海水之中。海水的味道是咸的，颜色是黑的，这是五行中水的正味正色也。

[气味]　味咸性小温，有小毒。

[主治]　陈藏器说：海水煮浴，能治疗风疹瘙痒、疥疮癣疾。口服一合海水，可以催吐或攻下宿食，治疗腹胀。

盐胆水
（见《本草拾遗》）

[释名]　卤水

陈藏器说：卤水是盐开始形成时，水槽中沥下的黑色液体。

李时珍说：盐成时沥下的水汁，味道极苦不能食用。现在人们用卤水来制作豆腐。独孤滔说：盐胆可以煮四黄，焊接物体。

[气味]　味咸苦，有大毒。

[主治]　陈藏器说：盐胆水可以治疗蜃蚀、疥疮、癣疾、瘘疮和蚊虫咬伤，也可用来治疗马牛被虫咬伤和毒虫深入肉虫出现的损伤。若是六畜饮一合盐胆水，当时就会引起死亡，对人来讲也是如此。如果疮疡有出血的，不能用盐胆水涂抹。

李时珍说：对痰厥出现的不省人事，可灌服盐胆水催吐，效果较佳。

阿井水
（见《本草纲目》）

[气味]　味甘咸，性平，无毒。

[主治] 李时珍说：阿井水具有宽胸利膈，化痰止呕的功效。

[发明] 李时珍说：阿井在现在兖州的阳谷县内，即古时的东阿县内。沈括在《梦溪笔谈》中说：古人讲济水是潜伏在地下流动的，现今的历下城，凡是挖掘土地都能发现地下有流水。东阿县也是济水经过的地方，用东阿县的井水煮取的胶称为阿胶。阿井水有趋下的特性，水质清而重，用来搅动浊水可使浊水变清，所以可以用来治疗水湿内阻和痰浊上犯的病症。青州的范公泉，也是济水流注所形成的，范公泉水用来制造的白丸子，具有宽胸利膈化痰的功效。《管子·水地篇》说：齐地的水，泉水呈青白色，齐地人坚强有力，几乎无人患疥疮瘙痒之类的病，一生也不会有头痛和醉酒病症的发生。水性的不同的确如此。茶圣陆羽烹茶之际，能准确辨别各种水的不同而选择应用，若是煮药却不能辨别各种水质和水的功效，这岂不是医者的过错吗？

山岩泉水
（见《本草拾遗》）

[释名] 李时珍说：山岩泉水是山岩土石间流出的，并逐渐汇成溪涧的水。《尔雅·释水》说：从正面流出的泉水叫滥泉，从上往下流的泉水叫沃泉，从侧面流出的泉水叫酒泉。泉水的源头越是遥远的，则水质越是清冷，山中有玉石和美草名木的泉水质地较佳，山中有黑土毒石恶草的泉水则不能使用。陆羽说：凡是流速急瀑湍急的水，饮用后会引起颈部的病变。

汪颖说：在浔阳时，有一天，突然城中的马匹死了数百只，细问原因，有人讲：几天前的大雨，把山谷中的蛀虫之毒洗出，马饮用了含有毒素的水，所以出现了大量的死亡。

[气味] 味甘性平，无毒。

[主治] 陈藏器说：山岩泉水可治疗霍乱引起的心胸烦闷，呕吐不止，腹中空虚，为了防止转筋影响到腹部，要多饮用山岩泉水，这种方法称为洗肠，不要使腹中空虚，腹空时就再用山岩泉水。人们都十分惧怕霍乱病，但每次用这个方法治疗都能获效。对于身体阳气不足，体质较弱的，饮用山岩泉水要防止引起脏寒，可随病人的身体状况适当增减。

古冢中水
（见《本草拾遗》）

[主治] 陈藏器说：古冢中水有较大的毒性，误饮会引起死亡。药用可洗涤各种疮疡，疗效较佳。

粮罂中水
（见《本草拾遗》）

［集解］　陈藏器说：粮罂中水是古冢中贮粮的小口大肚的瓶子中的水，药用时取时间长而质地清亮的为上。古文中讲：甘蔗节和瓜果内核，都不会腐烂，而其他物品都会腐烂成水。

［气味］　味辛性平，有小毒。

［主治］　陈藏器说：粮罂中水可以治疗突然冒受尸气和秽恶之气引起的心腹疼痛、噩梦纷纭。另外还具有杀灭蛔虫的功效。在应用时，只能口服一合，不能多用，若是使用过多，就会引起心中烦闷。还有一个用法是用来洗眼，可以治疗目见异物，但此法没有应用过。

［附方］　新近常用方一种。

噎疾。《寿域方》：治疗食物难以下咽的噎证，取古冢中罐瓶中的水，只要饮用即可治愈，疗效非常显著。

赤龙浴水
（见《本草拾遗》）

［集解］　陈藏器说：赤龙浴水是水流较多地区的较小的水泉中，内有红色的蛇在游动，人们有时会见到这样的泉水，在雨后可取泉水饮用。

［气味］　有小毒。

［主治］　陈藏器说：赤龙浴水可以治疗气结瘕聚，各种腹中包块时有时无的瘕证，毒虫进入腹内以攻毒虫咬伤人体后出现的肿疮。

车辙中水
（见《本草纲目》）

［释名］　李时珍说：辙是车轮碾压过后形成的痕迹。

［主治］　李时珍说：车辙中水可用来治疗瘰疬风疡。在五月五日取车辙中的水来擦洗患处，效果较佳。另外，也可以用牛蹄迹中水。

地　浆
（见《名医别录》下品）

[释名]　土浆

陶弘景说：地浆水的制作方法是：在黄土地上挖掘作坎，深度三尺左右，把新汲的井水倒入坎中搅混浊，稍待片刻后用上面的清水应用，所以取名叫地浆，也叫土浆。

[气味]　味甘性寒，无毒。

[主治]　《名医别录》：地浆水能解除中毒引起的心胸烦闷。

李时珍说：地浆水能解各种鱼、肉、果、菜、药物、菌引起的中毒，也可治疗突然发作吐泻的霍乱病和热病出现的突然昏迷，只需饮服一升，效果极佳。

[发明]　陶弘景说：枫树上的菌，误食后会使人嬉笑不休，饮用地浆水后即可毒解笑止。

李时珍说：按罗天益《卫生宝鉴》讲：中暑和霍乱，是暑热之气内伤人体，七神迷乱所引起的。阴气清静则神气就会内藏，阴气受到扰乱就会耗伤消亡，对于暑热之气内伤所到的中暑霍乱，则非至阴之气不能治愈。在八卦中，坤代表地，地属于阴，土平称为静顺。地浆水在黄土砌成的坎中作成，属于阴中之阴，所以能清泻阳中之阳的暑热之气。

[附方]　古时常用方一种，新近常用方六种，共七种。

1. 热渴烦闷。《圣惠方》：治疗发热口渴，心胸烦闷，可饮服一盏地浆水。

2. 干霍乱病。《千金方》，治疗没有呕吐和腹泻，只是腹中胀痛难耐的干霍乱病，口服三、五盏地浆水即可治愈。忌米汤。

3. 服药过剂。《肘后方》：对于服药过量所出现的胸中闷乱，可口服地浆水。

4. 闭口椒毒。张仲景《金匮要略》方：治疗闭口椒中毒，出现口吐白沫，全身冰冷，极度危险者，口服地浆水。

5. 中野芋毒。《集简方》：治疗野芋中毒，可服地浆水解毒。

6. 黄鳝鱼毒。《集简方》：误食黄鳝鱼，又食荆芥，能损害人体，可服用地浆水解毒。

7. 中砒霜毒。《集玄方》：治疗砒霜中毒，用地浆水调铅粉口服，即时就可解毒。

执　汤
（见宋《嘉祐补注本草》）

[释名]　百沸汤　（见《本草纲目》）　麻沸汤　（出张仲景）　太和汤

[气味]　味甘性平，无毒。李时珍说：按汪颖讲：热汤以水开白沸的为最好。如

果仅仅是半开的热汤，饮用后反而会损伤元气，引起腹部胀满。有人讲：用热汤漱口会损坏牙齿。眼睛有病的人不要用热汤洗浴。冻僵的人也不要用热汤来灌洗，否则会使指甲脱落。用铜瓶煎水饮用，会损坏人的声音。

［主治］　寇宗奭说：热汤有助阳气，通经脉的功效。

宋《嘉祐补注本草》：热汤可以熨治霍乱病转筋入腹或是冒受尸恶移瘴之气引起的突然昏迷。

［发明］　寇宗奭说：热汤具有通经络的功效。凡是患有风寒湿痹的人，先用热汤洗泡双足和两膝以上，然后再加衣加被使全身汗出，其他药物的功效，也可借热汤的动荡之气而运行布散到全身。一年四季突然发生的腹泻，四肢厥冷，脐腹疼痛，治疗时可以坐在热汤之中，使热水浸到腹部，反复多次的坐于水中，即可治疗腹泻，在生发阳气止泄的药物中，以热汤为取效最速的。身体虚冷，阳气不足的人，在开始坐在热汤中时必然会出现身体颤抖，需要有其他的人在旁边照看。

张从正说：凡是伤寒、伤风、伤食、伤酒诸般病症，在初起时若无药可治，便口服太和汤一碗左右，口服酸齑汁也可，然后用手按揉腹部，觉得恍惚无定时，就再饮太和汤或酸齑汁，再按揉腹部，等到腹部胀满时，用手探吐，汗出后疾病即痊愈。

李时珍说：张仲景治疗伤寒误下后心下痞证，症状是心下痞塞，按之濡软，关上脉浮，方用大黄黄连泻心汤，煎用麻沸汤，就是取麻沸汤气味薄而能清泻虚热。朱真人《灵验篇》说：有人患有风疾好几年，医生挖掘深坑让病人坐在坑中，脱去衣服，用热汤淋洗，过了一段时间后，再用竹席盖在上面，结果病人汗出而病愈。这实际上也是通经络的方法。李时珍经常推究这种治疗方法中道理，在治疗寒湿证时加用艾叶煎汤，治疗风虚时加用五枝或五加煎汤，然后用于淋洗，取效比单用热汤更快。

［附方］　古时常用方四种，新近常用方九种，共十三种。

1. 伤寒初起。陈藏器《本草拾遗》：治疗伤寒初起，取热汤口服，等到出现呕吐时止吐，疾病也可痊愈。

2. 初感风寒。《伤寒蕴要》：治疗初感风寒，出现头痛怕冷的，可以用水七碗，把锅烧热直至变赤，然后把水倾入锅内，把水取出，再将锅烧红，再把水倾入，如此反复七次，制成的水叫沸汤，趁热饮一碗，再用衣被盖住全身及头面以使汗出，即可治疗初感风寒，疗效非常神验。

3. 忤恶猝死。陈藏器《本草拾遗》：治疗冒受尸恶移气引起的突然昏迷，可用铜或瓦器盛热汤，隔着衣衫熨病人的腹部，待水温降低后再更换新的热汤，立刻就能治愈。

4. 霍乱转筋。《嘉祐补注本草》：治疗吐泻不止的霍乱病引起的转筋，可用器具盛热汤熨烫，再让病人两足踏在盛热汤的器具上，使足底发热，若是水温降低就更换热汤。

5. 暑月暍（暍 yè 中暑）死。《千金方》：治暑热季节热病昏迷，用热汤慢慢灌入病人口中，微微抬起病人头部，使热汤进入腹中，病人立刻就会苏醒。

6. 火眼赤烂。赵原阳《济急方》：治疗火热上攻的两目赤烂，可令病紧闭双目，以热汤洗泡，等到水温下降后就停止，反复进行几次后即可痊愈，治疗的精妙之处在于使病人双目紧闭。另外，加薄荷、防风、荆芥来煎汤外洗，效果也妙。

7. 金疮血出。《延寿书》：治疗金疮血不止，可用旧布蘸热汤包扎。

8. 代指肿痛。《千金方》：治疗代指肿痛，可以用麻沸汤渍泡，肿痛很快即会消失。

9. 痈肿初起。《集简方》：治疗痈肿初起，可以用热汤反次浸洗，痈肿即会消散。

10. 冻疮不瘥。陈藏器：治疗冻疮日久不愈，可以用热汤热泡。

11. 马汗入疮。《千金方》：治疗马汗入疮，肿痛剧烈，用沸汤温洗即可痊愈。

12. 蝎虿蜇伤。华佗治彭城夫人方：治疗诸种虫蝎蜇伤，用温汤洗渍，反复换用新汤，第二天清晨即可痊愈。

13. 蛇绕不解。《千金方》：治蛇缠绕身体不解，用热汤喷淋蛇身，即可解脱。

生 熟 汤
（见《本草拾遗》）

[释名]　阴阳水

李时珍说：把新汲的井水与百沸汤合放在一盏中搅匀即得，由于生水和熟水均有，所以叫做生熟汤，现在的人们称为阴阳水。

[气味]　味甘咸，无毒。

[主治]　陈藏器说：生熟汤有调中消食的功效。凡是痰疟，宿食毒恶之物不消，腹胀欲要引发霍乱的，可把盐投放在生熟汤中溶化，然后口服一二升，引起呕吐，待痰涎和宿食吐尽，便能痊愈。

李时珍说：凡是霍乱病及呕吐不止的，由于呕吐而不能进食和服药，危险较大的，可以先饮几口生熟汤，即能安定。

[发明]　李时珍说：上焦中纳，中焦主腐熟水谷，下焦主排泄糟粕。三焦通利，阴阳调和，升降正常，脏腑的功能活动就畅达正常。一旦三焦失于通利，阴阳二气混淆不清，浊阴不能下降，清阳难得上升，就会发生呕吐泻的霍乱病和呕吐不止的病症。饮服生熟汤即可获得安定的原因是：生熟汤能使混杂在一起的阴阳二气得以分清，使清阳得升，浊阴得降，如此脏腑功能便可平和畅达。

陈藏器说：凡是饮酒过多而醉得不省人事，或是食用瓜果过多，以生熟汤来浸洗身体，则汤中就充满酒和瓜果的气味。《博物志》说：用生熟汤浸至身体的腰部，就可食瓜五十个而无妨，若是浸到颈部，则可食瓜无限了。但未曾试过。

齑　水
（见《本草纲目》）

［集解］　李时珍说：齑水是黄齑菜叶中挤榨而出的水。

［气味］　味酸咸，无毒。

［主治］　李时珍说：齑水具有催吐之功，可以吐各种痰饮宿食。这就是《内经》中所说的酸苦涌泻为阴

浆　水
（见宋《嘉祐补注本草》）

［释名］　酸浆

陈嘉谟说：浆是酢。把粟米加热后，投放在冷水中，浸泡五六天，味道逐渐变酸，生白花，颜色如浆，所以叫浆水。若是浸泡后出现腐败的，误用后则损伤人体。

［气味］　味苦酸，性微温，无毒。

寇宗奭说：浆水不能与李同食，若同食则引起霍乱呕吐腹泻。孕妇也不可食用浆水，若食用则会引起胎儿骨瘦。水浆更是不可饮用，饮用会导致绝育。醉酒之人饮用浆水，会引起失音。

［主治］　《嘉祐补注本草》：浆水有调中利气，宣和强力的功效。可以通关开胃，治疗消渴和霍乱呕吐泻痢不止，也可磨消宿食。浆水服用时宜作粥在傍晚时分慢慢眼下，可以调理脏腑，解除烦恼，治疗困倦思睡。把浆水煎酸后服用，可以止呕止哕，使人皮肤变白，身体也像缯帛一样轻而柔软。

李时珍说：浆水有利小便的功效。

［发明］　朱震亨说：浆水性凉而具走窜之性，所以可用来除烦止渴和化滞物。

［附方］　古时常用方五种，新近常用方一种，共六种。

1. 霍乱吐下。《兵部手集》：治疗霍乱呕吐下利，用酸浆水煎干姜屑口服。

2. 过食脯腊。孙真人方：治疗过食脯腊所致的筋痛，烦闷欲死，用浆水煮粥，加入少量鹰屎，搅和后食用。

3. 滑胎易产。《经效产宝》：治疗滑胎易产，用浆水和少量水，一次服。

4. 手指肿痛。孙真人方：治疗手指肿痛，在浆水中加入少许盐，加热后浸泡手指，水冷后更换热水。

4. 面上黑子。《外台秘要》：治疗面部黑色斑点，每天夜晚用温热的酸浆水洗面，用布把面部擦红，最后用白檀香磨汁涂抹。

6. 骨鲠在咽。《圣济录》：治骨鲠咽部不除，用磁石煅红后醋淬，陈橘焙红，多年

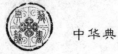

的浆水脚炒，以上三物等分为末，再用浆水脚搅和制成芡子大的药丸，每次含咽一丸。

甑 气 水
（见《本草拾遗》）

[主治]　陈藏器说：用器皿接取甑气水，洗浴头部，会使头发黑润光亮，并可加快头发生长。每天早上用梳来梳理小儿头发，日久对小儿的发育有帮助。

[附方]　新近常用方一种。

小儿诸疮。《集简方》：小儿各种疮疡，全身或面部生疮，溃烂后形成瘘道，就像大人所患的杨梅疮，可以把蒸糯米时甑蓬四周水气结成的水滴，用盘承取，涂撒在疮面上，不用几天即可取效。对多种药物治疗无效的小儿各种疮疡，用此法最为神妙。

铜壶滴漏水
（见《本草纲目》）

[主治]　虞抟说：铜壶滴漏水性滑利，上可到达颠顶，下可流至涌泉，宜于煎煮治疗四末病变的药物。

三家洗碗水
（见《本草拾遗》）

[主治]　陈藏器说：治疗恶疮日久不愈，把三家洗碗水煮开，加盐溶化，洗涤疮口，不过三五次，即可取效。

磨 刀 水
（见《本草纲目》）

[气味]　味咸性寒，无毒。

李时珍说：用磨刀水洗手会引起手癣。

[主治]　李时珍说：磨刀水有利小便，清热消肿的功效。

[附方]　新近常用方五种。

1. 小便不通。《集简方》：治疗小便不通，口服磨刀交股水一盏，立时取效。

2. 肛门肿痛。《集简方》：肛门肿痛，即将成为痔疮时，可口服磨屠刀的水，效果极佳。

3. 盘肠生产。治疗盘肠生产，肠干燥而不能回缩的，用少许磨刀水湿润，再煎好磁石取水一杯，温服，就会自行回缩收上。这是扁鹊治病的方法。

4.蛇咬毒攻入腹。《救急方》：治疗毒蛇咬伤，蛇毒攻入腹中，把两刀在水中相互摩擦，然后饮服磨刀水。

5.耳中卒痛。《活人心统》：治疗耳中突然疼痛，把磨刀的铁浆滴入耳中即愈。

浸 蓝 水
（见《本草纲目》）

[气味] 味辛苦，性寒，无毒。

[主治] 李时珍说：浸蓝水具有清热、解毒和杀虫的功效。可以治疗误吞水蛭引起的积病，腹部胀痛，面黄肌瘦。饮用浸蓝水后泻下水蛭即能痊愈。

李时珍说：染布的水，可以治疗咽喉部的疾患和难以吞咽的噎病，温服染布水一盅，效果良好。

[发明] 李时珍说：蓝水、染布水作药物使用时，都取了蓝和石灰能杀虫解毒的作用。曾有人因酒醉后而饮用了田中的水，误吞水蛭，引起了胸腹胀痛，面色萎黄，遍求医生而无效。后因住宿时口渴较重，又误饮了店中的浸蓝水，结果夜间腹泻不止，天亮时发现泻下物中有无数水蛭，自此疾病顿时治愈。

猪槽中水
（见《本草拾遗》）

[气味] 无毒。

[主治] 陈藏器说：口服一盏猪槽中水，可治疗蛊毒。浸洗伤口，又可治疗毒蛇咬伤，效果较佳。

市门溺坑水
（见《本草拾遗》）

[气味] 无毒。

[主治] 陈藏器说：市门溺坑水有止消渴的功效。消渴较重的病人口服一小盏，不要让病人知晓，三次后即可痊愈。

洗手足水
（见《本草纲目》）

[主治] 《圣惠方》：洗手足水能治疗病后劳复。无论是梳头引起的复发，还是因

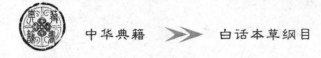

食物引起的复发，都可饮用一合洗手足水，效佳。

洗 儿 汤
（见《本草纲目》）

[主治] 《延年秘录》：治疗胞衣不下，可服一盏洗儿汤，不要让产妇知晓。

诸水有毒
（见《本草拾遗》）

水府龙宫，不能触犯。陈藏器说：水中的鬼怪离奇之事和魍魉难释的现象，是由于温峤燃犀照水触犯了水府龙宫，引起水神发怒的结果。

水中有红色的脉络，不能切断。

井水沸腾泛溢，不能饮用。李时珍说：对于井水沸腾泛溢不止，可在三十步内取一块青石投入井中，沸腾即会停止。

古井和已经枯干无水的井，不能轻易下井，因为井中有毒，人入井后会受到伤害。李时珍说：盛夏季节，阴气在下，所以尤其不能在夏天下井。可以把鸡毛投放到井中，如果鸡毛盘旋飞舞而不下沉的，井中一定有毒。向井中倾倒几升热醋，即能解除井中毒气，这时人才能下入井中，古坟也是如此。

古井不能轻易填塞，否则会使人听力下降。

阴寒潮湿地区的流水有毒，在二月和八月间，若是行人误饮，可以形成瘅疟，影响行走。

水泊中停积静止的水，在五、六月间水中有鱼鳖精，人们饮用了这种水后，会产生瘕病，出现腹中包块，按之有形的病症。

沙河中的水，饮用后会令人音哑或失音。

经常饮用两山夹缝中水的人，易患颈部出现肿块的瘿病。

饮用哗哗作响的流水的人，也易患瘿病。

花瓶中的水，误饮会引起死亡，摆插腊梅花的瓶中水，毒性尤甚。

用做饭后的热汤来洗脸，会损伤容颜；用来洗浴身体，会引起癣病；用来洗脚，会引起疼痛疮痒。

铜器上的水珠滴入食物中，人食后会产生疽和较重的疮。

用冷水和热泔水来洗头，都会产生头风，妇女尤其要忌用冷水和热泔水洗头。

水静置搁放一宿后，若是水面上呈现五色的，说明水中有毒，不能用来洗手。

患流行病后用冷水洗浴，会损伤心包。

盛夏季节用冷水洗浴，会引发伤寒病。

出汗后用冷水浸泡，会引起骨痹。李时珍说：顾闵远行跋涉，在大汗出时又渡水，结果引起骨痹，两腿行走无力，几年后就因病死亡。

　　妇人产后即洗浴，会形成全身抽搐的痉风，大多数病人会出现死亡。

　　在酒中加用冷水饮用，会引起两手颤抖。

　　酒后饮用茶水，会形成酒癖。

　　饮水后立刻入睡，会形成水癖。

　　小儿用瓢和瓶饮水，会影响语言发育，出现言语迟钝。

　　夏天长途远行，不要用凉水洗脚。

　　冬天长途远行，不要用热水洗脚。

第六卷 《本草纲目》火部

李时珍说：水火能滋养民众，而民众也依赖水火以生存。在历代本草方剂的书籍中，都知道分辨水的不同却不知分辨火的差异，这的确是一大缺陷。火是南方的征象，火字横写就是卦像中的三卦，直写就是火字，火是蒸腾上炎的形象。火气在天上运行，在地上潜藏，并能帮助人们生活。上古时期，燧人氏上观天象，俯察地理，钻木取得火种，并教导人们食用煮熟的食品，使人们不再患腹部的疾患。周朝的司烜氏官向太阳取明火，向月亮取明水，以供祭祀之用。司烜氏掌管着火的政令，在四时变化时用火来救治时疾。《曲礼》说：圣王应用水火金木，饮食也有规律。可见古时圣王对于火政，对于火在天人之间的作用，是潜心研究的，为什么现代对于火的认识却如此简慢呢？我现在撰写切于日常应用灸燔的火共一十一种，作为《本草纲目》中的火部。

唐·陈藏器的《本草拾遗》一种。

明·李时珍的《本草纲目》十种。

元·朱震亨的附注。

火之一（凡十一种）

阳火、阴火《本草纲目》

燧火《本草纲目》

桑柴火《本草纲目》

炭火《本草纲目》

芦火、竹火《本草纲目》

艾火《本草纲目》附阳燧、火珠

神针火《本草纲目》

火针《本草纲目》

灯火《本草纲目》

灯花《本草拾遗》

烛烬《本草纲目》

上述诸药中共附新近常用方十三种。

阳火、阴火
（见《本草纲目》）

　　[集解]　李时珍说：火为五行之一，有气而无质。火在天地之间布施造化，生杀万物，显示仁德，掩藏功用，表现得神妙无穷。在自然界中，火的功用是极其广大的。我曾经反复推绎思考了有关火的问题，在木火土金水五行中，木金土水各有一个，而火却独有二。二指的是阳火和阴火。火有三纲十二目，所谓的三纲是指天火、地火和人火；所谓的十二目是指天火有四目，地火有五目，人火有三目，合为十二目。把这个问题进一步延伸，还会发现：天的阳火有二，太阳属真火，星精是飞火。（自注：红色的物体闪光飞过，降到大地上就会引起灾祸的发生，这种灾祸俗称为火祅。）天的阴火也有二，是龙火和雷火。（自注：龙口中有火光闪现，这是霹雳之火，是神火。）地的阳火有三种，分别是钻木所取的火、石头撞击发出的火和敲击金属冒出的火。地的阴火有两种，是石油之火（自注：译见《本草纲目》石部的石脑油。）水中之火。（自注：在江河湖海中，每至夜间便有火光闪动，有的人说：这是水神在夜间外出，所以有火光闪动。）人的阳火有一种，即是丙丁君火。（自注：丙丁君火指的是心和小肠火，是离火。）人的阴火有两种，一是命门相火，（自注：命门相火起于北海之中，是坎中之火。命门相火在三焦之间游行，在肝胆当中寄位。）一是三昧之火。（自注：三昧之火是纯阳之火，是乾火。）总而言之，天地人之间，阳火有六种，阴火也有六种，总共有十二种火。六种阳火遇到草会引起焚燃，遇到水会燃烧，这种火可以用温气来遏伏它，可以用水来浇灭它。六种阴火却不焚烧草木和冶炼金石，阴火遇到湿会更加光亮，遇到水会更加炽盛。若想用水来浇灭阴火，则火势反会愈加炽烈而直冲天际，直到把周围事物燃尽方能停止。若是用火来逐灭阴火，用灰来扑灭阴火，那么火势就会自行消尽，光焰也将自行泯灭。

　　所以说善于反省自身的人，能上体于天理下验于物证。对于君火相火的正治和反治的道理，就也能有所理解了。

　　另外，诸种火中尚有萧丘之上的寒火，（自注：萧丘在南海之中，在萧丘上面有一种自然的火，这种火在春天出现，在秋天消失。萧丘之上生有一种树身较小而颜色焦黑的树木。这个记载出于《抱朴子外篇》。另外，陆游也说：火山军，在这个地区若是锄耘过于深入，就会出现烈焰，但虽有烈焰却不会妨碍种植谷物。这种火也属于寒火。）水泽当中的阳焰，（自注：这种火的形状与火焰相同，但起源却是水面，这种说法出自《黄帝内经素问》王冰注。）旷野之中的鬼火磷火，（自注：这种火的颜色发青，

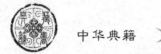

形状像火炬，有时聚在一处，有时散于四方，这种火俗称为鬼火。有人说：这是诸种血肉之物所发出的磷光。）金银的精气，（自注：凡是金、银、玉、宝之类的器物，在夜间都会发出火光。）以上诸种火都与火相似但却不能焚烧物品。

樟脑、猾髓，都能在水中发出火光，（自注：樟脑见《本草纲目》木部，猾髓见《本草纲目》兽部。）浓酒、积油，遇到热气后会自行发出火焰。（自注：烧酒、醇酒等，遇到火后就会焚烧。油积满百石以后，也会自行燃烧。如油纸、油衣、油铁，受到热的蒸腾激发，便会自行发出火光）。

南荒之地，有讨厌火的居民，（自注：地区在昆仑附近，这儿的人们能吞食火炭。）有以火为食的野兽；（自注：《原化记》说：祸斗兽，形状与犬相似，以火为食，而且粪便能化为火，能焚烧房屋。）西戎之地，有以火为食的鸟；（自注：这种鸟是鸵鸟，详见《本草纲目》禽部。）火鸦蝙蝠，能以火焰烈烟为食；火龟和火鼠，则在火热之地生存。（自注：火龟详见《本草纲目》介绍龟条，火鼠见《本草纲目》兽部鼠条。）以上诸种，都是五行变化，地理差异所出现的正常情况，但初次听说这类事情的人往往把它视为怪异，这大概是没能深刻明白自然界复杂多变的缘故吧。

有一种圣人，进到水中能不下沉，入到火内能不被烧伤，进入沙石之地也无从妨碍，行走在日月之下也没有影子。这种人，能修身养性，与天地之规律相合，由于不知道他们的名字，所以称为圣人。

蔡九峰只谈到过木火、石火、雷火、水火、虫火、磷火，对火的讨论似乎还不十分全面。

朱震亨说：太阳运动变化产生阳气，静凝停滞化生阴精，阳气不断运动而出现变化，阴精静止而与阳合，由此阴阳化合而生木火土金水五行，五行各具一种特性。但在五行之中，只有火具二类，叫君火，叫人火，叫相火，叫天火。火内为阴而外为阳，是主动的物质，所以说凡是运动变化的都属于火。以火的名称而言，火的形与气相互化生，与五行相配合，所以称为君火；以火的部位而言，火生于虚无之中，票守君命，恪守其位，因其不断运动变化而显现在外，所以称为相火。天能生育万物，所以天体处在永远不停的运动变化中；人的生命活动的维持，也有赖于体内阴阳之气的永远不停的运动。凡是运动变化，都是相火功能活动的外在表现。火气出现在天上的，来源于龙火和雷火，具有木的特性；火气出现在海上的，则具有水的特性。所以火在体内，则寄存在肝肾两脏，肝在五行属木，肾在五行属水。胆是与肝相合的腑，膀胱是与肾相合的腑，心包络能与肾相配合，三焦是以焦来命名的，而下焦主司着肝和肾，这都是属于阴而居于下的。天没有相火是不能生育万物的，人没有相火也不能维持生命活动。自然界中的火虽然由木而生，但其根本却在于地。所以，雷不伏则不能作响，龙不蛰伏就不能飞腾，大海若不依附于地就不能掀起波涛。雷鸣、龙飞和大海的波涛，都是火的运动的表现。肝肾阴精当中，都寄存着相火，这是人与自然相通应的一种表现。但是李东垣认为火是元气的贼邪，火与元气势不两立，在两者之间，一胜则一负，这却是为什么呢？周子说：精通神明才能知晓万事。五性相互交感而生万物。在有知之后，五性受物质的感应而运动，这就是《内经》所说的五火。五性厥阳之火，与相火相煽，就会离开它的正位而出现妄动。火的异常变动是由于妄行无为所致，其诸种变化难以测定，妄动的火能煎熬真阴，阴虚就引起疾病的发生，阴绝就导致死亡。君火之性和特点，《内经》中用暑和湿来言，相火之性和特点，《内经》中用火来言，这大概是用以说明相火的暴焊酷烈之性比君火更甚的缘故吧。所以说，相火是元气的贼邪。周子又说：圣人确定以中正仁义为静。朱子说：必须要让道心为一身生命的主宰，而人心则必须要听命于道心。人心能听命于道心且又能操守宁静无为，那么，体内五火的运动变化就能合乎规律，相火也能帮助人体的生命活动，以维持生生不息的生命运动，这样的话，火又怎么能是元气的贼邪呢？有人说：《内经》只是在六气的理论中讨论火，在脏腑理论中为什么不去讨论火呢？回答说：岐伯列举了病机十九条，其中属火的病机就有五条之多，如"诸热瞀瘛，皆属于火"，"诸逆冲上，皆属于火"，"诸躁狂越，皆属于火"，"诸禁鼓栗，如丧神守，皆属于火"，"诸病胕肿，疼酸惊骇，皆属于火"。刘河间说：诸风掉眩，皆属于肝，这属于风火；诸气膹郁，皆属于肺，这属于燥火；诸湿肿满，皆属于脾，这属于湿火；诸痛痒疮，皆属于心，这属于郁火。以上都是属于火的病变，都是脏腑病机中有关火热为病的记述。这个问题是极易混淆的，就像陈无择那样聪明的人，也把温暖当作君火，把日用的火当作相火，无怪后人把他视为聋盲之人。

燧　火
（见《本草纲目》）

　　[集解]　李时珍说：周代时司爟的官在四时变更时用国火救治时疾，在季春之际把火种发散到民间，在季秋之时把火种收纳到宫中，百姓都遵守这个制度。食用以火煮烤食物的人们，疾病很少发生，寿命也较长久。在不同的季节，钻木取火，以用来烤煮事物，根据一年当中气候变化的特点来用火，使火气既无过亢，也无不及，如此就可以救治民众的时疾。榆树和柳树比其他树木先发芽而颜色青，所以在春天取用榆木和柳木的火，其火的颜色也发青；杏木和枣木的木心色赤，所以在夏天取用杏木和枣木的火，其火的颜色发红；柞木和柚木的纹理色白，所以在秋天取用柞木和柚木的火，其火的颜色发白；槐木和檀木的树心色黑，所以在冬天取用槐木和檀木的火，其火的颜色发黑；桑木和柘木的纹理色黄，所以在季夏取用桑木和柘木的火，其火的颜色发黄。由于天气变化而出现的大火较以上五种火稍次，火以星为心。季春时节，龙出现在辰，所以出现布散火种，这个时节的气候是暑热。季秋时节，龙蛰伏在戌，所以收纳火种，这个时节的气候是寒冷。民众的作息时间与自然界气候变化规律相顺应一致，就能避免水灾旱灾等自然灾害的流行。后人在寒食节禁用火，是季春时节改用火种的遗意，民间讲寒食禁火是由于介子推的事，这是错误的。道书中讲：灶下的灰

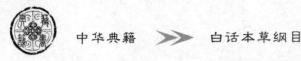

火叫做伏龙屎，是不能用来焚香敬神的。

桑 柴 火
（见《本草纲目》）

［主治］　李时珍说：对于痈疽发背不起，淤肉没有腐烂，阴证疮痒，瘰疬流注，臁疮，日久不愈的疮疡，可以把桑柴燃火，然后吹灭，用来灸患处，每日可行二次，对疮疡没有溃破的可以拨毒止痛，对疮疡已经溃烂的可以补阳接气，去腐生肌。所有具备补益功效的药物膏剂，都应使用桑柴火来煎煮。桑柴火不能直接用于点灸，以避免损伤肌肉。

［发明］　朱震亨说：桑柴火有畅达之性，故能用来拔引郁毒。这是《内经》中所说的从治法。

李时珍说：桑木有滑利关节，滋养津液的功效。疮痒得到火的灸烤便可拔引毒气，祛逐风寒之邪，因而火又有去腐生新之用。《抱朴子》说：所有仙药，若不是用桑柴火煎制的就不能服用。桑是箕星的精华所成，能够帮助药物发挥药效，能祛除风寒，治疗各种痹证疼痛，长期服用可以终身不患风疾。

陈藏器说：用桑柴火来灸蛇，那么蛇足就会出现。

炭 火
（见《本草纲目》）

［集解］　李时珍说：木柴燃烧后会变化成炭。木柴搁置日久会出现腐烂，而炭埋入土中虽久却不会腐烂，这是因为木有生性，而炭无生性的缘故。在尸体下葬时埋炭入土，可以避免虫蚁爬入，也可以使竹木的须根到坟边自回，这也是炭无生性的缘故。古代的人在冬至、夏至这两天，把土和炭垂在秤杆的两端，使轻重均匀，如果阴气渐盛，则土块渐重，若是阳气渐盛，则炭块渐重。

［主治］　李时珍说：栎炭火，宜于用来锻制所有金石类药物；桴炭火，宜于用来煎煮焙制各种丸散。

附白炭

［主治］　李时珍说：治疗误吞金银铜铁诸种物品，若器物停留在腹中难以排出的，可将白炭烧红，以较快的速度研为末，煎汤口服。病情较重的，刮白炭末三钱，用井水调服，无效可继服三钱。白炭还可用来解水银、轻粉中毒。把带火的炭放到水底，能将水银取出。上等白炭带在身上，可以辟除恶浊鬼气。除夕夜把白炭立在家中，也可以辟除邪恶。

［附方］　新近常用方六种。

1. 卒然咽噎。《千金方》：治疗突然出现的食物难以下咽，可将炭末蜜和为丸，含于口中，慢慢下咽。

2. 白虎风痛。《圣惠方》：治疗日夜不休的关节游走疼痛，各个关节就像虫啮一样疼痛难耐，用炭灰五升、蚯蚓屎一升、红花七捻，混合后熬煮，用醋搅拌，以旧布包二包，交替熨帖痛处，就会取效。

3. 久近肠风。《普济方》：治疗慢性或急发的肠风下血，用坚炭三钱，枳壳烧存性五钱，研为末，每次服用三钱，在五更时用米汤饮送服，在天明时再服用一次，当日即能见效。忌食油腻和有毒的食物。

4. 汤火灼疮。《济急方》：治疗热汤和火引起的烧烫伤，用香油调炭末，涂抹患处。

5. 白癞头疮。《肘后百一方》：治疗白癞头疮，把白炭烧红，投放到沸汤中，用湿水洗涤患处，即可见效。

6. 阴囊湿痒。《经验方》：治疗阴囊湿痒，用桴炭和紫苏叶末，扑敷阴囊。

芦火、竹火
（见《本草纲目》）

[主治] 李时珍说：芦火和竹火宜于用来煎煮所有滋补药。

[发明] 李时珍说：凡是服用药物治病，即使药物功专质精，炮制正确，但如果煎药的人鲁莽粗俗，水火不能正确选择，且火候失度，那么药物便不能发挥真正疗效。从茶味的美恶与饮味的好坏，都与水火烹饪的得失有关，就能推论出约物能否发挥作用也与水火得失有关。所以，煎药时必须用小心老成的人，药物也要用深罐密封，煮时要用新水活水，先用武火煮开后再用文火慢慢煎煮，再按正确方法服用，就会得到应有的疗效。煮药用火必须用陈芦和枯竹的火，取其火势不强盛，不会损伤药力的效用。煮药时用桑柴火，是取其能助药力；用桴炭火，是取其火力缓慢；用栎炭火，是取其火力紧凑。煎煮具有温养作用的药物，用糠和马屎、牛屎火，是取其火力缓慢而能使药力均匀发挥作用的效果。

艾　火
（见《本草纲目》）

[主治] 李时珍说：艾火可以灸治百病。若是用来灸治各种风病冷疾，可加入硫磺末少许，效果更佳。

[发明] 李时珍说：凡是用艾来灸治疾病，宜把阳燧火珠放置在阳光之下，取得太阳真火，其次钻槐木取火，这两种火效用都好。若在仓促之间难以备有上述两种火，可用真麻油灯火或蜡烛火，把艾茎烧火，滋润灸治疮疡，疮愈即能痊愈而不复发疼痛。

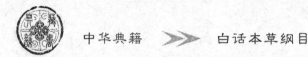

敲打金石或钻燧入木所取得的火，都不能应用。邵子说：火有用无体，因着物而为体。金石之火，其猛烈程度比草木之火为重。钻燧入木所取之火，松火难以治愈疾病，柏火会损伤心神引起多汗，桑火会损伤肌肉，柘火会伤气损脉，枣火会损伤内脏引起吐血，橘火会损伤营卫经络，榆火会伤骨失志，竹火能伤筋脉损目力。《南齐书》载武帝时，有和尚从北齐带来赤火，火的颜色比素常所见的火更红而火苗较小，说是可以治病疗疾，民众不分贫富都争相购买，治疗时灸至七壮，疗效极佳。吴兴杨道庆患虚损疾病二十年，用赤火灸后疾病获得痊愈。人们都称赤火为圣火，皇帝下诏禁令也不能停止。不知此火究竟是什么物品所发出的火。

附 阳燧

李时珍说：阳燧是取火用的铜镜。以铜铸而成，面凹，摩擦生热后朝向太阳，把艾放在镜的下面，就能取得太阳真火。《周礼》中记载的司烜的官用火燧对向太阳取得明火，就是指此而言。

附 火珠

见《本草纲目》石部水精条下。

神 针 火
（见《本草纲目》）

[主治] 李时珍说：凡是心腹冷痛，风寒湿痹，附骨阴疽，其隐痛在筋骨的，用神针火针刺，火气能直接到达病所，疗效非常显著。

[发明] 李时珍说：神针火的制作方法是，在五月五日取向东蔓延的桃枝，剥成鸡子大小，五、六寸长短的木针，晾干。使用时把绵纸三、五层衬在患处，把木针蘸麻油点燃，然后吹熄，趁热针刺患处。还有一种雷火神针法，用熟蕲艾末一两，乳香、没药、穿山甲、硫磺、雄黄、草乌头、川乌头、桃树皮末各一钱，麝香五分，为末，拌入艾末，把厚纸裁成条，把药末艾末铺在纸中，卷紧，成为手指粗细，三、四寸长短的纸卷，收藏在瓶中，埋在地下四十九天，然后取出。使用时，在灯火上点燃再吹熄，隔纸十层，趁热针刺患处，使热气直接到达病处，收效更加迅速。忌冷水。

火 针
（见《本草纲目》）

[释名] 燔针（见《素问》）　焠针（见《素问》）　烧针（见《伤寒论》）煨针

李时珍说：火针就是《素问》中所讲的燔针和针。张仲景把火针称为烧针，川蜀一带的人称为燔针。制作火针的方法是：盛一盏麻油，以灯草二七茎点燃，把针反复涂抹麻油，在灯火上点燃烧得通红应用。若是针身不红或反而是凉针，那么应用后反而会损伤人体，而且不能治疗疾病。针以火箸铁造的为佳。点涂标明穴位的墨记要明白清楚，若有差异则不会收到疗效。

　　[主治]　李时珍说：治疗风寒邪气袭人出现的筋脉拘急挛缩牵引疼痛，或者是瘫痪麻木不仁的，下针后要迅速出针，急按针孔则疼痛立刻就会停止，若是不按针孔则疼痛反而会加重。治疗癥积痞块冷病，下针后要慢慢出针，在出针时要转动针柄摇大针孔，以使污浊之气外发。治疗痈疽发背有脓而无头的，下针后使脓肿破溃，而且不要按闭孔穴。凡是使用火针，针刺不可过深，过深则会损伤筋络，针刺也不可过浅，过浅则不能祛除病痛，针刺的要点在于根据病情确定针刺深浅。用针后出现发热恶寒的，这是深中病所的反应。凡是面部疾患和夏天湿热之邪侵袭两脚的，都不能使用火针这个方法。

　　[发明]　李时珍说：《素问》讲：病位在筋的，应调治筋，用燔针劫刺筋下，也可用此法治疗筋急。病位在骨的，应调治骨，用焠针药物熨帖患处。《灵枢经》在论述十二经筋病变出现的诸种挛痹疼痛，都说治疗时应当用燔针劫刺，以病人有感知为限度，以压痛点为俞穴。《灵枢经》中还提到，经筋出现的病变，若是寒盛则见筋脉挛急，角弓反折；若是热盛则见筋脉弛缓不收，阴痿不用。焠刺是治疗寒盛筋脉挛急的方法，对于热盛所致的筋脉弛缓不收，就不能应用燔针。由此可见，燔针是为了治疗寒凝筋脉，筋脉拘急的病变所设，用热来治寒，是"寒者热之"的正治法。后世用针刺方法治疗腹中积块，也是借火气来驱散寒痼，引发污浊。用燔针治疗疮疡痛肿，则是从治之法，用火气来泻除毒气。愚昧的人用燔针治疗伤于寒邪所引起的热病，则是非常错误的。张仲景告诫后人说：太阳伤寒病，若误用温针治疗，就会引发惊狂。营气本已衰微的，误用烧针就会引起血流不止，并会使热势更重而出现烦躁不安。太阳病，误用下法，就会引下心下痞闷不舒，出现表里俱虚，阴阳俱竭的变证，此时若再误用烧针，就会引起心胸烦乱，面色青黄，皮肤冷润的难治之证。出现这些错误的原因，是用针的医生不理解古代名医设置火针的道理，在应用时出现错误，对病人造成了伤害。凡是肝的阴血不足出现的视物昏花，两目流泪，或双目红赤，或两目翳膜厚大难除，或大病后两日生白膜引起失明，或五脏虚劳，风热上冲两目，滋生白膜，都宜于用熨烙方法治疗。这是气血遇温则宜于流动，遇寒则凝涩不行的缘故。具体治法是用目翳大小的平头针，烧红，轻轻放在翳中熨烙，在烧烙翳破后，再用除翳药点敷在翳上。

灯 火
（见《本草纲目》）

[主治] 李时珍说：灯火可用来治疗小儿惊风昏迷同搐搦窜视各种病症。也可用来治疗头风胀痛，对准头额太阳穴处络脉满盛的地方，用灯芯蘸麻油点灯焠烤，疗效较佳。外痔肿痛的，也可以用这个方法焠烤。油能祛风解毒，火能疏通经络。初生的婴儿，由于受到寒气侵袭出现昏迷欲死的，不要剪断脐带，赶紧用烘热的棉絮包裹，把胎衣烘热，用灯炷在脐下往来燎烤，暖气逐渐进入腹中，阳气恢复便会苏醒。用烧热的铜匙柄熨烙眼弦内侧，有去风退赤的功效，疗效极妙。

[发明] 李时珍说：只有用胡麻油和苏子油点燃的灯，才有明目治病的功效。其他的像各种鱼油、各种禽兽油、各种菜子油、棉花子油、桐油、豆油、石脑油等点燃的灯烟，能损害眼目，没有任何治疗效用。

[附方] 新近常用方七种。

1. 搅肠痧痛。《济急方》：治疗搅肠痧痛，阴证阳证腹痛，手足厥冷，身上有红点的症，用灯草蘸油点燃，焠在身体的红点上。

2. 小儿诸惊。《小儿惊风秘诀》：治疗小儿各种惊风，身体向后反仰，可用灯火焠小儿囟门和两眉际的上下。若是目珠上翻不能下移的，可以用灯火焠脐部上下。对于不省人事的，可以用灯火焠手足心和前心部位。对于两拳握固不开，目睛上吊的。可以用灯火焠顶心和手足心。对于口唇紧闭，流出白沫的，可以用灯火焠口角上下和手足心。

3. 百虫咬伤。《济急方》：治疗各种虫蛇咬伤，可以用灯火熏疮处，流出水后取效。

4. 杨梅毒症。方广《心法附余》：铅汞结砂、银朱各二钱，白花蛇一钱，研为末，作成纸捻三条，第一天治疗用三条，第二天起每日用一条。用香油在烘炉内点灯，放在被内盖卧，不要透风。必须要在饱食后口中含椒茶，椒茶发热则吐出，再含用新茶。

附一：神灯熏法：银朱二钱，孩子茶、龙挂香、皂角子各一钱，研为末，用纸卷把药作成灯芯大小，三寸长短，每次用一条，放在灯盏中，用香油浸点，放置在水桶中，把被子围在身上坐在桶边，用鼻将灯烟吸入，再咽入腹中。口中含漱冷茶，当茶热后则吐出。一日熏二次。三天后出现口中破皮，可以用陈酱水漱口。

附二：神灯照法：治疗杨梅疮日久不愈，出现烂破坑陷的，用银朱、水粉、线香各三钱，乳香、没药各五分，片脑二分，研为末，用纸卷作捻，浸油后点灯照烤疮处，每日三次，第七天即可见效。治疗时要服用数剂通圣散，临治时口中含椒茶，以防止毒气攻入齿中。

5. 年深疥癣。《集玄方》：治疗久年不愈的疥疮癣疾，皮损遍身蔓延的，把硫磺、艾叶研匀作捻，浸油点灯，在被子中熏烤皮损处，把油涂在口鼻耳目处，暴露在被子外面。

灯　花
（见《本草拾遗》）

［气味］　缺。

［主治］　陈藏器说：灯花外敷可治疗金疮，具有止血生肉的功效。

李时珍说：治疗小儿邪热入心，夜啼不止，可用二、三颗灯芯汤调，涂抹在乳母的乳头上，再让小儿吸吮。

［发明］　李时珍说：陆贾曾讲灯花爆响而百事齐喜，《汉书艺文志》载有占灯花术，可见灯花是一种通灵的药物。钱乙用灯花治小儿夜啼不止，也是应用的这个效用。明朝宗室富顺王的一个孙子，酷嗜灯花，只要闻到灯花的烟气，就哭要不已，李时珍在诊断后指出：这是一种异癖遂用杀虫治癖的药物作成丸药治疗，结果一剂药后即病去体安。

烛　烬
（见《本草纲目》）

［集解］　李时珍说：烛有蜜蜡烛、虫蜡烛、柏油烛、牛脂烛等，其中只有蜜蜡、柏油制成的蜡烛，烛烬可以入药。

［气味］　缺。

［主治］　李时珍说：治疗疔肿，把烛烬与胡麻、针砂等分研为末，与醋调和后敷在疔肿处。治疗九漏，把烛烬与阴干马齿苋等分研为末，用泔水洗净，用醋和猪脂调和外敷。每日三次。

第七卷 《本草纲目》土部

　　李时珍说：土是五行当中最为重要的一种，是八卦中的坤卦。五色以黄色为正色，五味以甘味为正味。所以《尚书·禹贡》分辩九州土地的不同颜色，《周官》分别十二壤的不同土性。土之德，至柔中又有刚性，至静之中又有常变，兼化五行生育万物，没有一行能超过土的功能，坤土之德太广大了。人的脾胃与五行中的土相应，所以各种土入药，都有补助戊己脾胃的功效。现在收集属于土的六十一种药物成为土部。旧的本草书籍中共有属于土的药物三十九种，而且散见在玉石部。

　　梁·陶弘景注的《神农本草经》二种

　　梁，陶弘景注的《名医别录》三种

　　唐·苏恭的《唐本草》三种

　　唐·陈藏器的《本草拾遗》二十八种。

　　唐·萧炳的《四声本草》一种。

　　宋，马志的《开宝本草》一种。

　　宋·唐慎微的《证类本草》一种。

　　元·朱震亨的《本草衍义补遗》一种。

　　明·李时珍的《本草纲目》二十一种。

　　[附注]

　　魏·李当之的《李氏药录》。

　　吴普的《吴普本草》。

　　宋·雷敩的《雷公炮炙论》。

　　北齐·徐之才的《药对》。

　　唐·甄权的《药性本草》。

　　孙思邈的《千金方》。

　　唐·杨损之的《删繁本草》。

　　李珣的《海药本草》。

　　蜀·韩保昇的《蜀本草》。

　　宋·掌禹锡的《嘉祐补注本草》。

　　宋·苏颂的《图经本草》。

　　日华子大明的《日华诸家本草》。

宋·寇宗奭的《本草衍义》。

金·张元素的《珍珠囊》。

元·王好古的《汤液本草》。

明·汪机的《本草会编》。

元·李杲的《用药法像》。

陈嘉谟的《本草蒙筌》。

土之一（共六十一种）

白垩《神农本草经》

甘土《本草拾遗》

赤土《本草纲目》

黄土《本草拾遗》

东壁土《名医别录》

太阳土《本草纲目》附天星上土、六癸上土、上壬日土、清明戌上土、神后土

天子籍田三推犁下土《本草拾遗》附社稷坛土、春牛土、富家土、亭部中土

道中热土《本草拾遗》

车辇土《本草拾遗》

市门土《本草拾遗》

户限下土《本草拾遗》

千步峰《本草纲目》

鞋底下土《本草拾遗》

柱下土《本草拾遗》

床脚下土《本草拾遗》

烧尸场上土《本草纲目》

冢上土《本草拾遗》

桑根下土《本草拾遗》

胡燕窠土《本草拾遗》

百舌窠中土《本草拾遗》

土蜂巢《本草拾遗》

蜣螂转丸《本草拾遗》

鬼屎《本草拾遗》

鼠壤土《本草拾遗》

鼢鼠壤土《本草拾遗》

屋内壖下虫尘土《本草拾遗》

蚁蛭土《本草拾遗》

白蚁泥《本草纲目》

蚯蚓泥《本草纲目》

螺蛳泥《本草纲目》

白鳝泥《本草纲目》

猪槽上垢土《本草拾遗》

犬尿泥《本草纲目》

驴尿泥《本草拾遗》

尿坑泥《本草纲目》

粪坑底泥《本草纲目》

檐溜下泥《本草纲目》

田中泥《本草纲目》

井底泥《证类本草》

乌爹泥《本草纲目》

弹丸土《本草拾遗》

自然灰《本草拾遗》

伏龙肝《名医别录》

土墼《本草纲目》

甘锅《本草纲目》

砂锅《本草纲目》

白瓷器《唐本草》

乌古瓦《唐本草》

古砖《本草拾遗》

烟胶《本草纲目》

墨《开宝本草》

釜脐墨《四声本草》

百草霜《本草纲目》

梁上尘《唐本草》

门臼尘《本草纲目》

寡妇床头尘土《本草拾遗》

瓷瓯中白灰《本草拾遗》

香炉灰《本草纲目》

锻灶灰《名医别录》

冬灰《神农本草经》

石硷《本草补遗》

以上诸药附旧时常用方五十六种，附新近常用方一百七十四种，共二百三十种。

白　垩
（见《神农本草经》）

[释名]　白善土（见《名医别录》）　白土粉（见《本草衍义》）　画粉

李时珍说：土的颜色以黄为正色，以白为恶色，所以白色的土称为垩。巨人讳用恶字，遂称为白善。

[集解]　《名医别录》说：白垩出产在邯郸的山谷中，采收没有固定时间。

陶弘景说，白垩是现今画家用以作画的材料，量多而价贱，常用的药方中很少应用。

苏颂说：胡居士讲：始兴小桂县的晋阳村有白善，而现在到处都有这种土，普通人家经常用来浣洗衣服。《西山经》讲：大次山，向阳的面有很多白垩。《中山经》讲：葱聋山中有很大的山谷，谷中有白、黄、青、黑垩，垩土有五色之分，但入药时只用白垩。

寇宗奭说：白善土，京城把它称做白土子。切成方块后，可以当作浣洗衣物的物品出卖给别人。

李时珍说：白土到处都有，用来制作烧白瓷器的土坯。

[修治]　雷斆说：凡是应用白垩，不要使用色青底白的，用时要捣碎筛末，用盐汤飞，晒干后备用，否则会结滞停留在肠中。每次应用二两，加盐一分。

《日华诸家本草》说：白垩入药时要烧用，不入汤饮。

[气味]　味苦性温，无毒。

《名医别录》说：白垩味辛无毒，不能长期服用，长期服用会损伤五脏，使人身体消瘦。

甄权说：白垩味甘性平，具温暖之效。

[主治]　《神农本草经》说：白垩能够治疗妇女寒热癥瘕，闭经积聚。

《名医别录》说：白垩可以治疗阴部肿痛，漏下不止，日久不孕，泻痢不止诸证。

甄权说：白垩能治疗女子血结，白垩还有涩肠止痢的功能。

大明《日华诸家本草》说：白垩可以治疗鼻血和吐血，以及痔瘘、遗精、男子手脏冷和女子子宫冷诸证。

寇宗奭说：白垩与王瓜等分研为末，以汤送二钱口服，可以治疗头痛。

[发明]　李时珍说：所有的土都有化湿补脾的功效，而白垩土都能兼入气分。

[附方]　新近常用方九种。

1. 衄血不止。《瑞竹堂方》：治疗衄血不止，用白土末五钱，井华水调服，二剂即可痊愈去根。

2. 水泄不化。《普济方》：治疗水泄完谷不化，日久不止，用煅白垩土、干炮姜各一两，楮叶生研二两，研为末，制成绿豆大的糊丸，每次用来饮送服二十丸。

3. 翻胃吐食。《千金翼方》：治疗男人和妇人的朝食暮吐，暮食朝吐的翻胃，将白垩土煅红，用米醋一升淬土，再煅红再用醋淬，以一升醋干后为度。把煅淬后的白垩土一两研末，加炮干姜二钱半，共研为末，每次服用一钱，服到一斤以上的疗效奇妙。

4. 卒暴咳嗽。《普济方》：治疗突然出现的咳嗽，白善土粉、白矾各一两，研为末，用姜汁糊为梧桐子大的丸剂，临睡前用姜汤送服二十丸。

5. 风赤烂眼。华伦方：治疗风赤烂眼，倒睫卷毛，用白土一两，铜青一钱，研为末，每次用半钱泡汤洗眼。《乾坤秘韫》引《乾坤生意》载，上二味药中加焰消半两，研为末，汤泡杏仁杵，和成皂子大小的丸，每次用凉水浸泡一丸洗眼。

6. 小儿热丹。《钱乙小儿方》：治疗小儿热丹，用白土一分，寒水石半两，研为末，用新水调涂患处。

7. 痱子瘙痒。《普济方》：治疗痱子瘙痒，从旧屋梁上刮取赤白垩末，敷在痱子上面。

8. 代指肿痛。《肘后方》：治疗代指肿痛，用猪膏调和白善土，敷在肿痛处。

9. 臁疮不干。《集玄方》：治疗臁疮日久，脓水不干，把白善土煅后研末，用生油调后搽在疮处。

甘　　土
（见《本草拾遗》）

［集解］　陈藏器说，甘土的产地在安西和东京龙门，将土澄清后即能得到甘土。甘土可用来清洗油腻，用水调和后涂在衣服上，可去除油垢。

［气味］　无毒。

［主治］　陈藏器说：甘土可以解草药和各种菌类的毒，用热汤调末服用。

赤　　土
（见《本地草纲　目》）

［气味］　味甘性温，无毒。

［主治］　李时珍说：赤土可治疗热汤和火的灼烫伤，可研末涂敷在伤处。

［附方］　新近常用方三种。

1. 牙宣疳䘌。《普济方》：治疗牙宣疳䘌，用赤土和荆芥叶研末，揩抹在宣露的牙龈处，每日三次。

2. 风疹瘙痒。《御药院方》：治疗风疹，瘙痒难忍，把赤土研末，空腹温酒服一钱。

3. 身面印文。《千金方》：治疗身面印文，溃破疼痛，可用醋调赤土敷在破溃处，赤土干时再换用新的醋调赤土，以疮口黑灭为度。

黄　土
（见《本草拾遗》）

［释名］　陈藏器说：张司空讲：三尺以上的土称为粪，三尺以下的土称为土。在应用时要去掉三尺以上的污恶之物，且不要加入外来的流水。

［气味］　味甘性平，无毒。陈藏器说：长期接触土气，会使人面色发黄。在挖掘中若误犯地脉，会使人气逆水肿。若误犯神杀，会使人出现肿毒。

［主治］　陈藏器说：黄土能治疗冷热痢疾，下利赤白；腹中热毒绞接，疼痛难忍；下血不止诸证。使用时取干土，用水煎一、二沸绞去滓，温服一、二升，黄土还能降各种药物中毒，肉食中毒，合口椒中毒以及野菌中毒等。

［发明］　李时珍说：刘跂《钱乙传》讲：元丰年中，皇子仪国公患了手足抽搐的瘛疭病，国医都没有治好，长公主遂举荐钱乙入宫治病，钱乙用黄土汤把皇子的病治好了。神宗于是召见钱乙，问黄土治愈疾病的原因。钱乙回答说：瘛疭是木盛风动之证，用土来克制水，水不生水，木就会平和不亢，风症也会自行消退。神宗非常高兴，授钱乙为太医丞。《夷坚志》也说：吴少师患了一种病，在数月之间身体明显消瘦，每天饮食入咽时，就像有各种虫类攒攻，又痒又痛，大家都认为是痨瘵，请名医张锐诊治，张锐让病人在第二天早上不要进食，派仆人到十里之外，取路上的黄土，用温酒二升搅拌，再放入药物百粒让病人饮用。病人开始时觉得疼痛难以忍受，等到入厕大便时，便下马蝗上千条，有的尚在婉转活动，但其中大半已经困死，吴少师也非常疲惫，调理三天后才逐渐平稳。吴少师说在夏天出兵时，口干口渴，曾饮用洞水一杯，当时觉得有物入咽，于是患了这种疾病。张锐说：虫进入人体内脏，一是会挛生繁殖，在饥饿时便要吸咂精血，在饱食后便散在脏腑，假如只知道杀虫而不懂得扫除所有虫，势必难以取效。所以请先生空腹以诱使蝗虫聚集，由于虫日久闻不到土味，而且性又喜酒，故而能乘其饥饿时治疗，一洗就得以全部排除。吴少师非常高兴，给张锐以丰厚的酬谢，用大礼将张锐送归。

［附方］　古时常用方二种，新近常用方十种，共十二种。

1. 小儿吃土。《救急方》：治疗小儿吃土，可用干黄土一块研末，以浓煎的黄连汤调服。

2. 乌纱惊风。《小儿秘诀》：治疗小儿惊风，全身发青，要急用推下的方法，把黄土一碗，研捣为末，加入陈醋一盏，炒热包好后熨帖患儿，一直推引到足部，以刺破

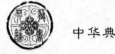

为妙。

3. 卒患心痛。陈藏器《本草拾遗》：治疗突然出现的心胸疼痛，在地上画一王字，取中央的黄土，用水调和一升口服，有良效。

4. 目卒无见。《肘后方》：治疗双眼忽然不能视物，把黄土在水中搅拌，澄清后用来洗眼。

5. 牛马肉毒。《肘后方》：治疗牛马肉及肝中毒，用上好的黄土三升，水煮后取上清一升口服，即可痊愈。另有一个方法是：在土中加一寸头发调和，头发会贯穿在肝中一起排出。

6. 内痔痛肿。《孙氏集效方》：治疗内痔痛肿，取朝阳黄土、黄连末、朴硝各一两，用猪胆汁一同研磨成泥状，每日制成枣大的药丸，纳入肛门内，一夜以后，随大便排出。内服用乌梅、黄连二味药制成的丸药。

7. 颠扑欲死。孙真人《千金方》：凡是一切损伤，从高处坠下，木石击伤，坠马坠车，引起淤血凝滞，气绝欲死的，都可以治活。把净土五升蒸热，用旧布层层地包成二包，更换交替熨帖患者，不要使土包的温度过高，过高会引起肌肉溃破，在疼痛消失后就停止治疗。这个方法具有神奇之效。

8. 杖疮未破。《摄生方》：治疗杖疮尚未破溃，把干黄土末用童尿和鸡子清调和，涂搽在疮上，干时再涂搽新的药剂，并随着用热水洗去干结的药物，然后再涂搽新的药物，干结时再用热水洗去，如此反复数十次，以皮肤变为紫红为度。还应继用药剂刷搽两胯，以防脓血攻入会阴部。

9. 汤火伤灼。《谈野翁方》：治疗热汤烈火灼伤，用醋调黄土，敷在疮面上。

10. 蜈蚣蜇伤。《集简方》：治疗蜈蚣蜇伤，可在地上画一王字，取字中黄土掺抹在伤处，即可痊愈

11. 蜂蚁叮螫。《千金方》：治疗蜂蚁叮螫，可反手取地上的黄土敷在伤处，或者是加入醋调后再敷在伤处。

12. 蠼螋尿疮。《千金方》：治疗蠼螋尿疮，可在地上画一个蠼螋的形状，用刀仔细地刮取蠼螋腹中的黄土，用唾液调和后涂在疮上，第二次涂抹时即可治愈。孙真人说：我曾经患过这种病，五、六天也不能痊愈，有人教会我用此法治疗，于是才能痊愈。由此而知万物有相互感应的特性，但却不知道其中的道理。

附　铸钟黄土
（见《本草拾遗》）

[主治]　陈藏器说：铸钟黄土能治突然发作的心胸疼痛和疰忤恶气，用温酒送服一钱。

附 铸铧钼孔中黄土
(见《本草拾遗》)

[主治] 陈藏器说：铸铧钼孔中黄土可以治疗男子阴囊湿痒和阴汗，把黄土研成细末扑在阴囊周围。

东 壁 土
(见《名医别录》)

[气味] 味甘性温，无毒。

[主治] 《名医别录》说：东壁土能治疗身体下部的疮疡和脱肛。

陈藏器说：东壁土可以治疗泻痢不止和霍乱心胸烦闷。

甄权说：东壁土能治疗温疟，也可点目治疗目翳，也可与蚬壳共同研为末，外敷治疗豌豆疮。

陶弘景说：东壁土可以治疗小儿脐风。

苏恭说：东壁土可摩治干、湿二种癣证，疗效极佳。

[发明] 陶弘景说：东壁土是房屋东墙上的土，因为东壁土较其他墙上的土最先见到日光，所以具有以上功能。东壁土还可用来清洗衣服上的油垢，其效用比石灰、滑石还要好。

陈藏器说：东壁土是取其向阳久干之性。

李时珍说：有一个女子，忽然嗜食河中的污泥，每天能食数碗。玉田地区的隐者用墙壁间的败土水调后让女孩服，遂愈。凡是脾胃多湿、霍乱吐泻的，可以用东壁土，加入新汲井水搅化，澄清后饮服，即可治愈。这是因为脾在五行属土，喜燥而恶湿，所以取太阳真火所照之土，引动真火生发之气，补土而胜湿，吐泻就会自行停止。岭南一带治瘴疟的香椿散中用南壁土，近代治反胃呕吐的方中用西壁土，有的是取太阳离火所照之气，有的是取西方收敛之气，都不过是借自然之气以收补脾胃的功效。

[附方] 旧时常用方三种，新近常用方九种，共十二种。

1. 急心痛。《集玄方》：治疗急心痛，用五十年的陈壁土、枯矾各二钱，研为末，蜜和为丸，用艾汤送服。

2. 霍乱烦闷。《圣济录》：治疗霍乱烦闷，用向阳壁土，煮汁饮服。

3. 药毒烦闷。《肘后方》：治疗药毒烦闷欲死，用东壁土调水三升，顿服。

4. 解乌头毒。《通变要法》：不论川乌或草乌中毒，用多年的陈壁土泡汤饮服。用冷水泡服亦可。

5. 六畜肉毒。《集玄方》：治疗六畜肉中毒，用水送服东壁土末一钱，即可毒去体安。

6. 目中翳膜。《肘后方》：治疗目中生翳，把东壁土研为细末，每日点在目中，以引起泪出为最好。

7. 肛门凸出。《外台秘要》：治疗肛门脱出，把旧屋东壁土一升，研成细末，用长皂荚荁取细末敷在肛门处，再将皂荚炙热，交替熨烫肛门。

8. 痱子瘙痒。《普济方》治疗痱子瘙痒，取干燥壁土研成细末，敷在痱子上随即就会痊愈。

9. 耳疮唇疮。《救急方》：治疗耳疮唇疮，取东壁土与胡粉调和，敷在疮上。

10. 痆破经年。《永类方》：治疗瘰疬破溃，经年不愈，脓水不绝，取百年茅屋厨中的壁土研为末，加入轻粉调和，敷在破溃处，半个月后疮面干燥即可痊愈。

11. 诸般恶疮。《瑞竹堂方》：拔毒散：治疗各种恶疮，用东墙上土、大黄，等分研末，用无根井华水调和，涂擦在疮上，干后再用新的药剂。

12. 发背痈疖。《经验方》：治疗发背痈疖，用多年烟熏壁土、黄檗等分研为末，以姜汁拌调，摊贴在痈疖处，再以茅香汤调服一钱。

太 阳 土
（见《本草纲目》）

[主治]　李时珍说：《医学正传》记载：普通人家动土会犯禁。太阳土能主治小儿气喘，只要根据九宫，观察太阳在那一宫，然后取那一宫的土煎汤饮服，即可平喘。

附　天星上土

陈藏器说：取执日天星上土，与薰草、柏叶调和涂在门上，面积一尺见方，即可使盗贼不来。

附　六癸上土

李时珍说：《抱朴子》讲：经常取执日六癸上土、市南门土、岁破土、月建土，混合以后捏成人形，将朱鸟放置在地上，即可取得辟盗的效用。

附　二月上壬日土

陈藏器说：在泥屋的四角，宜于养蚕。

附　清明日戌上土

李时珍说：把清明日戌上土与狗毛混合作泥，涂在房户内的孔穴中，蛇鼠诸虫将永久不能进入。

附　神后土

李时珍说：在每一个月的旦日取泥屋的四角土，用以塞堵鼠穴，则一年当中鼠皆绝迹。这是李处士禁鼠的方法。神后是正月起申顺行十二辰。

天子藉田三推犁下土
（见《本草拾遗》）

[释名]　李时珍说：《月令》讲：天子在元日向上帝祈求粮谷，在这一天，天子会亲载耒耜，卒领三公、九卿、诸侯、大夫亲自耕种。天子三推、三公五推、卿和诸侯九推。返回宫中时于太寝宫执爵饮酒，名叫劳酒。

[气味]　无毒。

[主治]　陈藏器说：天子藉田三推犁下土，用水调服，可以治疗惊悸癫病，可以安神定魄强志。把天子藉田三推犁下土贮藏后带在身上，入官不会产生惧怕心理，有利于面见大官，宜于用在婚市上。王者封禅时的五色土则较次。

附　社稷坛土

陈藏器说：牧宰临官之际，取社稷坛土涂在门户上，可以使盗贼不入本镜。

附　春牛土

陈藏器说：收取春牛角上的土放置在门户上，会使人宜于耕种。

李时珍说：宋朝时在立春这一天进贡春牛，御药院取牛的眼睛来制作眼药。现代在鞭春时，百姓都争相收取牛土，说是用来养蚕，取牛土撒在檐下，说是能辟蛐蜒。

附　富家土

陈藏器说：在七月丑日，收取中庭土来泥抹炉灶，会使人富余。不要让别人知晓。

李时珍说：在除夕日取富人家的田中土，泥抹炉灶，能招吉利。

附　亭部中土

李时珍说：取亭部中土和泥涂抹炉灶，可使水、火、盗贼不至；涂抹房屋四角，可令鼠不食蚕；涂抹仓库，可令鼠不食稻谷，填塞孔穴一百天，可使鼠虫绝迹。这个记载出自《阴阳杂书》。

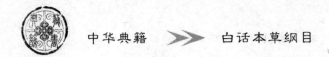

道中热土
（见《本草拾遗》）

[主治]　李时珍说：道中热土能治夏天中暑昏迷，可把热土堆积在病者心口，温度稍有下降就更换新的热土。气机畅达即可苏醒。

李时珍说：亦可以把热土围在脐周，让人把尿撒在脐中；用热土、大蒜等分，捣水去滓灌服，即能苏醒。

附　十字道上土

[主治]　李时珍说：十字道上土可主治头面部的黄烂疮，与灶下土等分敷在疮上。

车 辇 土
（见《本草拾遗》）

[主治]　陈藏器说：治疗恶疮脓汁外流，可取盐车边脂角上的土涂疮。

李时珍说：行人中暍昏迷，可以取车轮上的土五钱，水调后澄清服用，一碗即可苏醒。小儿初生时，没有皮肤全身发红，这是受胎时没有得到土气的缘故。把车辇土碾成粉末，敷在小儿身上，三天后就能生肤。

市 门 土
（见《本草拾遗》）

[释名]　李时珍说：日中是集市处的门栅。
[气味]　无毒。
[主治]　陈藏器说：市门土主治妇女分娩不易，孕后即可将市门土带在身上，在生产时，再用酒调服一钱。

户 限 下 土
（见《本草拾遗》）

[释名]　李时珍说：限就是门槛。
[气味]　无毒。
[主治]　陈藏器说：户限下土主治产后腹痛，可用热酒送服一钱。另外，还可治

疗乳痈，把户限下土与雄雀粪调和，用温酒送服一钱。

千 步 峰
（见《本草纲目》）

[集解]　李时珍说：千步峰是宅院中甬道上高起的土，是在往来行走过程中由鞋履沾积而成。有本领的人说人的宅院中有千步峰，是兴旺发达的象征。

[主治]　李时珍说：千步峰可治疗便毒初起，用生姜蘸醋把千步峰磨成泥涂在患处。

鞋底下土
（见《本草拾遗》）

[主治]　陈藏器说：鞋底下土可治水土不服。将鞋底下土刮下，用水调和后口服，水土不服的诸种症状即可消失。

柱 下 土
（见《本草拾遗》）

[气味]　无毒。

[主治]　陈藏器说：柱下土能治突发的腹部疼痛，可用水冲服方寸匕。

孙思邈说：柱下土能治产后胞衣不下，可收取宅院中柱下的土，研成细土，用鸡蛋清调和后口服。

床脚下土
（见《本草拾遗》）

[主治]　陈藏器说：床脚下土能主治猘犬咬伤，用水调和床脚下土，敷在疮面上，再炙七壮。

烧尸场上土
（见《本草纲目》）

[主治]　李时珍说：烧尸场上土主治邪疟。取带黑色的土与葱一起研捣制成丸剂，用来塞入耳中或系在肩膀上，邪疟即可休止。治疗时应注意塞耳或系肩膀的位置

是男左女右。

　　[附方]　新近常用方四种。

　　1. 如魇多梦。《本草拾遗》：治疗好魇多梦，收聚烧尸场上的人灰，放置在枕头和鞋子中，即可魇除梦止。

　　2. 尸厥猝死。《何氏方》：治疗突然昏厥，不知人事，取烧尸场上土二、三钱，擂成细末，用热水浸泡后灌服，即能救治患者。如果没有烧尸场上土，可用灶心土代替。

　　3. 小儿夜啼。《集简方》：治疗小儿夜间啼哭不止，可取烧尸场上土，放置在小儿枕头边上。

　　4. 脚底多汗。《集玄方》：治疗脚底多汗不止，取烧尸场上土辅在鞋底内蹉跌，也可用烧尸场上的人灰。

冢 上 土
（见《本草拾遗》）

　　[主治]　陈藏器说：冢上土能辟瘟疫。在五月一日，把冢上土或冢上砖石放在瓦器中，埋在门外的台阶下，那么全家的人都不会患时气瘟疫。在正旦这一天，把古冢中的砖石用过咒语后悬挂在大门上，那么在一年当中不会出现疫病。

　　[附方]　新近常用方一种。

　　肠痈。《千金方》：治疗肠痈，把冢上土调和成泥涂抹在患处，有良效。

桑根下土
（见《本草拾遗》）

　　[主治]　陈藏器说：桑根下土主治冒中恶风恶水而引起的肌肉肿痛，可把桑根下土用水调和，敷在肿处，再灸二、三十壮，使得热气透达于内，即可肿消痛止。

胡燕窠土
（见《本草拾遗》）

　　[气味]　无毒。

　　[主治]　陶弘景说：胡燕窠土的主治功用与屎相同。制成汤后沐浴小儿，可以祛除惊邪。

　　陈藏器说：胡燕窠土能主治风疹隐疹瘙痒、恶刺疮和浸淫病疮绕身至心引起昏迷诸证，用水调和胡燕窠土敷在患处，三、两天即能痊愈。

　　李时珍说：胡燕窠土能治疗口吻白秃及各种疮癣。

[附方] 古时常用方三种，新近常用方八种，共十一种。

1. 湿瘑疥疮。《小品方》：治疗湿瘑疥疮，取较大的胡燕窠，收取抱子处的土，研成末，先用淡盐水清洗疮面，干后敷上胡燕窠土，每日一次。

2. 黄水肥疮。《善济方》：治疗黄水肥疮，取胡燕窠土一分，加麝香半分，研末敷在疮上。

3. 浸淫湿疮。葛氏：治疗湿疮浸淫，部位在心下，若不及时治疗就会导致死亡，可取胡燕窠土，研为细末，用水调和后敷在疮上。

4. 口角烂疮。《救急方》：治疗口角糜烂生疮，取胡燕窠土，以水调成泥状外敷，有良效。

5. 白秃头疮。《圣济录》：治疗白秃头疮，取百年老屋下的燕窠泥、蟏蛸案，共研为末，将头发剃净后用麻油调药末涂搽。

6. 蝼蝈尿疮。《外台秘要》：治疗蝼蝈尿疮，绕身汁出不止，把燕窠中土与猪脂、苦酒相调和，敷在疮上。

7. 瘰疬恶疮。《千金方》：治疗瘰疬恶疮，部位在肩背手足外，出现一串串像赤豆大小的结节，甚至溃破流脓。可先将痂剥下，用温醋、米泔把疮面洗净，再把胡燕窠土与百日男孩的屎相混合，敷在疮上。

8. 皮肤中毒。《千金方》：治疗蟏蛸、皮肤中毒，可用醋调胡燕案土外敷。

9. 风瘙隐疹。《千金方》：治疗风瘙隐疹，用水调和胡燕窠上土，外敷。

10. 小儿丹毒。《卫生易简方》：治疗小儿丹毒，取向阳的胡燕窠中土，研为末，用鸡蛋清调和外敷。

11. 一切恶疮。《瑞竹堂方》：治疗各种恶疮，取胡燕窠内外的泥粪，研成细末，用油调和后外搽。另外一个方法是在泥粪中再加入黄柏末，然后再用油调敷。

百舌窠中土
（见《本草拾遗》）

[主治] 陈藏器说：百舌窠中土能治蚯蚓和其他毒虫的咬伤，可用醋调和外敷。

土 峰 窠
（见《本草拾遗》）

[释名] 蟏蛸窠 李时珍说：土蜂、蟏蛸就是细腰蜂。

[气味] 味甘性平，无毒。

[主治] 《名医别录》：能治痈肿头风。

《圣惠方》：主治小儿霍乱吐泻，把土蜂巢炙研为末，用乳汁送服一钱。

陈藏器说：用蜡调和土蜂巢外敷，可治疗肿毒和蜘蛛咬伤。

寇宗奭说：醋调土蜂巢外敷，可治蜂和蝎子一类毒虫的蜇伤。

李时珍说：土蜂巢主治疗肿、乳蛾以及妇女难产。

[附方] 新近常用方六种

1. 女人难产。《妇人良方》：治疗难产，把土蜂儿窠用水浸泡一饮用。按照时间，逢单日者是男孩，逢双日者是女孩。

2. 肿毒瘰痛。陈藏器《本草拾遗》：治疗肿毒瘰痛，可以用醋调和泥蜂巢外涂。《仁斋直指方》：治疗肿毒瘰痛，用泥蜂巢和川乌头等分为末，醋调外敷。书中指出：肿疡未化脓的用后能使之消散，肿疡已化脓的用后能使之溃破。

3. 疗疮肿痛。《仁斋直指方》：治疗疗疮疼痛，可把煅土蜂巢和烧蛇皮等分为末，用酒送服一钱。

4. 咽喉乳蛾。《瑞竹堂方》：治疗咽喉红肿疼痛的乳蛾证，可将一个土蜂巢研为细末，先用楮树叶擦破病人舌面，放出部分血液，用醋调和土蜂案末，以翎羽点放在舌上，使得口水流出就说明已经取得了效果，最后再用扁竹擂水服用数口，使得大便通利。

5. 手足发指。《奇效方》：治疗手指足趾疮疡疼痛，难以忍受，把墙壁间的泥蜂巢研为细末，加入少量乳香调匀，用醋调和后涂在疮处，干燥后再用醋把药末湿润。

6. 蠼螋尿疮。《集玄方》：治疗接触蠼螋尿液而出现的疮疡，可用水调和螵蛸窠，敷在疮处。

蜣螂转丸
（见《本草拾遗》）

[释名] 土消

陈藏器说：蜣螂转丸是蜣螂推土后形成的土丸。这种土丸埋在土中，挖掘土地后就能发现。土丸非常圆，就像是人捻作的一样，用药时以时间越长的土丸越好。

[气味] 味咸苦性大寒，无毒。

[主治] 陈藏器说：用开水淋泡转丸后再绞汁口服，可以治疗伤寒病和流行病，可以治疗黄疸出现的心胸烦乱，发热，也可用来治疗霍乱出现的呕吐、腹泻。把蜣螂转丸烧灰，存其药性，用酒冲服，可以治疗项部瘰疬，外敷可治疗瘘疮。

鬼屎
（见《本草拾遗》）

[集解] 陈藏器说：鬼屎生在阴冷潮湿的地方，形状像屎，也有的像地钱，颜色

黄白相间。

[主治] 陈藏器说：治疗人或马的反花疮疡，可以地下刮取鬼屎，用油调和后涂敷在患处。

鼠 壤 土
（见《本草拾遗》）

[释名] 李时珍说：土质柔软而没有结块的称作壤。

[主治] 陈藏器说：治疗中风引起的肢体不能随意运动，寒痹出现的关节疼痛，手足拘急，以及风邪偏盛引起的牵掣疼痛，和半侧肢体不能运动出现肢体消瘦等，可大量收取鼠壤土，在阳光下晒干，蒸热后用布袋盛装，交替着来熨烫肢体。

孙思邈说：用小儿尿调和鼠壤土，外敷可以治疗疔疮肿毒。

鼢鼠壤土
（见《本草拾遗》）

[集解] 陈藏器说：鼢鼠是田间的一种尖嘴小鼠，终日伏在地下而见不到阳光。

[主治] 陈藏器说：治疗劳瘵和气滞胀痛，可以用秋末泔水调和鼢鼠壤土，作成饼状，烧热后用绵包裹来熨烫。治疗疔疮肿毒，可以用醋调和后外敷，疗效极好。

李时珍说：治疗孕妇腹中像钟鸣一样作响，可以把鼢鼠壤土研成细末，用麝香汤送服二钱，立即就会痊愈。

屋内壖下虫尘土
（见《本草拾遗》）

[释名] 李时珍说：壖，音软，读平声。凡是河边和垣下的土地，都称作壖。

[主治] 陈藏器说：治疗疮疡脓水淋漓，日久不干，可以用油调屋内壖下虫尘土外敷疮面。

蚁 垤 土
（见《本草拾遗》）

[释名] 蚁封。李时珍说：垤，音迭，土地高起的样子。封是土堆聚在一起的意思。

[主治] 陈藏器说：治疗接触虫类分泌物引起的疮疡即狐尿刺疮，可以用醋和七

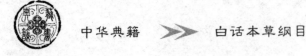

粒蚁垤土来搽涂疮处。治死胎在腹中不下和产后胞衣不下，可以把三升蚁垤土炒热，用布囊盛装，在心下部位，则死胎和胞衣便会自行排出。

白 蚁 泥
（见《本草纲目》）

[主治] 李时珍说：治疗脓水淋漓的恶疮和疮疡肿痛，收取松树上的白蚁泥，与黄丹一起炒成黑色，研成末后用香油调和涂在疮上。病愈后就应停止用药。

蚯 蚓 泥
（见《本草纲目》）

[释名] 蚓蝼 （蝼音娄） 六一泥
[气味] 味甘、酸、性寒，无毒。
[主治] 陈藏器说：治疗日久不愈的赤白热痢，可以取一升蚯蚓泥炒至烟尽，浇汁半升，滤净泥土口服。

《日华诸家本草》记载：蚯蚓泥治疗小儿阴囊突患虚热肿痛，可以加入甘草汁和轻粉末调和外敷患部。以盐和蚯蚓泥同研敷在疮上，可以清热解虚毒，也可以用来治疗蛇犬咬伤。

苏恭说：蚯蚓泥外敷可以治疗疯狗咬伤，可以从伤处引出犬毛，疗效通神。

[附方] 附旧时常用方五种，新近常用方十七种，共二十二种。

1. 断截热疟。邵氏青囊方：用五月五日午时收集的蚯蚓粪，以面糊成梧桐子大的药丸，用朱砂作药九的外皮。每次服用三丸，用无根水送服，忌食生冷之物，疟疾即会停止发作。这个方法对于所有热疟都有疗效。有的方法是在蚯蚓粪中加菖蒲末和独头蒜，共用制成丸剂。

2. 伤寒谵语。《简便方》：治疗伤寒病引起的谵语胡话，用凉水调服蚯蚓屎。

3. 小便不通。《皆效方》：治疗小便不通，取蚯蚓粪、朴硝等分，用水调和敷在脐下，小便即可通畅。

4. 小儿吐乳。《圣惠方》：治疗小儿呕吐乳汁，收取田中的地龙粪（即蚯蚓粪）一两，研成细末，空腹用米汤送服半钱，不用二、三服即能取效。

5. 小儿卵肿。《危氏得效方》：治疗小儿阴囊肿胀，收取地龙粪，用薄荷汁调和外涂。

6. 妇人吹乳。《蔺氏经验方》：治疗妇人乳房肿胀疼痛，甚成溃破流脓，可收取韭菜地中的蚯蚓屎，研成细末用细筛筛过，然后用米醋调和，厚厚地敷在肿处，干燥后就换用新的药剂，不过三次后即可治愈。另外，用凉水调敷也可以。

7. 时行腮肿。《丹溪方》：治疗流行性腮部肿痛，可以用柏叶汁调和蚯蚓泥外敷。

8. 一切丹毒。《外台秘要》：治疗诸种丹毒，用水调和蛐蟮泥（即蚯蚓泥）外敷红肿痛处。

9. 脚心肿痛。《永类钤方》：治疗由于长久行走或站立引起的脚心肿胀疼痛，可以用水调和蚯蚓粪厚厚地敷在脚心上，一夜之间就能痊愈。

10. 耳后月食。《子母秘录》：治疗耳后折缝间皮肤潮红，滋水淋漓，湿烂作痒，折缝裂开，壮如刀割，缠绵难愈的月食疮，可以把蚯蚓粪烧灰，用猪脂调和外敷。

11. 聤耳出水。《千金方》：治疗耳窍化脓出现的流脓成疮，可以把蚯蚓粪研成细末外敷。

12. 齿龈宣露。《千金方》：治疗齿龈萎缩，牙齿宣露，可以将蚯蚓泥用水调成泥团，烧成赤红色，再研成细末，用腊月猪脂调和敷在齿龈处，每日三次。

13. 咽喉骨硬。治疗骨鲠咽喉中难以下咽，在五月五日午时站在韭地上，面向东方不要出声，收取地中的蚯蚓泥。治疗时取用少量，涂抹在喉处，鲠塞在喉中的骨头就会下咽消失。这种泥又称为六一泥。

14. 蜈蚣蜇伤。《集效方》：治疗蜈蚣蜇伤，用蚯蚓泥外敷疮处，即可取效。

15. 金疮困顿。《千金方》：治疗金属器刃创伤引起的疮疡，用水送服蚯蚓屎末一钱，每日三次。

16. 解射罔毒。《千金方》：治疗毒虫伤人引起的中毒，用井华水送服蚯蚓屎末二钱。

17. 吐血不止。《圣惠方》：治疗吐血不止，收取石榴根下的地龙（即蚯蚓）粪，研成细末，用新汲井水送服三钱。

18. 反胃转食。《邵真人经验方》：治疗朝食暮吐，暮食朝吐的反胃转食，用地龙（蚯蚓）粪一两，木香三钱，大黄七钱，共研为末，每服三钱，用无根水送下。忌煎炒的食物、酒、醋、椒、姜等热物。服用一、二服药后，即能收效。

19. 燕窝生疮。《摘玄方》：治疗燕窝生疮，收取韭地中的蛐蟮（即蚯蚓）屎，用米泔水调和，煅后，加入等分的百草霜，研成细末，用香油调和外敷患处。

20. 小儿头热。《圣惠方》：治疗小儿头痛发热，鼻塞不通，把潮湿的地龙（蚯蚓）粪研成泥饼，贴在囟门上，在一日之内要多次更换泥饼。

21. 足臁烂疮。《便民图纂》：治疗小腿处腐烂流脓，久不收口的臁疮，收取韭地中的蚯蚓泥，晒干后研成细末，加入轻粉，用清油调和后外敷。

22. 外肾生疮。《便民图纂》：治疗阴囊生疮，用蚯蚓屎二分，绿豆粉一分，水研后敷在患处，干燥后再用新药。

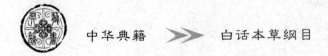

螺　蛳　泥
（见《本草纲目》）

[气味]　性凉。

[主治]　李时珍说：治疗朝食暮吐、暮食朝吐，吐出物酸腐不化的反胃病，取螺蛳一斗，用水浸泡，收集水中泥晒干，每次一钱，用烧酒送服。

白　鳝　泥
（见《本草纲目》）

[主治]　李时珍说：治疗缠腰火丹，用水洗白鳝，取泥炒研末，用香油调敷患处。

猪槽上垢土
（见《本草拾遗》）

[主治]　陈藏器说：治疗难产，收取一合猪槽上垢土，加半升面，二十颗马豆，煮汁饮服。

李时珍说：治疗丹毒，火热炽盛，皮肤赤黑色，可以收取猪槽下的泥外敷，干燥时要更换新的泥土。

犬　尿　泥
（见《本草纲目》）

[主治]　李时珍说：妊娠期间出现伤寒病，若想保胎，可以把犬尿泥涂在腹部，干燥后换用新泥。

驴　尿　泥
（见《本草拾遗》）

[主治]　陈藏器说：治疗蜘蛛咬伤，可用驴尿泥外敷。

尿　坑　泥
（见《本草纲目》）

［主治］　李时珍说：治疗蜂、蝎等虫的咬伤和蜇伤，可以用尿坑泥敷涂伤处。

粪坑底泥
（见《本草纲目》）

［主治］　治疗痈疽发背和各种恶疮，收取粪坑底泥，阴干，研为细末，用新汲井水调敷。疼痛立刻就会停止。

［附方］　新近常用方一种。

1. 疔肿。《圣济总录》治疗疔肿疼痛，取粪下土、蝉蜕、全蝎等分，研捣制成钱大的药饼，用香油煎煮后温服。用药滓外敷疔疮周围，疔肿即自然消失。

檐溜下泥
（见《本草纲目》）

［主治］　李时珍说：治疗猪咬伤、蜂蜇伤、蚁叮伤、蛇咬伤等，都可以收取檐溜下泥外敷。檐溜下泥与羊脂调和，可以外敷治疗肿毒和丹毒。

［附方］　新近常用方一种。

1. 蝎虿螫叮。《肘后方》：治疗蝎子一类毒虫的螫伤咬伤。蝎有雌雄之分，雄蝎螫伤的疼痛局限在一处，可以用井底泥外敷，封在伤口处，干燥时更换新泥。雌蝎螫伤的疼痛牵连到其他地方，可以用瓦沟下泥外敷，封在伤口处。若是不在雨天，就用新汲井水从屋上向下淋浇，然后再收取瓦沟下的泥。

田　中　泥
（见《本草纲目》）

［主治］　李时珍说：治疗马蝗进入耳中不出，取一盆田中泥放在耳边，马蝗闻到泥的气味后就会自行爬出。若是误吞马蝗，马蝗进入腹中不下者，可以用酒调一、二升田中泥吞服，马蝗即会从大便排出。

井 底 泥
（见《证类本草》）

[气味]　性至冷。

[主治]　《证类本草》记载：井底泥外涂可以治疗热水和火的烫伤。

李时珍说：妊娠期间出现热病时，可以取井底泥敷在心下和丹田处，这样可以固护胎气，防止先兆流产。

[附方]　新近常用方五种。

1. 头风热痛。《千金方》：治疗头风发热头痛，用井底泥与大黄、芒硝末调和，敷在头部。

2. 胎衣不下。《集玄方》：治疗产后胞衣不下，用井华水送服鸡子大小的井底泥，胞衣即下。

3. 卧忽不寤。《肘后方》：治疗睡眠中忽然出现昏睡不省，不要用火光照患者，要使劲咬患者的脚跟和足拇趾的甲际，再用唾液唾其面部，用井底泥涂抹在病人眼睛四周，把病人的头部垂向井中，大声呼叫他的名字，病人便能苏醒。

4. 小儿热疖。《谈野翁方》：治疗小儿热性疖肿，可以把井底泥敷在疖肿周围。

5. 蜈蚣螫人。《千金方》：治疗蜈蚣蜇伤，用井底泥频频地涂敷在伤口上。

乌 爹 泥
（见《本草纲目》）

[释名]　乌叠泥　（见《本草纲目》）

孩儿茶　李时珍说：乌爹，有人称作乌丁，这都是番语音译，没有固定的字。

[集解]　李时珍说：乌爹泥，产于南部的爪哇、暹罗、老挝等地，现在云南等地也能制作。据说是把细茶末倒进竹筒中，然后把竹筒两头结结实实得塞住，埋在污泥淤积的水沟中，经过较长时间后取出，捣成汁再熬制即成乌爹泥。其中，块小而湿润的是上品，块大而干枯的是下品。

[气味]　味苦、涩、性平，无毒。

[主治]　李时珍说：乌爹泥可以清除膈上积热，化痰生津。外涂可以治疗金属器刃损伤引起的疮疡和其他疮疡，具有生肌止痛，止血祛湿的功效。

[附方]　新近常用方八种：

1. 鼻渊流水。《本草权度》：治疗鼻渊流涕不止，用孩儿茶末吹敷，有良效。

2. 牙疳口疮。治疗齿龈红肿疼痛，腐烂流脓的牙疳和口疮，一方用孩儿茶、硼砂等分，研为细末外搽。积德堂方：治疗急性牙疳，用孩儿茶、雄黄、贝母等分，研为细末，用米泔水漱净牙齿后外搽。

3. 下疳阴疮。治疗下疳阴疮。外科使用孩儿茶末。先将阴部用米泔水洗净，再把孩儿茶末敷在疮口、有神效。有的医生在孩儿茶末中加入等分的胡黄连。《纂奇方》记载：治疗下疳，用孩儿茶一钱，珍珠一分，片脑半分，共研为末，外敷。唐氏治疗下疳，用孩儿茶一钱，轻粉一分，片脑一分，共研为末外敷。

4. 痔疮肿痛。《孙氏集效方》：治疗痔疮肿痛，将孩儿茶、麝香研为末，用唾液调和后外敷。

5. 脱肛气热。《董炳方》：治疗脱肛气热，将孩儿茶二分，熊胆五分，片脑一分，共研为末，加入人乳涂搽在肛上，那么热汁就会自行滴下而肛门也会自行内收。这个方法也可以用来治疗痔疮。

弹 九 土
（见《本草拾遗》）

[主治] 陈藏器说：治疗妇人难产，用热酒送服弹丸土一钱。

自 然 灰
（见《本草拾遗》）

[集解] 陈藏器说：自然灰产于南海畔，形状像黄土，灰可以用来浣洗衣物。琉璃、玛瑙、玉石用自然灰来掩埋，就会腐烂如泥，雕刻时便较为容易。

[主治] 陈藏器说：治疗白癜风和发于颈旁、胸背、腋下等处，颜色紫白、斑点群集相连，蔓延扩大的疬疡风，可用水淋浇自然灰取汁，当醋相和后外敷。以布抹搽患处，揩破后再涂药汁，形成疮疡是正常反应，不要停药。

伏 龙 肝
（见《名医别录》下品）

[释名] 灶心土
陶弘景说：伏龙肝是灶中对着釜月下面的黄土，因为灶中有灶王神，所以称为伏龙肝，这是用别名来隐没其真名。当今的人们用广州盐城屑，治疗崩漏下血和淤血不去，亦是取用近月的土，这大概是取其得到火的焚烧的缘故吧。

雷敩说：使用伏龙肝入药时不要误用灶下土。伏龙肝是指十年以上的土灶，灶中火气日久积结而成的土，就像红色的石块，中间呈黄色，形状像八棱一样，收取后研成非常细的土末，用水飞过后才能应用。

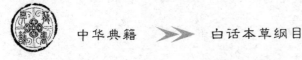

李时珍说：按《广济历作灶忌日》上讲：伏龙在灶中时不能转移灶的位置，伏龙是灶神。《后汉书》中讲：阴子方在腊日的早晨做饭时，看到灶神显形。注说：宜用集市上买的猪肝来泥抹灶下，可以使妇人守孝道。同此可见，伏龙肝的取名和含义，大概与用猪肝泥灶有关。临安的陈舆说：砌灶时，先把猪肝一具放到土中，过一段时间后，猪肝与土合而为一，才能使用，这样才能与伏龙肝的名称相符合。伏龙肝的名称也大概是源于此。《独孤滔丹书》说：伏龙肝取自十年以上的灶下，在灶下挖掘一尺深，有一种色如紫瓷的就是真正的伏龙肝，可以收敛锡，也可练伏丹砂。这大约是不知道伏龙肝乃取自猪肝泥灶之义，而只是认为伏龙肝是灶下土的缘故。

［气味］　味辛性微温，无毒。

甄权说：味咸。

大明《日华诸家本草》载：性热，有微毒。

［主治］　《名医别录》说：伏龙肝内服可治妇女崩中下血和吐血，具有止咳道血的功效。醋调外涂可以治疗痈肿毒气。

大明《日华诸家本草》载：伏龙肝可以治疗鼻中出血不止的鼻衄，泄下脓血的肠风，带下不止，尿血，遗精等。具有催生下胞的功能，也可用来治疗小儿夜啼。

李时珍说：伏龙肝可以治疗心痛，癫狂、风邪蛊毒侵犯人体；妊娠期间服用可固护胎气；也可治疗小儿脐疮和重舌，口噤不开，反胃，中恶卒魇，以及各种疮疡。

［附方］　古时常用方十六种，新近常用方十七种，共三十二种。

1. 卒中恶气。《千金方》：治疗卒然中变秽恶之气，用水送服鸡子大的伏龙肝末，催吐。

2. 魇寐暴绝。《千金方》：治疗睡眠中突然昏迷，取灶心对准锅底的土，研为细末，用水调服二钱。另外，再用灶心土吹鼻中。

3. 中风口噤。《千金方》：治疗卒中风邪、口噤不开，不能言语，心中烦乱，恍惚不宁，手足不能随意运动，或者腹中疼痛胀满，或者有时昏绝有时苏醒。可以取伏龙肝末五升，用八升水搅拌，澄清后洗涤全身。

4. 狂癫谬乱。《千金方》：治疗癫乱迷乱，不分菜疏，用水冲服伏龙肝末一钱，每日三次。

5. 小儿夜啼。《普济方》：治疗小儿夜间啼哭，用伏龙肝末二钱，朱砂一钱、麝香少许，研为末，用蜜和制成绿豆大的药丸，每服五丸，用桃符汤送下。

6. 小儿重舌。《千金方》：治疗小儿舌下血脉胀起，形如小舌，状如莲花，日久溃腐的重舌证，用釜下的土，与苦酒调和后外涂。

7. 重舌肿水。《普济方》：治疗重舌肿胀麻木，取伏龙肝末，用牛蒡汁调和外敷。

8. 冷热心痛。《外台秘要》：治疗冷痛和热心痛，取伏龙肝末二钱，热心痛者以水送服，冷心痛者以酒送服。

9. 反胃吐食。《百一选方》：治疗朝食暮吐，暮食朝吐的反胃，取年长日久的炉灶中土，研为末，用米饮送服三钱。这个方法已经用过，有效验。

10. 卒然咳嗽。《肘后方》：治疗突然咳嗽，取釜月下的土一分，豉七分，研捣成梧桐子大的药丸，每次服用四十丸。

11. 吐血衄血。《广利方》：治疗吐血、衄血，取伏龙肝末半升，用新汲井水一升淘汁，与蜜调和后服用。

12. 吐血泻血。《普济方》：治疗吐血便血，心腹疼痛，取伏龙肝、地炉土、年久的烟壁土，等分，每次用五钱，以二碗，煎取一碗，澄清后，空腹饮下，再用白粥调补。

13. 妇人血漏。《本草衍义》：治疗妇女漏血不止。伏龙肝半两，阿胶、蚕沙炒各一两，研为末，每次空腹用酒送服二、三钱，取效后就停止服药。

14. 赤白带下。《妇人大全方》：治疗赤白带下，日久不愈，面色萎黄，面容憔悴，六脉微弱而涩。取伏龙肝炒令烟尽，棕榈灰、屋梁上尘炒令烟尽，等分，研为末，加入龙脑、麝香各少许，每次服用三钱，用温酒或淡醋汤送下，若是病程长达一年的，服药半个月即可痊愈。

15. 产后血气。《救急方》：治疗产后血气上攻，心胸疼痛，恶露不下。取灶心土研末，用酒送服二钱，使恶露泻出，心胸疼痛即可停止。

16. 妊娠热病。《伤寒类要》：治疗妊娠期间出现热病，取鸡子大小的伏龙肝末，用水调服。再用水调和伏龙肝末，敷在脐部方寸间，干燥后要及时更换新土。

17. 子死腹中。《十全博救方》：治疗胎死腹中不下，孕妇肝经欲绝，可用水调服伏龙肝末三钱。

18. 横生逆产。《救急方》：治疗胎儿手先下或足先下的横生逆产，取炉灶中正对锅底的土，细研为末，每次服用一钱，用酒调服。再将土末搽在母亲的肛脐中。

19. 胞衣不下。《经效产宝》：治疗产后胞衣不下，取灶下土一寸大小，用醋调后，放入脐中，再口服甘草汤三、四合。

20. 中诸蛊毒。《千金方》：治疗各种中变蛊毒之病，用水送服鸡子大小的伏龙肝末，取吐。

21. 六畜肉毒。治疗食六畜肉中毒的方法同上。

22. 阴冷发闷。《千金方》：治疗阴部发凉，胸腹闷胀，冷气侵入腹中，腹部肿大胀满会引起死亡的病症。取釜月下土，与鸡子白调和后外敷。

23. 男阴卒肿。治疗男子阴部突然肿胀的方法同上。

24. 诸腋狐臭。《千金方》：治疗诸种狐臭，用伏龙肝末频敷腋下。

25. 聤耳出汁。《圣济录》：治疗耳中化脓，脓汁外流，可以用绵裹伏龙肝末塞入耳道中，每日三次。

26. 小儿脐疮。《圣惠方》：治疗小儿脐部潮湿生疮流脓的脐疮，用伏龙肝末外敷脐部。

27. 小儿丹毒。《肘后方》：治疗小儿丹毒，取年久日长的灶下黄土来，与屋漏水相和外敷，用新汲井水、鸡子白、油调敷也可。药剂干燥后及时更换新药。

28. 小儿热疖。《千金方》：治疗小儿热性疖肿，用釜下土、生椒末等，以醋调和后外敷。

29. 臁疮久烂。《济急方》：治疗小儿腿溃烂流脓水，日久不愈的臁疮，年久日长的灶中黄土，研为细末，加入黄檗、黄丹、赤石脂、轻粉末等分，用清油调和后渗在油绢中贴在疮面口，固定不动，数天后即可痊愈。在贴药过程中出现搔痒，也不要撕动油绢，忍耐后便可获得良效。

30. 发背欲死。《千金方》：治疗痈疽发于背部，疼痛欲死，用酒调和伏龙肝末，厚厚地敷在疮口，干燥后更换新药，痈疽收口后即停止治疗。

31. 一切痈肿。《外台秘要》：治疗所有痈肿，取伏龙肝，用蒜调成泥状贴在患处，干时要更换新药。用鸡子黄调和也可。

32. 杖疮肿痛。《千金方》：治疗杖伤疮疡肿痛，取釜月下土研为末，用油调和后外敷，让患者卧在羊皮上，频频涂擦伤口。

33. 灸疮肿痛。《千金方》：治疗灸治引起的疮疡肿痛，取灶中黄土研为细末，煮汁后淋洗疮口。

土墼（音急）
（见《本草纲目》）

[释名] 煤赭
李时珍说：土墼是烧石灰窑中流结的土渣，质地轻中有虚空，颜色为赭色。
[主治] 李时珍说：土墼可以治疗妇人腹部包块的鳖瘕和头部的各种疮疡。凡是人身上出现象指大的痰核红肿的，可研土墼为末，用菜子油调敷，红肿立即就会消除；若是有脓汁流出的，再把膏药贴在疮上。
[附方] 新近常用方一种
1. 白秃腊梨。《陆氏积德堂方》：治疗白秃疮，取灰窑内烧红的土墼四两，百草霜一两，雄黄一两，胆矾六钱，榆皮三钱，轻粉一钱，研为末，用猪胆调和，剃光头发后搽涂在疮上，百治百效，这是神方。

甘 锅
（见《本草纲目》）

[释名] 销金银锅
江苏一带的人收购瓷器屑末，碾压成非常细的粉末，过筛后取粉，称为滓粉，用胶水调和后制成锅，用来溶销金银。

［主治］　李时珍说：治疗偏坠疼痛，疝气，取甘锅研为细末，用热酒送服二钱。治疗炼眉疮，汤大烫伤后的疮疡，把甘锅研为末，加入少许轻粉外敷。锅上青黑色的物质，会腐烂肌肉。

砂　锅
（见《本草纲目》）

［集解］　李时珍说：用砂土堆培烧成的锅就是砂锅。

［主治］　李时珍说：消除积块，治疗黄肿，用年长日久的砂锅，研为细末，水飞，作成丸剂，每次用酒送服五钱。

白　瓷　器
（见《唐本草》）·

［集解］　苏恭说：白瓷器产于定州的为上品，其他地方出产的都次于定州瓷。

李时珍说：白瓷器是用白土制成坯，再经烧制而成。古人用此来代替白垩用，现在饶州生产的也较好。

［气味］　性平，无毒。

［主治］　《唐本草》载：白瓷器可以治疗妇人带下和妇人突然阴道流出大量白色液体。质稀如水的白崩病。白瓷器具有降逆止呕，破除淤血止血的功效。用水磨过外涂可以治疗疮疡和灭除斑痕。

李时珍说：白瓷器研末，外敷能治疗痈肿，可代替针刺。用来点涂眼睛，可以去除目翳。

［附方］　古时常用方二种。新近常用方七种，共九种。

1. 鼻衄不止。《经验方》：治疗鼻窍出血不止，用定州白瓷，研为细末，吹入鼻中少许，出血立即便会停止。

2. 吐血不止。《圣济总录》：治疗吐血不止，用上等颜色的白瓷器末二钱，以皂荚子仁煎汤送下，连用三剂即可痊愈。

3. 小便淋痛。《传信适用方》：治疗小便淋涩不畅疼痛，取煅烧后研细的真定瓷器二两，生地黄、熟地黄末各一两。每次服用二钱，木通煎汤送服。

4. 一切鮨齁。《普济方》：治疗各种哮喘痰鸣，喉中若拽锯之声的鮨齁，取外州瓷器研为末，当哮喘发作时，以口中津液湿润手指蘸药，点在舌下后咽下，即可生效。

5. 目生翳膜。《孙天仁集效方》：治疗目中生翳膜，取细料白瓷钟一个，用大火煅过，研为细末，以纸筛取粉末，加雄黄二分，共为细末。在早晚时各点涂在目中，只能用少量而不能多用。用牛角簪拔出目中翳膜为好。如果双目发红，用人退（即指甲壳）末点在眼角四周即愈。

6. 身面白丹。《梅师方》：治疗身面白丹，用猪脂调和白瓷瓦末涂敷。

7. 赤黑丹疥。《圣济录》：治疗赤黑丹疥，或者瘙痒，或者干燥，若不抓紧治疗，疥发遍身后即可引起死亡。用猪脂调和白瓷末外敷。

8. 汤火伤灼。治疗汤火烫伤灼伤。《多能鄙事》载：青瓷碗片研为末，水飞，与桐油调和外敷，数次即可痊愈。《活幼口议》载：把景德镇瓷器打碎，埋在炉灶内，将炭火铺在瓷器上，一夜过后取出，去除火毒，研为末，加入少许黄丹外敷，立即就会痊愈。

乌 古 瓦
（见《唐本草》）

[集解]　李时珍说：夏桀时即开始用泥制坯来烧瓦。

[气味]　味甘性寒，无毒。

[主治]　《唐本草》载：用水煮乌古瓦或用热水浸汁来口服，能治疗消渴。瓦以屋上年久者为好。

甄权说：乌古瓦煎汤口服，可以解除心中火热。

大明《日华诸家本草》载：乌古瓦煎汁服，能止小便。

陈藏器说：乌古瓦研末，外敷可以治疗汤火灼伤。

李时珍说：乌古瓦有接骨的功效，可以治疗骨折。

[附方]　古时常用方一种，新近常用方六种，共七种。

1. 暑月暍死。《千金方》：治疗夏天中暑昏迷，取屋上两畔的瓦，烧热后熨帖在心窝处，变冷后再换新的热瓦。

2. 折伤筋骨。邵以正《真人经验方》：秘传神效散：治疗跌打损伤筋骨，骨折或骨碎，筋脉断折，疼痛难以忍受。这个药方具有理伤续断的功能，屡用屡效。取路边墙脚处，往来行人便溺地方的年久碎瓦片一块，洗净后用火煅过，从米醋淬五次，取瓦片变黄为度，以刀刮成细末。每次服用三钱，好酒送下，骨折在上部的食前服，骨折在下部的食后服。不能因为本方药物组成简单而不重视，这的确是具有神效的方剂。

3. 汤火灼伤。《儒门事亲方》：治疗汤火烧伤灼伤，取年代较久房上的吻兽研为末，用油调和后外敷，立即就能见效。

4. 灸牙痛法。《本草拾遗》：灸治牙痛的方法，取土下埋藏年代较久，既古老又润泽的三角瓦一块，让三个不同姓氏的童子，在星星刚刚出现时，指向第一星，把火放置到瓦上灸治。

5. 唇吻生疮。《集玄方》：治疗唇口生疮，取新瓦研为末，用生油调和外敷。

6. 瘢痕凸起。《千金方》：治疗瘢痕凸起，用热瓦频繁地熨帖瘢痕外。

7. 蜂虿蜇伤。《千金方》：治疗蜂、蝎一类毒虫蜇伤，用瓦摩擦伤处，唾十四遍，再把瓦放置在原来的地方。

<h1 style="text-align:center">古　砖</h1>
（见《本草拾遗》）

[主治]　陈藏器说：治疗呃逆不止，取古砖煮汁饮服。治疗慢性虚寒性白痢，日久不止，在秋季出现小腹冷痛的，可以把古砖烧热，用布包裹后坐在上面，使热气进入腹中，有良效。治疗妇人五色带下，用面做煎饼七个，安放在烧红的黄砖上面，再把黄栝蒌敷在面饼上，放上两层布，让患者坐在上面，使药气不断地熏入腹中，应当有蚕子样的小虫从腹内爬出。用不了三、五次治疗，即可痊愈。

[附方]　新近常用方三种。

1. 寒湿脚气。《扶寿方》：治疗寒湿脚气，先把砖烧红，用陈臭米泔水淬砖，趁热用布包裹三块砖，用膝夹住，再盖上绵被，三、五次即能治愈。

2. 赤眼肿痛。《普济方》：治疗两目红肿疼痛，把新砖浸在粪池中，经年后取出放在阴处，生花后刷下，与脑子相和点目。

3. 臀生湿疮。《集玄方》：治疗臀部湿疮，可以每天坐在新砖之上，能够祛除湿气。

<h1 style="text-align:center">烟　胶</h1>
（见《本草纲目》）

[集解]　李时珍说：烟胶是熏消牛皮灶和烧瓦窑上的黑土。

[主治]　李时珍说：治疗白头秃疮、疥疮、风癣等出现的搔痒作痛，流水，可以取牛皮灶边研为细末，用麻油调和外涂。或者是加入少量的轻粉。

[附方]　新近常用方三种。

1. 牛皮血癣。《积德堂方》：治疗牛皮血癣，用烟胶三钱，寒水石三钱，白矾二钱，花椒一钱半，研为末，用猪脂调和后外搽。

2. 消渴引饮。《圣济录》：治疗消渴，饮水不止。取瓦窑上干似铁屎的黑煤半斤，研为末，加入生姜四两，研捣，盛放在绢袋中，用水五升浸泡取汁，每次服用五合。

3. 胞衣不下。陈藏器《本草拾遗》：治疗胞衣不下，取灶突后的黑土三指撮，在五更时用酒送服。

<h1 style="text-align:center">墨</h1>
（见宋《开宝本草》）

[释名]　乌金　（见《本草纲目》）　陈玄　（见《本草纲目》）　玄香　（见

《本草纲目》）　乌玉玦　李时珍说：古人把黑色的土称为墨，所以墨字从黑从土。许慎《说文解字》说：墨，烟煤所形成的物质，属于土类，所以墨字从黑从土。刘熙《释名》说：墨是晦的意思。

［集解］　寇宗奭说：墨是松烟形成的。世上有用粟草灰来假冒的，不能使用，只有松烟所形成的墨才能入药，且以远烟质细者为佳，质地粗糙者也不能应用。当今高丽国赠与中国的墨，不知是由什么合成的，不宜入药。鄜延地方有石油，燃烧后的烟非常浓，煤可以制成墨，质地黑而光亮，就像漆一样，也不能入药。

李时珍说：上等墨，是用松枝燃烧形成的，烟与椮皮汁解胶合和制造而成，或者在其中加入香药等物。现在的人们多用窑突中的黑烟，三番五次地加入麻油，用火烧过后制成墨，称为墨烟，墨的质地虽然亮黑，但却不是用松烟制造的，用墨的人应当详辨。石墨见《本草纲目》的石炭条下，乌贼鱼腹中的墨，称为宝墨，各见本条。

［气味］　味辛性温，无毒。

［主治］　《开宝本草》载：墨有止血生肌，愈合金疮的功效，能治疗产后血出过多出现的晕厥和崩中下血，用醋研磨后口服。还可以治疗血痢，和小儿突见生人出现的啼哭不止的客忤，可将石墨捣筛后用温水调服。治疗异物侵入眼中，可见石墨点敷在瞳仁上。

李时珍说：墨具有利小便，通月经的功效，可以用来治疗痈肿。

［发明］　朱震亨说：墨属于金而有火性，入药后取效甚快，其性又能止血。

［附方］　古时常用方十种，新近常用方六种，共十六种。

1. 吐血不止。《集简方》：治疗吐血不止，把金墨磨汁，与莱菔汁相分后饮服。与生地汁相合饮服也可。

2. 衄血不止。《梅师方》：治疗鼻衄不止，脑晕昏冒欲死，可将浓墨汁滴入鼻中。

3. 热病衄血。《外台秘要》：治疗热病衄血，出血量达数升的，取好墨研为末，用鸡子白调和制成梧桐子大的丸剂，用生地黄汁送服十到二十丸，一会儿后再服一次。再用葱汁磨墨，滴入鼻中，衄血即会停止。

4. 大小便血。寇宗奭《本草衍义》：治疗尿血或便血，取好墨细末二钱，将阿胶烊化为汤后调服。大小便血热甚者尤为适宜。

5. 卒淋不通。《普济方》：治疗小便突然淋漓不通，烧好墨一两，研为末，每次服用一分，用温水送服。

6. 赤白下痢。《肘后方》：治疗赤白下痢，用姜墨丸。干姜、好墨各五两，研为末，用醋浆调和制成梧桐子大的丸剂。每次服用三十至四十丸，用米饮送下，一昼夜间服六、七次即可痊愈。

7. 崩中漏下。《肘后方》：治疗崩漏下血或带下青黄赤白，日久不孕。取好墨一钱，用水送服，每日二钱。

8. 堕胎血溢。《普济方》：治疗堕胎血溢不止，取墨三两，用火烧醋淬三次，以祛除火毒，加没药一两，研为末，每次服用二钱，用醋汤送下。

9. 妇人难产。《肘后方》：治疗妇人难产，用墨一寸，研成末，用水送服，胎儿即下。

10. 胎死腹中。《普济方》：治疗胎死腹中不下，用新汲井水磨金墨取汁饮服。

11. 胞衣不出。《肘后方》：治疗产后胞衣不下，腹痛牵及腰脊，可用温酒送服好墨二钱。

12. 痈肿发背。《赵氏方》：治疗背部出现的痈肿，用醋磨墨取浓汁涂在痈肿四周，中间用猪胆汁涂敷，药物干燥后即涂上新药，一夜之间，痈肿即可消退。

13. 客忤中恶。《肘后方》：治疗在行路期间或户外中受秽恶之气，出现心腹绞痛，胀满不适，秽气上冲心胸，若不及时治疗便会引起死亡，可将墨研捣，用水送服二钱。

14. 飞丝入目。《千金方》：治疗异物飞丝进入目中，可磨墨取浓汁点睛，飞丝即出。

15. 尘物入目。治疗灰尘进入眼中，方法同上。

16. 产后血运。《子母秘录》：治疗产后血气上冲，头晕，心闷气绝，取男子小便研浓墨一 升饮服。

釜 脐 墨
（见《四声本草》）

[释名] 釜月中墨 （见《四声本草》） 铛墨 （见《开宝本草》） 釜煤 （见《本草纲目》） 釜焰 （见《本草纲目》） 锅底墨

李时珍说：大锅叫釜，叫锅，小锅叫铛。

[气味] 味辛性温，无毒。

[主治] 《开宝本草》载：治疗中受秽恶之气，或中受蛊毒出现腹部胀大，吐血不止，血气上冲头晕等，用酒或水温服釜脐墨二钱。釜脐墨外涂可治疗金疮，具有止血生肌的功效。

李时珍说：釜脐墨可以消导食积，治疗舌肿胀、喉痹、口疮，也可治疗阳毒发狂。

[发明] 苏颂说：古方中治疗伤寒的黑奴丸，用釜底墨、灶突墨、梁上尘三物共同研合，这是因为以上三药功用相近的缘故。

[附方] 旧时常用方七种，新近常用方六种，共十三种。

1. 卒心气痛。《千金方》：治疗忽然出现的心气疼痛，取铛墨二钱，用热小便调服。

2. 中恶心痛。《千金方》：治疗中秽恶之气，心中疼痛，用铛墨五钱，盐一钱，研匀，用一盏热水送服。

3. 转筋入腹。《肘后方》：治疗小腿抽筋，牵及腹部的转筋入腹，用酒调服釜底墨一钱。

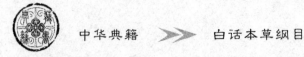

4. 霍乱吐下。《经验方》：治疗霍乱呕吐腹泻，用锅底墨煤半钱，灶额上墨半钱，百沸汤一盏，相混后急搅数千次，用碗盖在上面，通口服，一、二口后吐泻即止。

5. 吐血咯血。《济急方》：治疗吐血咯血不止，取锅底墨，炒过后研为细末，用井华水送服二钱，连服三剂。

6. 妇人逆产。《千金方》：治疗胎儿双足先下的逆产，用中指取釜下墨，左右交叉画在胎儿的足下，即可成为顺产。

7. 产血不下。《生生编》：治疗产后恶血不下，取锅底墨烟，用热酒送服二次。

8. 舌卒肿大。《千金方》：治疗舌体突然肿大满口，像猪脬一样，若不及时治疗就会出现危险。把釜墨与酒调和后外涂。

9. 鼻气壅塞。《千金方》：治疗鼻中堵塞，呼吸不畅，用水送服釜底墨一钱。

10. 鼻中瘜肉。《普济方》：治疗鼻中瘜肉，方法同上，三、五天即可治愈。

11. 聤耳脓血。《肘后方》：治疗聤耳脓血不尽，把釜月下灰吹满耳窍，病人无痛苦感觉，脓血即会流尽。

12. 小儿口疮。《普济方》：治疗小儿口疮，用釜底墨不断外搽。

13. 手搔疮肿。《简便方》：治疗搔痒疮肿化作脓水，把锅脐墨研为细末，用清油调和后外搽。

百 草 霜
（见《本草纲目》）

[释名]　灶突墨　（见《本草纲目》）　灶额墨
李时珍说：百草霜是灶额及烟炉中的墨烟，由于质地轻而细，所以称做霜。
[气味]　味辛性温，无毒。
[主治]　苏颂说：百草霜有消积化滞的功效，可以与下食消导药物同用。

李时珍说：百草霜有止血的功能，可以治身体上部或下部的各种出血，也可治疗妇女崩中带下和胎前产后各种疾病。还可治疗伤寒阳毒发狂、黄疸、疟疾、痢疾、噎膈吞咽困难、咽喉口舌部位的一切疮痒。

[发明]　李时珍说：百草霜、釜底墨和房梁上倒挂的烟尘，都是烟气凝结而成，但是三者的质地有轻重虚实的不同。质重者归中焦和下焦，质轻者入心肺二经。古方治疗伤寒阳毒发狂的黑奴丸，就是百草霜、釜底墨和梁上尘三者并用，并加用大黄、麻黄，就是攻解三焦结滞的实热，兼取火化从治的理论。用百草霜来消导积滞，亦是取其从化的意义，所以治疗黄疸、噎膈、疟疾、痢疾等病均可应用。治疗出血及胎前产后诸病，虽有出血见黑即止的说法，但用百草霜也不离从化之理。

[附方]　新近常用方二十种。

1. 衄血不止。用百草霜末吹敷出血处，即能止血。

2. 衄血吐血。《刘长春经验方》：治疗吐血不止，以及伤酒饱食，低头损伤肺脏，出现吐血、血汗，口鼻出血，但声音尚正常的，取乡外人家的百草霜末，用糯米汤送服二钱。另有一治疗吐血衄血的方剂是：百草霜五钱，槐花末二两，每次服用二钱，用茅根汤送下。

3. 齿缝出血。《集简方》：治疗齿缝出血，可以把百草霜末抹在齿缝中，出血即止。

4. 妇人崩中。《经验方》：治疗妇人崩中下血，取百草霜二钱，用狗胆汁拌匀，分为二次，同当归酒送下。

5. 胎动下血。《笔峰杂兴方》：治疗胎动下血或胎死腹中不下。百草霜二钱，棕灰一钱，伏龙肝五钱，共研为末，每次服用一、二钱，用白汤入酒或童子尿送下。

6. 胎前产后。《杜壬方》：治疗胎前产后诸病，如胎儿双足先下的逆生和胎儿手臂先下的横生，瘦胎，产前或产后虚损，月经不调，崩中下血等。百草霜、白芷等分，研为细末。每次服用二钱，以童尿小便、醋各少量调匀药末，用热汤化后服下，不过二服即愈。

7. 妇人白带。《永类方》：治疗妇人带下色白，用百草霜一两，香金墨半两，研为细末。每次服用三钱，把猪肝一叶劈开，把药放在其中，用纸包裹煨熟，细细咀嚼，用温酒送下。

8. 脏毒下血。《邵真人经验方》：治疗内伤积久便血，血色紫暗的脏毒下血。用米汤调和百草霜，露下经过一夜，第二天早上空腹服下。

9. 暴作泻痢。《续十全方》：治疗突然出现的腹泻、痢疾，取百草霜末，用米饮调下二钱。

10. 一切痢下。《瀔江方》：治疗一切痢疾，初起时一服即收神效，名叫铁刷丸。百草霜三钱，金墨一钱，半夏七分，巴豆煮十四粒，研匀，黄蜡三钱与香油化开，与上药调和成剂。根据大小，每次服用三、五丸或四、五十丸，用姜汤送下。

11. 小儿积痢。《全幼心鉴》：治疗小儿食积下痢。驻车丸：百草霜二钱，巴豆煨去油一钱，研匀，用飞罗面糊和制成绿豆大小的药丸。每次服三、五丸，赤痢则用甘草汤送下，白痢用米饮送下，赤白痢用姜汤送下。

12. 挟热下痢。《圣惠方》：治疗挟热下痢脓血，取灶突中墨、黄连各一两，研为末，每次用酒送服二钱，一日二服。

13. 寒热疟疾。方见《本草纲目》铅丹条下。

14. 魇寐猝死。《医说》：治疗眠中噩梦突然昏迷的魇寐猝死，用水灌服锅底墨二钱，并用锅底墨吹鼻。

15. 尸厥不醒。《千金方》：治疗突然昏厥，不省人事的尸厥不醒，但脉象正常，取弹丸大小的灶突墨，用浆水调和后饮下。再针刺百会和足大趾、中趾的甲侧。

16. 咽中结块。《普济方》：治疗咽中结块，饮食难以下咽，危险严重欲死，取百草霜，用蜜和制成芡子大小的药丸。治疗时用新汲井水溶化一丸灌下，病重的也不过两丸即愈，名叫百灵丸。

17. 鼻疮脓臭。《三因方》：治疗鼻中生疮，流脓腥臭，用冷水冲服百草霜末二钱。

18. 白秃头疮。《简便方》：治疗白秃头疮，用猪脂调和百草霜外涂。

19. 头疮诸疮。《证类本草》：治疗头疮及各种疮，先用醋把头或疮部洗净，在百草霜中加入少量腻粉，生油调和后外涂，立即便能治愈。

20. 瘭疽出汁。《外台秘要》：治疗手指端或足趾端以及肩背处疮起红点，次变黑色，小如豆黍，大如梅李，累累如米，脓如豆汁的瘭疽出汁。取灶突墨、灶屋尘、釜下土研匀，用水一斗，煮三沸，取汁洗涤患处，每日三、四次。

梁 上 尘
（见《唐本草》）

[释名]　倒挂的梁上尘叫乌龙尾　（见《本草纲目》）　烟珠

[修治]　雷敩说：凡收取梁上尘，必须在远离烟火的地方，在高堂大殿的梁上，轻轻拂下梁上尘灰，筛净后研末备用。

李时珍说：凡使用倒挂的梁上尘，先烧令烟尽，筛取粉末入药。雷敩所说的似是指梁上的灰尘，现在人们已不用梁上灰尘了。

[气味]　味辛苦，性微寒，无毒。大明《日华诸家本草》说：性平。

[主治]　《唐本草》说：梁上尘可治疗腹中疼痛，噎膈，中受秽恶，鼻衄，小儿软疮等。

李时珍说：梁上尘能治疗食积，具有止血的功能，可以治疗金疮出血和齿龈出血。

[附方]　古时常用方七种，新近常用方十二种，共十九种。

1. 翻胃吐食。《集简方》：治疗朝食暮吐，暮食朝吐，吐出酸腐食物的翻胃吐食，取梁上尘，用黑驴尿调服。

2. 霍乱吐利。《卫生易简方》：治疗霍乱呕吐腹泻，取屋梁下倒挂尘，用滚汤浸泡，澄清后饮下。

3. 小便不通。《外台秘要》：治疗小便不通，取梁上尘二指撮，用水送服。

4. 大肠脱肛。《济急方》：治疗脱肛，取乌龙尾即倒挂的梁上尘，与鼠屎放于桶内烧烟，让病人坐在桶上熏肛门，数次后即不再出现脱肛。

5. 喉痹乳蛾。《孙氏集效方》：治疗喉痹、咽喉肿痛的乳蛾，取乌龙尾、枯矾、猪牙皂荚用盐炒黄，等分研末，或吹入咽喉，或点在咽中，均有妙效。

6. 牙疼嗜鼻。《普济方》：治疗牙痛，从壁上扫取尘土，盐炒后，研为末，根据左右侧牙痛的不同，来嗜左右鼻腔。

7. 鼻中瘜肉。《普济方》：治疗鼻中瘜肉，用梁上尘吹鼻。

8. 夜卧魇死。《琐碎录》：治疗眠中噩梦，突然昏迷。不要用火照病人，抓紧取梁上尘纳入病人鼻内，即可苏醒。

9. 卒自缢死。《外台秘要》：治疗自缢昏迷，取豆大的梁上尘土，各放在一竹筒中，使伺个人同时用力向病人的两耳和鼻中吹竹筒中的尘土，病人即可苏醒。

10. 经血不止。《圣济总录》：治疗经血淋漓不尽，取乌龙尾炒令烟尽，荆芥穗各半两，研为末，每次服用二钱，用茶水送下。

11. 妇人胎动。《千金方》：治疗妊娠未足月，出现胎动不安，欲作流产之证，取梁上尘、灶突墨等分，用酒送服一钱。

12. 横生逆产。《子母秘录》：治疗儿臀先下的横生和儿足先下的逆产，取梁上尘，用酒送服一钱。

13. 妇人妒乳。《千金方》：治疗乳痈，用醋调和梁上尘外敷。

14. 石痈不脓。《千金翼方》：治疗石痈不作脓，取梁上尘灰、葵根芩灰等分，用醋调和后外敷。

15. 发背肿痛。《濒湖集简方》：治疗痈疽发于脊背，肿痛不止，取厨房中倒挂的尘灰，研为末；与非常嫩的生葱心同捣成膏状外敷，注意不要敷在疮顶上，一日换一次药，药膏干燥后就用水湿润。

16. 无名恶疮。杨起《简便方》：治疗无名恶疮，取梁上倒挂尘二条，韭地中的蚯蚓泥少量，生蜜调和后捻成钱大的饼，阴干，用蜜水调开，频频外敷。

17. 小儿头疮。《子母秘录》：治疗小儿头上生疮，浸淫成片，取梁上尘和油瓶下的渣滓，用皂荚汤洗头后外涂。

18. 小儿赤丹。《千金方》：治疗小儿赤丹，用腊月猪脂调和屋尘外敷。

19. 老嗽不止。陈藏器《本草拾遗》：治疗久嗽不止，取年长日久着烟火的旧茅屋上的尘灰，与石黄、款冬花、妇人月经衣带相合研末，用水调和后涂在茅上等待干燥，干燥后放在竹筒中烧烟吸烟，咳嗽即止。

门 白 尘
（见《本草纲目》）

[主治] 李时珍说：门臼尘有止血之效，可治金疮出血。治疗各种毒疮，可切蒜蘸取灰尘外擦，等出汗时疮肿即可消退。

寡妇床头尘土
（见《本草拾遗》）

[主治] 陈藏器说：治疗耳后折缝处溃烂流脓的月割疮，用油调和寡妇床头尘土外敷。

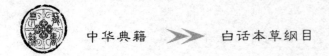

瓷瓯中白灰
（见《本草拾遗》）

［集解］　陈藏器说：在烧制瓷器时，先用灰做成泥来相隔，然后才能烧制。烧好的瓷器只要是瓷器中有灰的　就可收取备用。

［主治］　陈藏器说：治疗游肿，用醋磨瓷瓯中的白灰外敷。　　　··

香　炉　灰
（见《本草纲目》）

［主治］　李时珍说：治疗跌扑金刃损伤，罨之，有止血生肌的功效。香炉岸，能治疗疥疮。

锻　灶　灰
（见《名医别录》下品）

［集解］　陶弘景说：这是锻铁灶中的灰，兼得了铁的性质。

［主治］　《名医别录》说：锻灶灰能治疗癥瘕坚积，祛除秽恶之气。

苏恭说：锻灶灰治疗癥瘕有效，古方贰车丸中使用了锻灶灰。

［附方］　新近常用方一种。

产后阴脱。《徐氏胎产方》：治疗产后阴脱，取铁炉中紫尘、羊脂，二物调和均匀，用布包裹，炙热，熨推阴部即可纳上。

冬　灰
（见《神农本草经》下品）

［释名］　寇宗奭说：各种灰均是一烧而成，其质轻而力劣，只有冬灰是经过三四月的焚烧才撤炉，由于冬灰昼夜烧灼，所以力全而燥烈，质地也较其他灰重。

［集解］　《名医别录》说：冬灰，产于方形山谷川泽之间。

陶弘景说：冬灰即今天用来洗衣的黄灰，是焚烧蒿藜等积聚而成的，其性躁烈，荻灰尤其猛烈。

苏恭说：冬灰是藜木焚烧后的灰，其他诸灰均不真。又有青蒿灰、粉灰，都是焚烧木叶所成。这都是染衣坊所用的原料，亦能腐蚀恶肉。

李时珍说：冬灰是冬天炉灶中焚烧薪柴形成的灰。专指作蒿藜之灰，也不尽然。

冬灰原来又称为藜灰，产于方谷川泽间，这是非常不通而难解的，讲灰就不能言及川泽，又难道是只有方谷中才能有灰？现代人用灰淋汁，取硷洗衣，发面时使面洁白，治疗疮肿，腐蚀恶肉，浸蓝靛染布，均用冬灰。

[气味] 味辛性微温，有毒。

[主治] 《神农本草经》载：冬灰可以去黑痣、疣目、瘜肉、疽，可以蚀疥止痒。

苏恭说：冬灰煮豆食，可以利水治水肿。

陈藏器说：醋与热灰调和，熨帖可治心腹冷痛，血气绞痛，冷时即换新的热灰。

李时珍说：治疗犬咬伤，用热灰外敷。冬灰还可治疗溺死、冻死，可以蚀治诸种痈疽恶肉。

[发明] 李时珍说：古方治疗溺水昏迷不醒，用灶中灰一石掩埋病人，从头埋到脚，只露出七窍，良久后病人即可苏醒。凡是蝇溺水而死，试验用灰埋蝇，一会儿便可复活，非常有效，这大概是灰性温暖而能拔除水气的缘故吧。

[附方] 新近常用方五种。

1. 人溺水死。方见上。

2. 坠水冻死。《普济方》：治疗坠水冻冷，昏迷不醒，只有微气呼出，用布袋盛热灰，放在心头部位，凉后更换热灰，等待清醒目开后，再服温酒。

3. 阴冷疼闷。《千金方》：治疗阴部冷痛闷胀，冷气进入腹中，腹部肿满便出现危险，用醋调和热灰，频频熨帖。

4. 汤火灼伤。寇宗爽《本草衍义》：治疗汤火灼伤，取饼炉中灰，用麻油调和外敷。不要使伤口沾水，要避免风吹。

5. 犬咬伤人。《千金方》：治疗犬咬伤，用苦酒调和灰外敷，或者是用热汤调和。

石硷
（见《本草衍义补遗》）

[释名] 灰硷 花硷

李时珍说：石硷的形状像硷，所以也称为硷石。

[集解] 李时珍说：石硷，产于山东济宁等地。那儿的人采集蒿蓼一类物品，开窖浸水，漉起后晒干烧灰，再用原水淋汁，每百斤水加入面粉二三斤，过一段时间后即有石块样的凝淀，连水一起卖到四方，用来洗衣发面，获利非常大。其他地方用灶灰淋取脓汁，也可去垢洗衣发面。

[气味] 味辛苦性温，微毒。

[主治] 朱震亨说：石硷能祛除温热，止心痛，消痰，磨消积块，化食滞，洗涤垢腻，要根据体质选取用量，过量应用便会损伤人体。

李时珍说：石硷能杀死齿虫，去除目中翳膜，治疗噎膈反胃，同石灰一起可腐烂肌肉，溃破痈疽瘰疬，去淤血，点除痣、黡、疣、赘生物、痔核等，有神效。

　　[附方]　新近常用方六种。

　　1. 多年反胃。方见《本草纲目》"铅"下。

　　2. 消积破气。《摘玄方》：石碱三钱，山楂三两，阿魏五钱，半夏皂荚水制过一两，研为末，用阿魏化醋煮糊丸服下。

　　3. 一切目疾。《普济方》：治疗各种目部疾患，取石碱拣去黑碎者，用厚纸七层包裹，挂在通风处，四十九天后取下，研成极细末，每日用来点眼。

　　4. 拳毛倒睫。《摘玄方》：治疗倒睫，用刀轻轻划动，把药泥在眼泡上，睫毛即可自起。可用石碱一钱，石灰一钱，醋调涂抹。

　　5. 虫牙疼痛。《儒门事亲》：治疗虫牙疼痛，把花碱填在牙洞中，疼痛立即便会停止。

　　6. 痣黡疣赘。《圣济录》：治疗痣、黡、疣、赘，取花碱、矿灰，用小麦杆灰汁煎二味令干，等分研末。用针刺破病处，水调药末点入，三日三上即可除去，但必须用新合的药末才能取效。

第八卷 《本草纲目》金石部

李时珍说：石是气的核，土的骨。大如山岩，小到砂尘。石的精华为金玉，有毒的石为礜为砒。石气凝聚可结为丹青，石气液化则成为矾汞。石的变化是：或自柔而成刚，像乳卤变成石；或自动而成静，像草木化为石；飞禽走兽等有灵性之物化石，是自有情变为无情；雷震星陨而成石，是自无形变有形。大块资生的石，虽有鸿钧之巨，但能经炉火煅制，所以金石虽是顽物，却有造化无穷。居家兴作，生活所依赖都离不开金石，金石美玉虽说是死物，但有许多利用。因此，在禹贡、周官中把它列为土产，农经、轩典中亦详述其性味功能，说明古代的良相、良医已经注意到了。现在把石中能济国利民，却病养生的共计一百六十一种集成金石部，分为四类，分别称作：金、玉、石、卤。旧的本草书籍中玉石部分成三品，共二百五十三种。现在并入二十八种，移三十二种入水部，移三十九种入土部，移三种入服器部，移一种入介部，移一种入人部。

梁·陶弘景注的《神农本草经》，载石四十一种。

梁·陶弘景注的《名医别录》，载石三十二种。

唐·苏恭的《唐本草》，载石一十四种。

唐·陈藏器的《本草拾遗》，载石一十七种。

唐·甄权的《药性本草》，载石一种。

宋·马志的《开宝本草》，载石九种。

宋·掌禹锡的《嘉祐补注本草》，载石八种。

宋·人大明的《日华诸家本草》，载石八种。

宋·唐慎微的《证类本草》，载石一种。

明·李时珍的《本草纲目》，增石二十七种。

[附注]

魏·李当之《李氏药录》

魏·吴普《吴氏本草》

刘宋·雷敩《雷公炮炙论》

北齐·徐之才《药对》

唐·孙思邈《千金方》

李珣《海药本草》

唐·杨损之《删繁本草》

萧炳《四声本草》

蜀·韩保昇《蜀本草》

宋·寇宗奭《本草衍义》

陈承《本草别说》

金·张元素《珍珠囊》

元·李杲《用药法像》

王好古《汤液本草》

朱震亨《本草衍义补遗》

明·汪机《本草会编》

徐用诚《本草发挥》

汪纶《本草集要》

金石之一
（金类二十八种）

金《名医别录》

银《名医别录》附黄银、乌银

锡吝脂（即银矿）《本草纲目》

银膏《唐本草》

朱砂银《日华诸家本草》

赤铜《唐本草》

白然铜《开宝本草》

铜矿石《唐本草》

铜青《嘉祐补注本草》

铅《日华诸家本草》

铅霜《日华诸家本草》

粉锡（即胡粉）《神农本草经》

铅丹（即黄丹）《神农本草经》

密陀僧《唐本草》

锡《本草拾遗》

古镜《本草拾遗》

古文钱《日华诸家本草》

铜弩牙《名医别录》

诸铜器《本草纲目》（铜钴鉧、铜秤锤、铜匙柄）

铁《神农本草经》

钢铁《名医别录》

铁落《神农本草经》

铁精《神农本草经》

铁华粉《开宝本草》

铁锈《本草拾遗》

铁热《本草拾遗》

铁浆《本草拾遗》

诸铁器《本草纲目》（铁杵、铁热锤、铁铳、铁斧、铁刀、大刀环、剪刀股、故锯、布针、铁镞、铁甲、铁锁、钥匙、铁钉、铁铧、铁犁镵尖、车辖、马衔、马镫）

以上有附方，其中原有附方五十二首，新增附方一百八十六首。

金石之二
（玉类一十四种）

玉《名医别录》

白玉髓《名医别录》

青玉《名医别录》附璧玉、玉英、合玉石

青琅玕《神农本草经》

珊瑚《唐本草》

马脑《嘉祐补注本草》

宝石《本草纲目》

玻璃《本草拾遗》

水精《本草拾遗》附火珠、硬石。

琉璃《本草拾遗》

云母《神农本草经》

白石英《神农本草经》

紫石英《神农本草经》

菩萨石《日华诸家本草》

上药后有附方，原有旧方一十三首，新增一十八首。

金石之一（金类二十八种）

金
（见《名医别录》中品）

[校正]　并入《本草拾遗》中的金浆。

[释名]　黄牙（见《丹房镜源》）太真

李时珍说：按许慎的《说文解字》解释：黄色的金是五金之首。金久埋地下也不会生锈，经多次炼制也不会减轻重量，而且还能顺从人意被加工成各种黄金制品。黄金生于土中，故"金"字有左右两点，就像金在土中存在的形状。在《尔雅》中把黄金称为璗，把形状美的黄金称为镠，把饼形的黄金称为钣，把色泽艳丽的黄金称为铣。独狐滔在《丹房镜源》中说：天生牙称为黄牙。梵文书中称金为苏伐罗。

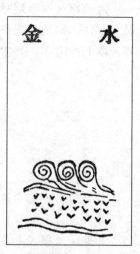

陶弘景说：道家仙方中把金称作太真。

[集解]　《名医别录》中记载说：金屑产在益州，随时都可开采。

陶弘景说：金的产地遍布全国，到处都有，但以益州、梁州、宁州产量最高。把含有金屑的沙砾在水中荡涤，砂轻随水流去，金重留在器内，这样淘得的金屑，称为生金。在建平、晋安等地也有金砂，存在于山石之中，经烧溶鼓铸而成金砣，这种经

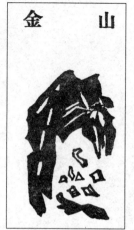

过初步加工的金砣含杂质太多，需要再加炼制。高丽、扶南、西域等地出产的黄金，已被加工制成器皿，可直接应用。

陈藏器说：生金生于岭南一带的荒山上，虫兽居处的洞穴中，像赤黑色的碎石、金铁屎之类。岭南人说：毒蛇齿落石中。又说：蛇屎着落石上，以及最毒的鸩鸟屎着落石上都会粉碎，取其有毒的部分即为生金。这种生金有大毒，可以毒杀人。在本草书中记载黄金有毒是错误的，因为黄金和生金不同，黄金是无毒的。经常看到有人采金，掘地深达丈余，可见到一些碎石子，石子的一头黑焦，石下就有黄金，大块如指，小块的如麻豆，呈柔黄色，用牙咬感到很软，这就是真正的黄金。有些贪财的采金人为了窃取黄金，就把金块吞入腹内，并不见有中毒的。有些细碎

的麸金出水砂中，经淘取而得，或自鹅鸭腹中取得黄金，都不需要重新炼制就可加工成器物使用。煎取金汁，就有镇心安神的功效。

马志说：现在医生用来治病的金，都是炼熟的金箔，以及用水煮金器，取汁服用，这都是无毒的。在朝廷收复岭南的报表中，有询访当地人的记载，却并无蛇屎之类的说法。陈藏器听传说得来的话，是不正确的。

苏颂说：现在饶州、信州、南剑、登州所出产的金，开采出来形态多端，有的似山石，有的如米豆粒，这些都没有经火炼制，统称为生金。

李珣说：《山海经》中所说的许多山上产金量很多，不能备录。《广州记》中记载：大食国出金最多，买卖贸易都用金钱。《异物志》记载：金生丽水。另外，蔡州出产瓜子金，云南出产颗块金，在山石间开采可得。黔南、遂府、吉州的水中，出产麸金。《岭南异物志》记载：五岭内富州、宾州、澄州、涪县等地的江溪河流中都出产金。在当地居住的人多养鹅鸭，用鹅鸭屎来淘取金片，一日可得一两或半两，也有几日不获一星半点的。这里所产的金夜间也明。

寇宗奭说：颗块状的金，开采时在山上掘洞，到百十尺时见伴金石，就可采到。伴金石呈褐色，一头如火烧黑的形状，这种金呈深赤黄色。麸金，即在江沙水中淘取而得，颜色浅黄。这两种都是生金，采得后都需要再加铸炼，在炼制中麸金损耗较多。入药当用颗块金，因其色深，所以金气较足。须防药制成及点化，这样就没有了金的造化之气。如紫雪之类药物，用金煮汁，主要是借其自然之气。另外，东南金色深，西南金色浅，是由于土地不同所造成的。

李时珍说：金有山金、沙金二种。金的颜色根据其金含量的多少而不同，七成金色青、八成金色黄、九成金色紫、十成金色赤，以赤为足金之色，金中含银的质较软，用试金石检验色发青；金中含铜的质较硬，以试金石检验则有声。《宝货辨疑》说：马蹄金像马蹄，难采得。橄榄金出产于荆湖岭南。胯子金像带胯，出产于湖南北部地区。瓜子金大如瓜子，麸金如麸片，出产于湖南等地。沙金细如沙屑，出产于蜀中。叶子金出产于云南地区。《地境图》说：黄金之气赤，夜有火光及白鼠。或说：山上有薤，其下就有金。黄金凡是在墓穴里埋过，或被制成钗钏器物的，陶隐居（即陶弘景）称之为辱金，这些金不可合炼。《宝藏论》说：金有二十种。外国还有五种。还丹金，出产于丹穴中，金中含有丹砂，其色最赤，可以炼丹服用，此金属稀世珍宝。麸金出产于五溪、汉江，大的如瓜子，小的如麦麸，性平无毒。山金出产于交广、南韶的群山中，生长于山石内。马蹄金是最精的，二蹄一斤。毒金即生金，出产于交广的山石内，赤色的有大毒，可以毒杀人，经火炼十次，可以去其毒。以上五种都是真金。水银金、丹沙金、雄黄金、雌黄金、硫磺金、曾青金、石绿金、石胆金、母砂金、白锡金、黑铅金，是并药制成的。铜金、生铁金、熟铁金、鍮石金，是并药点成的。以上十五种，都是假金，其性顽滞而有毒。外国还有五种金，即波斯紫磨金、东夷青金、林邑赤金、西戎金、占城金。

附 金屑

[气味] 辛、平，有毒。

《大明本草》说：无毒。

李珣说：生金有毒，熟金无毒。

寇宗奭说：不单称金而加一个屑字，是已经磨成屑可用的意思，必须烹炼煅屑为箔，才能够入药。金箔也和生金一样，有毒而能杀人，且中毒不易解。有中了金箔毒的人，只有用鹧鸪肉可解。所以若不经火煅，金屑也不可用。金性恶锡，畏水银，得余甘子则体柔，也是同性相感应的缘故。

李时珍说：洗金用盐。骆驼、驴、马的脂肪，都可以柔金。金遇铅则碎，翡翠石能屑金，是物性相制。金蛇能解生金毒。晋代贾后因饮金屑酒而死，则可知生金有毒。凡用金箔时，须当辨别出铜箔。

[主治] 《名医别录》：镇精神，坚骨髓，通利五脏邪气，久服成仙。

甄权：疗小儿惊伤五脏，风痫失治，镇心安魂魄。

李珣：癫痫风热，上气咳嗽，伤寒肺损吐血，骨蒸劳极作渴，都可以用金箔入丸散服。

青霞子：破冷气，除风。

附 金浆
(见《本草拾遗》)

[气味] 辛，平。有毒。

[主治] 陈藏器：长生不老，成仙。久服，肠中尽为金色。

[发明] 陶弘景说：生金辟恶而有毒，不炼就服用可毒杀人。在道家服食修炼的有关书籍中记载，以醯、蜜及猪脂肪、牡荆、酒等炼金至柔软，服后可以成仙，也可以合水银作丹砂。医方书籍中没有用，可能是考虑到生金有毒的缘故。

杨损之说：生金有毒可杀人，必须经百炼以后方可服用入药，若是水银合膏饮即不需再炼。

苏颂说：在古方中不见有用金屑的，只有作成金箔，才入药，应用很方便。另外古方中有金石凌、红雪、紫雪之类的药物，都是用金银来煮汁，这些通用经炼的金，主要是借其气来入药。

李时珍说：金在五行当中其位应西方，金能制木。故可以用来治疗惊痫风热之类肝胆疾病。而在古方中很少有用的，只有一些修炼服食之士才讨论金的性能功能。在《淮南子》中有关水液类服食方法的记载里，也把金化为浆饵服食。晋·葛洪《抱朴子》说：服饵黄金并不亚于服食金液。方法是用猪背皮脂包裹，苦酒炼之百遍即柔软，或用樗皮调治之，或以牡荆酒、慈石消之为水，或以雄黄、雌黄合成饵，服用以后可成地仙。又说丹砂化为圣金，服用之后可升仙。《名医别录》、陈藏器也说金久服可成仙。这些说法可能是从秦始皇、汉武帝的方士寻求仙药的传说中而来的。岂知人体血肉之躯，赖水谷而生存，怎么能让金石重坠之物久在胃肠呢？为求长生而过早丧失生命，可谓愚也。所以《太清法》说：金禀中宫阴己之气，性本刚，服用后能伤损肌肉。又有《东观秘记》说：死亡的人以黄金堵塞九窍，则尸体不朽。这种说法虽近于情理，但却是浪费财物，还是以速化归虚为好。

[附方] 现新增加附方五首。

1. 风眼烂弦。《集简方》：用金环烧红，掠上下眼睑内，每日数次，很有效。

2. 牙齿风痛。《集简方》：用火烧金钗针刺，马上能止痛。

3. 轻粉破口。《外台秘要》：即病水肿及疮疡，服用轻粉后导致口疮或龈烂。用金器煮汁频频含漱，能解轻粉毒性，以愈为度。

4. 水银入耳。张仲景方：水银入耳能蚀人脑。以金枕耳边，水银即可自出。

5. 水银入肉。《本草拾遗》：令人痉挛。只要以金物外熨，水银即外出来蚀金，候金色变白是银出，频用取效。此北齐西阳郡王徐之才方。

银
（见《名医别录》中品）

[校正] 并入《开宝本草》生银。

[释名] 白金（见《本草纲目》）鋈。

李时珍说：在《尔雅》中把白金称作银，其美者称为镣。《说文解字》注：鋈，即白金。梵书称之为阿路巴。

[集解] 《名医别录》说：银屑出产于永昌，随时可以开采。

陶弘景说：银的产地，和金一样，都是生于土中。银的炼制服饵方法也和金类似。永昌属于益州，现在属于宁州。

苏恭说：银和金，生于不同的地方，全国各地均有出产，但以虢州所产的银质量最好，其他地方所产的银多含有铅等杂质。高丽产银作成帖，说不是银矿所出的，但其色发青不如虢州所产。

马志说：生银出产于饶州、乐平一带的坑洞银矿中，形状像硬锡，纹理粗糙自然的是真银。

苏颂说：银在矿中与铜相杂，土人采得，以铅再三煎炼得银，所以是熟银。生银则生于银矿中，形状像硬锡。其为金坑中所得，是在土石中渗漏成条的，若成丝发状，土人称之谓老翁须，极难得。方书记载用生银，必得此乃真。

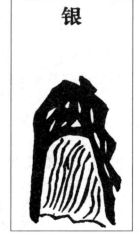

银

李珣说：按《南越志》中记载说：波斯国出产天然的药银，用为试药指环。另外在烧朱粉瓮下，多年沉积有银，这种银称作杯铅银，光泽柔软质量好，与波斯银功力相近，只是不易得到。现在的烧炼家，每用一斤生铅，只能得到一、二铢。《山海经》中说，东北乐郡堂少山产银很多。黔中生银质较硬，不宜入药。

寇宗奭说：银产于矿石之中，须经炼制而成，所以称为熟银。其生银即是不经矿石中炼制自然天生的银。又叫做老翁须，生银和熟银入药不同。社会上的一些术士，或用朱砂制成，或用铅汞制成，或以焦铜制成，这样制成的银没有造化之气，怎样可以用来入药，所以不可不加区别。

李时珍说：闽、浙、荆、湖、饶、信、广、滇、贵州等地的山上都产银，有从矿石中炼出的，也有自沙土中炼出的。其中的生银，俗称银笋、银牙，也叫做山银。独孤滔在《丹房镜源》中所谓的铅坑中出褐色石，形如笋，打破以后色发白，名称自然牙，称自然铅，亦称生铅，此物有变化之道，所谓不堪服食之物，即是指自然铅。《管子》说：上有铅，下有银。《地境图》说：山有葱，下有银。银之气，入夜呈白色，银气之精变为白雄鸡。《宝藏论》说：银有十七种。另外外国还有四种。天生牙，生银坑内石缝中，形状如乱丝，色发红的为上品，入火紫白像草根的较次。衔黑石的银最奇，出产于乐平、鄱阳的产铅之山上，一名龙牙，一名龙须，这种银是真正的天生银，无毒，最适宜入药。生银产于矿石之中，成片状，大小不定，形状像硬锡。母砂银，产于五溪丹砂穴中，色有红光。黑铅银，得子母之气。以上四种为真正的纯银。另外还有水银银、草砂银、曾青银、石绿银、雄黄银、雌黄银、硫磺银、胆矾银、灵草银，都是以药制成的银；丹阳银、铜银、铁银、白锡银，都是用药点化而成的。外国的四种银是：新罗银、波斯银、林邑银、云南银，都是精纯的好银。

附 银屑

[修治] 陶弘景说：医方中有镇心丸中应用，不可直接服用银屑。制银屑，当以水银研令银消而成。

苏恭说：医生用银屑，取自制好的银箔，以水银消银箔为泥状，合消石及盐研为粉，烧出水银，淘去盐石，制成细粉末，这样制成的银屑，才好入药，不可只磨取屑。

李时珍说：入药只用银箔易细，若用水银盐消制银屑，反而有毒。《龙木论》谓之银液。又有锡箔和银箔相似，应辨其真伪。

[气味] 辛，平，有毒。

李珣说：大寒，无毒。（详见生银）

[主治] 《名医别录》：安五脏，定心神，止惊悸，除邪气，久服轻身，延年益寿。

甄权：安神定志，去惊痫，治小儿癫疾狂走。

青霞子：破冷除风。

李珣：银箔坚骨，镇心明目，主治风热癫痫，入丸散用。

附　生银

[气味]　辛，寒，无毒。

独孤滔说：铅中含的银有毒。

韩保昇说：畏黄连、甘草、飞廉、石亭脂、砒石，恶羊血、马目毒公。

大明说：冷，微毒。畏磁石，恶锡，忌生血。

李时珍说：荷叶、蕈灰能粉银。羚羊角、乌贼鱼骨、鼠尾、龟壳、生姜、地黄、磁石，都能瘦银。羊脂、紫苏子，皆能柔银。

[主治]　《开宝本草》：主治热狂惊悸，发痫恍惚，夜卧不安，谵语，邪气鬼祟等症。服之明目镇心，安神定志。小儿诸热丹毒，均可以水磨服之，功效胜过紫雪。

大明：小儿中恶，热毒烦闷，水磨服之。

李时珍：煮水加入葱白、粳米做粥食，治胎动不安，漏血。

[发明]　王好古说：白银属肺。

苏颂说：银屑，葛洪《肘后方》中治痈肿的五石汤中曾用。

寇宗奭说：本草药物书中记载银屑有毒，生银无毒，注释者多略漏不加解释。可能是生银已发于外，无蕴郁之气，所以无毒。矿银蕴于石中，郁结之气全未舒畅，所以有毒。

李时珍说：这种说法不对。生银刚煎出时像丝缦的纹理，乃其天真，故无毒。熔炼银投入少量的铜，则成丝文银花，铜加入多了反而败银，去铜则复还银，而初入少铜终不能出，作伪的又制以药石铅锡。而且古代制法用水银煎消，制银箔成泥入药，所以银屑有毒。银本身无毒，银屑的毒是在制炼过程中附加物中的毒性。现在有人用银器饮食，遇毒则变黑中毒而死的人，也可以用银物来探试，可见银无毒是有根据的。其入药，亦有平肝镇怯作用。所以道家的有关服食修炼的书中记载，银禀西方辛阴之神，结精为质，性刚戾，服后能伤肝，是有道理的。《抱朴子》中说银化水服，可成地仙的言论，亦是方士谬言，不可相信。

雷敩说：凡用金银铜铁，只可将其放入药中，借气生药力而已，不可入药直接服用，因其能消人脂。

[附方]　原有旧方二首，新增方四首。

1. 妊娠腰痛。《子母秘录》：妊娠腰痛如折者，用银一两，水三升，煎取二升，服之。

2. 胎动欲堕。《妇人大全良方》：胎动欲堕，痛不可忍。用银五两，苎根二两，清酒一盏，水一大盏，煎取一盏，温服。

3. 胎热横闷。《圣惠方》：用生银五两，葱白三寸，阿胶炒半两，水一盏，煎服。亦可入糯米，作粥食。

4. 风热牙痛。《集简方》：文银一两，烧红淬酒一盏，趁热漱口饮服，立止。

5. 口鼻疳蚀。《圣济总录》：疳浊穿唇透颊，用银屑一两，水三升，铜器煎取一升，每日洗三、四次。

6. 身面赤疵。《千金翼方》：常以银揩，令热，久久自消。

附　黄银
（见《本草拾遗》）

苏恭说：黄银本草书中没有收载，俗称黄银为器能辟恶，是代表祥和瑞吉的饰物。

陈藏器说：黄银见载于《瑞物图经》中，既堪为器，明非瑞物。

李时珍说：按方勺《泊宅编》说：黄银出蜀中，色与金无异，但上石则变白色。熊太古《冀越集》说：黄银绝少，道家说鬼神畏黄银。《六帖》记载唐太宗赐房玄龄银绯带时说：世传黄银鬼神畏之。《春秋运斗枢》中说：人君秉金德而生，则黄银见世。人以鍮石为黄银是错的，鍮石，即由药制成的黄铜。

附　乌银

陈藏器说：现在人用硫磺熏银，经一宿后再泻之，则变成黑色。工人以乌银为器。养生家以器煮药，并把乌银器皿放置于庭院中一二丈的高处，夜承露醴饮服，能延年益寿，辟恶祛邪。

锡吝脂
（见《本草纲目》）

[集解]　李时珍说：锡吝脂即是波斯国的银矿，又叫做悉蔺脂。

[主治]　李时珍：目生翳膜，用火烧铜针轻点，外敷锡吝脂，不痛。又主治一切风气，以及三焦消渴饮水，都可以入丸药服用。

[附方]　新收附方一条。

治小儿天吊，多涎，抽搐不定。《普济方》保命丹：锡吝脂一两，水淘黑汁去尽，水银一分，以少许枣肉研，不见星，牛黄半分，麝香半分，研匀，粳米饭丸如黍米大。每服三十二丸，新汲水送服。

矿银脂吝锡

银　膏
（见《唐本草》）

[集解]　苏恭说：银膏的制法是用白锡和银薄及水银合成，凝硬如银，合炼时有一定的方法。

李时珍说：现在方士家有银脆，可能就是银膏。

[气味]　辛，大寒，有毒。

[主治]　苏恭：热风。心虚惊悸，恍惚狂走，膈上热，头面热，风冲心上下，安神定志，镇心明目，利水道，治人心风健忘，也可补牙齿缺落。

朱　砂　银
（见《日华诸家本草》）

[集解]　李时珍说：朱砂银是方士用诸药合朱砂炼制而成的。《鹤顶新书》中说：丹砂受青阳之气，始生于矿石，经二百年成丹砂而青女孕，三百年而成铅，又经二百年而成银，再经二百年复得太和之气，化而为金。书中又说，金公以丹砂为子，是阴中之阳，阳死阴凝，乃成至宝。

[气味]　冷，无毒。

大明说：畏石亭脂、慈石、铁，忌一切血。

[主治]　大明：延年益色，镇心安神，止惊悸，辟邪，治中恶蛊毒，心热煎烦，忧忘虚劣。

赤　铜
（见《唐本草》）

[释名]　红铜（见《本草纲目》）　赤金（陶弘景）　铜屑名铜落　铜末　铜花　铜粉铜砂

李时珍说：铜与金同，故字以金、同。

[集解]　陶弘景说：铜为赤色的金属，生熟铜的颜色皆赤，而一些本草书中没有录用。现在铜青及大铜钱皆入方用，都是生铜，应在下品之例中。

李时珍说：铜有赤铜、白铜、青铜。赤铜出产于四川、广西、云南、贵州等地的山中，当地人在山上挖洞穴采矿石炼取。白铜出云南，青铜出南番，唯有赤铜的用途最广泛，且可入药。有人以炉甘石炼为黄铜，其色如金。砒石炼为白铜，杂锡炼为响铜。《山海经》中说出产铜的山有四百六十七，现在就不知是多少了。《宝藏论》说：赤金十一种：丹阳铜、武昌白慢铜、一生铜、生银铜，这些都不是炼制而成的，是天然的铜，无毒，适宜制作各种鼎器。波斯青铜，可用作为镜。新罗铜，可用作钟。石绿、石青、白、青等铜，都是用药制成的。铁铜以苦胆水浸至生赤，煤熬炼而成，其质坚而黑。锡坑铜最软，可点化。自然铜见本条。《鹤顶新书》说：铜和金银根源相同，得紫阳之气而生绿，绿经二百年而生石，铜始生于石中，其气禀阳，故质刚戾。《管子》说：上有陵石，下有赤铜。《地境图》说：山有慈石，下有金属若铜。草茎黄秀，下有铜器。铜器的精华，为马为僮。《抱朴子》说：铜有牝牡。分辨牝牡，用火烧铜，在火中把铜烧红赤时，令童男、童女用水灌之，铜自分为两段，凸起的为牡，凹下的为牝，以牝铜铸制成雌剑，牡铜铸制成雄剑，带入江湖，则蛟龙水神皆畏避此利器。

附　赤铜屑

[修治]　李时珍说：赤铜屑即打铜落下的细屑。或用红铜火煅水碎，亦有屑落下。以水淘洗干净，用好酒入砂锅内炒见火星，研末取用。

[气味]　苦，平，微毒。

李时珍说：苍术能粉铜，巴豆、牛脂能软铜，乳香能哑铜，是药物性质所造成的。

[主治]　《唐本草》：贼风反折，用赤铜屑熬使极热，投入酒中，服五合，日三次。或以赤铜屑五斤烧赤，纳入二斗酒中百次，如上法服之。又治腋臭，以醋调和如麦饭状，用袋盛，先刺腋下脉去血，用装铜屑袋封熬，神效。

大明：明目，治风眼，能接骨焊齿，疗妇女血气及心痛。

李时珍：同五倍子，能染须发。

[发明]　李时珍说：《太清服炼法》说：铜禀东方乙阴之气结成，性利，服之伤肾。既说伤肾，而又能接骨，是什么缘故？

陈藏器说：赤铜屑主治折伤，能焊人骨，以及六畜有损的部位，细研酒服，直入骨损处，六畜死后，取骨检查，犹有焊痕，可验证其效。打熟铜不可用。

徐慎微说：《朝野金载》说：定州崔务从马上坠下，足部骨折，医者取铜末和酒服之，遂瘥，崔务死后十年改葬，视其胫骨折处，犹如用铜束之。

[附方]　原有附方一条。

腋下狐臭。《外台秘要》引崔氏方：先用清水洗净，再用清酢洗净，轻轻揩破，取铜屑和醋热揩擦腋下，很有效。

自　然　铜
（见宋《开宝本草》）

[释名]　石髓铅

马志说：其色青黄如铜，不从矿炼，故称自然铜。

[集解]　马志说：自然铜生在邕州的山岩间出铜之处，于坑中及石间可采得，其形方圆不定，色青黄如铜。

苏颂说：现在信州、火山军坑中及石间都有自然铜。信州出一种如乱铜丝状，云在铜矿中，山气熏蒸，自然流出，亦像生银老翁须之类入药最好。火山军出产的，颗块如铜，而坚重如石，医家谓之锗石，用之入药效力不足。这些地区出产的自然铜，都可以随时开采。现在南方的一些医家说：自然铜有两三体：一体大如麻黍，或多方解，累累相缀，至如斗大，色煌煌明烂如黄金、锗石，这种入药最好。一体成块，大

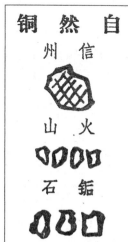

小不定，亦光明而赤。一体如姜石、铁屎之类。又有不经冶炼而成的，形态大小不定，皆出铜坑中，击打易碎，颜色或黄赤，或青黑，炼之可成铜。其说分析颇精，而未尝见似乱丝者。又说：现在的人多以锗石为自然铜，烧之成青焰如硫磺的即是。此亦有二、三种：一种有壳如禹余粮，击破其中光明如鉴，色黄类似锗石。一种色青黄而有墙壁，成文如束针。一种碎理如团砂的，皆光明如铜，色多青白而少赤，烧之皆成烟焰，顷刻都尽。现在有些医家误以此为自然铜，药店中出售的往往是这些。而自然铜入药时须用火锻，而这些畏火，不必验其形色，只此就可辨别其真假。

独孤滔说：自然铜出信州铅山县，银场铜坑中深处有铜矿，多年矿气结成，似马屁勃。色紫质重，食之味苦涩的是真。现有人以大锗石为自然铜，是错误的。

陈承说：现在辰州川泽中，出产一种自然铜，形圆似蛇含，大者如胡桃，小者如栗，其外有皮，色黑光润，打破与锗石无别，但没有锗石的臭气，入药用疗效很好。

雷敩说：石髓铅即自然铜。勿用方金牙，其和石髓铅很相似，若误用服食后，可引起呕吐伤身。石髓铅似干银泥，味微甘。

李时珍说：按《宝藏论》说：自然铜生曾青、石绿穴中，形状如寒林草根，色红腻，亦有墙壁。还有一类似丹砂，光明坚硬有棱，中含铜脉，尤佳。又一种似木根，不红腻，随手碎为粉，至为精明，近产铜的山区均有。今俗中所用自然铜，都不是。

[修治]　雷敩说：采得石髓铅后捶碎，同甘草汤煮一昼夜时，至明漉出汤液，摊开晾干，入白中捣碎，过筛，以醋浸一宿，至明，用六一泥泥瓷盒子，盛两升，文武火中养三日夜才干，用盖盖好，火煅两昼夜时，去土研如粉用。凡炮制五两，用醋两镒为度。

李时珍说：现在人只以火煅醋淬七次，研细水飞过用。

[气味]　辛，平，无毒。

大明说：凉。

[主治]　《开宝本草》：治折伤，能散血止痛，破积聚。

大明：能消淤血，排脓，续筋骨，治产后血邪，安心，止惊悸，以酒磨服。

[发明]　寇宗奭说：有人以自然铜饲折断翅膀的胡雁，后来雁飞去。今有人跌打损伤后，用自然铜研细水飞过，同当归、没药各半钱，以酒调服，再以手按摩病伤处。

朱震亨说：自然铜，世以为接骨之药；然此等方很多，大抵宜补气、补血、补胃。俗医惟在速效，迎合病人之意，而铜非煅不可用，若新出血者，其火毒、金毒相扇，再挟香药热毒，虽有接骨之效，但燥散之祸，甚于刀剑，须引起注意。

李时珍说：自然铜接骨之功，与铜屑同，不可诬也。但接骨之后，不可常服，即以理气活血便可。

[附方]　新增附方三条。

1. 心气刺痛。《卫生易简方》：用自然铜，火煅醋淬九次，研末，醋调一分服，即止。
2. 项下气瘿。杨仁斋《直指方》：用自然铜贮水瓮中，每日饮食皆用此水，其瘿自消。或火烧烟气，久久吸之，亦可。
3. 暑湿瘫痪。四肢不能动。陆氏积德堂方：自然铜烧红，酒浸一夜，川乌头炮、五灵脂、苍术酒浸，各一两，当归二两酒浸，为末，酒糊丸梧桐子大，每服七丸，酒送下，觉四肢麻木即止。

<h2 style="text-align:center">铜　矿　石
（矿发音为古猛切，亦作铆。见《唐本草》）</h2>

[释名]　李时珍说：矿，粗恶的意思。五金皆有粗石衔之，故名。麦之粗者称麳，犬之恶者亦称犷。

[集解]　苏恭说：铜矿石，状如姜石而有铜星，熔化可取铜，出铜山中。许慎《说文》说：矿，铜铁朴石也。

[气味]　酸，寒，有小毒。

[主治]　《唐本草》：疗肿恶疮，为末外敷。驴马背疮，臭腋，磨汁涂患处。

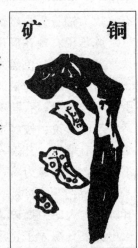

<h2 style="text-align:center">铜　青
（见宋《嘉祐补注本草》）</h2>

[释名]　铜绿

[集解]　陈藏器说：生熟铜皆有毒，即是铜之精华，大者即空绿，稍次为空青。铜青则是铜器上绿色者，淘洗用之。

李时珍说：近时人以醋制铜生绿，收取晒开制药出售。

[气味]　酸，平，微毒。

[主治]　陈藏器说：妇人血气心痛，合金疮止血，明目，去肤赤瘜肉。

徐之才说：主治风烂眼泪出。

李时珍说：治恶疮、痔疮，吐风痰，杀虫。

[发明]　李时珍说：铜青乃铜之液气所结，酸而有小毒，能入肝胆，故能吐利风痰，明目杀疳，皆属肝胆之病。《抱朴子》说：铜青涂木，入水不腐。

[附方]　旧有附方二条，新增附方十一条，共十三条。

1. 风痰卒中碧琳丹。经验方：治痰涎潮盛，卒中不语，以及一切风瘫。用生绿二两，乳细，水化去石，慢火熬干，取辰日、辰时、辰位上修合，再研入麝香一分，糯米粉糊和丸如弹子大，阴干。卒中者，每丸作二服，薄荷酒研下；其他风症，朱砂酒化下。吐出青碧色痰涎，泻下恶物，大效。

2. 小儿病症碧云丹。《经验方》：铜绿不计多少，研粉，醋面糊丸芡子大。每用薄荷酒化服一丸，一会儿吐涎如胶，神效。

3. 烂弦风眼。《卫生易简方》：用铜青，水调涂碗底，以艾熏干，刮下涂烂处。

4. 赤发秃落。《普济方》：用油磨铜钱衣，涂之即生。

5. 面魇黑痣。《圣济总录》：先以草划破，再用铜绿末敷，三日不可用水洗脸，自落。厚者，再上之。

6. 走马牙疳。《邵真人经验方》：用铜青、滑石、杏仁等分，为末，擦之立愈。

7. 口鼻疳疮。用铜青、枯矾等分，研敷患处。又方：人中白一钱，铜绿三分，研敷患处。

8. 杨梅恶疮。《简便方》：铜绿醋煮研末，烧酒调擦，极痛出水，次日即干。或加白矾等方，研掺患处。

9. 臁疮顽癣。《笔峰杂兴》：用铜绿七分研，黄蜡一两化熬，以厚纸拖过，表里分别以纸隔贴敷。出水妙。也可以用治杨梅疮及虫蚊。

10. 肠风痔瘘。方见密陀僧下。

11. 诸蛇螫毒。《千金方》：用铜青敷患处。

12. 百虫入耳。《卫生家宝方》：用生油调铜绿滴入耳中。

13. 头上生虱。《摘玄方》：用铜青、明矾末掺之。

铅
（见《日华诸家本草》）

[释名]　青金（见《说文解字》）　黑锡　金公（见《本草纲目》）　水中金

李时珍说：铅易沿流，故谓之铅。锡是白锡，故铅为黑锡。而神仙家拆其字为金公，隐其名为水中金。

[集解]　苏颂说：铅的产地在蜀郡平泽，现在有银坑的都有，开采后烧矿石来

炼取。

李时珍说：铅生在山石穴洞之中，开采时人挟油灯，入坑洞中数里，随矿脉上下曲折斫取。铅气有毒，若连月开采铅矿不出坑洞，则其人皮肤萎黄，腹胀满不能食，多导致疾病而死亡。《地境图》说：草青茎赤，在草的下面大多都有铅。铅锡之精为老妇。独孤滔说：嘉州、利州出产草节铅，是生铅没经煅制。打破很脆，用火烧之有硫磺的气味。紫背铅，即熟铅，是铅的精华，有变化，能碎金刚钻。雅州出产钓脚铅，形状大小如皂角子，又像蝌蚪子，生山洞沙石中，可干汞。卢氏铅粗恶力劣，信州铅杂有铜质，阴平铅出剑州，是铜铁的苗，这些都不可入药用。《宝藏论》说：铅有多种：波斯铅，质坚色白为天下第一。草节铅，出产于犍为，是银的精。衔银铅，是出产于银坑中的铅，内含五色。以上几种铅，质量都好。上饶乐平一带出产的铅，次于波斯铅、草节铅。负版铅，是铁的苗，不可入药应用。倭铅，可勾金。《土宿真君本草》说：铅是五金之祖，故有五金狴犴、追魂使者之称，是讲铅能伏五金而死八石。雌黄是金苗，而其中有铅气，

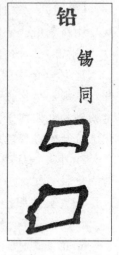

故铅是黄色的金属之祖。银坑中有铅，是白色金属之祖。信州铅夹杂铜质，是赤色金属之祖。铅与锡同气，是青色金属之祖。朱砂伏于铅而死于硫，硫恋于铅而伏于硇，铁恋于磁而死于铅，雄恋于铅而死于五加。故金公的变化最多，一变而成胡粉，再变而成黄丹，三变而成密陀僧，四变而成为白霜。《雷氏炮炙论》说：令铅住火，须仗修天；如要形坚，岂忘紫背（自注：修天即补天石。紫背即天葵）。

[修治] 李时珍说：凡用铅当以铁铫熔化后泻于瓦上，滤去其中杂质，如此数次后收用。其黑锡灰，则是以铅沙取黑灰。白锡灰，不可入药。

[气味] 甘，寒，无毒。

陈藏器说：有小毒。

[主治] 大明说：能镇心安神，治伤寒毒气，反胃呕哕。蛇蝎所蛟，久熨患处。

陈藏器说：疗瘿瘤，鬼气痒忤。塑细为末，和青木香，敷疮肿恶毒。

李时珍说：能消瘰疬痈肿，明目固牙，乌须发。治石女，杀虫坠痰，治噎膈消渴风痫，解金石药毒。

附 黑锡灰

[主治] 朱震亨说：消积聚，杀虫，同槟榔末等分，五更米汤饮服。

[发明] 王好古说：黑锡属肾。

李时珍说：铅禀北方癸水之气，为阴极之精，故其体重实，其性濡滑，其色黑，内通于肾脏，故《太平惠民和济局方》中黑锡丹、宣明补真丹皆用此。铅得汞交感，即能治一切阴阳失调，上盛下虚，气升不降，发为呕吐眩晕、噎膈反胃等危笃病症，

所谓镇坠之剂，有反正之功。但药性阴毒，不可多服，恐损伤其人心胃。铅性又能入肉，故女子以铅珠纴耳，即自穿孔；石女无窍的，以铅作铤，逐日纴之，久久自干，这些都是以往人们不知道的。铅变化为胡粉、黄丹、密陀僧、铅白霜后，其功效，皆与铅相同。但胡粉入于气分，黄丹入血分，密陀僧镇坠下行，铅白霜专治上焦胸膈诸疾，这又为其不同。道家方士又用铅铸为梳，梳须发令光泽黑亮，或用药煮梳，很有效。

〔附方〕　旧有附方四条，新增附方十七条，共二十一条。

1. 乌须明目。《胜金方》：黑铅半斤，锅内熔化成液汁，旋即加入桑条灰，柳木搅成沙，筛末。每日揩牙，以水漱口洗目，能固齿明目，乌须发。

2. 揩牙乌髭。《普济方》：把黑铅熔化，以不蛀皂荚切成寸段投入，炒成炭，入盐少许，研匀。每日用此揩牙，能去白髭，使黑髭不再变白。

3. 揩牙乌髭。《普济方》：黑锡一斤，炒成灰埋入地下五日，再入升麻、细辛、河子同炒黑，日用揩牙，百日见效。

4. 牙齿动摇。方同上。

5. 乌须铅梳。《普济方》：用铅十两，锡三两，婆罗得三个，针砂、熟地黄各半两，茜根、胡桃皮各一两，没石子、词黎勒皮、硫磺、石榴皮、磁石、皂矾、乌麻油各二钱半，为末。先化铅锡，入末一半，柳木搅匀，倾入梳模子，即成修齿。余末同水煮梳，三日三夜水耗加之，取出后用旧帛包五日。每以熟皮衬手梳发一百下，须先用皂荚水洗净擦干。

6. 肾脏气发攻心。《圣济总录》：面黑欲死，以及诸气奔豚喘息等症。用铅二两，石亭脂二两，丁香一两，木香一两，麝香一钱。先化铅炒干，入石亭脂急炒，焰起即以醋喷之，倾入地坑中覆住，等冷后再取出研成细末，粟饭为丸如芡子大。每服二丸，用热酒化服，服药后取汗，或大便泻下，或通气即愈。如大便不通，再用一丸，入玄明粉五分服。

7. 妇人血气，冷痛攻心。方同前。

8. 风痫吐沫，反目抽掣，久病不愈。《普济方》：黑铅、水银结砂，炮南星，各一两，为末，用糯米饭为丸如绿豆大。一岁一丸，乳汁送下。

9. 治反胃哕逆。《圣济总录》：把黑铅化成汁，入纸灰以柳木槌研成粉，每一两入米醋一升，用砂锅熬成膏，再入蒸饼末少许，捣成丸如小豆大。每服一丸，姜汤送下。

10. 治多年反胃不止。《圣济总录》：紫背铅二两，石亭脂二两，盐卤汁五两，先炒铅以卤汁淬尽，再与石亭脂同炒，若焰起，用铫子盖上焰即止，把上药研碎混匀，用蒸饼和成丸如梧桐子大。每服二十丸，煎石莲、干柿汤送下。

11. 消渴烦闷。《圣惠方》：用黑铅、水银等分，混结成泥状，常含口中约豆大一块，待津生后吞咽。

12. 寸白虫病。《本事方》：先食猪肉一片，再以砂糖水调黑铅灰四钱，待五更时

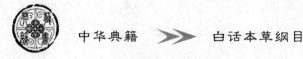

服，虫当尽出，食白米粥一日。许学士病胃中嘈杂不适，服此药打下二条虫，一条虫寸断，一条虫长二尺五寸，虫身节节有斑纹。

13. 水肿浮满。《千金翼方》：乌铅五两，皂荚一挺炙过，以酒二斗，煮六沸后频频服用，至小便二、三升，水肿即消。

14. 小便不通。《圣惠方》：黑铅剉末一两，生姜半两，灯芯一握，用井水煎服，先以炒过的葱贴敷肚脐。

15. 卒然咳嗽。《肘后备急方》：炉中铅屑、桂心、皂荚等分，共为细末，蜜丸如梧桐子大。每次服十五丸，忌葱。

16. 瘰疬结核。刘禹锡《传信方》：铅三两，铁器炒取黑灰，以醋和涂于患处，用旧帛贴上，经常换药，能去恶汁。如此半月，瘰疬结核不痛不破，内消为水而愈。

17. 痈疽发背。《经验方》：黑铅一斤，甘草三两微炙。同瓶盛酒一斗浸甘草，把铅熔化后投入酒中，如此九度，去渣。饮酒醉卧即愈。

18. 解金石药毒。《胜金方》：黑铅一斤，熔化后，投酒一升，如此十余次，待酒剩至半升，一饮而尽。

19. 取轻粉毒。《医方摘要》：出山黑铅五斤，打制成铅壶一把，盛烧酒十五斤，纳入土茯苓半斤，乳香三钱，封固后，在重汤中煮一日夜，再埋入土中，以出火毒。每日早晚任性饮数杯，后用瓦盆接尿，自有粉出为验。服到筋骨不痛时，停止服用。

20. 解砒霜毒。《华佗危病方》：中砒毒，烦躁如狂，心腹疼痛，四肢厥冷，命在旦夕之间。用黑铅四两，磨水一碗灌服。

21. 解硫磺毒。《集简方》：用黑锡煎汤服，即解。

铅 霜
（见《日华诸家本草》）

[释名] 铅白霜

[修治] 苏颂说：铅霜的制法，是用铅杂入水银十五分之一合炼作片，置于醋瓮中密封，经久成霜。

李时珍说：以铅打成钱，穿成串，用瓦盆盛生醋，把铅钱串横放醋盆中，离醋三寸，再用瓦盆覆盖，放置于阴凉处，待铅钱串上生霜即刷下收用，铅钱串仍放好覆盖。

[气味] 甘，酸，冷，无毒。

寇宗奭说：铅霜涂木瓜上，即失酸味，因金能克木。

[主治] 大明说：消痰，止惊悸，解酒毒，去胸膈烦闷，治中风痰实，止渴。

寇宗奭说：去膈热涎塞。

李时珍说：治吐逆，镇惊去怯，黑须发。

[发明] 铅霜药性极冷，是治风痰及婴孩惊吓食滞之药，现在医家经常应用。

李时珍说：铅霜是铅汞之气交感英华所结成，道家称之为神符白雪，其坠痰去热，定惊止泻，确有奇效，但却非久服常用之物。对病在上焦者，宜用此清镇。

[附方] 旧有附方二条，新增附方九条，共十一条。

1. 小儿惊热。心肺积热，夜卧多惊。《圣济总录》：铅霜、牛黄各半分，铁粉一分，研匀。每服一字，竹沥调下。

2. 惊风痫疾。喉闭牙紧。《普济方》：铅白霜一分，蟾酥少许，为末，乌梅肉蘸药于牙龈上揩擦过后，再吹以通关药，等一会儿牙松自开。

3. 消渴烦热。《圣济总录》：用铅白霜、枯矾等分，为细末，炼蜜为丸如芡子大。用绵裹，含化咽汁。

4. 又方治消渴烦热。《圣济总录》：铅白霜一两，根黄、消石各一两，为末。每用冷水送服一钱。

5. 喉痹肿痛。《圣济总录》：铅白霜、甘草半两，青黛一两，为末，醋糊为丸如芡子大，每用含咽一丸，立效。

6. 悬痈肿痛。《圣惠方》：铅白霜一分，甘草半生半炙一分，为末，用绵裹含咽。

7. 口疮酿烂。气臭血出。《宣明方》：不论大人小儿，都用铅白霜、铜绿各二钱，白矾豆许，为末扫患处。

8. 鼻衄不止。《十全博救方》：铅白霜末，用新汲水送服一分。

9. 痔疮肿痛。《婴童百问》：铅白霜、白片脑各半分，酒调涂之，随手见效。

10. 室女闭经。恍惚烦热，《圣惠方》：铅白霜半两，生地黄汁一合，调下，日三服。

11. 梳发令黑。《普济方》：用铅霜包梳，每日梳头，能令发黑，胜过染色。

粉　　锡
（见《神农本草经》下品）

[释名] 解锡（见《神农本草经》）　铅粉（见《本草纲目》）　铅华（见《本草纲目》）　胡粉（见陶弘景）　定粉（见《药性本草》）　瓦粉（见《汤液本草》）　光粉（见《日华诸家本草》）　白粉（见《汤液本草》）　水粉（见《本草纲目》）　官粉

陶弘景：粉锡即现在化铅所作的胡粉，称为粉锡，而与现在所指不同。

李时珍说：铅、锡属同一类，古人名铅为黑锡，故称粉锡。解释其名：胡者糊的意思，和脂以糊面。定粉、瓦粉是言其形，白粉、光粉是说其色。习惯上称吴越所产为官粉，韶州所出为韶粉，辰州所出为辰粉。

[正误] 苏恭说：铅丹、胡粉，实际上都是用炒锡制作，陶弘景说化铅是错误的。

朱震亨说：胡粉是锡粉，而不是铅粉。古代的人以锡为粉，妇女用来附于面部，因其色似肌肉，但不可入药。

马志说：粉锡、黄丹二物，都是化铅制成。英公李勣序中说锡铅不能辨别，就是指此。按李含光《音义》说：黄丹、胡粉都是化铅，未听说有用锡的。《参同契》说：胡粉投入炭中，色泽变坏，还为铅。《抱朴子·内篇》说：愚笨的人不相信黄丹、胡粉是化铅所作。苏恭以黄丹、胡粉俱为炒锡所作，实是一个大错误。

李时珍说：锡炒则变成黑灰，怎么能有白粉。苏恭本来已经错了，而朱震亨接着再错，这是为什么？

[集解] 李时珍说：按《墨子》说：禹王制造了粉锡。张华《博物志》说：纣王烧铅锡作粉。可见粉锡的由来已久远。现在金陵、杭州、韶州、辰州皆制造粉锡，其中尤其以辰州粉质量最好，颜色带青。当地人讲制造方法：每用铅一百斤，烧熔化，削成薄片，卷作筒状，安放于木甑内，甑下、甑中各放醋一瓶，外面以盐泥固济，用纸封甑缝。用炉安火四两，养一七，便扫入水缸内，依旧封养，次次如此，以铅尽为度。有不尽的，留炒作黄丹。每粉一斤，入豆粉二两，蛤粉四两，水内搅匀，澄去清水。再用细灰按成沟，灰沟上放纸隔数层，置粉于上，在粉将干时截成瓦定形，待干收起备用。而范成大《桂海虞衡志》说：桂林所制作的铅粉最有名，称为桂粉，是用黑铅着糟瓮中罨化成。何孟春《余冬录》说：嵩阳产铅，居民多制造胡粉。制造方法是：把铅块悬在酒缸内，封闭四十九日，打开即化为粉。没有化白的，炒为黄丹。黄丹的滓为密陀僧。制作这三种药物利润很大。因铅气有毒，制作工人必须经常食肥猪狗肉、饮酒及铁浆以解其毒。若空服制粉易中其毒，可引起疾病，导致死亡。若从小就受铅毒熏蒸，多见面色萎黄，最后瘫痪、痉挛而死。粉锡的制法虽略有不同，但都是聪明的制造者创出的新法，目的是求加快制造速度，减少其毒害。从这也可知以前有人说粉锡为炒锡而得的错处。《相感志》说：韶粉蒸之不白，以萝卜瓮蒸之则白。

[气味] 辛，寒，无毒。

甄权说：甘，辛，凉。

李时珍说：胡粉能制硫磺。另外雌黄得胡粉而失其色，胡粉得雌黄而颜色变黑，这是因为药性相恶之故。若把胡粉放入酒中可去酸味，用之收蟹不沙。

[主治] 《神农本草经》：伏尸毒螫，杀三虫。

《名医别录》：去鳖瘕，疗恶疾，止小便利，堕胎。

甄权说：治积聚不消。炒焦用治小儿疳痢。

大明说：治痈肿瘘烂，呕吐呃逆，疗癥瘕，小儿疳气。

寇宗奭说：止泻痢、久积痢。

李时珍说：治食复劳复，坠痰消胀，治疥癣狐臭，黑须发。

[发明] 陶弘景说：胡粉呈金色的，治疗尸虫效果好。

陈藏器说：久痢成疳的病症，用胡粉和水及鸡子白服，以粪黑为度，能杀虫止痢。

李时珍说：胡粉，即铅变黑为白色而成。其形状性味虽与铅及黄丹相同，却无消盐火烧之性，其内杂以豆粉、蛤粉，故只能入于气分，不能入血分，此稍有异处。人服食胡粉，则大便呈黑色，这是还其本质，即所谓色坏还为铅的黑色。胡粉也可入膏药代替黄丹使用。

[附方]　　旧有附方十四条，新增附方三十条，共计四十四条。

1. 劳复食复欲死的病症。《肘后备急方》：用水送服胡粉少许。

2. 小儿脾泻不止。孙真人《集效方》：用红枣二十个去核，将官粉入枣内，以阴阳瓦焙干，去枣把官粉研成粉末。每服三钱，米汤送下。

3. 赤白痢疾，痢下频数，肠中疼痛。《肘后备急方》：定粉一两，以鸡子清和，炙焦为末，冷水送服一钱。

4. 小儿无辜疳，下痢赤白。《子母秘录》：把胡粉熟蒸，再熬令色变，每饮服半钱。

5. 小儿腹胀。《子母秘录》：将胡粉、盐熬令色变，以摩腹上。

6. 腹皮青色，不速治，须臾死。《子母秘录》：药同前方。

7. 小儿夜啼。《子母秘录》：以水送服胡粉三豆大，每日三服。

8. 身热多汗。《千金要方》：胡粉半斤，雷丸四两，研成细末粉身。

9. 妇人心痛，发作急骤。邵真人方：用好官粉为末，葱汁和丸如小豆大。每服七丸，黄酒送下即止。因粉锡能杀虫，葱能透气，故服之有效。

10. 寸白蛔虫。张文仲《备急方》：胡粉炒燥，每用一钱，入肉脯中，空腹服，大效。

11. 服药过剂闷乱者。《千金要方》：以水和胡粉服。

12. 鼻衄不止。《太平圣惠方》：把胡粉炒黑，以醋调服一钱。

13. 齿缝出血。《圣济总录》：胡粉半两，麝香半钱，为末。卧时揩牙。

14. 坠扑淤血。《肘后备急方》：从高处落下，淤血抢心，面青紫气短欲死。用胡粉一钱，和水服后即安。

15. 折伤接骨。接骨方：用官粉、硼砂等分，为末。每服一钱，苏木煎汤调下，仍频饮苏木汤，大效。

16. 杖疮肿痛。《救急方》：水粉一两、生赤石脂一钱，水银一分，以麻油杵成膏，摊于油纸上贴敷外用。肉消者，填满紧缚。

17. 抓伤面皮。《集简方》：用香油调铅粉搽之，一晚即愈。

18. 食梅牙齼。《相感志》：用韶粉揩牙。

19. 染白须发。《博物志》：胡粉、石灰等分，水和涂发上，以油纸包，烘令温暖，等头发还未全干时洗去，再以油润发，则发黑如漆。

20. 腋下狐臭。《千金要方》：用胡粉常粉腋下，或以胡粉三合，和牛脂煎调涂于腋下。

21. 阴股常湿。《备急方》：用胡粉粉阴股湿处。

22. 干湿癣疮。《备急方》：用胡粉粉患处。

23. 黄水脓疮。邵真人方：官粉煅黄、松香各三钱，黄丹一钱，飞矾二钱，共为细末，用香油二两，熬成膏外敷。

24. 小儿耳疮月食。《子母秘录》：用胡粉和土涂患处。

25. 小儿疳疮。张文仲方：熬胡粉、猪脂和涂患处。

26. 小儿舌疮。《食医心镜》：胡粉和猪铧骨中髓，每日敷三次。

27. 燕口吻疮。《普济方》：炒胡粉一分，黄连半两，为末，敷用。

28. 痘疮瘢痕，或凸或凹。陈文中《小儿方》：韶粉一两，轻粉一定，和研细末，以猪脂调敷。

29. 妒精阴疮。《集简方》：铅粉二钱，银杏仁七个，铜铫内炒至杏黄，去银杏仁留取铅粉，出火毒，研成细末，搽患处有效。

30. 反花恶疮。《太平圣惠方》：胡粉一两，胭脂一两，共为细末。把患处用盐水洗净，敷上药，每日五次。

31. 疮似蜂巢，愈而复发。《圣济总录》：胡粉、朱砂等分，研成细末，用蜜调和外敷。

32. 血风臁疮。孙氏《集效方》：用官粉四两，水调入碗内，以蕲州艾叶烧烟熏干，再入乳香少许同研，香油调作隔纸膏，反复贴于患处。

33. 血风臁疮。杨氏《简便方》：用官粉炒过，以桐油调作隔纸膏外贴。

34. 小儿丹毒。《千金要方》：以唾和胡粉，从外至内敷患处效果好。

35. 汤火烧疮。孙真人方：胡粉以羊髓调和，涂于患处。

36. 疮伤水湿。《千金要方》：胡粉、炭灰等分，以脂和涂于疮孔上，水即流出。

37. 蝼蝈尿疮。《千金要方》：以酢和胡粉外涂。

38. 诸蛇蜇伤。《千金要方》：用胡粉和大蒜捣涂。

39. 误吞金银及钱。《外台秘要》：胡粉一两、猪脂调、分数次服，能消烊金钱使之外出。

40. 三年目翳。《太平圣惠方》：用胡粉涂之。

41. 口中干燥，烦渴无津。《太平圣惠方》：雄猪胆五枚，用酒煮至皮烂，入定粉一两研匀，制丸如芡子大。每用含化一丸咽汁。

42. 腹中鳖瘕。《卫生易简方》：胡粉、黍米淋汁温服，有大效。

43. 接骨续筋，活血止痛。《卫生易简方》：定粉、当归各一钱，硼砂一钱半，为末。每服一钱，以苏木煎汤调下，仍须频饮苏木汤。

44. 发背恶疮，以及各种痈疽。《直指方》神应膏：好光粉二两，真麻油三两，慢火熬，以柳枝急搅，熬至滴水成珠，加入白胶末少许，入器皿中水浸二日，用油纸摊贴。

铅 丹
(见《神农本草经》下品)

[释名]　黄丹（见陶弘景）　丹粉（见《唐本草》）　朱粉（见《本草纲目》）
铅华

[正误]　见粉锡条下。

[集解]　《名医别录》说：铅丹生于铅，出产于蜀郡平泽地区。

陶弘景说：就是现在熬铅所作的黄丹。俗方中很少用，只有一些仙经中记载道家
修炼之士涂丹釜所必须。云化成九光的，当谓九光丹以为釜，没有别的方法。

寇宗奭说：铅丹是化铅而成，《名医别录》中说铅丹生于铅。但苏恭所谓的铅丹为
炒锡作成之说则是错误的。这一点不难分辨，锡的颜色黑黯，铅色则明白，以此为其
不同之处。

李时珍说：按独孤滔《丹房镜源》中说：制铅丹的方法：用铅一斤，土硫磺十两，
消石一两。把铅熔化成液体，下醋点之，在滚沸时下土硫磺一块，少倾再下消石少许，
沸定再点醋，依前法下少许消石、硫磺，待为末，则制成黄丹。现在人用作铅粉时的
不尽部分，再加消石、矾石炒成丹。若想转丹还铅，只须用连须葱白汁拌丹慢慢煎熬，
待煅成金汁倾出，即还丹为铅了。出售的多以盐消砂石混杂其间。故用时以水漂去消
盐，飞去砂石，澄干，用微火炒成紫色，在地上去火毒。再入药。《会典》说：黑铅一
斤，能烧制铅丹一斤五钱三分。

[气味]　辛，微寒，无毒。

大明说：微咸，凉，无毒。伏于砒，能制硇、硫。

朱震亨说：一妇人因多子女，在月子里服铅丹二两，四肢冰冷，饮食不能入口。
当时正值寒冬季节，急服理中汤加附子剂而安。可以说铅丹凉而无毒吗？

李时珍说：铅丹本来没有什么毒性，这个妇人在产后冬月里服铅丹过量，而引起
了病症。

[主治]　《神农本草经》：治吐逆反胃，惊痫癫疾，能除热下气，炼化还成九光，
久服通神明。

《名医别录》：能止小便，除毒热脐挛，治金疮血溢。

甄权说：治惊悸狂走，消渴。煎成膏用，能止痛生肌。

大明说：能镇心安神，止吐血咳嗽。敷疮长肉，以及汤火疮，染须。

寇宗奭：治疗疟疾以及久积等症。

李时珍说：能坠痰杀虫，去惊去除忤恶，止痢明目。

[发明]　成无己说：张仲景龙骨牡蛎汤中用铅丹，以收敛神气而镇惊。

王好古说：涩可去脱而有固气之效。

李时珍说：铅丹体重而性沉，味兼盐、矾，入于血分，能坠痰去怯，故用治惊痫癫狂、吐逆反胃等症有奇效。能消积杀虫，故治疗痔疾下痢疟疾等病症有实绩。能解热拔毒，长肉去淤，故治疗恶疮肿毒，入于膏药，为外科必用之良药。

[附方]　旧有附方八条，新增附方二十五条，共三十三条。

1. 消渴烦乱。《太平圣惠方》：黄丹，用新汲水送服一钱，再食以荞麦粥压之。

2. 吐逆不止。《集验方》碧霞丹：用北黄丹四两，米醋半升，煎干，炭火三秤，就铫内煅红，待冷后研成末，以粟米饭为丸如梧桐子大。每次服七丸，醋汤送下。

3. 伏暑霍乱。水浸丹：见木部巴豆条下。

4. 小儿吐逆不止，宜用此丸清镇。《谢氏小儿方》烧针丸：用黄丹研成末，以小枣肉和丸如芡子大。每以一丸，把针签于灯上烧过，研细，用乳汁调下。一方加朱砂、枯矾等分。

5. 胃虚引起的反胃气逆。《圣济录》：铅丹二两，白矾二两，生石亭脂半两。把铅丹、白矾研匀，入坩埚内，以炭半秤煅赤后，再养一夜，出毒两日，加入石亭脂同研，以粟米饭和为丸如绿豆大。每日米汤送下十五丸。

6. 腹泻痢疾，下痢赤白。《摘玄方》：用枣肉捣烂，入黄丹、白矾各皂角子大，粳米饭一团，和为丸如弹子大。用铁线穿，于灯上烧过，研成末，米汤送服。

7. 赤白痢下。《普济方》：黄丹炒紫，黄连炒过，等分为末，以糊丸如麻子大。每次服五十丸，生姜、甘草汤送下。

8. 妊娠下痢。《三因极一病症方论》：腹中疼痛。用乌鸡蛋一个，在鸡蛋上开一个小孔，去白留黄，入铅丹五钱搅匀，泥裹煨干后研成末。每次服用二钱，米汤送下。若一服愈，是男；若两服愈，是女。

9. 吐血咯血，以及咳血等症。《经验方》：用新汲水送服黄丹一钱。

10. 寒热疟疾，体虚多汗的病症。用黄丹、百草霜等分为末。在疟发之日，空腹以米汤送服三钱，不过二服即愈。或为糊丸，或为蒜丸，皆有效。

11. 寒热疟疾，体虚多汗。《肘后方》：用飞炒黄丹一两，恒山末三两，炼蜜为丸如梧桐子大、每服五十丸，温酒送下。清晨以及未发将发之时各服一次，没有不起效果的。

12. 寒热疟疾，体虚多汗。《普济方》：在端午这天，用黄丹炒二两，独头蒜一百个，捣成丸如梧桐子大。每服九丸，空服用长流水面向东服下。二、三发后乃用，效果如神。亦可用治痢疾。

13. 寒热症疾，体虚多汗。《三因极一病症方论》：用黄丹炒、建茶等分，共为细末。温酒送服二钱。或用黄丹飞焙，面糊为丸如芡子大。把大枣一枚去核，包入药一丸，用纸裹煨熟后服用。

14. 温疟不止。《仁存堂方》：黄丹炒半两，青蒿二两用童尿浸过，共为细末。每服二钱，若寒多用酒送服，热多用茶送服。

15. 小儿瘴疟，壮热不寒。《刘涓子鬼遗方》鬼哭丹：用黄丹二钱，蜜水和服，若冷者用酒和服。

16. 风痛时发时止。《王氏博济方》祛风散：用铅丹、白矾各二两，共末。用三角砖相斗，以七层纸铺砖上，铺铅丹于纸上，白矾再铺于铅丹上，以十斤柳木柴烧过为度，取研成末。每次服二钱，温酒送下。

17. 客忤中恶。《肘后备急方》：道间门外而得，令人心腹刺痛，气冲心胸胀满，不治害人。用真丹方寸匕，蜜三合，和灌口中。

18. 一切目疾。《保寿堂方》：昏障可治，单纯目障不能治。用蜂蜜半斤，在铜锅内熬起紫色块，加入飞过的真黄丹二两，水一碗，再炼至水气尽，以细生绢铺薄纸一层，滤净，瓶封埋地内三七二十一日。每日以此药点眼七次，药粘则洗去。

19. 一切目疾。《保寿堂方》：一方用再前方内入河子肉四个。

20. 赤眼疼痛。《明目经验方》：黄丹、蜂蜜调贴太阳穴，立效。

21. 目赤及翳。《千金要方》：铅丹、白矾等分，为末点眼。

22. 主治同上。《千金要方》又方：铅丹、乌贼骨等分，合研，用白蜜蒸过点眼。

23. 眼生珠管。《太平圣惠方》：铅丹半两，用鲤鱼胆汁和如膏，每日点眼三、五次。

24. 痘疹生翳。《疹痘方》：黄丹、轻粉等分，为末，吹少许入耳内，左侧患病吹入右耳，右侧患病吹入左耳。

25. 小儿重舌。《子母秘录》：黄丹一豆大，安放舌下。

26. 小儿口疮，糜烂。《普济方》：黄丹一钱，生蜜一两，相和蒸黑。每以鸡毛蘸药搽患处，很有效。

27. 腋下狐臭。《普济方》：黄丹加入轻粉，用唾调，经常掺患处。

28. 妇人逆产。《集验方》：把真丹涂儿足下。

29. 蚰蜒入耳。《太平圣惠方》：黄丹、酥、蜜、杏仁等分，熬成膏。以绵裹包塞耳蚰蜒闻香而出，抽取。

30. 蝎虿螫人。《肘后备急方》：醋调黄丹涂患处。

31. 金疮出血。《集玄方》：不可以药使疮口速合，以防内溃伤肉。只可以黄丹、滑石等分，为末敷伤处。

32. 外痔肿痛。《婴童百问》：黄丹、滑石等分，为末。以新汲水调，每日上药五次。

33. 血分臁疮。《陆氏积德堂方》：黄丹一两，黄蜡一两，香油五钱，熬成膏。先以葱、淑汤洗，再以此膏贴患处。

34. 远近臁疮。《孙氏集效方》：黄丹飞炒，黄柏酒浸七日再焙干，各用一两，轻粉半两，研细。以苦茶洗净，轻粉填满，再用黄丹护固，最外以黄柏末摊膏贴敷。不可揭动，七日见效。

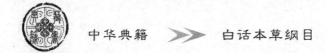

密 陀 僧
（见《唐本草》）

[释名]　没多僧（见《唐本草》）　炉底

苏恭说：密陀、没多，都是从外国语而来。

[集解]　苏恭说：出产于波斯国，形状像黄龙牙而坚重，也有白色的，作理石花纹。

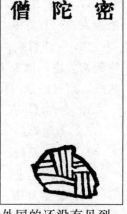

苏颂说：现在岭南、闽中银铜冶炼的地方也有出产，是银铅的下脚料。在最初采矿的时候，银铜是相杂在一起的，先以矿石与铅同炼，则银随铅出。另外，采山木树叶烧灰，开地作炉，填灰于其中，称为灰池。置银沿于灰上，再加火煅，则铅渗于灰下，银留于灰上，去掉火等冷了以后就可出银。这种灰池感受铅银之气，积久而成此物，密陀僧未必是从外国而来。

陈承说：现在市场上出售的货物密陀僧，是小瓶实为由铅丹煅制而成的，大块尚有瓶形。银冶炼所出的最良，而很少有货。外国的还没有见到。

李时珍说：密陀僧原是取银冶炼而得，现已难得，就取煎销银铺炉底用作为密陀僧。造黄丹的，以脚渣料炼成密陀僧，就是那些似瓶形的。

[修治]　雷斅说：凡用要捣细，安放于瓷锅中，重纸袋盛柳蛀木末焙之，再用东流水浸满，火煮一昼夜时，去柳木，纸袋，收取备用。

[气味]　咸，辛，平，有小毒。

大明说：甘，平，无毒。

李时珍说：能制狼毒。

[主治]　《唐本草》：久痢，五痔，金疮，面上瘢皯，面膏药用此。

韩保昇说：五痔，即牡、酒、肠、血、气五痔。

大明：能镇心，补五脏，治惊痫咳嗽，呕逆吐痰。

李时珍：疗反胃消渴，疟疾下痢。能止血，杀虫，消积。治诸疮，消肿毒，除狐臭，染髭发。

[发明]　李时珍说：密陀僧感受铅银之气，其性重坠下沉，直走下焦，故能坠痰、止吐、消积，定惊痫，治疟痢，止消渴，疗疮肿。洪迈《夷坚志》中说：惊气入心络，不能言的病症，用密陀僧末一钱，以茶调服，即愈。古代有人砍柴，被狼追赶而得此疾，因得此方而治愈。还有一个军校采藤时遇到恶蛇，而得此病，也是用本方而愈。这是因为惊则气乱，密陀僧重能去怯而有平肝的功效。其功力与铅丹相同，故膏药中用以代铅丹。

[附方]　旧有附方三条。新增附方十五条，共有附方十八条。

1. 痰结胸中，结久不散。《太平圣惠方》：密陀僧一两，醋、水各一盏，煎干为末。每次服二钱，以酒水各一小盏，煎成一盏，温服，少倾当吐出痰涎为妙。

2. 消渴饮水。《选奇方》神效丸：用密陀僧二两，研末，以汤浸蒸饼为丸如梧桐子大。浓煎蚕茧、盐汤，或茄根汤，或用酒送下。第一日五丸，以后每日增服五丸，至三十丸止，不可多服。五、六服后，以见水恶心为度。恶心时，用于的食物压一压，日后自定，效果很奇。

3. 赤白下痢。《太平圣惠方》：密陀僧三两，烧成黄色研粉。每服一钱，醋、茶调下，一日三次。

4. 肠风痔瘘。《济急方》：铜青、密陀僧各一钱，麝香少许，为末，津和涂患处。

5. 小儿初生，遍生如鱼脬，又如水晶，破则成水，流渗又生的。《救急方》：密陀僧生研患处，再服以苏合香丸。

6. 惊气失音。方药见发明。

7. 腋下狐臭。《集简方》：浆水洗净，油调蜜陀僧涂腋下。或以一钱，用热蒸饼一个，切开掺末夹腋下。

8. 香口去臭。《普济方》：用密陀僧一钱，醋调漱口。

9. 大人口疮。《圣济方》：密陀僧煅研掺口。

10. 小儿口疮，不能吮乳。《黎居士简易方》蔡医博方：用密陀僧末，醋调涂足心，口疮愈合后洗去。

11. 鼻内生疮。《简便方》：密陀僧、白芷等分，为末。蜡烛油调涂患处。

12. 鼻齇赤疱。《太平圣惠方》：密陀僧二两，细研，人乳汁调，夜晚涂于患处，白天洗去。

13. 痘疮瘢魇。谭氏：方同上。

14. 䵟黯斑点。《外台秘要》：方同上。

15. 夏月汗斑如疹。《活人心统》：用密陀僧八钱，雄黄四两，先以姜片擦热患处，仍以姜片蘸药末再擦，次日即焦。

16. 骨疽出骨。《寿域方》：一名多骨疮，不时出细骨，是由于母受胎不到一月，与六亲骨肉交合，感其精气，故有多骨之名。治用密陀僧末，以桐油调匀，摊贴患处，即愈。

17. 血风廉疮。《孙氏集效方》：密陀僧、香油入粗碗内磨化，用油纸摊成膏药，反复贴敷患处。

18. 阴汗湿痒。密陀僧末敷阴部。戴氏治阴汗加蛇床子末。

锡

（见《本草拾遗》）

[释名] 白镴（音腊）铅（音引）贺

李时珍说：《尔雅》说：锡称作镂。郭璞注释说：即白镴。方术家称作贺，可能是因为锡以临贺出产的为美。

[集解]　《名医别录》说：锡出产于桂阳的山谷中。

陶弘景说：现在出产于临贺，属于桂阳地区。铅与锡相似，但入药用却有很大的差别。

李时珍说：锡出产于云南、衡州。许慎的《说文解字》说：锡是介于银铅之间的金属。《土宿本草》说：锡受太阴之气而生，二百年不动成砒，砒再经二百年而锡始生。锡票赋阴气，故其质柔。锡再经二百年不动，得遇太阳之气乃成银。现在的人把酒放置于新的锡器里，浸渍日久或能毒杀人，是因砒能化锡，若年月不足便被采炼成器，其中蕴有毒性的缘故。又说：砒是锡根。银的颜色而铅的质地，五金中唯有锡易制，失其药则为五金之贼，得其药则为五金之媒。《星槎胜览》说：满刺加国，于山溪中陶沙取锡，不用煎炼就成块的，称作斗锡。

[正误]　苏恭说：临贺开采的名铅，又名白镴，只有这一个地方出产的供给全国。其锡，在出产银的地方都有。体形和银相似，而入药用则有所区别。

李时珍说：苏恭不认识铅和锡，以锡为铅，以铅为锡。苏恭谓黄丹、胡粉为炒锡，都是由于他自己不认识所造成的错误。现在改正过来。

[气味]　甘，寒，微毒。

独孤滔说：羚羊角、五灵脂、伏龙肝、马鞭草都能缩贺。硇、砒等能硬锡。巴豆、麻黄、姜汁、地黄能制锡。松脂能焊锡。锡矿缩银。

[主治]　大明说：恶毒风疮。

[发明]　李时珍说：洪迈《夷坚志》说：汝人多患瘿疾。地饶风沙，沙入于井中，饮井中水则生瘿瘤。故有钱的人家，就以锡为井栋，再以夹有锡的制钱镇之，或把锡沉入井中，就可免患此疾。

[附方]　新增附方二条。

1. 解砒霜毒。《济急方》：锡器，在粗石上磨水饮服。

2. 杨梅毒疮。《集玄方》：黑铅、广锡各二钱半，结砂，蜈蚣二条，为末，纸卷作小捻，用油浸一夜，点灯每日照疮二次，七日见效。

古　　镜
（见《本草拾遗》）

[校正]　并入《神农本草经》的锡铜镜鼻。

[释名]　鉴　照子

李时珍说：镜即是景，有光景的意思。鉴即是监，有监于前的含义。《轩辕内传》说：帝会王母，铸有镜十二个，随月遂一使用。这是用镜的开始。或传说镜始于尧臣尹寿。

[气味]　辛，无毒。

大明说：平，微毒。

[主治]　陈藏器说：治惊痫邪气，小儿诸恶，煮汁和其他药物煮服，以古老的镜为佳。

大明说：辟一切邪魅，女人梦交，飞尸蛊毒，催生，及治暴发心痛，都可以火烧镜淬酒服。百虫入耳鼻中，将镜就近耳敲击，虫即出。

李时珍：小儿疝气肿硬，煮汁服。

[发明]　李时珍说：镜是金水的精，内明外暗。古镜有如古剑，好像有神明，故能辟邪魅忤毒。凡人的家宅宜悬大镜，可辟邪魅。《刘根传》说：人常思想自身的形状，可以长生。用九寸明镜照面，熟视令自己熟识自己的身形，久则身神不散，疾患不能入身。葛洪《抱朴子》说：万物凡年久古老的，其精都能人形惑人，但唯不能改变镜中的真形。所以道士入山，以明镜径长九寸以上的背在身上，这样邪魅不敢近，自己见到鬼魅之形，必反踉走。转镜对向鬼魅，视有脚后跟的为山神，无脚后跟的是老魅。许多书中记载古镜灵异，往往可证，随便投载于下：《龙江录》说：汉宣帝有宝镜，如八铢钱，能见妖魅，汉宣帝常佩镜在身。《异闻记》说：隋代的王度有一镜，有疾病流行时令人持此镜到发病地区，有病的人照镜即愈。《樵牧闲谈》说：孟昶时张敌得一古镜，一尺径尺余，光照寝室如烛，全家人都不患病，此镜名无疾镜。《西京杂记》说：汉高祖得秦始皇方镜，宽四尺，高五尺，表里有明，照镜则人影倒见；以手捧心，可以看见胃肠五脏；有病的人照此镜，则能知病在何脏；女子有邪心，则胆张心动。《酉阳杂俎》说：无劳县舞溪石窟有方镜，径长一丈，可照见人五脏，传说是秦始皇的照骨镜。《松窗录》说：叶法善有一铁镜，照物如水，人有疾病，能照见脏腑。《宋史》说：秦宁县耕夫得一镜，厚三寸，径一尺二寸，照见水底，与日争辉。有病发热的人照此镜，心骨生寒。《云仙录》说：京师王氏有镜六鼻，常有云烟，照见前方左右三方事物。黄巢将至，照镜，兵甲如在眼前。《梦溪笔谈》说：吴僧有一镜，能照知未来吉凶出处。还有火镜能取火，水镜能取水，都是镜中奇异的镜子。

[附方]　新增附方一条。

小儿夜啼。《太平圣惠方》：以明鉴挂床脚上。

附　锡铜镜鼻
（见《神农本草经》下品）

[释名]　陶弘景说：此物与胡粉异类而同条，因为古代没有纯铜作镜，都用锡杂之，即是现在的破古铜镜鼻。用入药当烧赤纳于酒中。若在醋中出入百遍，就可捣碎。

马志说：凡铸镜都用锡，不用则镜不明白，所以说锡铜镜鼻，现在广陵的为好。

李时珍说：锡铜相和，得水浇后极硬，故用来铸镜。《考工记》说：金锡各用一半，称为鉴燧之剂，即作此用途。

[气味]　酸，平，无毒。

甄权说：微寒。

《药诀》说：冷，无毒。

[主治]　《神农本草经》：女子血闭癥瘕，伏肠绝孕。

《名医别录》：伏尸邪气。

甄权说：产后余疹刺痛，三十六候，取七枚投醋中熬，呷服。亦可入当归、芍药煎服。

[附方]　新增附方一条。

小儿客忤，面青惊痛。《太平圣惠方》：铜镜子鼻（即挂把处）烧赤，用少许酒淬过，与小儿饮服。

附　镜锈
（即镜上生的绿。俗名杨妃垢）

[主治]　李时珍：腋臭，又疗下疳疮，同五倍子末等分，米泔水洗后敷患处。

古 文 钱
（见《日华诸家本草》）

[释名]　泉　孔方兄　上清童子（见《本草纲目》）　青蚨

李时珍说：《管子》说禹王以历山所产的金属制钱币，以救人困，这种钱当是制钱的开始。到周太公立九府泉法，泉体圆中有方形孔，轻重以铢量，周游四方，有泉之像，故称泉。后来转称钱。《鲁褒钱神论》说：为世神宝，亲爱如兄，名称孔方。另外，古代有钱精，自称上清童子。青蚨血涂于母钱，内容详见虫部。

[集解]　苏颂说：凡铸铜的物质，多杂和以锡。《考工记》说：攻金的工，金有六剂，即是。药用古文钱、铜弩牙之类，都含有锡，故其功用相近。

寇宗奭说：古钱的铜焦赤有毒，能腐蚀坏肉，不是特为有锡。这种说法不一定正确。但取周景王时代的大泉五十个及宝货，秦半两，汉荚钱，大小五铢，吴大泉五百、大钱当千，宋四铢、二铢，及梁四柱、北齐常平五铢之类，都可用。

李时珍说：古文钱必须是五百年以外的才可用，而唐高祖所铸的开元通宝，轻重大小适中，尤其为古今医家所常用。《綦毋氏钱神论》说：黄金为父，白银为母，铅为长男，锡为适妇，其性坚刚，在铸制过程中均须用水，体圆应天，孔方效地，这是铸钱的法则。三伏季节铸钱，其汁不清，俗名炉冻，因为火克金。唐朝人在端午节时于江心铸镜，也是这个意义。

[气味]　辛，平，有毒。

李时珍说：同胡桃嚼即碎，因药性相制。

　　[主治]　大明说：治翳障，明目，疗风赤眼，盐卤浸用。妇人生产横逆，心腹痛，日膈五淋，烧以醋淬用。

　　陈藏器：大青钱煮汁服，通五淋；磨人目，主盲障肤赤；和薏苡根煮服，止心腹痛。

　　[发明]　寇宗奭说：古钱有毒，治目中障淤，腐蚀坏肉。妇人横逆产，五淋等症，多用此。我小的时候常患目赤肿痛，数日不能开。有一位客人教用生姜一块，洗净去皮，以古青铜钱刮汁点目。初用很痛苦难受，热泪蓬面，然终无损。后有患此病的，即教此法，往往疑惑；相信的人依法点眼，都是一点而愈，不用点药很长时间。但作成疮的病人，就不可用此法。

　　李时珍说：以胡桃同嚼食二、三枚，能消便毒。便毒属肝，因金克木。

　　[附方]　旧有附方一条，新增附方二十一条。

　　1. 时气欲死。《肘后备急方》：大钱一百文，水一斗煮至八升，入麝香末三分，稍饮至尽，或吐或下而愈。

　　2. 时气温病。《肘后备急方》：头痛壮热脉大，始得一日的病人。比轮钱一百五十七文，水一斗，煮取七升，服汁。一会儿复以水五升，更煮至一升，再加水二升，合得水三升，取出铜钱饮服汤汁，当能吐出其毒。

　　3. 心腹烦满，以及胸胁痛欲死的病人。《肘后备急方》：比轮钱二十文，水五升，煮取三升，分三次服。

　　4. 急心气痛。《杨诚经验方》：古文钱一个，打碎，大核桃三个，同炒热，入醋一碗冲服。

　　5. 霍乱转筋。《圣济总录》：青铜钱四十九枚，木瓜一两，炒乌梅五枚，水二盏，煎过分两次温服。

　　6. 慢脾惊风。《杨仁斋直指方》：利痰有奇效。用开元通宝钱背后上下有两月痕的，其色淡黑，很小。以一个放铁匙上，炭火烧四围上下，各出珠子，取出候凉，倾入盏中，作一服，以南木香汤送下，或用人参汤送下。钱虽利痰，但并非胃肠所好，故须以木香佐之。

　　7.《普济方》：下血不止。大古钱四百文，酒三升，煮取二升，分三次服。

　　8. 赤白带下。《千金要方》：铜钱四十文，酒四升，煮取二升，分三次服。

　　9. 小便气淋。《千金要方》：比轮钱三百文，水一斗，煮取三升，温服。

　　10. 沙石淋痛。《普济方》：用古文钱，煮汁服。

　　11. 伤水喘急。《仁存方》：因年少饮冷水惊恐所致。古文钱七枚洗净，白梅七个，水一盏，同浸三宿，空腹饮服，过很久得吐效。

　　12. 唇肿黑痛，痒不可忍。《幼幼新书》：四文大钱于石上磨猪脂汁涂唇，不过数遍而愈。

13. 口内热疮。陈藏器《本草拾遗》：青钱二十文，烧赤投酒中饮服，立瘥。

14. 眼赤生疮，连年不愈。《普济方》：古钱一文，青江石一个，洗净，以钱在石上磨蜜，取浓汁三四滴在盏中，覆瓦上，以艾灸瓦内七壮熏蜜，取点眼有效。

15. 赤目浮翳。《千金要方》：古钱一文，盐一钱，筛过后点眼。

16. 目突然不能视物。《普济方》：用古文钱于石上磨汁，注入目眦中。

17. 目生珠管及肤翳。《太平圣惠方》：铜钱青一两，细墨半两，为末，以醋为丸如白豆大。每用一丸，以乳汁、新汲水各少许，浸化点目。

18. 腋下狐臭。《应急良方》：古文钱十文，钱线串烧，醋淬十次，入麝香研末，调涂腋下。

19. 跌打伤损。《青囊方》：半两钱五个，用火煅醋淬四十九次，甜瓜子五钱，珍珠二钱，研成末。每服一次，好酒调，随伤损部上下不同，饭前或饭后服。

20. 误吞铁钱。《圣济总录》：古文铜钱十个，白梅肉十个，淹过即烂，捣丸绿豆大。每服一丸，用流动的水送下，即可吐出铁钱。

21. 百虫入耳。《圣济总录》：青钱十四文，煎猪膏二合，少少滴耳中。

22. 便毒初起。方见发明下。

铜 弩 牙
（见《名医别录》下品）

[释名]　李时珍说：黄帝时开始制弩。刘熙《释名》说：弩，怒也，有怒势的意思。弩的柄称臂，似人的双臂。弩的钩弦称为牙，似人的牙，牙的外面称为郭。牙的下面称悬刀。合称之为机。

苏颂说：药用铜弩牙，以其中含有锡。

[气味]　平，微毒。

[主治]　《名医别录》：治妇人难产，血闭，月经不通，阴阳隔塞。

[发明]　陶弘景说：铜弩牙治许多病，烧赤放入酒中饮汁，以古老的铜弩牙为好。

刘完素说：弩牙速产，以机发而不括，因其用而为使。

[附方]　原有旧附方一条。

误吞珠钱，哽在咽的病人。《太平圣惠方》：铜弩牙烧赤，纳入水中，冷饮水汁，立愈。

诸 铜 器
（见《本草纲目》）

[气味]　有毒

李时珍说：用铜器盛饮食茶酒，经夜有毒。煎汤饮服，能损人的音声。

陈藏器说：铜器上水气有毒，能使人发恶疮内疽。

[主治]　大明说：霍乱转筋，腰肾部及脐下疙痛，并炙器隔衣熨其脐腹腰肾部位。

李时珍说：把古代的铜器积攒起来，能辟邪气鬼祟。

[发明]　李时珍记载：赵希鹄《洞天录》说：山精水魅经过了许多年代，所以能成为邪魔鬼祟。三代钟鼎彝器，经历的年代超过鬼祟，所以能辟鬼祟邪气。

附　铜钴锅
（即熨斗）

[主治]　李时珍：折伤接骨，捣成末研飞过，和少量酒服用，每次不超过二方寸匕。又盛灰火，熨脐腹冷痛。

附　铜秤锤

[主治]　大明：难产横生，烧赤淬酒服。

附　铜匙柄

[主治]　李时珍：风眼赤烂，以及风热赤眼翳膜，烧热烙患处，经常使用效果奇妙。

铁
（见《神农本草经》中品）

[校正]　并入《名医别录》中的生铁，《本草拾遗》中的劳铁。

[释名]　黑金（见《说文解字》）　乌金

李时珍说：铁，即截，刚硬可截物。在五金中与五行相配属于水，所以称为黑金。

[集解]　《名医别录》说：铁出产于牧羊平泽及祊城，或析城，随时都可开采。

陶弘景说：生铁是不破的镭、枪、釜一类。钢铁是杂炼生镭做成的刀、镰，镭发音柔。

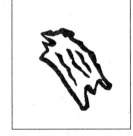

苏颂说：现在江南、西蜀有炼铁炉的地方都冶炼铁。初炼去铁矿石听石质，用来铸制成物品器具的，为生铁。再三销拍，可用来作成薄铁片的，为镭铁，也称为熟铁。以生柔铁相杂和，用来制成刀剑锋刃的，为钢铁。锻制的人烧铁至赤沸，在砧上打下的细皮屑，为铁落。锻炉中飞出如尘，紫色而轻虚，可用来莹磨铜器的，为铁精。作针的人磨鑢铁所得的细末，称为针砂。取各种铁于器中用水浸，过很久以后水色发青并有沫出可染黑的水，为铁浆。把铁拍成片段，置于醋糟中日久铁片上生衣膜，刮取下所得的末。为铁华粉。入火中飞炼，为铁粉。另外，马衔、秤锤、车辖及锯、杵、刀、斧，都习惯被民间所用有效。

李时珍说：铁都是采取矿石炼制的。秦、晋、淮、楚、湖南、闽、广等地的群山中都产铁，其中以广铁为好。甘肃的土锭铁，色黑性坚硬，适宜制作刀剑。西番出产的宾铁更好。《宝藏论》说：铁有五种：荆铁出产于当阳，颜色发紫而坚利；上饶出产的铁稍次；宾铁出产于波斯国，坚利可切金断玉；太原、蜀山的铁顽滞；刚铁生于西南瘴海中的山石上，形状像紫石英，水火不能坏，穿珠切玉如土。《土宿本草》说：铁受太阳之气。铁始生于卤石。经一百五十年而成磁石，二百年孕而成铁，若再经二百年不开采而成铜，铜复化为白金，白金再化为黄金，所以铁与金银是同一根源。现在取磁不打碎，内有铁片，可来作验证。铁禀受太阳之气，而阳气不交，所以铁燥而不洁。性于锡相近。《管子》说：上有赭石，其下有铁。

附　铁
（见《神农本草经》）

苏恭说：这是柔铁，也就是熟铁。

陈藏器说：经用味辛苦的，称为劳铁。

［气味］　辛，平，有毒。

大明说：畏磁石，灰炭，能制石亭脂毒。

雷敩说：铁遇到神砂，就如泥似粉。

李时珍说：铁畏皂荚，猪犬脂、乳香、朴消、硇砂、盐卤、荔枝。貘食铁而蛟龙畏铁。大凡多数草木药物都忌铁器，其中以补肾的药尤其忌铁器，否则能反消肝肾，可能是因为肝伤以后引起母脏肾虚。

［主治］　《神农本草经》：坚肌耐痛。

陈藏器：劳铁疗贼风，烧赤投酒中饮服。

附　生铁
（见《名医别录》中品）

［气味］　辛，微寒，微毒。参见铁条内容。

［主治］　《名医别录》：下部及脱肛。

大明说：镇心安五脏，治痫疾，黑鬓发。治癣及恶疮疥，蜘蛛咬，用蒜磨铁，生油调敷。

李时珍：散淤血，消丹毒。

［发明］　苏恭说：用各种铁来治疗疾病，不可入丸散，都是煮取汁用。

陈藏器说：铁砂铁精，可以入丸散用。

李时珍说：铁在五金中，颜色黑，配五行中的水。而铁性制木，所以痫疾宜用。《素问》治阳气太盛，病发狂多怒症，用生铁落，正是取铁能伐木之义。日华子称其镇心安五脏，能是这样吗？本草书籍中记载道家修炼之士的服食方法，说服铁伤肺，是肝字误。

[附方]　原有旧附方五条，新增附方一条，共六条。

1. 脱肛历年不入的病人。《集验方》：生铁二斤，以水一斗煮取五升，洗患处，日二次。

2. 热甚耳聋。《千金要方》：烧铁投酒中饮服，再以磁石塞耳，每日一换，夜晚去掉。

3. 小儿丹毒。《本草拾遗》：烧铁淬水，饮一合。

4. 小儿宁熛疮，又叫烂疮。《子母秘录》：烧铁淬水二七遍，洗浴患处二三遍，引作浆。

5. 打扑淤血在骨节及胁外不去。《肘后备急方》：以生铁一斤，酒三升，煮取一升服。

6. 熊虎伤毒。《肘后备急方》：把生铁煮令有味，洗伤处。

钢　铁
（见《名医别录·中品》

[校正]　并入《开宝本草》中的铁粉，《本草拾遗》中的针砂）

[释名]　跳铁（音条）

[集解]　李时珍说：钢铁有三种：有用生铁夹熟铁炼成的，有用精铁百炼成钢的，有西南海山中生成形状如紫石英的。凡制刀剑斧凿各种利刃，所用都是钢铁。其针砂、铁粉、铁精，也都是用钢铁。按沈括《梦溪笔谈》说：世上用的钢铁，是以柔铁包生铁用泥封好，冶炼令其相入，称为团钢，亦称灌钢，这种是伪钢。真钢是用精铁百炼，至斤两不耗，而成纯钢。这种钢是铁的精纯，其色明莹，磨后其色黯然青且黑，与普通的铁有所不同。也有将铁炼尽而无钢成的，是由于铁的产地不同所致。还有地溲，淬柔铁二、三次，即成钢可切玉，见石脑油下。凡铁内有硬处不可打的，称铁核，以香油涂烧铁核即散。

[气味]　甘，平，无毒。

[主治]　《名医别录》：金疮，烦满热中，胸膈气塞，饮食不化。

附 铁粉
(见宋《开宝本草》)

苏恭说：铁粉是用钢铁飞炼而成的。人们多取杂铁作屑飞制铁粉，其体重，真钢制成的铁粉不是这样。

[气味] 咸，平，无毒。

[主治] 《开宝本草》：安心神，坚骨髓，除百病，变黑，润肌肤，令人不老，体健能食，久服能使人身重肥黑。合和各种药物，各有所主治。

许叔微：化痰镇心，抑肝邪，特异。

[发明] 见铁落下。

[附方] 新增附方六条。

1. 惊痫发热。《太平圣惠方》：铁粉用水调服少许。

2. 急惊涎潮，壮热闷乱。《杨氏家藏方》：铁粉二钱，朱砂一钱，为末。每服一分，用薄荷汤调下。

3. 伤寒阳毒，狂言妄语乱走，毒气在五脏。《全幼心鉴》：铁粉二两，龙胆草一两，为末。以磨刀水调服一钱，小儿服五分。

4. 头痛鼻塞。《太平圣惠方》：铁粉二两，龙脑半分，研匀。每次用新汲水送服一钱。

5. 雌雄疔疮。《集玄方》：铁粉一两，蔓菁根三两，捣如泥封患处，每日换二次。

6. 风热脱肛。《直指方》：铁粉研细，同白敛末敷上，按入。

附 针砂
(见《本草拾遗》)

陈藏器说：针砂是作针的工人磨锉钢铁所得细末。必须是真钢砂才可用，人们常以柔铁砂杂和于针砂中，飞成粉，一般的人不能分辨。亦可以染皂。

[主治] 陈藏器：功能和铁粉相同。和没食子能染须，使须黑。

李时珍：消积聚肿满黄疸，平肝气，散瘿。

[附方] 新增附方十条。

1. 风湿脚痛。《摘玄方》：针砂、川乌头为末，和匀炒热，绵包熨患处。

2. 风痹暖手。《圣济总录》：针砂四两，硇砂三钱，黑脚白矾六钱，研成末，以热醋或水拌湿，以油纸裹好放置于袋内，用手任意拿住来暖温患处，冷了再拌。

3. 脾劳黄病。《摘玄方》：针砂四两，醋炒七次，干漆二钱烧存性，香附三钱，平胃散五钱，为末，以蒸饼为丸如梧桐子大，用汤水送服。

4. 湿热黄疸，能助脾去湿。《乾坤生意》：针砂丸：用针砂不拘多少，擂尽其锈，陶洗白色，以米醋于铁铫内浸过针砂一指，炒干，再炒三、五次，等通红时取出。同陈粳米半升，水浸一夜，捣粉作成块，煮至半熟，杵烂，入针砂二钱半，百草霜炒一两半，捣千下，制成丸如梧桐子大。每次服五十丸，用五加皮、牛膝根、木瓜浸酒送下。初服后若泄泻，是病邪出。

5. 水肿尿少。《德生堂方》：针砂醋煮炒干、猪苓、生地龙各三钱，为末，以葱涎研和，敷肚脐中约一寸厚，用布缚包，待小便多为度，每日换二次。加入甘遂更妙。

6. 泄泻无度，各种药物无效。《医学正传》：方同上，不用甘遂。

7. 虚寒下痢，肠寒不尽。《仁存方》：针砂七钱半，官桂一钱，枯矾一钱，为末，以凉水调摊于脐周围，以布缚脐。其人当觉大热，可以水润过。可用三、四次，名称玉胞肚。

8. 项下气瘿。《杨仁斋直指方》：针砂放入水缸中浸，饮食都用此浸针砂的水，每隔十日换一次针砂，半年后瘿自消散。

9. 染白须发。针砂一两醋炒七次，诃子、白芨各四钱，百药煎六钱，绿矾二钱，为末，用热醋调刷须发，再以茶叶包住，次早以酸浆洗去。这种方法不损伤须发，亦不发红。

10. 又方：针砂、荞面各一两、百药煎为末，茶调，晚上涂须发，早晨洗去。再以诃子五钱，没石子一个醋炒，百药煎少许，水和涂一夜，用温水洗去，使发黑且光。

铁 落
（见《神农本草经》中品）

［释名］ 铁液（见《名医别录》） 铁屑（见《本草拾遗》） 铁蛾

陶弘景说：铁落，是染黑的铁浆水。

苏恭说：是锻制的人烧铁至赤沸，在砧上锻打，其皮甲落下所得。如果以浆为铁落，那么钢浸的汁，又是什么呢？落是铁皮，滋液黑于其他的铁，所以又名铁液。

李时珍说：生铁打铸之时，有铁花飞出，如兰如蛾，故俗称铁蛾，现在制作烟火的人用此。铁末浸醋写字于纸上，背后涂上墨，像石碑上的字。

［气味］ 辛，平，无毒。

《名医别录》说：甘。

［主治］ 《神农本草经》：风热恶疮，疡疽疮痂，疥气在皮肤中。

《名医别录》：除胸膈中热气，饮食不下，止烦，去黑子，可以染黑。

大明：治惊邪癫痫，小儿客忤，消食及冷气，都可煎汁服用。

陈藏器：主治鬼打鬼疰邪气，以水渍沫出，澄清，暖饮一二杯。

苏恭说：炒热投杯中饮服，疗贼风痉。又裹以熨腋下，能治疗狐臭，有验。

李时珍：平肝去怯，治善怒发狂。

［发明］ 李时珍说：按《素问·病态论》说：黄帝问道：有病怒狂的，这种病是

怎样发生的？岐伯回答说：是生于阳。阳气，暴折而不决，所以善怒，病名阳厥。问：怎么知道？答：阳明常动，太阳、少阳不动而动就生大疾，这就是依据。治疗当夺其食即愈。因于饮食入于阴，而能长气于阳，所以夺其食即愈。以生铁落为饮。因生铁落，下气最快。这是《素问》的原文，我曾解释说：阳气抑郁而不得疏越，使少阳胆木，挟三焦少阳相火，太阳阴火上行，所以使人易怒如狂，其太阳、少阳的脉象，可为诊断依据。夺其食，使胃气不能复助火邪。饮用生铁落，以金来制木。木平则火降，所以说下气最速，气就是火。另外李仲南《永类方》说：治肿的药用铁落及针砂入丸，一生须断盐。因为盐性濡润，肿如果再发，就不可用了。制法：用上等的醋煮半天，去铁落，取醋和蒸饼为丸。每用姜汤送服三、四十丸，以有效为度。也是只借其铁气，所以《日华诸家本草》说：煎汁服用。不留滞于脏腑，借铁气以制肝木，使不能克伐脾土，土不受邪，则能健运，而水自消。铁精、铁粉、铁华粉、针砂、铁浆入药，皆和铁落相似。

〔附方〕　新增附方一条。

小儿丹毒。《千金要方》：煅铁屎研末，用猪脂和敷。

铁　精
（见《神农本草经》·中品）

〔释名〕　铁花

陶弘景说：铁精，是铁的精华。出于煅铁灶中，像尘紫色，质轻的为好，也可以用来磨莹铜器。

〔气味〕　平，微温。

〔主治〕　《神农本草经》：明目，化铜。

《名医别录》：疗惊悸，定心气，小儿风痫，阴阗脱肛。

〔发明〕　见铁落

〔附方〕　旧有附方五条，新增附方一条，共六条。

1. 下痢脱肛。《至宝方》：铁精粉敷。

2. 女子阴脱。《太平圣惠方》：铁精、羊脂，布裹炙热，熨推患处。

3. 男子阴肿。《子母秘录》：铁精粉敷。

4. 疔肿拔根。《普济方》：铁渣一两，轻粉一钱，麝香少许，为末。针画十字口，点药入内，醋调面糊，敷患处，神效。

5. 食中有蛊。腹内坚痛，面目青黄，淋露骨立，病变无常。《肘后备急方》：用炉中铁精研末，鸡肝和丸梧桐子大。饭前以酒送下五丸，不超过十天愈。

6. 蛇骨刺人，毒痛。《肘后备急方》：铁精粉豆许，吹入疮内。

铁华粉
（见宋《开宝本草》）

[释名]　铁胤粉（见《日华诸家本草》）　铁艳粉　铁霜

[修治]　马志说：制作铁华粉的方法：取钢铁煅制作成叶片，形状像古代大臣见皇帝时拿的手板或卷成团，平面磨光，以盐水洒上面，放置于醋瓮中，在阴凉处埋入地下，经过一百天后钢铁上生衣，即制成粉。刮取钢铁上衣捣细过筛，入乳钵内研成细末如面，和其他药物相合，制作丸散。铁华粉是铁的精华，功用强于铁粉。

大明说：悬于酱瓿上生霜的，名铁胤粉。淘于里面的粗滓咸味，烘干后入药用。

[气味]　咸，平，无毒。

[主治]　《开宝本草》：安心神，坚骨髓，强志力，除风邪，养血气，延年变白，去百病，随病症的寒热，和其他药物合用，以枣膏为丸。

大明说：止惊悸虚痫，镇五脏，去邪气，治健忘，冷气心痛，痃癖癥结，脱肛痔瘘，宿食停滞等症，以及竹木刺入肉。

[发明]　见铁落

[附方]　新增附方一条

妇人子宫脱垂。《危氏得效方》：铁胤粉一钱，龙脑半钱，研细，水调刷产门。

铁锈
（见《本草拾遗》）

[释名]　铁衣

陈藏器说：铁锈是铁上所生的赤色衣锈，刮下用。

[主治]　陈藏器：恶疮癣疥，铁锈和油涂。蜘蛛虫咬，蒜磨涂患处。

李时珍：平肝坠热，消疮肿，口舌疮。醋磨铁锈，涂治蜈蚣咬。

[发明]　李时珍说：按陶华说：铁锈水和药服，性沉重，最能坠热开结，效果如神。

[附方]　新增附方八条。

1. 风瘙隐疹。《集简方》：铁锈磨水涂患处。

2. 汤火伤疮。《积德堂方》：青竹烧油，同铁锈搽患处。

3. 疔肿初起。《普济方》：用多年土中的锈铁钉，火煅醋淬后，刮下锈末，不论多少，煅取收用。每次用少量，以人乳汁相和，挑破敷。再炒研二钱，以齑水煎滚，等冷后调服。

4. 脚腿红肿，热如火炙，俗名赤游风。《惠济方》：可以用铁锈水涂来解其肿热。

5. 重舌肿胀。《生生编》：铁锈锁烧红，打上锁上锈，研成细末，以水调一钱，嚥咽。

6. 小儿口疮。《集简方》：用水调铁锈末敷口疮。

7. 内热遗精。《活人心统》：铁锈末，冷水送服一钱，服三次即能停止遗精。

8. 妇人难产。《救急方》：用杂草烧铁锈、白芷等分，为末。每次服用一钱，童尿、米醋各一半，和服见效。

铁 蒸
（见《本草拾遗》）

[释名] 刀烟（见《本草拾遗》） 刀油

陈藏器说：以竹木燃火，烧刀斧刃，刃上津出如漆的，即是此物。江东人多用此。

[主治] 陈藏器说：恶疮蚀蠿，金疮毒物伤皮肉，止风水不入，入水不烂，手足皲坼，疮根结筋，瘰疬毒肿，染须发，令发永黑，及热未凝时涂，少倾当干硬。用此药须防水。另外此药杀虫立刻见效。

[附方] 新增附方一条。

《本草拾遗》：项边痞子。以桃核于刀上烧烟熏患处。

铁 浆
（见《本草拾遗》）

[集解] 陈藏器说：陶弘景认铁落为铁浆，不对。铁浆是取各种铁于器皿中，用水浸泡，经过很久以后水色变青并有沫出，即可以用来染黑的浆水。

陈承说：铁浆是用生铁渍水服饵的。随时加入新水，日久铁上生黄膏，则药力更胜。唐太妃所服的，就是此铁浆。若以染黑的为浆，其味酸苦臭涩人不可接近，怎么能服食呢？

[气味] 咸，寒，无毒。

[主治] 陈藏器：镇心明目。主治癫痫发热，急黄狂走，六畜癫狂，人被蛇、狗、虎、狼、毒恶虫咬伤，服此能防止毒气入内。还可解多种毒气入腹。

[附方] 原有旧附方二条，新增附方三条，共五条。

1. 时气生疮，胸中热。《梅师方》：饮服铁浆水。

2. 一切疔疮。《千金要方》：每日饮铁浆水一升。

3. 发背疮毒初起。《外台秘要》：饮铁浆水二升，取大小便通利。

4. 蛇皮恶疮。《谈野翁方》：经常用铁浆水涂擦。

5. 漆疮作痒。《外台秘要》：用铁浆水经常洗患处，可愈。

诸 铁 器
（见《本草纲目》）

［集解］ 李时珍说：古代书上铁器条目繁多，现编纂在一起。大体上都是假借其气，平木解毒坠气，没有其他的意义。

附 铁杵
（见《本草拾遗》 即药杵）

［气味］ 无毒。
［主治］ 陈藏器：妇人横产，胞衣不下，烧淬酒饮服，自能顺产下衣。

附 铁秤锤
（见宋《开宝本草》）

［气味］ 辛，温，无毒。
［主治］ 《开宝本草》：贼风。止产后血瘕腹痛，以及喉痹热塞，烧红后淬酒，热饮。
李时珍：治男子疝气疼痛，女子妊娠心腹胀满，漏胎，突然下血。
［附方］ 新增附方四条。
1. 喉痹肿痛。《普济方》：菖蒲根嚼汁，烧秤锤淬一杯，饮服。
2. 舌肿咽痛，咽上瘜肉，舌肿。《太平圣惠方》：秤锤烧红，淬醋一盏，咽服。
3. 误吞竹木。《集玄方》：把秤锤烧红，淬酒饮服。
4. 便毒初起。极力提起，令有声。《集简方》：以铁秤锤摩压一夜，即散。

附 铁铳
（见《本草纲目》）

［主治］ 李时珍：催生，烧红淋酒入铳内，孔中流出，趁热饮服，妇人即产。古老的旧铁铳效果更好。

附 铁斧
（见《本草纲目》）

［主治］ 李时珍：妇人难产横逆，胞衣不出，烧红淬酒服。也治产后血瘕，腰腹痛。
［发明］ 李时珍说：古代转女胎为男的方法：怀孕三个月，名称始胎，其胎儿血

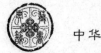

脉未流，像形而变，这时最适宜用药，用铁斧放置于床底，使斧刃向下，不让孕妇知道。怕人不信，以鸡来试验，则一窠都是雄鸡。可能胎转的方法，也是这个道理。所以食公鸡，取阳精全是天产的；佩带雄黄，取阳精全是地产的；操弓箭，藉斧刃，取阳刚器物见于人事的。气同类潜在感应，使造化秘密相移，事物的道理是必然存在的。所以孕妇见到神像异物，多产下怪胎，即是其征。象牙、犀角，纹遂像生；山药、鸡冠，形随人变。以鸡卵告灶而抱雏，以苕帚扫猫而成孕，物且有感应，更何况人呢？

陈藏器说：凡人身上有弩肉，可听人家钉棺下斧声的时候，便下手速擦弩肉二七遍，以后自得消平。产妇不可试用。

附 铁刀
（见《本草拾遗》）

［气味］ 辛，平，无毒。

［主治］ 陈藏器：蛇咬毒入腹，取两把刀在水中相摩，饮其汁。百虫入耳，以两刀在耳门上摩敲作声，虫当自出。

李时珍：磨刀水，饮服，能利小便。涂脱肛痔核，产肠不上，耳中突然痛。

附 大刀环
（见《本草纲目》）

［主治］ 李时珍：难产数日胎儿不出，大刀环烧红淬酒一杯，一次服。

附 剪刀股
（见《本草纲目》）

［主治］ 李时珍：小儿惊风。钱氏有剪刀股丸，用剪刀环头研破，煎汤服药。

附 故锯
（见《本草拾遗》）

［气味］ 无毒。

［主治］ 陈藏器：误吞竹木入咽喉，烧旧锯令红，渍酒热饮。

附 布针
（见《本草拾遗》）

［主治］ 陈藏器：妇人横产，取十四枚烧红淬酒七遍，饮服。

［附方］ 新增附方一条。

张果《医说》：生针眼。布针一个，对井睨视，而后折为两段，投井中，不让别人看见。

附 铁镞
（见《本草纲目》）

[主治] 李时珍：胃热呃逆，用七十二个，煎汤啜服。

附 铁甲
（见《本草纲目》）

[主治] 李时珍：忧郁结滞，善怒易狂，入药煎服。

附 铁锁
（见《本草纲目》）

[主治] 李时珍：齆鼻不闻香臭，磨石上取末，和猪脂棉裹塞鼻，过一日肉出而愈。

附 钥匙
（见《日华诸家本草》）

[主治] 大明：妇人血噤失音冲恶，以生姜、醋、小便同煎服。体弱者、产妇也可煎服。

附 铁钉
（见《本草拾遗》）

[主治] 李时珍：酒醉齿漏出血不止，烧红注孔中即止。

陈藏器说：有犯了罪的人，遇恩赦免，取枷上铁及钉等收藏。后来入官带之，得免除。

附 铁铧
（见《本草纲目》 即锸，为古代的一种掘土工具）

[主治] 李时珍：心虚风邪，精神恍惚健忘，以久使的铁铧四个，烧红投醋中七次，打成块，水二斗，浸十四日，每用于饭后服一小盏。

[附方] 新增附方三条。

1. 小儿伤寒，百天内的新生儿患壮热。《圣济总录》：用铁铧一斤，烧红，水二斗，淬二十一次，煎至一半，入柳叶七片，洗浴。

2. 积年齿蠚。《普济方》：旧铁铧头一枚，用炭火烧红，捻硫磺一分，猪脂一分，于铁铧上熬沸。以绵包柳杖韫药，热烙齿缝，数次可愈。

3. 灌顶油法。《太平圣惠方》：治脑中热毒风，除目中翳障，镇心明目。生油二斤，旧铁铧五两打碎，消石半两，寒水石一两，马牙消半两，曾青一两，绵裹入油中浸七日。每用一钱顶上按摩，再滴少许于鼻内，非常好。这是大食国胡商方。

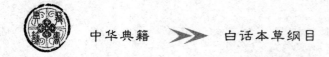

附　铁犁锋尖
（见《日华诸家本草》）

[主治]　大明：得水，制朱砂、水银、石亭脂毒。

附　车辖
（见宋《开宝本草》　车辖即车轴的铁辖头，又名车缸）

[气味]　无毒

[主治]　《开宝本草》：喉痹及喉中热塞，烧红，投入酒中趁热饮服。

《外台秘要》：主治小儿大便下血，烧红，淬水服。

[附方]　原有旧方二条，新增附方一条。共三条。

1. 小儿下血。方见主治下。

2. 妊娠咳嗽。《太平圣惠方》：车缸一枚，烧红投入酒中，冷饮。

3. 走注气痛。《千金要方》：车缸烧红，湿布裹熨病处。

附　马衔
（见《开宝本草》马衔即马的勒口铁）

大明说：古旧的好，也可以制作医用针具。

[气味]　平，无毒。

[主治]　《开宝本草》：小儿痫疾，妇人难产，临时持拿，并用此煮汁服一盏。

《太平圣惠方》：治马喉痹，肿连颊，壮热，呼吸急数，煎水服。

附　马镫
（见《本草纲目》）

[主治]　李时珍：田野的磷火，是人血所化，出没无定，能逼夺人的精气，但以马镫相击作声即灭。所以张华说：金叶一振，游光敛色。

金石之二　　（玉类一十四种）

玉
（见《名医别录》中品）

[校正]　并入（《名医别录》中的玉屑。）

[释名]　玄真

李时珍说：按许慎的《说文》解释：玉是石之美者。玉有五德：润泽以温，是仁；鰓理自外可以知其内，是义；其声音舒扬悦耳且能远传，是智；宁折不弯，是勇；锐廉而不技，是洁。其字像三块玉石连贯的形状。葛洪《抱朴子》说：玄真，是玉的别名，服后能使人身轻活动便利。所以说：服玄真的，其命没有极限。

[集解] 《名医别录》说：玉泉、玉屑，生产于蓝田的山谷中，随时都可开采。

陶弘景说：好的玉石出产于蓝田及南阳徐善亭交界的地区，日南、卢容水中，外国于阗、疏勒等处的也都好。洁白像猪膏，叩击鸣响的，是真玉。有一类石，和玉很相似，要细分辨其真假。所以燕石入筒（盛饭或装物的方形竹器）卞氏长号。

李珣说：《异物志》说：玉出产于昆仑山。《别宝经》说：凡石内韫玉，但把映灯而视，内有红光，明亮如初的太阳，便知石中有玉。

苏颂说：现在蓝田、南阳、日南没听说有玉，只有于阗出玉。晋代平居海为鸿胪卿张匡邺出使于阗，作了行程日记，记载其采玉的地方说：玉河，在于阗城外。其发源地出自昆仑山，向西流一千三百里，到于阗地界的牛头山，分为三条河；一条名白玉河，东城东三十里；第二条名绿玉河，在城西二十里；第三条名乌玉河，在绿玉河西七里。河的源头虽然相同，而其玉随地而变，所以玉的颜色不一样。每年的五、六月河中大水暴涨，则玉随流而至。玉的多少，由水的大小。七、八月水退，就可捡取，当地人称为捞玉，当地有禁忌，饮食的器皿，往往用玉制品。各地所有的玉，也是来自这里。王逸《玉论》，记载玉的颜色说，赤玉如鸡冠，黄玉如蒸栗，白玉如截肪，黑玉如纯漆，称为玉符，而唯独没有讲青玉。现在青白玉常见，黑玉也有，黄赤色的玉却没有，虽礼之六器，亦不能得其真者。现在仪州出一种石，如蒸栗色，当地人称为栗玉，或者说是黄玉一类，但其色少润泽，声音亦不清越，为不及之处。然入药用的玉石，唯以纯白色为好，其他颜色的不可取用。

陈承说：仪州栗玉，是光莹的黄色石块，不是真正的玉。玉石坚而有理，火刃皆不能伤。这种石小刀便可雕刻，与阶州的白石同体而不同色。

李时珍说：按《太平御览》说：交州出产白玉，夫余出产赤玉，挹娄出产青玉，大秦出产菜玉。蓝田出产美玉，色如蓝，所以称蓝田。《淮南子》说：钟山的玉，炊以炉炭，三日三夜，而色泽不发生变化，是得到了天地之精。根据这些说法，则产玉的地方就多了，而现在之所以不出产，可能是因为恐怕纳为贡品后为害地方，所以就独以于阗玉为珍贵了。古代礼品中的玄珪苍璧，黄琮赤璋，白琥玄璜，是以天地四时来命名的宝玉。《礼记》中说：石中蕴藏有玉则气如白虹，其精神可见于山川之间。《博物志》说：山中有榖的生产玉石。《尸子》说：水圆折的有珠，方折的有玉。《地境图》说：二月的

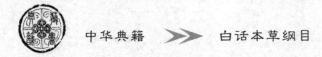

山上草木开始生长，若草木有光下垂的有玉石，玉的精像美女。《玉书》说：玉有山玄文，水苍文，生于山而其木润泽，产于水中的能使水流芳，藏于璞而文采外露。根据以上这些说法，则可知玉有山产、水产二种。各地的玉以产于山上的为多，于阗的玉则产在河中。其中有的石很像玉，如玟玖、琨、珉、璏、璎等等。北方有一种罐子玉，雪白有气眼，是用药烧制而成的，不可不加以区别，这种玉没有温润之性。《稗官》记载有火玉颜色红赤，可烹鼎；暖玉可辟寒；寒玉可辟暑；香玉有香气；软玉质柔软；还有观日玉，可以清楚可见日中的宫阙，这些都是难得到的稀世珍宝。

寇宗奭说：燕玉出产于燕北地区，体柔脆如油，和粉色，不能入药用。

附　玉屑
（见《名医别录》）

[修治]　陶弘景说：玉屑是以玉制成的屑，而不是另外一种物质。在道家修炼的仙经中记载服食穀玉，把玉捣成米粒般大小，再以苦酒一类来消玉如泥，也有合为浆水的。凡服食玉，都不得用已经制成器物玉制品，以及埋入坟墓中的玉石。

苏恭说：服食玉当以消成水的为最好。把玉制成屑如麻豆服食的，取玉能滋润脏腑，而其滓秽又能排出。另外作粉服食的，即使人淋壅。把玉制成屑如麻豆，是有其特殊含义的。化水的方法，见载于《淮南子·三十六水法》中。

[气味]　甘，平，无毒。

李珣说：咸，寒，无毒。

李时珍说：恶鹿角，养丹砂。

[主治]　《名医别录》：除胃中热，喘息烦满，止渴，作屑如麻豆服食，久服能延年益寿，轻身健体。

大明说：润心肺，助声喉，滋毛发。

李珣说：滋养五脏，止烦渴，宜与金、银、麦门冬等同煎服，有益。

[附方]　新增附方三条。

1. 小儿惊啼。《太平圣惠方》：白玉二钱半，寒水石半两，制成末，以水调和涂于心下。

2. 痃癖鬼气。《太平圣惠方》：往来疼痛，以及心下不可忍的，不拘大人小儿。以白玉、赤玉等分，制成末，以糊为丸如梧桐子大。每次服三十丸，用姜汤送下。

3. 面身瘢痕。《圣济总录》：用真玉每天磨瘢痕，久则自消。

附　玉泉
（见《神农本草经》）

[释名]　玉札（见《神农本草经》）　　玉浆（见《开宝本草》）　　琼浆

吴普说：玉泉，一名玉屑。

陶弘景说：玉泉是玉的精华，白色质地明澈，可以消为水浆，所以名玉泉。现在的人不懂辨识，统称为玉。

马志说：按《名医别录》注释说：玉泉是玉的泉液。以仙室玉池中所出的为上品，所以又名玉液。现在仙经三十六水法中，化玉为玉浆，称作玉泉，服食之后能长生不老，但是它的功效却不如仙室玉池中所出的自然泉液。

寇宗奭说：《神农本草经》说：玉泉生在蓝田的山谷中，随时可以采用。现在蓝田无玉，而泉水古代和现在都不说采。陶弘景说玉可以成水，故名玉泉。如果是这样就该称玉水，而不该称为玉泉，泉是流布的意思。现在认为泉字应该是浆字之误，由于年代久远，造成了文字的错误。《道藏》的经文中有金饭玉浆的文字，唐代李商隐有"琼浆未饮结成冰"的诗句，都是采玉为浆，意思是不会错的。《名医别录》中的注释不可取。若如此言，则举世不可得玉泉，也就不可能有此名了。

李时珍说：玉泉理解为玉浆是对的。《名医别录》中所注释的是玉髓，在《名医别录》中自有此条，各位医家没有深考详察。

[修治] 青霞子说：制作玉浆的方法：用玉屑一升，地榆草一升，稻米一升，取白露二升，在铜器中煮，米熟绞汁，玉屑化为水，以药纳入，即所谓神仙服用的玉浆。

陈藏器说：以玉投入朱草汁中，化成甜酒。朱草，即是瑞草。术士以蟾蜍膏软玉如泥，再以苦酒消之成水。

[气味] 甘，平，无毒。

吴普说：神农、岐伯、雷公说：味甘。李当之说：性平。畏款冬花、青竹。

[主治] 《神农本草经》：治五脏百病，柔筋强骨，安魂魄，长肌肉，益气，利血脉，久服能耐寒热，不饥渴，使人不老成仙。人临死前服食五斤，死后三年肌肤色不变。

《名医别如》：疗妇女带下十二种病，除气癃，明耳目，久服能轻身益寿。

大明：治血块。

[发明] 许慎微说：《天宝遗事》中载：杨贵妃含玉咽津，以解肺渴。王莽对孔休玉说：人的脸上有疵瘢，美玉可以去掉。后魏的李预得到了餐玉之法，就来到蓝田，采掘得到像环壁杂器形的玉，大小百余枚，捶制成屑，每日服食，经过几年说有效果，但此人喜饮酒，损伤了身体，后来病重垂死之际，对妻子说：服玉应当居住于深山老林之中，排出一切杂念欲望，但我酒色不绝，自致于死，并不是药的过失。尸体必当和一般人不同，不要过早殡葬，以使后人知道服玉的功效。当时正是七月中旬，长安城中，暑热毒甚，但停尸四日，而体色不变，且口无臭秽气味。

陶弘景说：据张华说：服玉应用蓝田山谷所产的白色玉石，平时经常服食，则能成仙。有人临死前服五斤，死后经过三年，其体色不变。自古以来挖掘墓地如见到有尸体不坏的，其尸身内外，大多都有金玉。汉代规定，王公死后都穿上镶珠的寿衣使用玉匣，是为了防止尸体的腐朽。炼服的方法：水屑随宜。虽说玉石性平，但服玉的人亦多发热，如寒食散状。金石既为天地的宝物，就和普通的金石不同，如果不能掌握好应用的法则，不可轻易服用。马志说：据《抱朴子》说：服金的人，寿如金；服玉的人，寿如玉。但效果显现缓慢，须服一二百斤，方可知晓。玉可以用乌米酒或地榆酒化成水浆，也可以葱浆消之为饴，也可制成丸，也可烧为粉。服食一年以上，入水不沾湿，入火不灼伤，刀刃不能伤身，百毒不侵。但不可用已制成物器的玉制品，否则服食后伤人而无益，必须是得到未经加工的天然玉石方可用。赤松子以玄虫血渍玉为水服食，故能乘云驾雾。玉屑与玉浆服食，都可以使人长生不死。所以不如金的地方，是常常令人发热，似寒食散状。如果是服玉屑，宜每十天服一次雄黄、丹砂各一钱，再散开头发用冷水洗浴后迎风而行，则不发热。董异常君以玉制的酒给盲人饮服，十天后重见光明。

李时珍说：汉武帝取金茎露和玉屑服，说可以长生，就是这些东西。但是玉不一定能使人长生不死，却可以使死后尸体不朽。养尸招来盗墓者，反成暴弃，还不如使尸身速朽归虚为好。

白 玉 髓
（见《名医别录》有名而未用）

[校正]　并入《本草拾遗》中的玉膏。

[释名]　玉脂（见《本草纲目》）　玉膏（见《本草拾遗》）玉液

[集解]　《名医别录》说：生于蓝田玉石间。

李时珍说：此即玉膏，《名医别录》中以玉泉为此物。《山海经》说：密山上多生丹木，有丹水出，向西流注于稷泽。其中多产白玉，含有玉膏。其源沸沸扬扬，黄帝或服食或用来供奉祭祀。由此生出玄玉，玉膏所出，以灌丹木。黄帝采取密山之玉膏，投之于钟山的向阳地方，生产出瑾瑜美玉，坚栗精密，润泽光亮，五色发作，以和柔刚。天地鬼神或食服或以为祭奉，有人佩服此物，以预防灾害发生。据考密山也接近于阗一带。是食者，是服食的意思。是飨者，是祭祀供奉的意思。服之者，是佩服的意思。玉膏，即玉髓。《河图玉版》说：少室的山，有白玉膏，服食能成仙。《十洲记》说：瀛洲有玉膏如酒，名玉醴，饮数升就使人醉，能令人长生不老。《抱朴子》说：生玉的山，有玉膏流出，鲜明如水精，以无心草末和膏，一会儿就成水，服此一升可使人长生。都是指此物。

陈藏器说：现在饮用玉石间的水，也可以润泽人身，使人长生。

[气味]　甘，平，无毒。

[主治]　《名医别录》：妇人无子，长年不老，延年益寿。

青　玉
（见《名医别录》有名未用）

［释名］　谷玉

李时珍说：谷，又作觳，又作珏，谷、角二音。二玉相合名觳，这是因为这种玉常合生的缘故。

［集解］　《名医别录》说：生产于蓝田。

陶弘景说：张华说合玉浆用谷玉，正缥白色，不夹石质。大的如升，小的如鸡子，采取于山石洞穴之中，不是现在作成物器的玉。出于襄乡县的旧石穴洞中。黄初时，诏征南将军夏侯尚寻求此玉。

李时珍说：按《格古论》记载：古代的玉，以青玉为上品，其玉色淡青，而略带黄色。绿玉深绿色的为佳，色淡的稍次。菜玉不青不绿，如菜色，这种玉是玉中的最次的品种。

［气味］　甘，平，无毒。

［主治］　《名医别录》：妇女无子，轻身不老，长年益寿。

附　璧玉

《名医别录》说：味甘，无毒。主明目益气，能使人多精生子。

李时珍说：璧，即圆形、扁平、中间穿孔的瑞玉圜。这种玉可为璧，所以称璧玉。璧外圆像天，内方像地。《尔雅》说：璧大六寸谓之瑄，肉（指玉质）倍好谓之璧，好倍肉谓之瑗。

附　玉英

《名医别录》说：味甘，主治风瘙皮肤痒。生在山窍中，明亮白色透光可作镜，又名石镜，十二月份采。

附　合玉石

《名医别录》说：味甘，无毒。主益气，治消渴，能轻身辟谷。生常山中丘，如猪的脂肪。李时珍说：此即碾玉砂，玉须用此碾过才光亮。

青　琅　玕
（见《神农本草经》下品）

［校正］　并入（《本草拾遗》中的石阑干。）

［释名］ 石阑干（见《本草拾遗》）石珠（见《神农本草经》）青珠（见《名医别录》）

李时珍说：琅玕，像其声。可碾为珠，故得珠名。

［集解］ 《名医别录》说青琅玕，生蜀郡平泽地区，随时可采。

陶弘景说：青琅玕即《蜀都赋》中所称的青珠、黄环。琅环也是昆仑山上的树名，又是《九真经》中的大丹名。

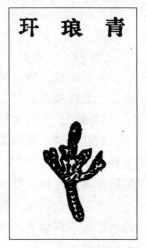

青 琅 玕

苏恭说：琅玕有好几种颜色，以青色的入药最好，是琉璃之类物质，火齐宝。现在出嶲州以西乌白蛮中，以及于阗。

陈藏器说，石阑干生大海底，高约一尺，像树，有根茎，茎上有孔，像是什么东西点穿的。打鱼的人以渔网捞得，刚从水里出来时微呈红色，以后逐渐变成青色。

苏颂说：现在的秘书阁中有特殊鱼的图形，记载琅玕青色，生于海中。说是海边的人以网从海底采取，刚出水时为红色，后来变成青黑色，有枝叶似珊瑚，但上面有孔窍，像虫蛀，击打有金石的声音，与珊瑚相类似。这种说法与《名医别录》的生蜀郡平泽，以及苏恭的所说不同，一般人不能区别正确认识。现在按照《尚书》记载：雍州厥贡球、琳、琅玕等玉石。《尔雅》说：西北的美玉，有昆仑山谷中的璆、琳、琅玕。孔安国、郭璞注释时，都以是像珠的石。而在《山海经》中说：昆仑山中有琅玕。如果是美丽的石块，明莹若珠之色，而形状森植。大概古人把石中形色美的，多称为珠，《广雅》称琉璃、珊瑚都是珠。以上所说，都出产于西北山中，而现在图中所载是从海底得来。珍贵的东西，山上海中可能都有所产，现在医生也因为难以得到而很少应用。

寇宗奭说：《尚书》说：雍州厥贡珠、琳、琅玕。《西域记》说：天竺国出产此物。苏恭说：是琉璃一类。琉璃是火成之物，琅玕不是火成的，怎么能是同一类物质？

李时珍说：按许慎《说文解字》说：琅玕，是石中像玉的石块。孔安国说：是似珠的石块。《总龟》说：生于南海石崖间，形状如笋，质地似玉。《玉册》说：生于南海崖石内，自然感受天地阴阳二气而成，形似珠而色赤红。《列子》说：蓬莱的山中，珠玕生长像树丛。根据这许多说法，则琅玕生产于西北山中以及海边崖石间。其中所谓的生于海底用网采取的，是珊瑚，而不是琅玕。产在山上为琅玕，产在水中为珊瑚，珊瑚也有碧色的。现在回族集居的地方出产一种青珠，与碧靛相似，可能是用琅玕制作的。《山海经》说：开明山北有珠树。《淮南子》说：曾城有九重，有珠树在城西。珠树即琅玕。其他内容见珊瑚条下。

［气味］ 辛，平，无毒。

徐之才：杀锡毒，得水银良，畏鸡骨。

［主治］ 《神农本草经》：身痒，火疮痈疡，疥瘙死肌。

《名医别录》：白秃，浸淫在皮肤中，煮炼后服食，起阴气，可化成丹。

陶弘景：治疗手足逆胪。

陈藏器：石阑干：主治石淋，破血，产后恶血，磨服，或煮服，也可以火烧投酒中服。

珊　瑚
（见《唐本草》）

[释名]　钵摆娑福罗（见梵文书中）

[集解]　苏恭说：珊瑚生产于南海，又从波斯国以及从师子国得来。

苏颂说：现在广州也有，说是生于海底作枝丫状，明润如红玉，其中有很多孔，也有无孔的，枝丫多的比较难得，随时可以采收。谨按《海中经》说：采取珊瑚，先作铁网沉入水底，珊瑚贯入网中生长，每年长高二三尺，有枝无叶，因绞网而出，所以都摧折在网中，故难得完整的。不知现在采取的珊瑚是否也如此？汉代积翠池中，有珊瑚高一丈二尺，一本三柯，上面有四百六十三个枝条，传说是南越王赵佗所献，夜有光景。晋代石崇家有珊瑚高六七尺，现在没有听说有如此高大的。

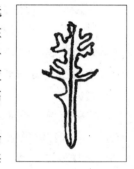

寇宗奭说：珊瑚有红油色的，上面有细纵文很可爱。有像铅丹色的，上面没有纵文，为次品。入药用红油色的。波斯国的海中有珊瑚洲，海边的人乘大船把铁网坠入水底收取。珊瑚最初生在磐石上，色白如菌，一年以后颜色变黄，三年以后变成赤红色，枝干交错，高三四尺。人沉入水中用铁发其根，系铁网于船上，绞取珊瑚，若过时不取就会腐蚀。

李时珍说：珊瑚生海底，五七株成林，称为珊瑚林。珊瑚在水中直又软，出水见风日以后就变硬而弯曲，变成红色的为上品，汉代赵佗称其为火树。也有黑色的质差，碧色的也好。古代有人称碧色的为青琅玕，都可作珠。许慎《说文》中说：珊瑚色赤，或生于海中，或生于山上。根据这些说法，则知生于海中的为珊瑚，生于山上的为琅玕，可以为证，互见于琅玕条下。

[气味]　甘，平，无毒。

[主治]　《唐本草》：去目中翳，消宿血。为末吹鼻，止鼻衄。

大明：明目镇心，止惊痫。

李时珍：点眼，去飞丝。

[发明]　李珣说：珊瑚的主治与金相似。

寇宗奭说：现在的人用来点眼，治疗目翳。

陈藏器说：珊瑚用针刺后流出汁如血，以金投入为丸名金浆，以玉投入为玉髓，久服可以长生。

[附方]　原有旧附方一条。

小儿鹅簟。《钱相公箧中方》：未坚时不可乱用药。宜以珊瑚研成粉，每日少少点之，三日可愈。

马　脑
（见宋《嘉祐补注本草》）

[释名]　玛瑙　文石　摩罗迦隶（见佛家书籍中）

陈藏器说：赤烂红色，似马的脑，故有此名，也叫马脑珠。有人说是从马口中吐出来的，是谬论。

李时珍说：按《增韵》说：马脑属玉一类的物质。其文理交错，似马的脑，因而得名。《本草拾遗》记载说是鬼血所化，更是荒谬。

[集解]　陈藏器说：马脑生在西方外国玉石间，也是美石之类，为宝物。进口到中国的，都是制成器的马脑。又有出产于日本国的。用玛瑙碾压木头不发热的为上品，热的不是真正的马脑。

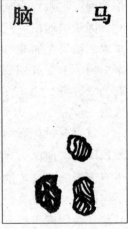

寇宗奭说：马脑非玉非石，自是一类。有红、白、黑三种颜色，也有文像缠丝的。西方人以小的为好玩之物，大的研制成器。

李时珍说：马脑出产于西南的几个国家，传说用自然灰可使马脑变软，可刻制。曹昭《格古论》说：多出北部地区，西南地区，外国，非石非玉，坚而脆，刀刮不动，其中成人物鸟兽形的最珍贵。《顾荟负暄录》说：马脑的品种很多，南北各地都有出产，大的如斗，其质坚硬，碾造加工很费力气。南马脑出产于大食国等地，颜色正红无瑕，可作酒具。西北产的玛瑙色青黑，宁夏、瓜、沙、羌等地的沙碛中得到的尤甚珍奇。有柏枝马脑，花纹像柏枝。有夹胎马脑，正面视色莹白，侧视则如凝血，一物现二色。截子马脑，黑白颜色各半。合子马脑，漆黑中有一白线分开。锦江马脑，其色如锦。缠丝马脑，红白如丝。这些都为珍贵之品。浆水马脑，上面有淡水花。酱斑马脑，有紫红花。曲蟮马脑，有粉红花。这些价值稍低。另外还有紫云马脑出产于和州，土马脑出产于山东沂州，也有红色云头、缠丝、胡桃花的，还有竹叶马脑，出于淮右，花如竹叶，可以用作桌面、屏风。金陵雨花台小马脑，只可以充当玩物。试马脑的方法：以马脑碾压木头不发热的为真。

[气味]　辛，寒，无毒。

[主治]　陈藏器：辟恶，熨目赤烂。

李时珍：主治目生翳障，为末点眼。

宝　石
（见《本草纲目》）

[集解]　李时珍说：宝石出自西方外国、回鹘地方的坑井内，云南、辽东也有。有红、绿、碧、紫等几种颜色：红色的名刺子，碧色的各靛子，翠色的名马价珠，黄色的名木难珠，紫色的名蜡子。又有鸦鹘石、猫精石、石榴子、红扁豆等名色，都是宝石一类。《山海经》中言骢山多产玉，自凄水出，向西注于海，其中多采石。采石，即宝石。碧色的，唐代人称为瑟瑟。红色的，宋代人称为鞢鞈。现在统称为宝石。用于镶首饰器物，大的如手指肚，小的如豆粒，都碾制成珠的形状。《张勃吴录》说：越嶲、云南河中出碧珠，须祭礼后才可取，有缥碧、绿碧色。此即是碧色的宝石。

[主治]　李时珍说：去翳明目，入点眼药中应用。灰尘入目，以珠试拂即去。

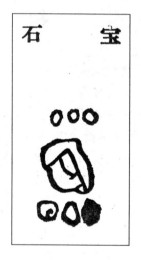

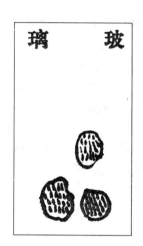

玻　璃
（见《本草拾遗》）

[释名]　颇黎（见《本草纲目》）　水玉（见《本草拾遗》）

李时珍说：原本作颇黎。颇黎，是国家的名称。玻璃莹如水，坚如玉，所以名水玉，与水精同名。

[集解]　陈藏器说：玻璃，西方外国之宝。属玉石一类，生于土中。或说是由千年以上的冰所化，也不一定正确。

李时珍说：出产于南方外国。有酒色、紫色、白色几种，其莹澈透明与水精相似，碾开有雨点花的为真。炼制丹药的人也用此物。用药烧制而成的有气眼而质轻。《玄中记》说：大秦国有五色颇黎，以红色为贵，梁四公子记载说：扶南人来卖碧色的颇黎镜，宽广一尺半，重四十斤，内外皎洁，朝明亮的方向视镜，不见其形质。蔡绦说：皇家御库中有玻璃母，是大食国所产，形状如铁滓，煅之但作珂子状，有青、红、黄、白数种颜色。

[气味] 辛，寒，无毒。

[主治] 陈藏器：惊悸心热，能安心明目，去赤眼，熨热肿。

大明：摩翳障。

水 精
（见《本草拾遗》）

[释名] 水晶（见《本草纲目》） 水玉（见《本草纲目》） 石英

李时珍说：莹澈晶光，如水的精英，是会意词。《山海经》中称之水玉，《广雅》中称之为石英。

[集解] 李时珍说：水精也属于颇黎一类，有黑白两色。日本多产水精，产量第一。南方的水精白，北方的水精黑，武昌、信州的水精浊。水精质坚而脆，用刀刮不动，色清澈如泉水，清明而莹，置于水中无瑕、不见珠的为佳。古代传说为水所化，为谬言。用药烧制成的，有气眼，称为硝子，又名海水精。《抱朴子》说，交广人作假水精碗，是用此类。

[气味] 辛，寒，无毒。

[主治] 陈藏器：熨目，除热泪。

李时珍：亦入点目药。穿串吞咽中，推引诸硬物。

附 火珠

李时珍说：《说文》称为火齐珠。《汉书》称为玫瑰（音枚回）。《唐书》说：东南海中有罗刹国，出火齐珠，大的如鸡蛋，形状类似水精，圆白，照数尺。日正中时以艾承火齐珠则得火，用来灸艾炷不伤人。现在占城国有此物，名朝霞大火珠。又《续汉书》说：哀牢夷出火精、琉璃，则火齐是火精之误，正与水精相对。

附 硬石
（硬，音软）

李时珍说：出产于雁门。硬石次于玉，色白如冰，也有红色的。《山海经》说：北山多硬石。《礼记》说：士佩硬玫，即是此。

琉　璃
（见《本草拾遗》）

［释名］　火齐

李时珍说：《汉书》中称作流离，言其流光陆离。火齐，与火珠同名。

［集解］　陈藏器说：《集韵》说：琉璃，是火齐珠。《南州异物志》中说：琉璃的本质是石，用自然灰炼治后可制成器，石不得此则不可释。佛经中所谓的七宝，是琉璃、车渠、马脑、玻璃、珍珠。

李时珍说：按《魏略》说：大秦国出产金、银、琉璃，有赤、白、黄、黑、青、绿、缥、绀、红、紫十种颜色。这些都是自然之物，泽润光彩，更超过各种玉石。现在经常所用的，都是销冶石汁，用各种药灌而炼制成的，所以虚脆不贞。《格古论》说：石琉璃出于高丽，刀刮不动，色白，厚约半寸，可点灯，明过牛角。《异物志》说：南天竺等国出火齐，形状像云母，颜色如紫金，重沓可以分开，析之则薄如蝉翼，积之如纱縠，也是琉璃、云母之类。按这种石现在有人用作灯球，明亮而坚久耐用。苏颂说亦可入药，但没有见应用的。

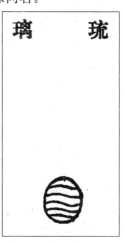

［主治］　陈藏器说：身热目赤，以水浸冷熨之。

云　母
（见《神农本草经》上品）

［释名］　云华　云珠　云英　云液　云砂　磷石（见《神农本草经》）

李时珍说：云母以五色命名。详见下文。按《荆南志》说：华容方台山出产云母，土人等候云出之处，在下面掘取，都大有收获。有长五、六尺可作为屏风的，但掘取时禁忌出声。根据此，则这种石是云的根，所以得到云母的名称。而云母的根，是阳起石。《抱朴子》中有这样的话：服食云母十年，云气常覆其上。服其母而招来其子，是理所当然。

［集解］　《名医别录》说：云母生于太山山谷、齐山、庐山及琅玕北定山的山石间，在二月收采。云华五色俱全，云英的颜色多青，云珠的颜色多赤红，云液的颜色多白，云砂的颜色多青黄，磷石的颜色正白。

陶弘景说：按仙经中云母有八种：向日而视，色青白多黑的名云母，色黄白多青的名云英，色青黄多赤的名云珠，如冰露乍黄乍白的名云砂，黄白晶晶的名云液，皎然纯白明澈的名磷石，这六种都好服用，各有服食的最佳时间；其中黯黯纯黑、有文斑斑如铁的名云胆，色杂黑而强肥的名池涿，这二种都不可服食。炼制的法则，宜精细；不如此，入腹则可害人。现在江东以用庐山产的为多，青州产的也好，用沙土养护，可随岁月生长。

苏颂说：现在兖州云梦山以及江州、淳州、杭越间也有，生于土石间。作片状有层可析，以明白光滑的为上品。其云母片有很大且莹洁的，现在的人用以饰灯笼，也是古代扇屏的遗意。江南生产的多青黑，不可入药。谨按方书中所用的云母，都是以色白光泽的为好；唯有中山卫叔卿单服法，用云母五色俱全的。葛洪《抱朴子》说：云母有五种，但人不易分辨，当举起向日而视，阴暗处不能见到杂色。五色俱全而多黑的名云英，宜春季服食；五色俱全而多赤的名云珠，宜夏季服食；五色俱全而多白色的名云液，宜秋季服食；五色俱全而多黑色的名云母，宜冬季服食；只有青黑二色的名云砂，宜长夏季节服

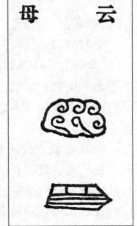

食；晶晶纯白的名磷石，一年四季都可服食。古代方士服五云的很多，然而修炼的方法节度，恐不是文字可以详细解释，所以不可轻易服食。

杨损之说：青赤黄白紫的都可服用，以白色轻薄通透的为上品，黑的不任用，能使人淋沥生疮。

[修治] 雷敩说：凡使用云母，其中黄黑的厚而性顽，赤色的若经妇人手握拿，都不可用。须用光莹如冰色的为好。每一斤云母，用小地胆草、紫背天葵、生甘草、地黄汁各一镒，干的细锉，湿的取汁，然后放置于瓷锅内，下天池水三镒，点着火煮七日七夜，注意水火适度，云母自然变成碧玉浆液在锅底，却用天池水猛投其中，搅拌，浮上来如蜗涎的即去掉，如此三度淘净，再取沉香一两捣成末，用天池水煎沉香汤三升左右，分为三次，再淘云母浆后，日下晒干收用。

《抱朴子》说：服五云的方法：有的以桂葱水玉化成水，有的以露于铁器中，以玄水熬成水，或以消石合于筒中埋而成水，或以蜜溲为酪，或以秋露渍之百日，皮囊揉以为分粉，或以无颠草樗血合饵食。服至一年百病消除，三年能返老还童，五年能役使鬼神。

胡演说：炼粉法：八九月间取云母，用矾石拌匀，入瓦罐内封好口，经三伏时则自然柔软，去掉矾石，第二天取百草头上的露水渍之，再经百日，以皮囊揉以为粉。

李时珍说：道家书中载盐汤煮云可为粉。又说：云母一斤，用盐一斗渍湿它，在铜器中蒸一日，白中捣成粉。又说：云母一斤，用白盐一升，同捣细，放入多层布袋内揉搓，用水浇洗使盐味去尽，悬在高处让风吹干，自然成粉。

[气味] 甘，平，无毒。

甄权说：有小毒。恶徐长卿，忌羊血、粉。

徐之才说：泽泻为其使，畏鮀甲及流水。

陶弘景说：炼云母用矾制则柔烂，亦是其药性相畏所致。百草上的露更胜东流水，也有用五月茅屋上溜下来的水。

独孤滔说：云母能制汞，伏丹砂。

［主治］　《神农本草经》：身皮死肌，中风寒热，如在车船上，除邪气，安五脏，益子精，明目，久服轻身延年。

《名医别录》：下气坚肌，续绝补中，疗五劳七伤，虚损少气，止痢，久服悦泽不老，耐寒暑，志高神仙。

甄权：主下痢肠澼，补肾冷。

［发明］　韩保升说：云母属金，故色白而主肺。

寇宗奭说：古代虽有服炼法，但现在很少有人服食，是为了慎重从事。唯有合成云母膏，用来治疗一切痈毒疮等的药方，见于《太平惠民和剂局方》。

许慎微说：《明皇杂录》说：开元年中，有一个叫纪朋的名医，在和人谈笑间观察其颜色，则可知病的深浅，而不用诊脉。被皇帝召入掖庭，为一宫人诊病，此人患病在每天太阳入山之时发作，歌笑啼号如癫狂，而足不能履地。纪朋看过后说：这种病是因为饱食以后出力太过，突然跌倒所致。就让病人饮云母汤，熟睡后而病愈。问这个人的发病原因，说是在太华公主过生日的，担当戏主唱，因怕声音不够清亮，就食炖蹄羹，吃饱后歌唱大曲，唱后觉胸中烦热，从戏台上坠下，很久以后才苏醒过来，从此得此疾。还有《经效方》说：青城山丈人观主康道丰，还治百病的云母粉方：用云母一斤，拆开揉入大瓶内筑实，上面浇一两水银封固，以十斤顶火煅赤后取出，再拌以香葱、紫连翘二药，合在一起捣研如泥，然后用夹层绢袋盛，在大水盆内摇成粉，剩余的滓子，再添草药重新捣取粉。用木盘一面，在灰上印一浅坑，铺上纸倾粉在纸上，候干焙粉，以面糊丸如梧桐子大。遇到有病的人，服此药无不效者。成都知府辛谏议曾患大风，很多医生治疗无效，康道丰进此药，服后而愈。

《抱朴子》说：其他物质埋后即朽，着火即焦；而五云入猛火中经很长时间也不焦，埋入地下亦不腐朽。故服食此物能使人长生，入水不濡湿，入火中不燃烧，踏在棘刺上也不能伤。

李时珍说：古代的人说用云母壅住尸体，可使尸身不腐朽。盗墓的人挖掘冯贵人的坟，其尸形貌如生，因共奸之；盗掘晋幽公的坟墓，百尸纵横以及衣服都和活人一样，这都是因为使用云母壅尸的缘故。

［附方］　原有旧附方七条，新增附方七条，共十四条。

1. 服食云母。《千金要方》：把上好的白云母二十斤擘成薄片，以露水八斗作汤，分半斗洗两次。又取二斗作汤，纳入芒硝十斤，在木器中渍二十日，取出后用绢袋盛，悬于屋上，不可见风日，候干燥。以鹿皮为囊揉搓，从早晨到中午，筛出滓复揉，得好粉五斗，剩余的弃去。每以粉一斗与悬崖上的蜜二斤，搅成糊，入竹筒中，薄削封

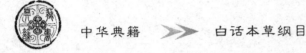

口以漆封固，埋在北墙南崖下，入于地下六尺，上覆土。春夏四十日，秋冬三十日取出，当成水。若没有消成水，当再埋三十日。这种药水能治疗万病，以及劳气风疹。每次用温水一合和服，日三服。十天后小便当变黄，二十天后腹中寒癖消除，三十天后龋齿能重生，四十天后不畏风寒，五十天后各种病都可痊愈，颜色变得年轻，可长生成仙。

2. 痰饮头痛。《深师方》：往来寒热。云母粉二两煅过，恒山一两，研成末。每次服用一钱，用汤送服取吐。忌生葱、生菜。

3. 牝疟多寒。张仲景《金匮要略》方：把云母烧二日夜，龙骨、蜀漆烧去腥味，等分为散剂，在疟未发作前，以浆水送服半钱。

4. 小儿下痢赤白以及水泻。《食医心镜》：云母粉半两，煮白米粥调食。

5. 赤白久痢，积年不愈。《千金要方》：以饮调云母粉一钱服，二服立见效。

6. 妇人带下。《千金要方》：以水和云母粉服一钱，立见神效。

7. 小便淋疾。《千金要方》：用温水和云母粉服三钱。

8. 妇人难产，经日不生。《积德堂方》：用云母粉半两，温酒调服，入口即产，不顺的即能顺，万无一失。陆氏说：这是何德杨的方，已救治了三五十人。

9. 粉滓面䵟。《圣济总录》：云母粉、杏仁等分为末，以黄牛乳汁拌，略蒸，每天晚上涂于面部，第二天早晨洗去。

10. 风疹遍身，经各种治疗不能愈。《千金要方》：用煅云母粉，以清水调服，有良好效果。

11. 一切恶疮。《千金要方》：用云母粉敷患处。

12. 火疮败坏。《太平圣惠方》：用云母粉和生羊髓涂患处。

13. 金疮出血。《事林广记》：用云母粉敷效果非常好。

14. 风热汗出。《千金翼方》：用水调服云母粉三钱，不用再服第二次立愈。

白 石 英
（见《神农本草经》上品）

[释名]　李时珍说：徐锴说：英，也作瑛，是玉光的意思。现有五种石英，都是石类似玉而有光莹。

[集解]　《名医别录》说：白石英生产于华阴山谷及泰山。大如手指般，长二三寸，六面如刀削，白澈有光泽，若有长五六寸的更好。其黄端白棱，名黄石英；赤端白棱，名赤石英；青端赤棱，名青石英；黑泽有光，名黑石英。二月份采，或随时采。

陶弘景说：现在医生所用的是新安所产，极细长白澈；寿阳八公山多大的，不中用。在道家修炼的仙经书中大小都有用的，只要是精白无瑕的就行。如果这样说，则大的白石英就为佳品了。其他四色石英，现在不再用。

苏恭说：白石英的产地，四处都有，现泽州、虢州、洛州山中都出。虢州所出产的大，径三四寸，长五六寸。现通以泽州所生产的为好。

寇宗奭说：白石英的形状和紫石英相似，但差大而六棱，白色像水精。

白　石　英

李时珍说：泽州有英鸡，平时食石英，性最补益。见禽部。

〔气味〕　甘，微温，无毒。

《名医别录》说：辛。

吴普说：神农说：味甘，岐伯、黄帝、雷公、扁鹊等说：无毒。

徐之才说：恶马目毒公。

〔主治〕　《神农本草经》：治消渴，阴痿不足，咳逆，胸膈向久寒，益气，除风湿痹。久服轻身延年。

《名医别录》：疗肺痈，下气，利小便，补五脏，通日月光，耐寒热。

甄权；治肺痈吐脓，咳逆上气，黄疸。

王好古：实大肠。

附　五色石英

〔主治〕　大明：心腹邪气，女人心腹痛，镇心，除胃中冷气，益毛发，悦颜色，治惊悸，安魂定魄，壮阳道，下乳汁。随脏而治：青治肝，赤治心，黄治脾，白治肺，黑治肾。

〔发明〕　陈藏器说：湿可去枯，白石英、紫石英即属于此类药物。

李时珍说：白石英，是手太阴、阳明气分药，用治痿痹肺痈枯燥等病。但因是石英，所以只可暂用，不可久服。

苏颂说：古人服食，唯以白石英为重。紫石英但入五石中饮用。其他黄赤青黑四色石英，在本草药书中虽有其名，而处方中很少应用。《乳石论》以钟乳为乳，以白石英为石，是六英之贵，唯有白石英。又说：乳是阳中之阴，石是阴中之阳。故阳生十一月后甲子日服乳，阴生五月后甲子日服石。然而相反畏恶，动则为害不浅。所以用乳石的方治虽多，而很少有济的，所以不可轻易服饵。

寇宗奭说：紫、白二种石英，攻疾时可暂且煮汁服用，没听说长期服用有益的。张仲景只让咀嚼，不为细末，怎么能没有意义？若久服，宜多加考虑。

〔附方〕　有旧附方二条，新增附方八条。

1. 服石英法。孙思邈《千金翼方》：白石英一斤，打成豆大，于砂盒中和粗砂，着水按两三千下，洗净又揉，再放入柳箕中，入蒿叶少许，同水熟揉至光净，即以绵袋盛，悬于门上。每日早未洗漱前，以水或酒送吞七粒，用饭二匙压下小腹。一切秽恶、白酒、牛肉，石类药所禁忌的，都不用忌。久则新石推出旧石，石常在小腹内温暖，则气息调和，经脉通达，腰肾坚强，百病自除。若所服之石得力，一斤即止；若不得力，十斤亦须服。此石光滑，既不会浮碎着人肠胃作疮，又不会引起石气发作引发其他疾病。

2. 主治同上。《千金翼方》又法：用泽州白石英，光净无点翳的，打如小豆大，去掉细小的，用水淘洗干净，袋盛悬在平底锅内，清水五大升，煮汁一升，澄清，早晨服用。以汁煮粥更佳。服后饮酒二、三杯，可行百步。一袋可煮二十次。如无药力，以布裹埋南墙下三尺土内，百日后又可再用。

3. 主治同上。石煮猪肉法。《千金翼方》：白石英一两，袋盛，水三斗，煮取四升，猪肉一斤，同葱椒盐豉煮，以汁作羹食。

4. 主治同上。石蒸羊肉法。《千金翼方》：白石英三两，打成小块，精羊肉一斤包住白石英块，再用荷叶裹，放于一石米饭中蒸熟，取出石去掉，切羊肉和葱椒作小馄饨，煮熟。每天早晨空腹用冷浆水送吞一百个，后以冷饭压下，百无所忌，永不发动。

5. 主治同上，石煮牛乳法。《千金翼方》：白石英五两，捣碎用密绢盛，以牛乳三斤，酒三升，同煎至四升，去石，以瓶收用。每在饭前温服三合。能治虚损劳瘦，皮燥阴痿，脚软烦痛。

6. 石饲牸牛法。《千金翼方》：白石英三斤，捣碎过筛。取十岁以上生牛牸牛一只每日以白石英粉和豆饲牛，经七日，即可收乳。每天早晨热饮牛乳一升，余下的作粥食。百无所忌。能润脏腑，悦泽肌肉，使人体格强健。凡服食石都忌芥菜、蔓青、芜荑、葵菜、荠苠，宜食冬瓜、龙葵，能压石气。

7. 风虚冷痹。《千金翼方》：诸阳不足，以及肾虚耳聋，能益精保神。白石英三两，坩埚内火煅酒淬三次，入瓶内密封，不让泄气。每天早晨温服一盅，以少量饭压下。

8. 主治同上。《千金翼方》一法：磁石火煅醋淬五次，白石英各用五两，以绢袋盛，浸在一升酒中五六日，温服。将尽时，再添酒。

9. 惊悸善忘。《简要济众方》：心脏不安，上膈风热，能化痰安神。白石英一两，朱砂一两，为散。每服半钱，饭后煎金银汤送下。

10. 石水腹坚胀满。《太平圣惠方》：用白石英十两，捶成豆大，瓷瓶盛以好酒二斗浸，以泥重封，用马粪及糠火烧瓷瓶，常令酒小沸，从早晨到中午住火。次日开始暖服一中盏，每日三次。酒尽可再烧一次。

紫　石　英
（见《神农本草经》上品）

[集解]　《名医别录》说：紫石英生产于泰山山谷，随时可以开采。

吴普说：生泰山或会稽，欲令如削，紫色达头如樗蒲的。

陶弘景说：现在第一用泰山石，颜色重澈下有根。稍次用出产于雹零山的，也好。

又有南城石，没有根。又有青绵石，色也重黑明澈。又有林邑石，腹内必有一物如眼的形状。吴兴石，四面才有紫气，无光泽。会稽诸暨石，形状颜色像石榴子。原先都混杂使用，现只采泰山的为最好。道家修炼的仙经中不正用，而一般方药中常用。

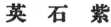

掌禹锡说：按《岭表录异》说：沈州的山中多出紫石英，其颜色淡紫，其质明澈，随其大小皆五棱，两头如箭镞。煮水饮服，暖人而无毒，比北方用白石英，效力增加一倍。

寇宗奭说：紫石英明澈像水精，但色紫而不匀。

李时珍说：按《太平御览》说：自大岘至泰山，都有紫石英。泰山所出的，甚是奇特。平氏阳山县所出的，色深特别好。乌程县北垄山所出的，很光明，但小黑。东莞县爆山所出的，旧时用以贡献。江夏矾山也出紫石英。永嘉固陶村小山所出，芒角很好，但色小薄。

［修治］　李时珍说：凡入丸散，用火煅醋淬七次，碾成末以水飞过，晒干后入药。

［气味］　甘，温，无毒。

《名医别录》说：辛。

吴普说：神农、扁鹊：味甘，平。李当之：大寒。雷公：大温。岐伯：甘，无毒。

徐之才说：长石为之使。畏扁青、附子。恶鮀甲、黄连、麦句姜。得茯苓、人参，疗心中结气。得天雄、菖蒲，疗霍乱。

李时珍说：服食紫石英后，乍寒乍热者，饮酒良。

［主治］　《神农本草经》：心腹咳逆邪气，补不足，女子风寒在子宫，绝孕十年无子。久服温中。轻身延年。

《名医别录》疗上气心腹痛，寒热邪气结气，补心气不足，定惊悸，安魂魄，填下焦，止消渴，除胃中久寒，散痈肿，令人悦泽。

甄权：养肺气，治惊痫，蚀脓。

［发明］　王好古说：紫石英，人手少阴、足厥阴经。

甄权说：虚而惊悸不安的病症，宜加用此药。女子服紫石英能有子。

苏颂说：《乳石论》中，没有单服用紫石英的，只有五石散中用了。《张文仲备急方》中，有镇心单服紫石英煮水法。胡洽《千金要方》，则多和杂和其他药物同用。现在治妇女病及心脏病的方中，常有使用紫石英的。

李时珍说：紫石英，是入于手少阴、足厥阴经的血分药。上能镇心，是取重能去怯。下能益肝，是取湿能去枯。心主血，肝藏血，其性缓而补，故心神不安，肝血不足，以及女子血海虚寒不孕的病症宜用。《名医别录》说其补心气、甄权说其养肺，都没有分清气阳血阴营卫的区别。唯《神农本草经》中所说的各种症，才是正确的。

［附方］ 原有旧附方三首。

1. 虚劳惊悸。张文仲方：补虚止惊，令人能食。紫石英五两，打成豆大，用水淘洗一遍，以水一斗，煮取二升，慢慢服，或煮粥食，水尽后可再煎煮。

2. 风热瘈疭。张仲景《金匮要略》方：风引汤：治风热瘈疭，及惊痫瘈疭。紫石英、赤石脂、白石脂、寒水石、石膏、干姜、大黄、龙齿、桂枝、牡蛎、甘草、滑石等分，咀嚼，水一升，煎去三分，饭后温服，没有无效的。

3. 痈肿毒气。《日华诸家本草》：紫石英火烧醋淬，研成末，用生姜、米醋煎敷患处，或摩患处。

菩 萨 石
（见《日华诸家本草》）

［释名］ 放光石 阴精石（见《本草纲目》）

［集解］ 寇宗奭说：嘉州峨眉山上出产菩萨石，其色莹白明澈，像泰山上的狼牙石、上饶水类之类，日中照石有五色光，如佛顶圆光，所以得名。

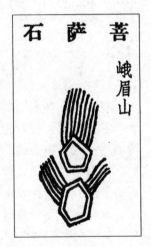

石萨菩
峨眉山

李时珍说：出产峨眉、五台、匡庐岩石间。其质有六棱，或大如枣栗，其色光莹，映日则光彩微芒。有的小如樱珠，则五色璨然可喜，也是石英之类物质。炼丹家煅制作五金三黄匮。

［气味］ 甘，平，无毒。

［主治］ 大明：解药毒蛊毒，及金石药发动作痈疽渴疾，消扑损淤血，止热狂惊癫，通月经，解风肿，除淋，都可以水磨服。蛇虫蜂蝎狼犬毒箭等伤，都可为末外敷。

李时珍：明目去翳。

第九卷 《本草纲目》石部

金石之三

（石类上三十二种）

丹砂 《神农本草经》水银《神农本草经》

水银粉 即轻粉《嘉祐补注本草》

粉霜 《本草纲目》

银朱 《本草纲目》

灵砂 《证类本草》

雄黄 《神农本草经》

雌黄 《神农本草经》

石膏（即寒水石） 《神农本草经》附玉火石、龙石膏

理石 《神农本草经》 附白肌石

长石 《神农本草经》

方解石 《名医别录》

滑石 《神农本草经》

不灰木 《开宝本草》 附松石

五色石脂 《神农本草经》

桃花石 《唐本草》

炉甘石 《本草纲目》

井泉石 《嘉祐补注本草》

无名异 《开宝本草》

蜜栗子 《本草纲目》

石钟乳 《神农本草经》

孔公蘗 《神农本草经》

殷蘗 《神农本草经》 附石床、石花、石骨

土殷蘖 《名医别录》

石脑 《名医别录》

石髓 《本草拾遗》

石脑油 《嘉祐补注本草》 附地溲

石炭 《本草纲目》 附然石

石灰 《神农本草经》

石面 《本草纲目》

浮石 《日华诸家本草》 附晕石

石芝 《本草纲目》以上共收有古代所用附方七十种，新近常用附方三百零八种。

丹 砂
（见《神农本草经》上品）

[释名] 朱砂

李时珍说："丹"是石头的名字。这个字从字形上分析，像井中有一点，好似丹落在了井中的形状，这个说法出自东汉许慎的《说文解字》一书。后人将"丹"、"朱"二字互相通用，所以"丹砂"又叫"朱砂"。

[集解] 《名医别录》说：丹砂出产于符陵的山谷之间，一年四季均可采集。外形的色彩像云母一样并可拆开的是优质品，弄成粉末的叫"真朱"。

陶弘景说：丹砂实际上就是今天的朱砂。庸医有的另外采集武都仇池雄黄夹杂着雌黄的一种，并称其为丹砂而使用，这是个错误。符陵是涪州一带与巴郡南部接壤的地方，现今没有再采集的了。现在多出产于武陵、西川等一些南方少数民族聚居的地带，这些地方都统属于四川省一带，所以"丹砂"又被叫做"巴砂"。仙经也有使用"越砂"的记载，其实就是出产于广州临漳的一个品种。这两个地方出产的丹砂都很好，只是必

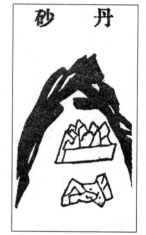

须外形有光泽，水分充足、饱满的为上等佳品。外形类似云母片的那种叫做"云母砂"；外形类似樗蒲子、紫石英等形状的那种，被称为"马齿砂"，这种也相当不错；外形类似大小豆或大块圆滑的，叫做"豆砂"；研成细小碎末的，叫做"末砂"，这两种比较粗，不被当成药用，只用于绘画罢了。采集丹砂都得需要凿坎数十丈左右。即使是出产于同一个县的，也有好有坏的区别。地有水井，是用来制约火势的。仙方炼丹，视此为长生不老的无价之宝。

苏恭说：丹砂大致有两个种类，即"土砂"、"石砂"。其中"土砂"又有"块砂"、"末砂"的区分，这二种的重量相同，颜色黄黑，不能用于绘画，用于医治疮、疥等外科疾病是很好的，但是不能用于治疗心、腹等病的内服药，却可以煅烧，出来的水银才多。石砂有十几个品种：最上等的一种叫做"光明砂"，传说有一颗生在一个石阁内，大的像鸡蛋一样，小的像枣子、栗子，外形像芙蓉，打开像云母一样，光闪艳丽，照彻动人，在阁中的石台上生，能够得到这种"光明砂"的人，如果带在身上可以辟邪，所以这种属于上等品。其次或者出于石中，或是出于水内，外形状大的像拇指一样，小的像杏仁一般大小，光彩没有杂质，叫"马牙砂"，又叫"无重砂"，当作药材

或者用于绘画都相当不错，民间也很少见到这个品种。这些被研磨成新井、别井、水井、火井、芙蓉、石末、石堆、豆末等砂，形状极为类似。至于入药或用于绘画的，应当选择那些去除土石等杂质的，才可应用。另外有种叫"越砂"，大的像拳头样大，小的像鸡蛋或鸭蛋样大，这种砂虽然外形较大，但因其掺杂着土石等杂质，所以倒不如精细而明净的好。经言那种细如碎末的叫"真朱"的说法，是错误的，哪有同一种东西把全末称为不同的名称的？

雷敩说：丹砂总共约百十余种，不可一一评说。有"妙硫砂"，像拳头般大小，有的重二十两，有十四面，各面如镜，若是赶上阴天下雨，则镜面上便有红色的浆斗汁冒出。有"梅柏砂"，像梅子大小，夜晚能发出光亮，可以将整个屋子照亮。有"白庭砂"，像帝珠子大小，面上有小星闪现。有"神座砂"、"金座砂"、"玉座砂"，不需要炼丹程序，服后自可以延年益寿。再次还有"白金砂"、"澄水砂"、"阴成砂"、"辰锦砂"、"芙蓉砂"、"镜面砂"、"箭镞砂"、"曹末砂"、"土砂"、"金星砂""平面砂"、"神末砂"等等，不可能一一详细评述了。

苏颂说：现今出于辰州、宜州、阶州，而以"辰砂"为最优质。生于深山石崖之间，当地的居民采集后，向地里挖数十尺才见到它的苗，原来是白石，叫做"朱砂床"。砂生于石的上面，其中大块的如鸡蛋样大，小的像石榴子样大小，形状类似芙蓉头、箭镞，与石床连在一起的，颜色紫黯，像铁的颜色，但光滑明净澄澈，把它弄碎崭岩作墙壁，又像云母片一样可拆的，是真正地道的辰砂，没有石的就更好。除了这以外都是从淘土石中得来的，不是生于石床上的那种。"宜砂"很少有大块的，弄碎后也可作墙壁，但很难找出与其形状相类似的东西，颜色也呈深红色，用途不如辰砂，大概因为这种是出于土石之间，而不是白石床上所生的缘故吧！可是与宜州接近的邻地春州、融州都有砂，所以那一带的水全都红色。每每那里的烟雾之气，也都呈现出红黄色，当地人管那叫"朱砂气"，尤其能成为瘴疠之气而使人担忧。"阶砂"又较"宜砂"差些，这些当然都不能药用，只可用于绘画调色罢了。砂中绝顶上等的，要数"光明砂"，其次称为"颗块"，再次是"鹿簌"，最后是"末砂"。其中，只有"光明砂"一种可以用作药品，其余几种都不能当成药品应用。

寇宗奭说：丹砂，现在的人把它叫做朱砂。辰州砂大多出自蛮峒锦州界猺獠峒老鸦井。这口井深达数十丈，先在井边放些柴禾烧一会，在青石壁迸裂开的地方，即有小阁子。阁中自然有个白石床，像玉一样。白石床上就生有丹砂，小的像箭镞一样，大的像芙蓉，光彩照人，似镜子一样，研成细磨后颜色变成鲜红，砂泊床大者有的重七八两，有的重八九两，总之，从七八两到十两之间重量不等。晃州所出产的那种外形状似箭镞且带着石的那种，是从土里获得的，与上面说的那种不一样。

陈承说：金州、商州也出产一种砂，颜色稍微有点现出黄色，有土气，陕西、河东、河北、汴东、汴西等地的人都将这种砂当作药用，长安、蜀州等地则将其研磨用来代替银朱作漆器用。另外，最近在信州出产一种砂，特别大，光芒四射，有点像宜州所产的那种。但是有砒霜的气味，弄开后多呈现生砒色。如果将这种砂当作药用，见火后恐怕会变为有害之物而将人杀死。现今浙中的一些地方往往有出售这种砂的，这种现象应当引以为慎！

李时珍说：丹砂中，以辰砂、锦砂为上等佳品。麻阳就是古时锦州一带。优质的佳品为箭镞砂，结不实的为肺砂，细碎的为末砂。颜色发紫不染纸的为旧坑砂，是上等佳品；颜色新鲜能染纸的为新坑砂，这种较上面那种有些逊色了。苏颂、陈承等人所说的阶州砂、金州砂、商州砂，其实是陶弘景所说的武都雄黄，根本不是丹砂！范成大在《桂海志》中记述着这样一段话：本草以辰砂为上，宜砂次之。然而宜州出砂的地带，与湖北大牙山相连，北为辰砂，南为宜砂，地理位置基本没有什么太大差异，所以也就没有多大差别，稍早些时候的也是出于白石床上。苏颂于是说，宜砂出产于土石之间，并不是出产于石床上，这种说法是由于没有认识到这一点。另外还有一种颜色鲜红质地较嫩的，名叫"土坑砂"，是土石之间的一种，不太耐火烧烤。邕州也有一种砂，大的重量达数十、百两，成块者颜色黑暗，少墙壁，不能作为药用，只能用来烧取水银。苏颂说融州也有，但现今融州没有丹砂，其实是邕州那种砂的谬错而已。瞿仙庚《辛玉册》说：丹砂石以五溪山峒中出产的，并得到正南之气的为上等品。麻阳诸多山脉与五溪相连接的则略逊一筹。云南、波斯、西胡等砂，都是光洁可以有用的。柳州的一种砂，完全与辰砂相类似，只是块圆形象皂角子，不能入药。商州、黔州土丹砂；以及宜州、信州砂，里面都含有毒气以及金银铜铅之气，不可服用。张果写的《丹砂要诀》说：丹砂，是万物灵生的主载，藏居于南方。有的用赤龙封号，有的用朱鸟来命名。其中较上等的佳品生于辰、锦二州的石穴中，中品则产于交、桂，下品产于衡、邵。名称虽然有许多种，但有好有坏，各不相同，真伪各不一样。辰砂、锦砂这二种上品砂，生于白石床之上，十二枚为一座，颜色就像没有绽开的莲花一样，光闪夺目，闪耀着光芒。也有九枚为一座的。七枚、五枚为一座的就不如以上两种优良了。每座中间有个主要的比较大，四周围较小的为臣，像守护君主一样护着中间的大者，四面还有许多杂砂，约有一二十枚环抱在周围。其中有的像芙蓉头自成一颗的，也可入药用，且为上等的佳品。还有那种像马牙一样光明的，也属上品；像云母样反射白光的那种为中档品。另外有种"紫灵砂"，又圆又长相竹笋似的，且颜色红紫，这种砂为上等佳品；那种石片的棱角发出青光的为下品。出产于交、桂两地，但是座上及打石得，外形似芙蓉且头面光明的，也属上品；颗粒通透明亮的，为中品；各片及各段都不清明澄澈的，为下品。衡、邵两地所出产的，虽然是紫砂，但从砂石中获得的，也归为下品。有溪砂，生于溪州的砂石之中；有土砂，出产于土穴之中，土石互相混杂在一起，所以不能归为上品，不能服食。唐代李德裕写的《黄冶论》中说：光明砂这个品种，得到了天地自然之气，生于石室之间，长在雪床之上。如初生的芙蓉，红芭没有拆开。细的环形拱抱在四周，大的处在中间，像星辰陈列的位置一样，更像是君主与臣民的地位一样。光彩明亮外形清澈，这种砂采集时，可以顺着石脉摸索着去找，这是大自然所安排的。

土宿真君说：丹砂接纳了大自然的清阳之气，才衍生出矿石，过二百年而成丹砂，并且使青女怀孕，又过二百年变成铅，再二百年变成了银，又过二百年重又得到太和之气，变化成金，所以各类金都比不上丹砂金！

〔修治〕 雷敩说：凡是修制朱砂时，应在安静的屋里点上香火，斋戒沐浴后，取来丹砂用香水洗浴过后，擦拭干净，将其捣碎，放在研钵中研磨三伏时。取一个瓷锅子，按照如下比例配匀：每五两朱砂，用二两甘草，二十两紫背天葵，二十两五方草，将上述各种搅在一起，用东流水煎煮三伏时，不要断了水火。将其余各种药都去掉，用东流水淘净晒干，并研成粉末状。用小瓷瓶装入青芝草、山须草各半两并把瓶盖好，用十斤火煅烧，从巳时至子时一直煅烧，等着瓶温冷却下来以后将里面东西取出来，研磨成细末用。倘若想要服用，那么就把上面的细末做成细麻子大的蜜丸，空腹服一丸。

李时珍说：现在的做法只是取好砂研成细末，用流动的水飞三次后再使用。这种末砂大都夹杂着石末、铁屑，不能入药。又法：用绢织成的布袋盛上砂，用荞麦灰淋湿，煮上三伏时（即三昼夜）然后取出，用流水浸泡洗过后，研成细末飞干晒用。另外一种说法，将丹砂与石胆、消石混合埋在土中，可以化成水。

〔气味〕 甘，微寒，无毒。

吴普说：神农：甘。岐伯：苦，有毒。扁鹊：苦。李当之：大寒。

甄权说：有大毒。

《大明本草》说：凉，微毒。

徐之才说：恶慈石，畏碱水，忌一切血。

李时珍说：丹砂这味药，在齐梁陶弘景所写的《名医别录》里认为无毒，而黄帝时医家岐伯及唐代医家甄权等人又认为它有毒，两种意见，似乎矛盾，其实按照明代何孟春《余冬序录》里所说，丹砂性寒，无毒，但是见火就发热而产生剧毒，服后会死人，因为它的药性随着火煅而发生变化，这种认识是完全正确的，丹砂为什么会畏慈石、碱水呢？就是因为水能克火啊！

雷敩说：铁遇到神砂后，会变成泥似粉一样。

土宿真君说：丹砂用阴地厥、地骨皮、车前草、马鞭草、皂荚、石苇、石决明、瞿麦、南星、白附子、乌头、三角酸、藕荷、桑椹、地榆、紫河车、地丁等，都可伏制。然而金公以砂为子，蕴含着相生之道，可以变化。

〔主治〕 《神农本草经》说它能治身体五脏百病，保养精神，安定魂魄，补益正气，明亮眼目，祛除魑魅、毒邪、恶鬼。长久服用能通调精神，使人长生不老。但它经火煅能变化为汞。

《名医别录》说它能通调血脉，止住烦懑、消渴，增益精神活力，和悦润泽颜面，祛除中恶、腹痛、毒气及疥瘘诸疮，使人身体轻健如同神仙一样。

唐代甄权认为，它能镇心安神，主治结核、抽风。

《大明本草》说它能滋润心肺，主治疮痂、瘜肉，并可作为外敷用药。

李时珍认为它能主治惊痫，缓解胎毒、痘毒，驱逐疟邪，还能发汗。

[发明] 韩保昇说：朱砂法火色红而主心。

李杲说：丹砂为纯阴之物，可以接纳浮溜之火从而达到使神明安静的作用。所以，凡是心经有热证象的，非此药不能根除。

王好古说：丹砂是心经血分的要药，主治命门火有余。

青霞子说：丹砂外包裹着八石，内里蕴含着金精，禀受自然之气于甲，接纳外气于丙，从壬方出产，成形结块于庚，增益光彩于戊，阴阳升降各本其原，互相生化，自然不会停止。如果因为气血亏乏，脏腑功能已经衰败，体质枯竭，形体朽败，那么八石之功，是可以有所裨益的，有所帮助。如果想要长生不老，延年益寿，耳聪目明，保全性命，调摄精神，须服食丹砂。况且八石遇到火后，全都化为了灰烬；而丹砂遇到火后，变化成为黄银。既能重也能轻，变化多端，好似神灵，能黑能白，能暗能明。人若擎举一斛丹砂，则非常难举；但万斤丹砂若遇火烧，则轻速上腾。鬼神寻求，不知道其所在。

李时珍说：丹砂这味药物，主要出产于我国南方的一些地域，由于它充分禀受了离火的特质，因而形成了丹砂这种体阳而性阴的特殊性味；它的外部呈现出红色但内部含有水银。它的药性不但不热，反而具有寒性，这是因为离火之中有水啊。它的药味不但不苦，反而具有甘味，那是因为离火之中蕴藏着土啊！也正是因为这些，丹砂与远志、龙骨等药物配伍后，可以起到保养心气的作用；与当归、丹参等药物配伍后，可以起到滋养心血的作用；与枸杞、地黄等药物配伍以后，可以起到濡养肾阴的作用；与厚朴、川椒等药物配伍以后，可以起到长养脾脏的作用；与南星、川乌等药物配伍后，可以起到祛除贼风的作用。除了以上提到的一些功用以外，丹砂还可以明目、安胎、解毒、发汗，随着与之配佐药物的不同，而相应地获得不同的疗效。可以这样毫不夸张地说，丹砂无论用到什么地方，都可以获得满意的治疗效果。宋代的夏子益在他写的一本名叫《奇疾方》的书里记载了这样一个病案：有个人自我感觉本与形分作了两人，一同行走一同休息，简直到了无法辨别谁是真人谁是假形的地步，这是一种怪病，即"离魂病"，治疗方法是用辰砂、人参、茯苓共同煎煮，然后取浓汁，天天饮服少许，真人就会感到神气清爽，而假形便会自然化得无影无踪。另外一本叫《类篇》的书里记载道：钱丕少卿经常于夜里睡觉时做噩梦，通宵达旦地不能好好休息，他自己认为这种现象是不吉利的征兆。后来，钱卿遇到了邓州推官胡用之，胡对钱说，他自己过去也得过同样的毛病。后来经一位道士指点后，在身上佩戴着形状像箭镞的辰砂，仅仅用了不到十天的时间就得到了效验，四、五年以来再也没有做过噩梦了。说着，胡从发髻中解下一个红色的小砂囊送给了我，我佩戴上以后，当晚睡觉时便没有做噩梦，神魂也从此变得安静、清爽了。道家著作里说丹砂能辟邪恶安神魂，从以上两则资料来看，就可以得到充分证明。

抱朴子说：在临沅县，有一户人家姓廖，他家世世代代都长寿。后来，廖氏一家搬到了别的地方居住生活，他的子孙们却反而有许多夭折了。而另外的人从别处搬到他原来居住的那个地方以后，却反而重又延长了寿命。人们便对此产生了很大兴趣，首先怀疑是井水的缘故，因为廖氏故宅的井水颜色是红的，大伙便深入挖掘，终于获得了其中的奥秘。原来，在廖氏原来居住的地方，井里边有数十斛古人埋着的丹砂，廖氏的祖辈及后来迁徙过来的那些人家之所以存活的寿命都比较长，都是因为饮用了这口井里的水，何况那些炼丹人服食后的呢？

苏颂说：郑康成在批注《周礼》时，把丹砂、石胆、雄黄、礜石、慈石等五种药划分到毒药的行列。古人也只用丹砂治疗疮疡而已，而《神农本草经》认为丹砂无毒，所以大多炼治后才服食，很少有不担心其药患的，难道因为五毒之说占了上峰吗？应当以此为借鉴！

寇宗奭说：朱砂能够潜镇滋养心神，但是只适宜于生用，若是炼制后服用，很少有不发作疾病的。有个医生得病了，便服用了用伏火烧制的丹砂数粒，一天早晨他忽然高热不退，没过几天就死去了！沈存中说：表兄李善胜炼制朱砂为丹，一年后，洗得干干净净后再放入鼎中，不小心误将一块遗留了下来。他的徒弟弄成丸后服下去，便发作了，脑袋懵懵懂懂，手足心出汗，不到一天功夫就死了。生朱砂，刚刚出生的小孩便可以服用；而经过烧煅炼制的朱砂因为经过烈火烧制后而发生了变化，所以能够杀死人，这一点不可不慎重对待。

陈文中说：婴儿刚一出生，便服用朱砂、轻粉、白蜜、黄连水，打算去逐胎毒，其实，岂不知这种做法是不妥当的。上述几味药都是有损于脾胃之气的伤阳药。其中轻粉能够化痰，但是损伤心气；朱砂治痰涎壅盛却损伤精神，小孩身体壮实的服了上述药以后则变得软弱；小儿身体本来就软弱的，服了上药后容易更加受损伤，并因而变生出许多其他方面的疾病来。

李时珍说：宋代叶石林的《避暑录话》里记载说：林彦振、谢任伯两人都同时服食了用伏火炼制的丹砂，结果两人都不幸患了脑部疾病而死掉了。宋代张杲写的《医说》里记载道：张愻服食了丹砂，患中消症许多年，结果生发成鬓疽不治而死了。这两个例子，都可以作为服食丹砂的人的借鉴。但是宋代的周密在《齐东野语》里记载说：临川的周推官，生来体质羸弱，经常服用丹砂、川乌、附子等类药物，晚年便生发了背疽。医生诊治了他的病以后，全部归罪于丹石，并连续服用解除丹石的药物也没有什么明显的效果。有位外科医生，人们都尊敬地称他"祝老"，祝老诊脉后说：这是极阴证，正应当多服伏火丹砂和三建汤才是。于是人们便开始给周推官服用丹砂，先用小剂量试探着服用，接着增大服用的剂量，三天以后又用这个剂型的膏药外敷，半个月后周推官的疮口便平复了，后又服用三建汤一百五十付。这个案例与前面的几则都不同。我认为，人的五脏六腑由于禀受了不同事物的特性，因而俱有了各自的不同特点，这就要求高明的医家要善于辨明阴阳脉证，不要先入为主，全凭主观臆断。若不是对客观外界事物的各个方面有精心研究的人，不可能企望达到这个高度。

[附方] 古代所用附方八种，新近常用附方二十七种。

1. 服食丹砂。《太上玄变经》：三皇真人炼丹方：丹砂一斤，研成细末，重新筛过，用醇酒浇灌后变成泥状。用铜盘盛上，放在高高的阁上面，不要让妇女看见。干燥后就重新再用酒浇一遍，直到如泥状，遇到阴雨天或刮大风的日子就将它藏起来。用完足足三斗酒，然后将其暴露，三百天以后就变为紫色了。举行斋礼沐浴七天，在安静的居室内和饭做成如麻子大小的药丸，平时经常从早起到中午吞服三丸。一个月过后从体内排出了三条虫子，半年后所有的病都痊愈了。一年后须发全都变得乌黑，三年后就精神饱满，像神人了。

2. 小神丹方。《抱朴子内篇》：用真丹末三斤，白蜜六斤，互相搅和在一起，放在烈日下曝晒，直到可以做成丸为止。做成麻子大小的药丸，每天早晨服用十丸。过一年后白发反倒变成了黑发，掉落的牙齿也重新长了出来，身体有了润泽，老头变成了少年。

3. 明目轻身。《卫生易简方》：可以去除身体上腐败变质的臭秽的尸腐之肉，除去身体上的疮疥、伤疤。用五升好酒，浸泡五两朱砂，过上五个夜晚，太阳光晒干并研成粉末，做成像小豆大小的蜜丸。每次服二十丸，用白汤送下，时间长了，长期服用就会见效。

4. 神注丹方。王好古《医垒元戎》：白茯苓四两，用糯米酿制的酒煎煮，柔软的竹子切片，阴干研成细末，放入朱砂末二钱，用乳香水制成像梧桐子大小的糊丸，朱砂末二钱作为外膜。阳日服二丸，阴日服一丸。要想存精，用新汲水送下；要是想要精气充足，则用温酒送下。两种方法都需要空腹服。

5. 胡须由黑变白。张潞方：小母鸡二只，只与乌油麻一件与水在一起饲养。放鸡蛋时，收回取出先放的打开一道缺口，将朱砂末填塞进去并糊好，同其他鸡蛋抱出小鸡取出，这样做成的药自然会变得结实、牢固。研成粉末，蒸饼混合成丸，做成绿豆大小。每次用酒送下五至七丸，不久变为白色，也能治愈疾病。

6. 小儿初生。姚和众《至宝方》：六天后，解除胎毒，温补肠胃，强壮气血。取朱砂如豆大，细研为末，做成枣子大小蜜丸，调好后让小儿吸吮，最好在一天内吸完。

7. 能够预先解除牛痘的毒邪。《丹溪方》：痘疹刚开始发作或没有发的时候，将朱砂末半钱，用蜜水调服。痘疹出的多的，服了药后会逐渐变少；少的则会消失；重的可使病情减轻许多。

8. 初生婴儿惊吓。《斗门方》：没有满月的新生儿惊风快要濒临死亡时，用朱砂研磨，将新提上来的水混匀，涂于手足心及心前区，效果相当不错。

9. 小儿惊吓高热。《普济方》：夜晚睡觉时经常啼哭，用朱砂半两，牛黄一分，共研为末。每次服一汤匙，用犀角与水共同研磨后调服送下。

10. 急惊风，手足抽搐。《圣济总录》：取丹砂半两，天南星一个，约一两重的，炮制到开裂，然后用酒浸泡，再用大蝎三个，共研为末。每次服用一小汤匙，伴着薄荷汤喝下去即可。

11. 受到惊吓恐惧后而致默不作声，不说话。《仁斋直指方》：受惊吓恐惧后，血入心窍而致不能言语。朱砂研成末，用雄猪心血和好，做成如麻子大小的药丸，每次用枣汤送下七丸。

12. 气血逆乱，突然死亡。《肘后方》：用真丹一汤匙，蜜三合，和在一起灌下去。

13. 癫痫发狂，气血逆乱。《百一选方》：归神丹：治疗一切惊恐、忧愁，思虑过多，善忘，及一切心气不足，癫痫狂乱等病。用阉猪心两个，各切成两片，放进丹砂二两、灯芯三两，外用麻线缚住。煮一伏时，忌用铁锅、铜锅，然后解缚取砂，研成细末，加获神末二两，稍洒酒，和面糊做成刃子，如梧桐子大，视病人情况每服九丸至十五丸、至二十五丸，麦门冬煎汤送下。病重体弱的，乳香人参汤送下。

14. 产后癫狂。《何氏方》：气血衰败及邪气入心，引起幻觉，如见到了异物，致癫狂发作。用大辰砂一、二钱，研成细末，用水飞过，加乳汁三、四茶匙调匀，再以大蚯蚓一条入药，滚三滚，刮净，去地龙不用，加酒一盏，分作三、四次服。

15. 心气虚极，遗精不止。《唐瑶经验方》：用猪心一个，刀切入大半，留小半相连。把水飞过的丹砂末放入猪心，用线扎好，白水中煮熟后食之。

16. 失魂落魄，奇异的疾病。方见于［发明］部分。

17. 夜里睡觉时做噩梦。方见［发明］。

18. 男子、妇女的心前区疼痛。《摘玄方》：用朱砂、明矾枯各等分，研为细末，用沸汤调服。

19. 心腹固有的癥病。《外台秘要》：以及猝不及防突然发作的癥病。用朱砂研成细末，找点饭，用公鸡一只，饿上二天，用饭喂鸡，收取鸡粪，曝晒，直到晒干燥后弄成细末。用温酒服一小汤匙左右，每天服三次。服完后再接着服，疾病便可治好。

20. 霍乱转筋。《外台秘要》：躯体虽然已经冷却但心下仍然有点温度的也可以救活。取朱砂研成细末二两，蜡三两，和为丸，放在火笼中熏病人，周围遮着，不让烟出。在床边生起火，令腹微暖。过一会，病人汗出，就苏醒了。

21. 辟恶瘴气，扶助阳气。《圣济总录》：用丹砂三两，水飞过。每次服半钱，温蜜汤送下。

22. 伤寒发汗。《外台秘要》：治疗伤寒病及时行疫气、瘟疫。症见头痛、壮热、脉象盛大，刚得病一二天的。取真丹一两，加水一斗，煮成一升，一次服下，盖上被子，发汗即愈。忌食生发血的东西。

23. 伤寒发汗。《肘后方》：用丹砂粉调酒，涂在身上各处，靠近火源坐着，汗出后病就会痊愈。

24. 去除身体软弱的疾病及瘟疫。《外台秘要》：用上品朱砂一两，研成细末，用蜜和在一起做成麻子大小的药丸，常在太岁日的早晨，一家大小不要吃任何东西，面向东方各吞服三至七丸，不要让丸药挨到牙齿，这样做后就再不会发作瘟疫了。

25. 各种吐血症状。《圣济总录》：用朱砂、蛤蟆粉等分，研成细末，每次用酒服二钱左右。又方：丹砂半两，金箔四片，蚯蚓三条，共研细末，做成药丸子，如小豆大。每服二丸，冷酒送下。

26. 妊娠胎动。《普济方》：用朱砂末一钱，与三个鸡蛋的蛋白搅和在一起，拌匀，一顿服下，如果胎已经死了，则可打下；如胎未死，即可保住。

27. 目生障翳。《普济方》：用生辰砂一块，天天轻擦翳膜，日久翳退。

28. 胎死腹中不出。《十全博救方》：用朱砂一两，水煮多次开过以后，研成细末，用酒调服，死胎即刻便会出来。

29. 眼睛上长小肉瘤。《圣济总录》：用丹砂一两，研成细末，水浸七日，取出晒干，再研成细末，收藏瓶中，每天取少许点在瘤上，瘤便会逐渐消退。

30. 眼睛上长有弩肉。《肘后方》：用丹砂、贝母，等分为末，点在眼上，每日点三至四次，此方治疗眼生肉瘤及珠管都有很好的效果。

31. 脸上有黑斑。《外台秘要》：用鸡蛋一个，去黄留白，将丹砂末一两纳入蛋壳内封好破口，和其他鸡蛋放在一起让母鸡孵雏，过二十一天后，取出无黄蛋，用蛋内的药物搽脸，黑斑即消。超不过五天，脸就会白得像玉一样。这是陈朝张贵妃常用方，出自西王母枕中。

32. 蜂子蜇伤。《摘玄方》：用丹砂加水调后涂伤处。

33. 木蛭疮毒。张果《医说》：南方有一种蚂蟥类的动物，叫做木蛭，大概类似于鼻涕样，因为南方每多阴雨连绵的天气，所以木蛭便栖息于朽木阴湿之处。闻到人的气味便闪闪动了起来。人从树下面经过时，便掉落在人的身体上面吸吮人血，伤口立刻变成疮疥，时间一长则遍体皆是。治法，当用朱砂、麝香涂搽在患处，便可使伤口痊愈。

34. 产后舌吐不收。《集简方》：用丹砂末搽在舌头上，同时，暗中用一个碗抛掷地下发出响声，令产妇受惊，舌即缩入。

水　银
（见《神农本草经》中品）

[释名]　汞（见《名医别录》）　澒（见《名医别录》）　灵液（见《本草纲目》）　姹女（见《药性本草》）

李时珍说，它的形态像水，颜色是银色，所以叫水银。澒，就是流动的样子。方术家把水银和牛、羊、猪三种动物的油脂合后制成膏，用通草作灯捻，照在有宝物的地方，就能照出金银铜铁铅玉龟蛇妖怪，所以叫做灵液。

苏颂说：《广雅》记载：水银又叫澒。炼丹家称为汞，两字是相同的。

[集解] 《名医别录》说：水银出产于符陵的平原地带，是从丹砂中提炼出来的。

陶弘景说：水银有生熟两种。出产于符陵平原地带的，是从朱砂中提炼而来，另外有来自沙地的，青白色，品种最好。出于丹砂的，就是经煅烧粗末朱砂所得到，颜色白浊，不如生的水银。能够熔化金银，使其变成泥状，人们都用它镀物体。烧制的时候沾上锅底的灰，形成汞粉，又叫水银灰，祛虮最好。

苏恭说：从朱砂中提炼水银，必须加热使它蒸发出来，没听说过朱砂中间的水银能自己出来。火烧后飞取，人们都了解这种方法。南方人蒸取水银，得到的虽然少，但朱砂没有损坏，不过颜色稍微有点变黑

苏颂说：如今出产于秦州、商州、道州、邵武军，秦州是通向西羌的边界。经书上说它出自丹砂，就是指从山中采来粗朱砂，将它放到炉中，下面盛上水，上面盖上盆，外面用火煅烧，烟都升到上面，水银都沉到下面，颜色白浊。陶弘景说的另外有种出自沙地，是青白色，现在没有看见过这种。西羌人也是用这种方法提炼，但他们那里山中朱砂矿特别多，人们采来的砂石都有斗大，打碎后煅烧，所以，西面产的水银多于南方。另有种提取草汞的方法：细叶马齿苋晒干，十斤能提取出水银八两或十两。先用槐木捶烂，朝东搭架子晒干，二、三天就干了。如果时间放了很长的，变烧成炭放到瓦罐中，封好口，在土中埋四十九天，取出就成了。

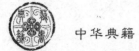

李时珍说：从朱砂中提炼出的是真汞。雷斅说有种草汞。陶弘景说有种砂地汞。淮南子说白礜石能提炼出白澒。苏颂认为陶弘景的说法从没听过。陈霆墨说：有个拂林国，在太阳落下的地方有个水银海，方圆有四五十里。这个国家的人采集水银时，在靠近海十里的地方挖几十个井，派人骑上骏马，都贴着金箔，往海边走。太阳照耀下显得金光耀眼，吸引着水银像潮水般涌来。人们赶快往回返，水银随后涌来，如果走得慢，人马都会被吞没。走得快，水银就全都落进挖好的坑中。然后使人从坑中取出水银，和香草同煎，成为花银，这种和中原出产的不同。却和陶弘景所说出自沙地相吻合；而且跟陈藏器说的人们服水银后得拘挛一类的病，将金器烤热后熨，就能吸出水银腐蚀金器相符合。由于西番一带丹砂很多，其中自己流出液体形成水银，不光靠炼砂提取，这一下可以相信了。《胡演丹药秘诀》记载取砂汞法：用瓷瓶盛朱砂，不论多少，用纸封好瓶口，在香汤中煮一段时间，取出后放到鼎里，用炭塞住口，拿铁盘盖住。在地上挖一个坑，放一个盛水的碗，将鼎放在上面，用泥密封好，周围架火煅烧，冷却后取出。汞自然流到碗里。邕州溪峒地区很容易提取，一般一铫内盛一百两，铫就像猪脬，外面糊上几层厚纸，用它来贮存水银就不会损失。如果撒在地上，就用川椒末或茶叶末收集，或用真金及铁石吸引也可以。

嘉谟说：经提炼后剩的朱砂壳，称作天流，能点燃。

〔修治〕 雷敩说：不要使用草汞以及古代朱漆中的汞、经其他药炼制过的汞、尸体中的汞、半生半熟的汞。一般朱砂中的水银颜色微红，提炼出后用葫芦贮存，以免丢失。如果用紫背天葵和夜交藤的汁同煮一段时间，能去掉毒性。如果要煮十两水银，要用二种药汁七镒。

〔气味〕 辛，寒，有毒。

甄权说：有大毒。

《大明本草》说：无毒。

徐之才说：畏慈石、砒霜。

寇宗奭说：水银遇铅就凝固，遇到硫磺就结块，和枣肉一起研就散开，用特殊的方法能制成腻粉、粉霜，可用来除虱，用来擦铜镜可使其明亮，灌到尸体中能防腐，把金银铜铁放在里面能浮起来，加上紫河车就伏下去，遇到川椒就聚到一起。

土宿真君说：荷叶、松叶、松脂、谷精草、萱草、金星草、瓦松、夏枯草、忍冬、莨菪子、雁来红、马蹄香、独脚莲、水慈姑，都能制汞。

〔主治〕 《神农本草经》：疗瘘痂疡白秃，杀皮肤中虱，堕胎除热，祛金银铜锡毒。熔化后制成丹，久服长生不老。

《名医别录》：敷男子阴部，治疗各种阴部疾病。

陈藏器说：利水道，去热毒。

《大明本草》：治各种发热性传染病，除风，安神镇心，治恶疮痂疥，杀门，催生，下死胎。

寇宗奭说：治小儿惊热涎潮。

李时珍说：降逆化痰，呕吐反胃。

〔发明〕 陶弘景说：制成丹药晒干后酒调服能长生不老。

甄权说：水银就是朱砂中的液体，有大毒。是还丹中的主药，能长生不老，能将各种金属消熔成泥。

抱朴子说：丹砂烧炼出水银，水银又能还原成丹砂，其中奥妙非草木所比，所以能使人长生。在死尸的九窍填上金汞能使尸体不腐烂，何况人服用呢？

陈藏器说：水银进入人耳朵里，能腐蚀光人脑；进入肌肉里能使关节挛缩，阴阳离绝。人们得疥疮多用水银外涂，水银性味重，容易渗入肌肉，应该谨慎使用。头疮不能用水银，唯恐进入经络，使筋骨弛缓，那样就没法治了。

寇宗奭说：水银入药，有各种方法，但都要谨慎，因为它有毒。妇女多服能导致不孕。现在有人拿水银烧制成丹砂，医家不知道误用了，不能不提防。唐代韩愈说：太学士李于遇到方士柳泌，柳泌能用水银炼成长生不老药。在鼎内装满铅，中间挖个洞，盛满水银，四面封好，烧成丹砂。服后吐血不止，四年后病情更加严重，最后死去。不知这种服食法从什么时候就有了，也不知害死了多少人，而世上迷信的人越来越多，不知是什么原因。书上记载的和听别人说的不算，就说亲眼所见的服用水银后致死的有六、七人，应该以此为戒。工部尚书归登，因服水银得病，就像烧红的铁棍从头顶穿下来，从身体穿过的那种感觉，十分痛疼，哭号不停。他的亲戚归席服水银后，咳血数十年最后死去。殿中御史李虚中，背部发疽而死。刑部尚书李逊对我说：我是被药所害的。说完就死了。刑部侍郎李健，有天早晨没有明显发病的迹象就死了。工部尚书孟简，请我到万州，私下里对我说：我得到一种秘药能长生不老。但我不能一个人活着。所以给你留下一点，可拿枣肉做成丸服用。分手一年后他就病了。后来有人去看望他，询问起他的情况，对他说：你是被前面的药害的，应赶快将药泻下，泻下后就会好的。结果病了二年后就死了。东川节度御史大夫卢坦，尿血，疼痛难忍，到了想死的地步。金吾将军李道古，因为吃了柳泌的药，五十岁就死在了海上。这些都是以引起大家的戒心。想长生不老结果死的更快，这说得上高明吗？五谷杂粮，盐油菜蔬，这些东西，人们都很谨慎的服用。别人劝他多吃点，就说不能勉强。今天那些迷信水银的人都说：五谷使人短命，牲畜能使人得病，应当减少吃这些东西。去酒席上吃饭，很多东西都不吃。不相信平常的道理却相信鬼怪，临死才后悔。后来的那些迷信水银的人却说：那些因吃水银而死的是因为没有找到正确的方法，我就不一样了。等得了病还说：药发挥作用了所以才会得病，病好后药力发挥的能更好，这样才能长生不老。等到临死才后悔。真是可悲可叹！

李时珍说：水银是至阴的精华，性沉着。用火煅烧后，才能飞腾灵变；接触到人后，能钻入骨髓筋脉，腐蚀脑海使阳气灭绝。阴毒的东西都比不上它。《大明本草》却说它无毒，《神农本草经》说它久服能成仙，甄权说它是还丹的主要成分，《抱朴子》认为它是长生药。各个朝代贪生的服用它后，残废致死的不知有多少人。方士的话当然不能信，本草书怎么能乱说呢？水银不能服用，但它治病的作用却是存在的。和黑铅同用，能降浊化痰；和硫磺同用，能用于急症。这需要灵活应用，就看使用者能不能随机应变。其余情况见铅白霜及灵砂一节。

〔附方〕　古代所用方五种，新近所用方二十四种。

1. 初生儿不能喝奶，因为咽喉中有麻豆大的东西堵塞。《太平圣惠方》：用米粒大的水银服下即愈。

2. 小儿痫疾。《圣济总录》：能除各种热。小豆大的水银，用汤煮一顿饭的时间，然后让小儿服下。不要让病人仰头，恐怕进入脑中。

3. 急惊坠涎。水银半两，生南星一两，麝香半分，研成末，加入石脑油一同捣碎，做成绿豆大的丸药。每次一丸，薄荷汤服下。

4. 失心疯疾。《经验方》：水银一两，藕节八个，研成沙子大小，做成芡子大的丸药。每次二丸，磨刀水服下，每天一到二次。

5. 精魅鬼病。《广济方》：水银一两，浆水一升，用炭火煎减剩三分。然后，取出少量水银，用神符裹住吞下去，晚上再服一次，用药一到二天就能见效。

6. 反胃呕吐。《圣济总录》：用冷水也不能止住。黑铅、水银各一钱半，舶硫磺五钱，官桂一钱，研末。每次六钱，一半米汤，一半姜汁混合后服下。

7. 消渴烦热。《圣济总录》；水银一两，铅一两，皂荚一挺炙，麝香一钱，研末。每次半钱，开水调服。

8. 胆热衄血。《宣明方》：水银、朱砂、麝香等分，研成末。每次半钱，新汲水服下。

9. 血汗不止。方同上。

10. 孕妇胎动。《太平圣惠方》：大人病情危重，胎儿仍在，用此方下胎。水银、朱砂各半两，研成膏状。用牛膝半两，五大碗水。煎汁，加蜜调服半匙。

11. 妇人难产。《梅师集验方》：水银二两，先煮后服，立即下胎。

12. 胎死腹中。《梅师集验方》：大人欲死。水银二两吞服，立即下胎。

13. 妇人断产。《妇人良方》：水银有麻油煎一日，空腹服枣大一丸，能永久断产，对大人无损害。

14. 解金银毒。《千金要方》：水银一两，服后即能解毒。

15. 误吞金银。《太平圣惠方》：钗环一类的东西。汞半两吞服，不出再服。

16. 有虫入耳。《圣济总录》：水银少量，倒入耳中，然后使耳朵朝下，敲几下铜器就能使虫子出来。水银能腐蚀人脑，不到危急时刻不用。

17. 头上生虱。《摘玄方》：水银用蜡烛油调匀，涂头上，一晚上都能杀死。

18. 腋下狐臭。《千金要方》：水银、胡粉等分，用油调匀，外敷。

19. 少年面疮。《肘后方》：水银、胡粉等分，研碎，用猪油调和。晚上涂在脸上白天擦掉。不要见水，三次即能痊愈。

20. 老小口疮。《普济方》：水银一分，黄连六分，水二升，煮剩五合。含在口中，每天十几次。

21. 白癜风瘕。《千金要方》：水银频频外擦，即愈。

22. 虫癣瘙痒。《外台秘要》：水银、胡粉等分，研末外敷。又水银、芜荑，用酥油调和外敷。

23. 痔虫作痒。《梅师集验方》：水银、枣膏各二两同研，用布沾药塞入肛门，第二天痔虫自消。

24. 恶肉毒疮。李楼《怪证方》：一个女病人年十四岁，手腕上长出黄豆大的瘤，红紫色，很痛，各种类的药均无效。水银四两，白纸二张揉软，蘸水银外擦，三日就能掉落。

25. 一切恶疮。《肘后方》：水银、黄连、胡粉熬熟，各一两，研匀外敷，干后用唾液调湿。

26. 杨梅毒疮。水银、黑铅各一钱，黄丹一钱，乳香、没药各五分，研末。用纸卷作灯捻，点燃，每日照疮三次，七日见效。

27. 又方：《方广附余》：用水银、黑铅结砂、银朱各二钱，白花蛇一钱，研末，作成七条纸捻。第一天用三条，以后每天用一条，香油点灯，放在被内熏，不要透风。头上有疮，连头一起熏。

28. 一方：水银一钱二分，黑铅、白锡各八分，一同结砂，黄丹四分，朱砂六分，研末，制成十二条纸捻，用香油点灯，放在小桶中。让病人坐上去，用鼻子慢慢吸烟，三日后口中吐出恶物即能见效。

29. 痘后生翳。《危氏得效方》：水银一钱，虢丹五钱，研成六丸，坩埚内煅烧一日取出，用布裹好。左翳就塞在右耳，右翳就塞在左耳，翳障自会消失。

水 银 粉
（见宋《嘉祐补注本草》）

[释名]　汞粉　轻粉（见《本草拾遗》）　峭粉（见《日华诸家本草》）　腻粉
李时珍说："轻"是说它的质地；"峭"是指它的状貌；"腻"是说它的特性。从前萧史与秦穆公共同炼制飞云丹，第一转得到的就是轻粉，指的也就是这个。

[修治]　李时珍说：炼制轻粉的方法如下：用水银一两，白矾二两，食盐一两，共同研成细末，研时不要见到大块的没有研碎的就行。然后将上述研细的粉末铺在铁制的容器里，用小黑盆盖在上面。筛出一些灶灰，用盐水和好，将盆口封固上。然后用炭烧大约二炷香的时间以后再开启封口，那么水银粉就轻升于盆的上面了。粉的颜色像雪一样白，轻盈可爱。用一两汞，可以得到八钱升粉。另一方法：用水银一两，皂矾七钱，白盐五钱，共同研为细末，像上面说的方法一样炼制。另一方法：先用皂矾四两，一两盐，五钱焰消，共同炒黄作为曲，一两水银，二两曲，二钱白矾，研均匀后，像前面说的方法炼制。《海客论》说：各种矾都与水银不相杂合，但是绿矾和盐能将水银制成银粉，是什么原因呢？原来水银是金的魂魄所在，绿矾是铁的精华所在，这二者同气同根，所以可以放在一起做成水银粉，没有盐则颜色就不会发白。

[气味]　辛，冷，无毒。
《大明本草》说：畏慈石、石黄，忌一切血性之品，因为它是出于丹砂的家族。
李时珍说：水银粉具有温燥的特性，且有毒，还有升、浮的特点。黄连、土茯苓、陈酱、黑铅、铁浆等都可以制约它的毒性。

[主治]　陈藏器说：通透大肠，治小儿疳积以及瘰疬，能杀死疮、疥、癣虫，以及酒渣鼻，能治疗风疮及瘙痒等疾病。
李时珍：治疗痰涎壅盛，积滞不通，水肿鼓胀，以及毒疮。

[发明]　寇宗奭说：水银粉能下膈涎，以及小儿涎多如潮，瘰疬等药多用到。但是不可以经常服用，也不可过量服用，否则服用过量就会损害人体。如果患者兼有惊风就更危险了，必须注意这一点。因为惊风是心气不足的表现，所以不应当用下法。

否则，"下"后会导致内里虚极，惊气便会入心，到不可救药的严重地步。这个人本来就体虚，那么治疗时就更应当禁止用此法了，必须十分谨慎地记住这一点啊！

刘完素说：水银粉能损伤牙齿。因为上、下齿龈分别属于手阳明大肠和足阳明胃经。毒邪从肠胃引发，而人的气血水谷又不能将毒气排斥掉，那么这些毒邪便循着经脉上行，一直到达齿龈嫩薄的地方产生危害。

李时珍说：水银是一种纯阴的毒物，从火煅丹砂里得到，再用盐、矾等在一块炼制变成为轻粉，加上硫磺就升轻变为银朱，轻飞灵变，将纯阴转化成具有燥烈之性的一种药了。它的特性是"走而不守"，善于劫走痰涎，消除积滞。所以水肿、风痰、湿热、毒疮、被劫，涎液会从齿龈排出，郁结的邪气也会因此散开，疾病也就因此治愈了。倘若服的过量，或方法不对头，那么毒气就被熏蒸，窜入经络筋骨后就难以再出来了。痰涎既已被逐去，而血液也被耗伤亡失的差不多了，筋失所养，营卫因此不相顺从。因此而变生出筋脉拘挛，骨节剧痛的症状，或生发为痈肿疳漏，或手足皲裂的毛病，虫证、癣证，顽固的痹证，长年累月不能治愈，便会发展成残废，或变为难以根治的痼疾，这个害处是无穷的。我曾细心观察过那些炼丹家在升炼水银而为轻粉的时候，倘若炼丹用的鼎器稍微疏忽而没有封固严密的话，那么铁石就会穿透鼎器，更何况人的筋骨皮肉呢？陈文中说轻粉能逐下痰涎但有损心气，小儿不能轻易就使用，否则损伤脾气，阳气也受挫，势必导致变生出其他方面的毛病，这一点对于初生儿尤其应该更加慎重对待。但演山氏则认为小儿在娘胎里时，被母亲饮食热毒邪气所影响，这些邪气被积压在胸膈附近，所以这种小儿生下来便个个导致惊风发作，应该在三天以内给小儿吃黄连去除热邪，服腻粉驱散毒邪，再服人参、朱砂和蜜汤清解心肺之邪，积压的毒气一旦化解开去，那么小儿就可以免除灾患了。以上两种说法有些不同之外，但却各有各的独到见解，一种是针对没有胎毒说的，对于这种患儿不能轻易服用；另一种是就有胎毒的患儿而言，应当预先在患儿未出世前将毒邪解除掉，应用时应该谨慎从事。

[附方]　古代所用方三种，新近常用的有三十一种。

1. 小儿刚刚出生。《全幼心鉴》：在洗澡的温水里放入少许盐，然后将小儿身体拭干后，用少许腻粉在小儿身上轻轻摩拍，这样，既不畏风邪，又散邪气。

2. 初生锁肚。《全幼心鉴》：这种证候是由于胎中蕴有热毒，这些邪气结于肛门，小儿出生以后，三日以内闭而不通。赶快让小儿的母亲用嘴唇在小儿前后心、手足心及脐部七处吸四、五次。再用轻粉半钱，蜜少许，用温水化开，不断地每隔一会儿给小儿用一些，直到通畅为止。

3. 小儿涎喘。演山《活幼口议》：服用了许多其他药物而病热仍然不能消退的。用没有与雄鸡交配过的雌鸡所产的鸡蛋一个，取出鸡蛋清，放入轻粉炒到十钱左右拌和在一起，用银器盛起来，放置到烫瓶上面蒸熟。三岁的小儿可以将其全部服食干净，吐出痰涎或泄泻后病也就好了，以上所说的治法适用于气实的小儿。

4. 幼儿吐乳不止，用了下面的方子后，会立刻见效。《活幼口议》：取腻粉一钱，盐豉七粒，去掉外皮后研匀，做成麻子大小的药丸。每次服三丸，用藿香汤送下去。

5. 小儿吃泥以及䑌肚。《经验方》：用腻粉一分，砂糖和在一起做成麻子大小的药丸。空腹用米汤送下一丸，很长时间以后小儿会泄出泥土，病也就此痊愈。

6. 大小便闭，胀闷难忍，发作欲死。《圣惠方》：二三日不解除症状几乎要死的地步。用腻粉一钱，生麻油一合，互相和在一起，空腹服下。

7. 大便壅塞秘结。《普济方》：用腻粉半钱，砂糖一小块如弹丸大小，共研成梧桐子大小的药丸。每次服五丸，临睡以前用温水送下。另外一张方剂：腻粉二钱，黄丹一钱，共研为末，每次用米汤送服一钱。

8. 血痢腹痛。《秘宝方》：用腻粉五钱，定粉三钱，共同研磨，用水浸泡蒸饼心少许，和成绿豆大小的药丸。每次服用七丸或十丸。用艾一枚，水一盏，煎汤送下。

9. 食欲亢盛，善食易饥，嗜食无度。危亦林《世医得效方》：这种病多因外伤瘅热，内积忧愁思虑，嗜食咸物以及面食，导致脾胃干燥，饮食比平常增加了数倍，但却不长肌肉，大便也反倒非常坚涩难下，小便变得没完没了。用轻粉一钱研成细末，与姜汁拌匀，用长流水送下，齿浮就证明产生了疗效了，接着再服猪肚丸以做进一步补充。

10. 一切虚风。孙用和《秘宝方》：不二散：用腻粉一两，汤煎五度如麻脚，再用慢火焙干，然后用麝香半两，研成细末。每次服用一汤匙左右，用温水调服送下。

11. 水气肿胀满闷。《医垒元戎》：用汞粉一钱，装入去黄的乌鸡蛋中，再用面饼包好蒸熟取出，剥去蛋壳，加炒苦葶苈一钱，同蒸饼一起捣成丸子，如绿豆大小，每次服用三至五丸，一天三次，用车前汤送下。效果极佳。

12. 痘疮生翳。《王氏痘疹方》：用水银粉、铅丹，等分为末，左眼患病则吹右耳，右眼患病则吹左耳，翳即消退。

13. 女人面脂。闺阁事宜：太真红玉膏：用水银粉、滑石、去皮的杏仁等分，研成细末，蒸过以后，加入脑、麝少量，用鸡蛋清调匀，洗完脸后便将上药涂上，十天后，脸色便红如美玉。

14. 抓破面皮。《救急方》：用生姜自然汁调水银粉末少许搽在面皮处，便不会再有抓破的痕迹显露出了。

15. 牙齿疼痛。《摘玄方》：用水银粉一钱，大蒜一瓣，合捣成饼，安放在颧骨前陷中，先用一枚铜钱垫住。安饼后再用贝壳盖好，扎牢，一夜可愈。左牙痛，安在右边，右牙痛安在左边。

16. 风虫牙疳，流脓、流血、虫蚀。《普济方》：用水银粉一钱，黄连一两，共研为末，搽于患处。

17. 小儿耳烂。《摘玄方》：用水银粉、枣子灰，等分研末，调油搽在患处。

18. 底耳肿痛，流脓水、脓汁。《简便方》：用水银粉一钱，麝香一分，共研为末，搽在患处。

19. 眼边烂。《圣惠方》：用水银粉末和口水点眼睑内，一天点二到三次。

20. 小儿头疮。《集简方》：用葱汁调水银粉涂搽。另一方：鸡蛋黄炒出油，加入麻油及水银粉末，搽在患处。

21. 小儿生癣。《仁斋直指方》：用猪油调水银粉涂搽。

22. 牛皮恶癣。《仁斋直指方》：快到五更天的时候吃一片熟牛肉，过一会用水银粉半钱，温酒调下。

23. 杨梅疮癣。《岭南卫生方》：用水银粉、大风子肉等分为末，涂上就好。

24. 杨梅疮癣。《医方摘玄》：用水银粉二钱，杏仁四十二个去皮，将疮洗净拭干涂上药膏，超不过三次就会治愈。药干了以后就要用鹅胆汁调。

25. 杨梅毒疮。《医学统旨》：用水银粉一钱，雄黄、丹砂各二钱半，炒槐花、炙龟板各一两，研细为末，糊成梧桐子大小的药丸。每次服一钱，用凉茶送下，一天服二次，七天即愈。

26. 杨梅毒疮。《杨诚经验方》：用水银粉、胡桃仁、炒槐花研末、红枣肉各二钱，捣成药丸。分三天服，第一天用鸡汤送下；第二天用酒送下；第三天用茶送下，三天服完后，第五天疮面就会干，七天后疮面便会结痂、脱落。一方：用獖猪肾脏一对，去其外膜，在中间切开，各掺进水银粉一钱然后扎好，用麻油二两炸熟。一顿吃完，倘若不破口肿牙，则仍需继续服用金银花药。另一方：用大鸡蛋一个，去掉蛋黄，只留蛋白，放入水银粉一钱搅拌均匀，用纸糊好放在饭上蒸熟后食用。

27. 下疳阴疮。万表《积善堂方》：用水银粉末干涂在患处，疮面便会结痂而痊愈。

28. 臁疮。《永类方》：用葍汁温洗患处，试干后，用葱汁调水银粉涂搽。又方：用水银粉五分，黄蜡一两，先把水银粉铺纸上，再铺黄蜡，缚在疮上，黄水出即愈。

29. 各种痈疽恶疮（包括杨梅疮）。用水银粉一两，丹砂、雄黄各二钱半，白矾、绿矾各二两半，研匀，装罐，盐泥封口，灯盏盖好，文火、武火炼升，烧毕开封，罐口有许多粉末。取此粉每三钱加乳香、没药各五分，洒在太乙膏之类的膏药上，贴在患处，有奇特的疗效。此方名"五宝霜"。

粉 霜
（见《本草纲目》）

[释名] 水银霜 白雪（见《本草纲目》） 白灵砂

李时珍说：水银粉烧炼升华而成霜，所以称为"粉霜"。抱朴子曾说，白雪，即粉霜。用海卤作为柜子，用土鼎盖上。保住精华，勿泄于外，七天便可得到。要充足阳气，不被阴气侵袭。唯生姜、莲藕、地丁、紫河车可以炼升它并使之点化。粉霜在仙为玄壶，在人为精之源，在丹为木精，在造化为白雪，在天为甘露。

[修治]　李时珍说：升炼的方法如下：用真水银粉一两，放在瓦罐里使其均匀，用灯盏仰盖住罐口，盐泥涂住缝。先用小炭火铺在罐底的四周，用水浸湿纸，不停地用手在灯盏内擦，不要间断。逐渐加火，直到罐颈停住火。冷却后取出来，就做成了像白蜡一样的粉霜。按《外台秘要》记载着一个古方，崔氏造水银霜法写道：用水银十两，石硫磺十两，分别用一个烙饼用的平底锅煎。过很长一段时间后水银发热，硫磺消散了，迅速将上物倒入另一个烙饼用的平底锅里，稍微等一会以后就不要向里倾入了，但仍要很快地搅拌。很长一段时间以后，硫磺变成了灰烬，水银便见不到了，就放入伏龙肝末十两，盐末一两，互相搅拌。另外用盐末铺在铛底，放盐末一分左右，把药放在上面，又用盐末一分左右盖在面上，用瓦盆覆盖上，盐土和泥涂搽在缝上，用炭火煅烧一昼夜左右，先用文火，再用武火，打开盆，刷下，这算是第一遍。然后将旧土分为四分，用一分和霜，放入盐末二两左右，像前面说的那样飞过后再结束。再用土一分，盐末二两，和在一起飞制像前面的方法一样，总共四遍。土用完了以后重新加用新土，像这样共七遍，就做成了粉霜可以使用了。这种方法后人很少有知道的，所以附记于此。

[气味]　辛，温，有毒。

李时珍说：畏荞麦秆灰；畏硫磺。

[主治]　李时珍：下痰涎，消除积滞，利水，与水银粉的功用差不多。

[发明]　张元素说：粉霜、水银粉，二者也能够洁净府，去除膀胱中的垢腻，既有毒又损害齿龈，应当少些使用。

李时珍说：粉霜的功用及副作用与水银粉基本一样。

[附方]　新近用方有六种。

1. 小儿急惊风，手足抽搐，痰涎壅盛。《全婴方》：用粉霜二钱，炒白牵牛、水银粉各一钱，共研为末。

2. 小儿烦躁口渴。《保幼大全》：用粉霜二至五分，随小儿年龄大小的酌用，用莲花汤调下，冬天则用莲肉汤调下。

3. 风热惊狂。《宣明方》神白丹：治疗伤寒积热、搐风、惊狂，其他药物无效时，用此方便可收效。用粉霜一两，白面六钱，和在一起做成饼子，烤熟后研细，加水银粉半两，铅霜二钱半，共研为末，滴水揉成丸子，如梧子大。每服十至十五丸，米汤送下。

4. 斑疹生翳。《鸿飞集》：用粉霜八分，朱砂一钱，研为细末，用水调少许，放在耳朵里。

5. 腋下胡奥。《圣济总录》：用粉霜、水银等分，用面脂和好涂上。

6. 杨梅恶疮。《集简方》：用粉霜一味药搽上即可。

银　朱
（见《本草纲目》)

[释名]　猩红　紫粉霜

李时珍说：过去，人们说水银出自丹砂，熔化还复变为红色后就变成银朱了。名称也是由此而得来的。

[集解]　李时珍说：胡演的《丹药秘诀》中写道：升炼银朱的方法是，用石亭脂二斤，新锅内熔化，接着放一斤水银，炒成青砂头，炒时不要见到星。研成细末，用罐盛好，用石版盖住，用铁线绑结实，盐水和泥封固结实，大火煅烧。等冷却以后再取出来，贴在罐内的是银朱，贴在罐口的是丹砂。当今的人大都将黄丹与矾红杂在一起，其颜色黄且黯，应当仔细地分辨清楚这一点。真品称为水华朱。用水银一斤，煅烧银朱一十四两八分，次朱三两五钱。

[气味]　辛，温，有毒。

[主治]　李时珍：破除积滞，劫夺痰涎，散结胸，治疗疥癣恶疮，能杀虫，驱杀虱子，功用与粉霜大致相同。

[发明]　李时珍说：银朱其实是硫磺与汞放在一起升炼制成的。其性极为燥烈，也能使齿龈溃烂，使筋脉拘挛，它的功用与水银粉差不多相同。当今的厨师有人往往用它染色供食用，应当消除这种做法。

[附方]　新近所用的方子有二十种。

1. 小儿内钓，惊风，多蹄。《博爱心鉴》：用银朱半钱，乳香、煨蒜各一钱，共研细末，捏成丸子，如粟米大。半岁儿五丸，薄荷汤送下。

2. 男女阴毒。唐瑶经验方：用银朱、水银粉各一钱，用五天的独蒜一枚，捣碎和在一起做成饼子。贴在手心处，男贴在左手，女的贴在右手，两手合在一起，放在阴下部，顷刻间气便收回，汗出即愈。只要嘴里稍微还有点气，就可以救活。

3. 痰气结胸。曾世荣《活幼全书》：鹤顶丹：不管阴阳虚实，功效远远超过陷胸、泻心等药。用银朱半两，明矾一两，放在一起碾磨。用熨斗烫热火烧，用瓦盏装上药，熔化，迅速刮搓成丸。每次服一钱，用真茶放入姜汁少许服用。心上隐约有声，结胸便自然消散。不扰动脏腑，不使真气受伤，明矾能化痰，银朱破积滞，所以有上面提到过的那些功用。

4. 水肿，但大便尚通畅的。《普济方》：用银朱半两，煅硫磺四两，共研为末，加糊做成丸子，如梧子大，每次服三十丸。

5. 咽喉疼痛。《救急方》：用银朱、海螵蛸末等分，吹入喉中，涎流，痛止。

6. 李楼《怪症方》：火焰丹毒。用银朱调鸡蛋清涂搽。

7. 汤火灼伤。《多能鄙事》：银朱研成细末，用菜油调敷在患处，二次就能治愈。

8. 疮疽发背。《救急方》：银朱、白矾等分，煎汤温洗患处，再用桑柴火远远烘热，一天三次，效果相当不错。

9. 鱼脐疔疮。《普济方》：按：疔初起，即呈长形，边缘带红色，中央带黑色，痛极者有救，不大痛者反而难救。用水调银朱成丸，每服一丸，温酒送下，此方名"走马丹"。

10. 杨梅毒疮。用银朱、粉锡，等分为末，把纸卷成捻子，蘸油点燃，放在木桶中。让病人到桶边用鼻子吸取烧捻子放出的烟，一天一次，七天可愈。又方：银朱二钱，孩儿茶一钱，龙桂香一钱，皂角子一钱，共研细末。照上方做熏药用。又方：银朱、水银粉各一钱，黄蜡、菜油各一两，加热化开调药，摊在油纸上贴于患处，疮痂会自然脱落。

11. 筋骨疼痛。《纂要奇方》：用银朱三钱，枯矾四钱，研成细末，裹入纸中做成三个纸捻子。每天早晨拿一个捻子蘸油熏肚脐，熏后蒙被而卧，汗出为好。

12. 顽疮久不收口。《应急良方》：用银朱一钱，陈年石灰五分，松香五钱，香油一两，做成末，调匀，摊在纸上贴患处。

13. 臁疮不敛，方同前。《应急良方》。

14. 血风臁疮，生于脚股之上，是因为湿毒成风所致。《简便方》：取黄蜡一两，熔化后，加银朱一两，搅匀，摊在纸上。先把臁疮刺个孔，再把药纸贴牢。

15. 黄水湿疮。《集玄方》：用银朱、盐梅，合捣敷上。

16. 癣疮有虫。《医方摘要》：用银朱、牛骨髓、桐油，调搽。

17. 头上生虱。《积德堂方》：用银朱浸醋，每天梳头时带药入发。又一治法：纸包银朱，烧着，用碗盖住。烟结碗内成垢，以茶水洗下，倒入头发中，再把头发包起来。第二天，头虱便全都死亡了。

灵 砂
（见《证类本草》）

[释名] 二气砂

许慎微说：《茅亭客话》记载道，用灵砂喂胡孙、鹦鹉、鼠、犬等动物，这些动物就会学人说话，"丹"字与"灵"字相通。

李时珍说：这是用纯阴来勾纯阳，脱阴反阳，所以叫灵砂。

[修治] 唐慎微说：灵砂，用水银一两，硫磺六铢，细研以后炒成青砂头，然后放入水火既济的炉内，抽取出来像束针的纹理样的，便做成了。

李时珍说：按胡演《丹药秘诀》里边记载道：升灵砂的方法如下：用一个新锅安放在逍遥炉上，用蜜揩擦锅底，文火在锅下边烧，放入硫磺二两熔化，投进入银半斤，用铁匙迅速搅拌均匀，作成青砂头。若有火焰升起的话，则喷洒一些醋解除它。等到水银已看不到星点，取出锅中的东西，细研为末，盛放在水火鼎内，用盐泥封固好，下面用自然火升炼，干水十二碗为止，取出像束针的纹理样便做成了。《庚辛玉册》中记载道：灵砂是一种极为神灵的药物！用硫与汞炼制而成形，称为"丹基"。广泛吸取了大自然的精微，测阴阳无穷的微妙。可以使五行产生变化，炼成九还。其中没有升发到鼎部的，称为"青金丹头"；已升到鼎部的，才称为"灵砂"。灵砂有三种：以一伏时周天火而炼制成的，叫"金鼎灵砂"；以九度周天火炼制成的，称为"九转灵砂"；以地数三十日炒炼而成的，称为"医家老火灵砂"。以上几种全都应该用桑灰醋淋煮伏过使用，才是最好的。

[气味]　甘，温，无毒。

[主治]　唐慎微：五脏百病，养神安魂魄，益气明目，通血脉，止烦渴，益精神，杀精魅恶鬼气。久服通神明不老，使身体轻巧如神仙样，使人心灵。

李时珍：主治上盛下虚，痰涎壅盛，头旋吐逆，霍乱反胃，心腹冷痛，升降阴阳，既济水火，调和五脏，辅助元气。研成细末，用糯糊做成药丸，用枣汤调服，最能镇坠，真是神丹啊！

[发明]　李时珍说：硫磺，是阳精，水银，是阴精，二者相配如同夫妇结合一样有道理，简直是纯阴纯阳二体合璧生辉。因此能够夺大自然的微妙精华，从而升降阴阳，既济水火，是扶危拯急的神丹，但不宜长久服食。苏东坡说：这味药治疗长久罹患反胃的毛病，以及一切吐逆之证，小儿惊风吐逆，其效如神，有配合阴阳之妙的缘故呀！时珍常以阴阳水送服，非常神妙！

[附方]　新近常用方有七种。

1. 伏热吐泻。《郑氏小儿方》：阴阳丸：用硫磺半两，水银一钱，研成黑色，用姜汁糊成小豆大的丸子。三岁小儿服三丸，冷水送下；大人服三、四十丸。

2. 各种吐逆之症，方同上。

3. 霍乱吐逆，不管虚实、寒热。《钱氏小儿方》：二气散。一名青金丹：用水银、硫磺等分，研磨直到不见星为止。每次服一小汤匙至半钱，用生姜汤调服送下。

4. 脾疼反胃。《普济方》：用灵砂一两，蚌壳粉一两，同炒红，加丁香、胡椒各四十九粒，共研为末。自然姜汁煮，加半夏粉，糊成丸子，如梧子大。每服二十丸，姜汤送下。

5. 冷气心痛。《仁斋直指方》：用灵砂三分、五灵脂一分，研为细末，加稀糊做成丸子，如麻子大，每服二十丸，饭前服，石菖蒲、生姜汤送下。

6. 九窍出血。《仁斋直指方》：因突然受惊而得，其脉心虚，不可错认作是热极血溢而妄用凉药，以致误事。用灵砂三十粒，人参煎汤送下，三服可愈。

7. 养正丹，又名"交泰丹"，是宝林真人谷伯阳所创的一个方子。《太平惠民和剂局方》：可以用来退邪气，辅助正气，帮助人们助阳，获得真气。治疗元气亏虚，阴邪猖盛，上盛下虚，气机升降受阻，呼吸气息不足，头且眩晕，气息短促，胆怯心悸，虚烦狂言，盗汗，腹痛，腰痛，反胃，上吐下泻，霍乱转筋，咳喘气逆。又治中风流涎不止，不省人事，阳气欲脱，四肢厥冷。伤寒阴盛自汗，口唇青紫，脉沉。妇人产后月经不调，带下腹痛。用黑碗一只，先放入黑铅的溶汁，次下水银，次下朱砂末，合炒，炒到不见星时，再下硫磺末，急搅拌，看有焰起，可用酒醋解除。药冷取出研细，加糯米糊做成丸子，如绿豆大。每服二十丸，盐汤送下。以上四味药，分量都相等。这种药升降阴阳，既济心肾，神奇的效果不能一一叙述了！

雄　黄
（见《神农本草经》中品）

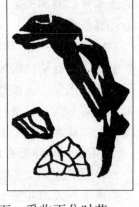

［释名］　黄金石（见《神农本草经》）　石黄（见《唐本草》）　熏黄

吴普说：雄黄生在山的阳面，为丹的雄性，所以叫雄黄。

苏恭说：出于石门的叫石黄，也是雄黄，而习惯叫黄金石，石门出的质差。差的雄黄叫熏黄，只用于熏疮疥，所以才叫熏黄。

陈藏器说：现在人敲选石黄中精明的为雄黄，外为黑色的是熏黄。雄黄烧后不臭，熏黄烧后则臭，可以此来区分二者。

甄权说：雄黄，为金的苗。所以南方近金坑冶炼处有时可见到，但不如西方传来的质量好。

寇宗奭说：雄黄，不是金苗。有金窟的地方并无雄黄。

李时珍说：雄黄可用于点化黄金，所以叫黄金石，并不是黄金的苗。

［集解］　《名医别录》说：雄黄生在武都山谷、敦煌山的阳面，采收不分时节。

陶弘景说：武都，即氐羌族居住的地方，这里为仇池。宕昌也有雄黄，但个小质劣。敦煌在凉州以西几千里，近来雄黄的品种很多，一般都用石门、始兴出的好石黄。凉州雄黄好的呈鸡冠色，不臭，质地坚实。而那颜色黯黑、质地虚软的，则为不好的。

苏恭说：宕昌、武都出的雄黄为最好，块方，约几寸，颜色明澈像鸡冠，有的把它当枕头用，服后可辟邪恶。那种青黑而坚硬的，不入药用。贞观年间，据说宕州新出的雄黄有方约几尺的，只不过太脆而未能保全。

掌禹锡说：《水经注》上说：黄水出在零陵县，向西北连接巫山，溪水里出雄黄，非常神奇。一般在冬天祭祀后，便凿石好几丈深，然后才能得到雄黄，所以溪水便取名"黄水"。又《抱朴子》说：雄黄当用武都山中出的，纯而无杂质，颜色红如鸡冠，光辉明澈，这样的才可用。其中那种颜色仅纯黄而无光像雌黄的，不能用作仙药，但能入药治疗相应的病。

苏颂说：今阶州即古代武都的山中有雄黄。形状如丹砂，明澈不夹杂质，颜色像鸡冠一样红的为真品。有颜色青黑而质坚硬的叫熏黄，有形状、颜色都像真雄黄但有臭气的叫臭黄，都不能服用，只能外用治疗疮疥。臭黄用醋洗后便没了臭气，足以乱真，应当详细辨别。另外阶州与西戎交界地带，出一种水窟雄黄，生在山岩中有水流的地方。那石头叫青烟石、白鲜石，雄黄便出在其中，块大的像胡桃，小的像粟豆，上有小孔，颜色深红而略紫，块体极轻虚但功效更强，炼丹家尤其把它当贵重品。

李时珍说：武都的水窟雄黄，当地人把它假冒丹砂，但研细后色带黄。《丹房镜源》说：雄黄千年化为黄金。以武都的最好，西番的略差一些。颜色呈铁色的最好，鸡冠色的略差一些。用它在沉水银脚或铁末上拭，立刻会有黄衣生的为真品。另一种说法：辨别真伪能杀虫死的为真品，在口中细嚼有汤但味不臭辣的略差一些。

雷敩说：凡用雄黄时，不要用臭黄，气臭；黑鸡黄，颜色像乌鸡头；夹腻黄，一重黄，一重石。这些都不能用。真雄黄，颜色如鷓鸪鸟，肝色的为最好。

［修治］ 雷敩说：用雄黄三两，甘草、紫背天葵、地胆、碧棱花各五两，细锉，将东流水添锅中，煮三伏时，漉出，捣烂，水飞澄去黑色的东西，然后晒干研细备用。其中有劫铁石，也叫赴矢黄，能劫铁用，不作入药。

孙思邈说：凡服食用武都雄黄，必须油煎九日九夜，才可入药。不然的话有毒，千万不能生用。李时珍说：有一种方法：用米醋加萝卜汁煮干后使用效果好。

抱朴子说：服食法：或蒸煮，或用消石化成水，或用猪油裹在红土下蒸，或用松脂和，或用三物炼，使它变得像布，洁白如冰。服用它后可使人长生不老，祛除百病，清杀三虫。伏火的，则可点铜成金，变银为金。

［气味］ 苦，平、寒，有毒。

《名医别录》说：甘，大温。

甄权说：辛，有大毒。

《大明本草》说：微毒。

土宿真君说：南星、地黄、莴苣、五加皮、紫河车、地榆、五叶藤、黄芩、白芷、当归、地锦、鹅肠草、鸡肠草、苦参、鹅不食草、圆桑、猯脂，都可制雄黄。

［主治］ 《神农本草经》：主治寒热往来、鼠瘘恶疮、疽痔死肌，杀精物、恶鬼邪气及各种虫毒，胜于五兵。炼后食用，可轻健敏捷而如神仙。

《名医别录》：治疗疥虫蟨疮、目痛、鼻中息肉，以及筋骨不利，关节中风、积聚癖气、中恶腹痛鬼疰，可杀蛇毒，解藜芦毒，能和悦润泽人的面容。炼后服用，都飞入脑中，能辟鬼神，延年益寿，不觉饥饿。甚可变铜成金。

《大明本草》：主治疥癣、风邪、癫痫、瘴气以及一切虫兽伤。

王好古：搜肝气，泻肝风，消涎积。

李时珍：主治疟疾寒热往为，伏暑泻痢不止，饮酒成癖，惊痫，头风眩晕，可散解腹中淤血，清杀劳虫、疳虫。

［发明］ 甄权说：雄黄能杀百毒，辟百邪，杀蛊毒。人若佩戴雄黄，则鬼神不敢

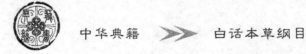

接近；进入山林，虎狼也得避开：涉河过江，毒物不敢伤害。

抱朴子说：若带着雄黄进入山林，则不害怕蛇。若蛇伤了人，可用雄黄少许外敷，立即会痊愈。吴楚地带，暑湿郁蒸，有很多毒虫及射工、沙虱等类，只需用雄黄、大蒜等分，共捣成一丸佩戴在身即可。有的已遭毒虫咬伤，用它外涂效果也很好。

寇宗奭说：焚烧雄黄，蛇便都跑到远处。治蛇咬伤的方子，见"五灵脂"条。《唐书》说：甄立言潜心钻研方书，做了太常丞。有一老尼姑年纪有六十多年了，患心腹鼓胀，身体消瘦，时已二年。甄立言诊察病人后说："腹内有虫，大概为误食而致。"于是让病人服雄黄一剂，不一会吐出一蛇，有拇指粗，没有眼睛，烧它还有发气，病这样才治愈。又《明皇杂录》说：有黄门奉圣旨从广东回朝，太医周顾说：他的腹中有蛟龙。皇上惊讶地问黄门自觉有病没有？回答说：臣骑马急奔路过大庾岭时，又热又渴，于是饮了山涧里的水，谁知便觉腹中坚痞如石。周顾于是用硝石、雄黄煮后让他服，立即吐出一物，长约几寸，粗如拇指，全身鳞甲都有。这都是雄黄杀蛊毒的验证。

苏颂说：雄黄治疮疡效果很好。《周礼》记载：医生治疮疡时都是用五毒来攻的。郑康成注解说：现在医方中有五毒之药，具体做法为：合黄垫，将石胆、丹砂、雄黄、礜石、慈石放入其中，烧三天三夜，烟雾上绕，用鸡毛扫取一些注入疮中，则恶肉、破骨尽出。《杨亿笔记》载：杨峒小的时候，面颊上生一疮，快蔓延到齿，肿得非常厉害，溃流脓血，疼痛难忍，经各种治疗但终年未愈。有人教我按郑康成的方法烧药后注入疮中，不一会，朽骨连牙一块溃出，病于是也好了，古方治病真是神效迅速呀。黄垫的垫音武，即现在的有盖瓦合。

李时珍说：五毒之药，《范汪东阳方》中将它变成飞黄散，治疗缓疽恶疮，腐蚀恶肉。具体方法是取瓦盆一个，放雄黄在中间，丹砂放在南边，慈石放北边，曾青放东边，白石英放西边，礜石放上边，石膏在它下面，钟乳放最下面，上面盖云母布，最上面用雄黄覆盖。以上各种都用末，各二两。然后用一个盆盖住，羊毛泥封固，放炉灶中用陈旧苇草烧一天，然后开封取飞黄药用，方各飞黄散。雄黄是治疮杀毒的要药，而入肝经气分，所以肝风肝气、惊痫痰涎、头痛眩晕、暑疟泻痢、癥瘕积聚等症，用雄黄治疗效果很好。雄黄还能化血为水。但方士将它炼治胡乱服用，加以神奇色彩，被它害的人多了。按《洪迈夷坚志》说：虞雍公允文中暑泻痢，连月不愈。有一天忽然梦见到了一个地方，有一个像神仙一样的人。邀请他坐下。对他说：暑毒在脾，湿气连脚；不泄则痢，不痢则疟。只需单独炼治雄黄，蒸饼和成药丸用；另作治疗，只是医家的错了。虞雍公于是按照这个方法，用雄黄水飞过九遍，装入竹筒中，蒸七次后，研为细末，蒸饼和成药丸如梧子大。每次用甘草汤送下七丸。每天服三次，果然疾病痊愈。《太平广记》中载有成都刘无名服雄黄后长生不老的说法，纯为方士之言，不可相信。

[附方]　古代所用附方十四种，新近常用附方三十八种。

1. 忽然中了邪魔。《集验方》：可用雄黄末吹入鼻中。

2. 鬼击致病。《千金方》：症见血漏腹中，烦满欲绝。用酒送服雄黄粉一匙，每日三次，则可化血为水。

3. 辟禳（ráng）魇（yǎn）魔。《张文仲方》：将雄黄戴在头上，或用一些枣系在左腋下，则终身不会被鬼魔缚身。

4. 家有邪气。《集简方》：用真雄黄三钱，加水一碗，用东南桃枝蘸水洒满房屋，同时念动咒语，则邪气绝迹。注意不要让妇女看见。

5. 女人病邪。《肘后方》：女人和邪物相交通，症见独语独笑，精神恍忽，情绪低沉。用雄黄一两，松脂二两，溶化，用虎爪搅匀，和成药丸如弹子大。夜晚在笼中烧药丸，然后让病人坐在笼子上，用被子蒙住病人，只可露头在外，如此这样不到三次病就会好。继续用雄黄、人参、防风、五味子等分研末，每天早晨用井水送服一匙，直至病痊愈。

6. 小丹服法。《太上玄变经》：雄黄、柏子仁各二斤，松脂（炼过）十斤，共捣成药丸。每天早晨面向北方服药五丸。一百天后，则可成神。

7. 转女胎为男胎。《千金方》：妇人妊娠，可用雄黄一两，以红囊装好，养胎，可使女胎变成男胎。

8. 小儿诸痫。《直指方》：雄黄、朱砂等分，共研细末。每次服一钱，用猪心血加入齑（jī）水中调服。

9. 骨蒸发热。《外台秘要》：用雄黄一两，加入小便一升中，研匀。另取方圆约一尺的黄理石一枚，用炭火烧热，把雄黄尿汁淋在石上，垫上薄毡，让病人脱了衣服坐在石上，可用衣被围住，不要让漏风。如此几次之后，病状即逐渐减轻。

10. 伤寒咳逆，服药无效。《活人书》：用雄黄二钱，酒一盏，煎至七分，病人趁热嗅汤汁之气，咳逆即止。

11. 伤寒狐惑，症见阴部蚀烂，痛痒不停。《圣惠方》：用雄黄半两，在瓶中烧，熏病人下部，有效。

12. 偏头风病。《博济方》：方用至灵散：雄黄、细辛等分研末。每次取二、三次分吹入鼻中，左半边头痛吹右鼻，右边头痛吹左鼻。

13. 五尸注病。《肘后方》：病变发作则见痛变无常，神志昏恍，肢体沉重，缠结脏腑，上冲心胁，此为身中尸鬼所害。用雄黄、大蒜各一两，捣烂成丸如弹子大。每次用热酒送服一丸。

14. 腹胁痞块。《集玄方》：雄黄一两，白矾一两，共研为末，加面糊调成膏，摊在纸上，贴于痞块处，即可见效。若不效可再贴，直至大便畅泄，每次量都很多，这才为愈。此为秘方。

15. 胁下疝癖。《保命集》：症见胁下觉有积聚，呼吸时常抽痛，影响饮食。方用煮黄丸。雄黄一两，巴豆五钱，共研细末，加入白面二两，滴水和成药丸和梧子大。每

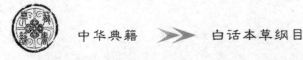

次服二十四丸，用开沸过几次再放冷以后的水送服。大便畅通，病即转好，疗效神奇。

16. 饮酒成癖。《和剂局方》：方用酒癥丸：主治饮酒过度，头眩恶心呕吐，以及酒积停在胃中，遇饮即吐，日久成癖。用雄黄皂角子大的六个，巴豆连皮油十五个，蝎子尾十五个，共研，加入白面五两半，滴水和成药丸如豌豆大。药丸将干时放入麸中炒香。炒后，取药丸放水里观察。凡是浮在水面的就是好的，收存起来。每次服二丸，用温酒送下。

17. 发癥饮油。夏子益《奇疾方》：特别喜欢吃油，每次饮油五升方觉舒快，不然则病。这是发入胃中，气血裹包，而化为虫。可用雄黄半两为末，水调服用，虫自然出。

18. 癥瘕积聚。《千金方》：功效：去三尸，益气生津，延年益寿。用雄黄二两，研成细末。水飞九次，放入新竹筒中，以蒸饼一块封住筒口，蒸七次。再用上等粉脂一两，和成药丸如绿豆大。每次服七丸。用酒送下，一日服三次。

19. 小腹痛满，小便不通。《伤寒类要》：雄黄末炼蜜为丸，塞阴孔中。

20. 阴肿如斗，痛不可忍。《肘后方》：雄黄、矾石各二两，甘草一尺，加水五千，煮成二升，浸泡肿处。

21. 饮食中毒。《邓笔峰方》：雄黄、青黛等分，共研细末。每次服二钱，用新汲水送下。

22. 虫毒蛊毒。《苏东坡良方》：雄黄、生矾等分，正午日晒研化，加蜡做成药丸，每丸如后于人。每次服七丸，同时念药王菩萨七遍，用白开水送服药丸。

23. 结阴便血。《普济方》：用雄黄不拘多少，放入枣内，用线捆好，煎汤。另用铅一两，熔化后，倒入汤中同煮。从早到晚，不停地往里添开水，煮毕取出研成细末，和成药丸如梧子大。每次服三十丸，空腹服，用原有的铅汤送下。三服血即可止。

24. 暑毒泻痢。方见［发明］下。

25. 中风舌强。《卫生宝鉴》：方用正舌散：雄黄、荆芥穗等分，共研细末。每次用豆淋酒送服二钱。

26. 破伤中风。《邵真人经验方》：雄黄、白芷等分，共研为末。酒煎后灌服，即可苏醒。

27. 疯狗咬伤。《救急良方》：雄黄五钱，麝香二钱，共研细末，用酒送下。分两次服完。

28. 百虫入耳。《十便良方》：用雄黄烧捻熏耳，则虫自出。

29. 马汗入疮。《经验方》：雄黄、白矾各一钱，乌梅三个，巴豆一个，共研细末。用油调半钱敷疮处，效果好。

30. 蜘蛛伤人。《朝野佥载》：用雄黄末外敷。

31. 刀伤感染，毒入内部。《肘后方》：用雄黄末豆粒大小，纳入伤口内，另取雄黄五钱，小便送服，血都可化为水。

32. 打伤肿痛。《救急方》：雄黄二分，密佗僧一分，共研细末。水调外敷，效果很好。

33. 中药箭毒。《外台秘要》：雄黄末外敷，有沸汁出来病则痊愈。

34. 解藜芦毒。《外台秘要》：水服雄黄末一钱。

35. 小儿痘疔。《痘疹证治》：雄黄一钱，紫草三钱，共研细末，用胭脂汁调。先用银簪挑破痘疔，再搽上药，疗效很好。

36. 白秃头疮。《圣济总录》：用雄黄、猪胆汁调匀外敷。

37. 眉毛脱落。《圣济总录》：雄黄末一两，醋调后外涂。

38. 筋肉化虫。《奇疾方》：病人自觉皮肤下有虫如蟹爬行，作出响声就像小儿啼哭，这为筋肉所化生。用雄黄、雷丸各一两共研为末，掺在猪肉上炙熟，将猪肉吃完后病则好了。

39. 风瘁如虫。《千金方》：用炼好的雄黄、松脂等分，共研细末，炼蜜为末如梧子大。每次服十丸，每日服三次，过百天病则愈。忌酒、肉、盐、豉。

40. 疔疮恶毒。《千金方》：先用针刺毒疮的四边及中心，再以雄黄粉敷上，效很好。

41. 疔疮恶毒。《积德堂方》：用雄黄、蟾酥各五分，共研为末，与葱、蜜捣成药丸如小米粒大。以针刺破疮顶，将药插入，疗效神奇。

42. 广东恶疮。《积德堂方》：雄黄一钱半，杏仁（去皮）三十粒，轻粉一钱，共研为末，洗净，用猪胆汁调外敷，过二、三天即好。百治百验，天下第一方，出自武定侯府内。

43. 蛇缠恶疮。《普济方》：雄黄末，醋调外敷。

44. 缠喉风痹。《续十全方》：用雄黄末以新汲水一盏送服，取吐、下、恶物出则病愈。

45. 风热痛。用雄黄、干姜各等分，共研细末。嗜鼻，左痛嗜右鼻，右痛嗜左鼻。

46. 牙齿虫痛。《类要》：雄黄末，和枣泥做成药丸，塞牙齿空洞中。

47. 走马牙疳，臭烂出血。《全幼心鉴》：用雄黄豆粒大小的七粒，每粒用淮枣去核后包裹，再用铁丝把枣穿成一串，在灯上烧化成末。每次用少量搽患处，让涎流出。搽药至病愈为止。

48. 小儿牙疳。《陈氏小儿方》：雄黄一钱，铜绿二钱，共研细末，外贴。

49. 疳虫蚀齿。《金匮要略》：雄黄、葶苈等分，共研细末，用猪胆汁调，以槐枝蘸汁滴牙。

50. 耳出臭脓。《圣济总录》：雄黄、雌黄、硫磺等分，研为细末，吹耳。

51. 臁疮日久。《笔峰杂兴》：雄黄二钱，陈年艾叶五钱，用青布卷成大捻，点燃烧烟熏疮，令热水流出。如此几次则愈。

52. 红鼻头。《摄生妙用方》：雄黄、硫磺各五钱，水粉二钱，用乳汁调敷。不过

三、五次即可痊愈。

附 熏黄

[主治]　陈藏器：主治恶疮疥癣，杀虫虱，配伍其他药外熏可止咳嗽。

[附方]　新近常用附方五种。

1. 小便不通。《崔氏方》：熏黄末豆粒大小，放入尿道口中，效果好。

2. 卅年咳嗽。《崔氏方》：熏黄、木香、莨菪子等分，共研细末。将羊油涂在青纸上，然后铺上药末，卷成筒状烧烟，让病人吸。

3. 咳嗽熏法。《千金方》：熏黄一两，用蜡纸调卷成筒状十个，烧烟让病人吸，取吐为止。一天熏一次，治疗期间只吃米粥，七天后可用羊肉羹补。

4. 水肿上气，咳嗽腹胀。《外台秘要》：熏黄一两，款冬花二分，熟艾叶一分。在蜡纸上铺艾叶，洒熏黄、款冬花末在其上，用苇管将蜡纸卷成筒状，烧烟让病人吸，吸三十口病则愈。三天用完一剂。病人百日内忌盐、醋。

5. 手足甲疽。《近效方》：熏黄、蛇皮等分，共研细末。将指（趾）用泔水洗净后割去指（趾）甲，入肉处用药末外敷，不一会儿疼痛即止，疗效神奇。

雌　黄
（见《神农本草经》中品）

[释名]　李时珍说：出产于山的阴面，所以叫雌黄。《土宿本草》上记载道：阳石气未充足的为雌黄，已经充足的为雄黄，前后相距五百年而结为石。大自然的神笔有夫妇之道，所以叫雌雄

[集解]　《名医别录》说：雌黄生于武都一带的山谷里，与雄黄在同一个山上出产。山的阴面有金，金的精华部分熏制则产生了雌黄。采集不分季节。

陶弘景说：当今雌黄有出产于武都仇池的，称为"武都仇池黄"，颜色稍微红。出产于扶南林邑的，称为昆仑黄，颜色似金，但似云母一样鳞甲交错，这一种是画家所重视的。既然有雌雄两种不同的名称，又同出于一个山的阴阳，合起来用药便当以武都为胜了。仙经里没有单独服用的记载方法，只有把它与丹砂、雄黄飞炼成丹。金精是雌黄，铜精是空青，但服用空青效果反而比雌黄还好，这里的道理很难明了。雷敩说：雌黄一块重达四两，拆开变成千重，软如烂金的为佳；那些夹杂着石头以及色黑如铁颜色的，不可使用。

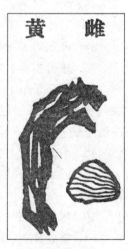

李时珍说：按独孤滔《丹房镜源》中记载道，背靠山阴的，是雌黄；淄成的，即

色黑轻干，像焦锡块一样。气味臭且颜色发黄的，坚硬，外无包裹。检验方法是：在甲上磨一下，能够留下颜色的为好。又法，将熨斗底部烧热，用雌黄在上面划一下，留下一道红黄线痕的是优质品。舶来品里颜色如喋血的为上等品，湘南的较差一些，包青的更为上品。叶子的亦为上，造化黄金非此不成。还能柔和五金，干汞，转硫磺，伏粉霜。又说，雄黄变化为铁，雌黄变化为锡。

　　[修治]　雷敩说，凡是修制雌黄的时候，不要让妇人、鸡、犬、新犯、淫荡的人、患病的人、不男不女的人、不成形的人接近，以及曾经是监狱、臭秽不堪的地方；否则，违犯了上述那些，那么雌黄就变成了铁一样的颜色，不堪应用了，反而损害人的身体，减少人的寿命。每四两雌黄，用天碧枝、和阳草、粟遂子草各五两，放入瓷锅里煮三伏时，颜色变得如金汁样，一垛在锅底下。用东流水迅速冲进去，如此反复淘三次，去掉水后擦拭干，在臼中捣碎筛过，研细如尘然后可以使用。又说：雌黄若得芹花，便马上变成庚。芹花又叫立起草，形状与芍药差不多，煮雌黄能使火停住。

　　[气味]　辛，平，有毒。

　　《名医别录》：记载说：大寒，不入汤用。

　　土宿真君说：劳芎、地黄、独帚、益母、羊不食草、地榆、五加皮、瓦松、冬瓜汁，都可以制伏。又，雌黄遇到铅以及胡粉则变为黑色。

　　[主治]　《神农本草经》说：能治恶疮头秃痂疥，杀毒虫虱身痒邪气等各种毒。炼制后长久服用，可以使身体轻便，延年益寿。

　　《名医别录》：蚀鼻内瘜肉，下部䘌疮，身面白驳，散皮肤死肤，以及神情恍惚，身有邪气，杀死蜂蛇所致毒害。长久服用使人脑子充实。

　　李时珍：治疗冷痰劳嗽，血气虫积，心腹疼痛，癫痫，解毒。

　　[发明]　韩保昇说：雌黄法于中土，所以它色黄而主脾。

　　李时珍说：雌黄、雄黄有相同的出产地，只是由于分别生于山的阴面和阳面而有所区别。所以服食的人侧重雄黄时，是取其得纯阳之精的一面；侧重用雌黄的，是因为它兼有阴气的缘故。倘若用于治疗疾病时，二种黄的功用大致相仿，都是利用它们能够温中、搜肝杀虫、解毒祛邪而已。

　　[附方]　古方所用有七种，新近所用方有五种。

　　1. 反胃吐食。《圣济总录》：雌黄一分，生甘草半分，研为末，用饭做成丸，如梧子大，用五叶草、糯米汤送下，每次服四丸。

　　2. 停痰在胃，喘息不通，呼吸将要停止。《济生方》：用雌黄一两，雄黄一钱，化成像弹子样大小的丸子，每次服用一丸，半夜时投放到热糯米粥中食用。

　　3. 心痛吐水，不下饮食，发止不定。《太平圣惠方》：用雌黄二两，醋二斤，慢火煎成膏状，加干蒸饼，和丸，如梧子大，每次服七丸，姜汤水送下。

　　4. 妇人久冷，血气攻心，疼痛不止。《太平圣惠方》：用叶子雌黄二两，研成细末，醋一升，煎成浓汁，和成丸子，如小豆大，每服十五丸，用醋汤调服送下。

5. 小腹疼痛、胀满，天行疾病，小腹胀满，不得小便。《肘后方》：用雌黄末做成蜜丸，放入尿道中，伸入半寸。

6. 癫痫抽筋，眼前黑暗，嚼舌。《仁斋直指方》：用雌黄、炒铅丹各一两，研为细末，放入麝香少许，用牛乳汁半升熬成膏，仔细捣匀，做成丸子，如麻子大，每服三、五丸，温水送下。

7. 肺痨咳嗽。《斗门方》：雌黄一两，放入瓦盒内，不封固，坐在地上，用灰焙烤，厚二寸。用一斤炭簇定顶，用火煅烧三分去一，退出火毒，研为末，用蟾酥和丸，如粟米大小。每天空腹用杏仁汤服下三丸。

8. 久嗽暴嗽。《胜金方》：金粟丸：用叶子雌黄一两研细，用纸筋泥固济小合子一个，弄干后，放盛药用。用水调赤石脂封口，再用泥封，等干了以后，架在地上，用炭火十斤簇煅。等火消三分之一，去掉火，等冷却以后再取出来，当像镜面一样光明，呈红色。放在钵内研成细末，蒸饼成丸如粟米大小。每服三丸、五丸，用甘草水调服。服药后睡上很长一段时间。

9. 肾消尿频。《圣济总录》：用干姜半两，用盐四钱炒成黄色如颗粒样大小，取雌黄一两半，研成细末，蒸饼和丸如绿豆大。每服十丸至三十丸，空腹盐汤送下。

10. 小便不禁。《经验方》：用雌黄一两半，研细，干姜半两，盐四钱同姜一起炒成黄色，合研为末，再加水和蒸饼，做成丸子，如绿豆大。每服十丸至二十丸，空腹盐汤水送下。

11. 乌癞虫疮。《太平圣惠方》：用雌黄粉，醋和鸡蛋黄调服，涂搽上面。

12. 牛皮顽癣。《仁斋直指方》：用雌黄末，加水银粉，调猪油搽患处。

石 膏
（见《神农本草经》中品）

[释名] 细理石（见《名医别录》）　寒水石（见《本草纲目》）

朱丹溪说：用火煅烧，细研后用醋调，然后将丹灶封起来，所得石膏的固密程度超过了脂膏。这也正是由于它兼具备了特质与功用所以才得名"石膏"，其实，与"石脂"的意思是一样的。

李时珍说：石膏的纹理极为细密，所以得名"细理石"；特性大寒像水一样，所以又叫"寒水石"，其实与"凝水石"是同一称呼，只是不同的两种东西而已。

[集解]《名医别录》上说，石膏出产于齐山的山谷间以及齐卢山、鲁蒙山一带，一年四季均可采集。纹理细密颜色白且有光泽的为优质品；色黄的会使人得淋病。

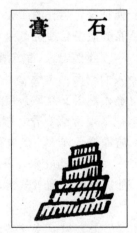

膏 石

陶弘景说：二郡的山间，也就是青州、徐州。当今从钱塘县出产的，大都在地里，下雨过后便不断出现，采集到那些如棋子大小且颜色莹澈透亮的为最佳品。彭城地区出产的也相当不错。靠近道路两旁也有许多，但都是大块大块的，使用起来赶不上前面提到过的那些地方所出产的为好。仙经认为不需用此。

苏恭说："石膏"、"方解石"两种物质大体上相似，只是以是否破碎，为两者的不同所在。当今的人们全部用方解石取代了石膏，所以未曾见到有真正的石膏啊！事实上，石膏生在石头旁边，可是方解石根本不需要依傍在石头旁边，本身可以独立生长，大的如升，小的像拳头那样大小，有的生在土壤中，有的生于溪水里，它的外面颜色随着生活环境而改变，生在土里的，外表呈现土色；生在溪水当中的就与水苔颜色相仿了。打破以后呈现出方形，大的约一方见尺。当今人多用方解石代石膏用，治疗风疾或去除热病方面二者的功效虽然相互可以代替，但是在解肌发汗方面，方解石就远远不如石膏了。

《大明本草》上说：石膏通体透亮，纹理与云母相似的那种为上品。又叫"方解石"。

雷敩说：大凡在使用时不要用方解石。因方解石虽然外观也是白色，但不透明，而且它的药性比较燥；石膏则不同，它出产于剡州地区茗山县的义情山一带，其色泽莹晶明净，就像水晶一样，药性极为优良。

苏颂说：现在，有些地方如汾、孟虢、耀州、兴元府等地也有石膏。这些石膏大多生于山石上面，色泽极为晶莹、洁白，这一点与方解石的肌理、形段及刚柔特性极相类似。而今却很难见到真品了。使用时，唯独那些弄破以后全部呈现出方棱的，划为方解石。在当今人们所使用的所谓的"石膏"当中，时常会看到有些外观莹澈透明，可爱之极，并且具有纵向纹理但却不呈方形的，有些人以此当作"石膏"使用着。可是，若依据本草书籍，这些不能算作石膏，而是与长石相似的一种。又有人认为在青石之间往往可以看到那些有着白色的脉络贯通其间，并且类似于肉类的膏脂的，人们便把这种当作石膏，可是本草书籍又把这种划入"大理石"的行列中了。真不知道石膏到底是什么样的一种东西呢？今姑且随人们一起先用方解石吧！

阎孝忠说：南方的人们把寒水石当成石膏，把石膏当成了寒水石，正好与汴京的人们相反，这是个很大的错误啊！石膏洁白坚硬，并且有墙壁一样的断层。而寒水石则不然，又软又烂，用手就可以捏碎，外表微透着青色，里面有很细的纹理。还有一种坚硬且色泽洁白的东西，与石膏极相类似，可是敲打以后便成为方形了，这种叫方解石。

陈承说：陶弘景说钱塘的山中雨后时常有石膏。而今，钱塘人在开凿山石的过程中，随时随地就获得了大量的石膏，捣碎后当作齿药卖掉，浙江一带的人们管它叫寒水石，入药后是其他药所不能胜任的。

寇宗奭说：石膏的争论，没有最后定下来，也没有确定出最后到底哪种意见最为合理。本草书籍只说它生于齐山、卢山、蒙山等地，纹理细密，色泽洁白的比较优良，从这一说法可以推断出其他地方出产的，根本不是石膏。

朱丹溪说：本草药物的命名不是随便定的，大多有着内在含义，有的根据颜色，有的根据形状，有的依据气味，有的根据特质，有的依据五味，有的依据功用，有的根据时令。石膏被放在严密封固的炼丹炉里炼制，假如没有膏脂，怎能有功用呢？这大概就是兼具有了特质与功用而被命名为"石膏"的原因吧！过去的人们往往将方解石当作石膏应用，这是个错误呀！石膏味甘，辛，本来属阳明经药，而阳明主肌肉。石膏味甘，能缓和脾土增益脾气，并且止渴去火。石膏味辛，能解肌发汗，可以上行到达头面部，又可以入太阴，少阳经。而方解石则不然了，只具有体重、质坚硬及性大寒等几个特点而已，想求得让其同样具有膏脂并且可以作为三经用药的主治，这种设想是不可能存在的啊！

李时珍说：石膏有软、硬二种。软石膏，大块出产于石头当中，化作断层则像压扁了的米糕的形状一样，每层厚约四寸左右。有红、白两种颜色，红色的不能服用，白色的则非常洁净，细密的纹理如束针一样，正像凝成的白蜡一样，松软容易破碎，烧煅以后就会变得白烂像粉一样了。其中，外观明洁，颜色稍带微青，纹理又长又细像白丝似的，名叫"大理石"。与软石膏其实是同一物的两个种类，弄碎以后就形态、颜色完全一致，不好分辨清了。硬石膏，呈现各种块状而存在，笔直的纹理且有棱角，像马的牙齿一样坚硬洁白，敲击后则一段一段地横着散解开去，像云母、白石英一样光洁透亮，具有墙壁样断层，烧煅后也容易散解，但仍旧坚硬不呈粉状。其中，有的好似硬石膏样成块状的，敲击后一块一块地解作方形，墙壁光明透彻的，名叫"方解石"，煅烧后也仍然炸散不烂。这其实是同硬石膏为一物类二个种态，弄碎后则形态色泽完全相一致，无法分辨开了。自从陶弘景、苏恭、大明、雷敩、苏颂、阎孝忠等人都将质硬的那种当作石膏，质软的这种为寒水石；直到朱丹溪才开始果断地将软质的那种为石膏，而且后人按照这个认识在应用实践中收到了验证，这才使千古疑惑有了明确的认识。原来，过去人们所说的寒水石其实就是软石膏；所谓硬石膏，其实是长石。石膏、大理石、长石、方解石这四种物质，性味、气质都属于寒性，全都能用来治疗高热、结气一类的病症；只不过石膏另外还能用来解肌、发汗，这是它们的不同之点。"理石"就是石膏的相类，"长石"是方解的相类，都可以互相代用，只不过使用时的着眼点不同罢了，今人用石膏还可以收取豆腐，这是前人所不知道的。

[修治] 雷敩说：凡是在使用时，将其放在石臼中捣成粉状，过一次箩，用生甘草水飞过，澄清后晒干，再筛一遍，研成细末使用。

李时珍说：古时的方法必须打碎成豆大，用绢包裹后放入汤里去煮。近人多因石膏药性寒凉，所以火煅后才使用，或用糖拌后抄过应用，这样就不伤脾胃之气了。

[气味] 辛，微寒，无毒。

《名医别录》上记载说：甘，大寒。

王好古说：石膏入足阴明胃、手太阴肺，少阴经的气氛。

徐之才说：鸡子作为它的使药。与莽草、巴豆、马目毒公相恶。畏铁。

[主治] 《神农本草经》称：石膏能主治中风寒热，心下逆气惊喘，口干舌焦，不能休息，腹中坚痛，能除邪鬼、产乳、金疮。

《名医别录》称：能除时气头痛身热，三焦大热，皮肤热，肠胃中结气，能解肌发汗，能止消渴烦逆，腹胀暴气，喘息咽热，也可以煮成石膏热汤用来沐浴。

唐代甄权认为：它能主治伤寒头痛如裂，壮热，皮如火燥。用石膏和葱、茶一起煎服，可去头痛。

大明认为：它能主治天行热狂，头风旋，能下乳，用来揩齿可益齿。

金代李果认为：它能除胃热、肺热，驱散阴邪，缓脾益气。

金代张元素认为：它能止阳明经头痛，发热恶寒，日晡潮热，大渴引饮，中暑潮热，牙痛。

[发明] 成无己说：风是阳邪，寒是阴邪，风多伤伐阳气，寒邪伤伐人体阴气。营卫阴阳俱被风寒邪气伤伐，质轻之品是不能解除上述邪气的；必须用轻重之剂同时攻散风寒之邪，才能使得客于阴阳的邪气一同散去，营卫之气也才能得以平和。正因如此，大青龙汤中把石膏当作使药。石膏是质重之剂，却专门到达肌表产生功效。又说：热淫所胜，用性味苦甘的药物能够去除。知母、石膏等恰具备苦甘之性味，故能散热。

张元素说：石膏这味药的药性寒凉，气味辛而淡，且在四气、五味中俱薄，质重且沉降，降逆、阴性，是阳明经大寒的药物。擅长治疗本经的头痛、牙痛，并能治疗消渴、中暑、潮热。但是能使胃气寒凉，使人食欲减退，所以除非是腹中有大热的，其他情况不宜使用。另外，阳明经中有热，证见发热、恶寒、燥热，日晡潮热，肌肉壮热，小便混浊、红赤，大渴引饮，自汗，苦于头痛，治疗这些病症的药物，仲景使用的是白虎汤。倘若没有上面提到的那些症状，就不要应用了。有许多由于血虚发热类似白虎汤的症状，以及脾胃虚劳，形体所得病症，刚刚得病时，与上面提到的那些症状有些类似，医家没有认识并区别到这一点，因此用错了药，导致不可救治的地步！

李东垣说：石膏是足阳明经的药物，所以医圣张仲景用它来治疗伤寒阳明证，表现为：身热、眼睛疼痛、鼻孔干涩、不能平卧。身体的前面，是胃的经脉循行之处；胸前，是肺的居室。邪气客于阳明，肺气被火邪克制，所以必须用性味辛寒之药来清肃肺气，所以有"白虎"这样的名称。又用来治疗三焦及皮肤等部位的大热，这是石膏入手少阳经的原因。凡是得病后脉象浮数不退的，适宜用此；胃气虚弱的，不宜用。

寇宗奭说：孙思邈曾预言，四月以后天气炎热时，才可以使用白虎汤治病。可是四面八方气候变化不一致，一年之中五运六气的变化也不一样，也应该对上述说法辩证分析对待。这种说法非常雅致。

李时珍说：金代的李东垣说，凡是立夏前多服了"白虎汤"的人，一定会使人小

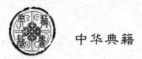

便失禁，这是因为汤方中的石膏在节令时让人降气太过，阳明经的津液不能上输入于肺，而且肺的清气还反而下降所造成的。唐代甄立言《古今录验方》说，治疗各种蒸病有"五蒸汤"，也不外是在"白虎汤"方的基础上加人参、茯苓、地黄、葛根等药，按照病情酌情加减。唐代王焘《外台秘要》说，治骨蒸劳热久嗽不止症，可选用纹理如束针状的石膏一斤，粉甘草一两，研细如同粉面，每日用水调服三、四次。认为这方子无副作用，对身体大有裨益，是养命的上品药，不可以因为它价格便宜而怀疑它寒凉的药性。《名医别录》记载说，睦州杨士丞的女儿，患骨蒸内热外寒证，很多医生都治不好；处州有位吴医用这方子治疗，她的体温便下降了。我认为这个方子是针对少壮的人，而且肺胃之火炽盛，又能饮食的患者而言的，若是对于年纪大的人，又气虚、血虚、胃气虚弱的患者，恐怕就不宜应用了。广济县的林训导五十岁时患痰嗽发热症，有人让他单服石膏药，服至一斤多时，就不能饮食了，但是咳嗽更加频繁，病情越发严重，导致卧床不起。这是用药的人昏聩糊涂所造成的，为什么要让他服用石膏呢？宋代杨士瀛说，石膏经火煅之后，最能收敛疮晕，也不会烧烂肌肤。按宋代刘跋写的《钱乙传》所记称：宋宗室的小孩患呕泄症，有的医生用温药，致使喘甚。钱乙诊后认为，这病本是中热所致，为什么用刚剂呢？刚剂药性燥热，服后将不能大小便，应该服用"石膏汤"。宋宗室的人及原先给小儿治病的那些医生都不相信。过了两天因病情恶化又来请钱乙，钱乙说，这病是"石膏汤"证。按方用药，真像他所说的而体愈了。又按，古方所用的寒水石，实际指的是凝水石；唐宋以来各种方子里所用的寒水石，就是当今的石膏啊！所以将寒水石的方子都附录于后面。新近的人又把长石、方解石当作寒水石，不可不辨清这一点。

〔附方〕　古代所用方有四种，新近所用方有二十五种。

1. 伤寒发狂，逾垣上屋。《本事方》：用石膏二钱、黄连一钱，共研细末。甘草煎汤，冷后送下。此方名"鹊石散"。

2. 风热心躁，口干，狂言乱语，浑身壮热。《集验方》：用石膏半斤，烧半天。找一块干净的地方，在坑里用盆合上，四周用湿土盖上，一夜后取出来。放入甘草末、天竺黄各二两，龙脑二分，糯米糕做成弹丸大小，用白蜜水磨后送下。

3. 解除中焦各类毒邪。《集验方》：方同上。

4. 乳石发渴。《圣济总录》：用石膏一块含着，直到病瘥为止。

5. 男女阴毒。《蔡氏经验必用方》：用石膏不拘多少研为细末，用饭调在一起捣成栗子大小的药丸，晒干。每次用一丸，用炭火煅红烧研细末，用滚烫的酒调服，饮葱醋汤投下去，得汗后便可痊愈。

6. 小儿丹毒。《集玄方》：用石膏粉末一两，调水涂搽。

7. 小儿身热。《普济方》：用石膏一两，青黛一钱，共研为末。用糕饼糊成龙眼大小的药丸，每次服一丸，用灯芯汤化下。

8. 骨蒸劳病。《外台秘要》：外寒内热，附骨而蒸，身体消瘦，饮食无味，四肢渐细，脚上浮肿。这种病根源在五脏六腑中，势必因外患而后得病。得后除上述见症外，还可见到皮肤粗糙没有光泽。蒸热盛极的时候，四肢会逐渐变细。用石膏十两，研制，像乳粉的方法那样研制，用水调服，每服一茶匙，一天两次。直到身体的温度降下来为止。

9. 肺热喘嗽。《普济方》：用石膏二两，炙甘草半两，共研为细末。每次服三钱，生姜调蜜煎汤送下。

10. 痰热喘嗽。《保命集》：痰涎壅盛，如泉水一样向上涌。用石膏、凝水石各五钱，研成细末，每次用人参汤送服三钱。

11. 食积痰火，泻肺火、胃火。朱丹溪方：用白石膏火煅，解出火毒，取半斤，研成细末，用醋糊成梧子大的药丸，每次服四五十丸，用白汤送下。

12. 胃火牙疼。《保寿堂方》：用好的软石膏一两，火煅烧，用淡酒淬过，做成末，加防风、荆芥、细辛、白芷各五分，共研为末。天天擦牙，非常有效。

13. 老人风热，内热，目赤，头痛，视物模糊。《养老方》：用石膏三两，竹叶五十片，砂糖一两，粳米三合，先用三大碗水煎石膏、竹叶，煮成二大碗，去渣取汁，加米煮粥，调糖吃下。

14. 风邪眼寒。《宣明方》：因为风邪上入头系，败血凝滞，不能使经脉气血上下流通，故风寒之邪客于眼部而使其发寒。用煅石膏二两，川芎二两，炙甘草半两，共研为末，每次服用一钱，用葱白、茶汤调服下，一天服二次。

15. 头风流泪。《宣明方》：疼痛不止。方同上。

16. 头痛、心烦、流鼻血。《普济方》：用石膏、牡蛎各一两，共研为末。每服二钱，新汲水送下。同时用水调少量药滴鼻内。

17. 风热性筋骨疼痛。《笔峰杂兴》：用石膏三钱，面粉七钱，共研为细末，加水调匀，锅里煅红。冷定后化在滚酒中，趁热饮下，盖被取汗，连服药三日，就可以将病根消除。

18. 黄昏后不能视物，屡治屡不效的。《明目方》：用石膏末一钱放在两薄片猪肝中，外用绳捆好，在砂锅中煮熟，取出切食，每天吃一次。

19. 湿温，烦渴，多汗，谵妄狂言，烦渴喜饮。庞安时《伤寒总病论》：用石膏、炙甘草等分为末，每服两小茶匙，热水送下。

20. 尿频、尿急，不是淋证，使人瘦弱。《肘后方》：用石膏半斤捣碎，加水一斗，煮取五升。每次服用五合。

21. 小儿吐泻，色呈黄色，内有蕴热的缘故。《钱乙小儿方》：玉露散：用石膏、寒水石各五钱，生甘草二钱半，研为末，用滚汤调服一钱。

22. 水泻，腹内如雷鸣，内有火邪。《李楼奇方》：用火煅石膏，加米饭和成丸子，如梧子大小，外以铅丹为衣。每服二十丸，米汤送下，超不过两次，即可收效。

23. 乳汁不下。《子母秘录》：用石膏三两，水两升，煮开三次后，三日内全部饮完为妙。

24. 妇女乳痈。《陈日华经验方》：一醉膏：用石膏煅红，使火毒散出去，研细为末。每服三钱，温酒送下。服药后，再喝酒至醉即安睡，如此再服药一次，即见效。

25. 油伤火烧，疼痛难忍。《良梅师方》：用石膏粉敷上。

26. 刀伤所致出血不止。《积德堂方》：用石膏、沥青，等分为末，扑酒伤处，不要沾水。

27. 刀疮伤湿，溃烂久不生肌。《积德堂方》：用寒水石煅一两，铅丹二钱，研为细末，洗净疮口后敷在上面。或加龙骨一钱，孩儿茶一钱。

28. 疮口不收。《太平惠民和剂局方》：红玉散：生肌肉，止疼痛，去除恶臭的疮水。用石膏烧红，研细，取二两，如铅丹半两，共研为末，洒在疮上。

29. 口疮咽痛，上膈有热。《三因方》：用石膏煅过，取三两，加丹砂三钱半，脑子少许，共研细，点患处。

附 玉火石

苏颂说：在密州九仙山一带的东南角落的地里边，出产一种石头，颜色青白，质地脆硬，敲击它时里面有火，所以叫"玉火石"。那里的医家多使用它治病。气味甘，微辛，温。可以治疗伤寒发汗，解除头目昏眩疼痛，功用与石膏差不多，当地的人们大多将此当作石膏应用。

附 龙石膏

《名医别录》说：有这味药名，但未曾使用过，没有毒，主治消渴，延长寿命。出产于杜陵一带，像铁脂样中间发黄。

理 石
（见《神农本草经》中品）

[释名] 肌石（见《名医别录》） 立制石（见《神农本草经》）

李时珍说：理石，就是石膏中顺理而且稍微发硬并且有肌纹的那种。所以称为理石、肌石。

陶弘景说：仙经称为长理石。石胆又叫立制，今人又叫它立制，考虑它们一定有相像之处。

[集解] 《名医别录》说：理石与石膏相似，顺理而细，生于汉中的山谷中及卢山一带，一年四季均可采集。

陶弘景说：汉中属梁州，卢山归属青州。而今出于宁州。俗用的也较稀罕。

苏恭说：这种石头夹杂在两石之间如石脉样，用时打碎，有的在土里重叠而生。

外表黄赤，内理洁白，呈斜纹理，与石膏完全不同。市中人多有刮削去掉外皮使用，以此代替寒水石使用，而且用来代替礜石，全是假的、伪的。

当今的庐山一带也没有这种东西，所看见的都是出于襄州西泛水侧。

寇宗奭说：理石如长石。但是理石像石膏那样纹理顺直而细密；纹理不顺直的是长石。功效二者差别不大。

李时珍说：理石就是石膏中纹理顺直细密像丝一样，其表面光滑洁净，微带青色的一种。唐代人称石膏为寒水石，称长石为石膏。因此苏恭说，它不像石膏。理石与软石膏是同一类东西，只是外表颜色不同，相互之间也可以通用。详细的论述见石膏条。

[气味] 辛，寒，无毒。

《名医别录》说：甘，大寒。

徐之才说：滑石是它的使药，恶麻黄。

[主治] 《神农本草经》：除热，利胃解烦，有益精明目的作用，能破积聚，杀三虫。

《名医别录》：除营卫之热邪，解烦去毒，止消渴，还能治中风和痿痹。

苏恭说：用酒浸渍后服，能治疗癣疾，让人身体健壮，精神愉悦。

附　白肌石

《名医别录·有名未用》说：味辛，无毒。功用强壮筋骨，止渴生津。用治阴不足而有热。它一名肌石，一名洞石，生在广焦国卷山上的青石间。

李时珍说：此即为理石，它们形状、气味、功效都相同。

长　石
（见《神农本草经》中品）

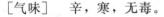

[释名] 方石（见《神农本草经》）　直石（见《名医别录》）　土石（见《名医别录》）硬石膏（见《本草纲目》）

[集解] 《名医别录》说：长石，纹理像马齿，形状方而润泽，色如白玉。出在长子山谷中及太山、临淄，采收不拘时节。

陶弘景说：长子县属上党地区，临淄县属青州地区。俗方：仙经中都没有用长石入药的。

苏恭说：长石形状像石膏而略厚大，纹理纵长，很像马齿。今均州辽坂山有这种东西，当地人以为是理石。

苏颂说：现在只有潞州产长石，正如苏恭说的那样。按《神农本草经》理石、长石二物，气味、功效均不相同。又说：理石像石膏、纹理顺直而细。陶弘景说也叫长理石。现在灵宝丹中曾用长理石。医家相继用的，都像石膏，跟今天潞州所出长石没什么不同的，而现在各处没有再出理石，医方中也不见有单独用入药的，往往叫长石为长理石。

李时珍说：长石即习惯上所称的硬石膏，形状像软石膏而块不扁，质地坚硬，颜色洁白。有很粗的纹理，起齿棱，用力敲打则成片脱下，色泽光莹像云母、白石英，也有像方解石的，但不成方块。烧后也不会烂成粉末，方解石烧后也这样，但响声则不一样。古人认为长石即石膏，又有认为是方解石，现在人认为是寒水石，都是错误的，所以长石也叫方石，气味功效相同，可以通用。唐宋时各方中所用的石膏，大多为长石，但长石跟方解石为一类中的二个不同品种也很有效，则长石可与石膏同用，但它不能解肌发汗。

［气味］　辛、苦，寒，无毒。

［主治］　《神农本草经》：清身热，散胃中结气，温四肢寒厥，通利小便，通血脉，明目去翳，祛虫积，杀蛊毒。长服可耐饥饿。

《名医别录》：止消渴，下气，祛除胁肋肺间邪气。

方　解　石
（见《名医别录》下品）

［释名］　黄石

马志说：敲破后，块块都呈方形，故名。

［集解］　《名医别录》说：方解石生在方山，采收无时。

陶弘景说：《神农本草经》中长石有一名叫方石，功效及形状都很相似，怀疑即为方解石。

苏恭说：这种东西大体上跟石膏相似，不是附着石头生长，独自长着。大的如升，小的如拳，更大的有一尺见方。有的生土中，有的生溪水里，它上面的皮跟周围土及水苔色一样，敲破后方解。现在人们以为它即是石膏，用于散风清热，功效虽同，但解肌发汗之功则不如石膏。

马志说：现在沙州大鸟山出产的方解石最好。

苏颂说：方解石《本草》中说生在方山，陶弘景怀疑跟长石是一种东西，苏恭说清热的作用不比石膏差。如果这样，好像跟石膏可以通用，但主治头风则功效不如石膏。它们肌理形状及柔韧度都相同，只是附石不附石的差别，怎会功效相差很大？如雌黄、雄黄也有单独生长的、附着石头生长的不同，没听说它们另有别名或功效不同。

李时珍说：方解石与硬石膏相似，都光滑洁白如白石英，只是敲破后碎成段片的为硬石膏，碎后块块成方形的为方解石，大概一类中二种，也可通用。唐宋时各方都以此当石膏用，现在人又把它当寒水石，虽然都不对，但它性寒有治热的功效，却是确实的，只是解肌发汗的作用不如硬石膏罢了。

［气味］　苦、辛，大寒，无毒。

徐之才说：恶巴豆。

［主治］　《名医别录》：散胸中积热结气，除黄疸，通血脉，杀蛊毒。

滑　石
（见《神农本草经》上品）

［释名］　画石（见《本草衍义》）　液石（见《名医别录》）　脊（liáo，音辽）石　脱石（duō，音夺）　冷石（见陶弘景《本草经集注》）　番石（见《名医别录》）共石

寇宗奭说：滑石，现在叫画石，因为它软滑可以用来写画。

李时珍说：滑石性滑利窍，它质地又很滑腻，所以命名为滑石。表画家用它代粉刷纸，很白腻。脊，即脂膏。脱，即没有骨头的肉。而石膏最滑腻，不硬的最好，所以才有上述一些名字。

［集解］　《名医别录》说：滑石生在赭阳山谷中，以及太山山北、掖北白山、卷山。采收无时。

陶弘景说：滑石色正白，仙经中用它为泥。现在滑石出湘州、始安等地。初取时软如泥，时间长了则渐渐坚硬起来，现在人们多用它作坟墓中冥器物。赭阳属南阳地区，掖县属青州东莱，卷县属司州荥阳。另有一种冷石，颜色略青黄，性冷利，能熨油玷污衣物。

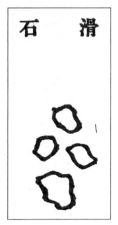

苏恭说：滑石到处都有。岭南始安出的，色白如凝脂，非常软滑。掖县出的，纹理粗色质青有黑点，只能作器石用，不能入药。齐州南山神通寺南山谷中也有很多，颜色发青不太好，而滑腻感到则比其他品种都强。

陈藏器说：始安、掖县所出的滑石，形状质地都不相同，用处也有很大差别。始安出的质地软滑而色白，适宜入药。东莱出的则硬涩而色青，只能作器石用。

雷敩说：常用的主要有以下几种：白滑石如方解石，颜色如冰一样白，若石上有白腻细纹的，为真品。乌滑石如𡐔，若石上有青白腻纹的，入药最好。绿滑石性寒有

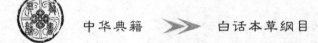

毒，不入药用。黄滑石像金颗粒，若石上有青黑色花纹的，不能入药用，因它有毒可杀人。冷滑石呈青苍色，若石上有白腻细纹的，也不要用它。

苏颂说：现在道、永、莱、濠州等地都有滑石。共有二种。道、永州出的白滑如凝脂。《南越志》说：脊城县出脊石。即指滑石。当地人用它烧制器皿，烹调鱼食。莱、濠州出的纹理粗，色青，上有黑点，也叫斑石。二种都可制器皿，非常精美。初出的滑石质地柔软，若这时用它制器，费力很少。《本草》中记载的滑石都出自北方，而现在医家所用的白色滑石，则出自南方。有的说沂州出的滑石非常白，质地最好，跟《本草》所说泰山之阴出的相紊合，但当地人又不用它入药。现在濠州出的青滑石，说性寒无毒。主心气涩滞，与《神农本草经》所说大同小异。又张勃《吴录地理志》及《太康地记》说：郁林州布山县马湖马岭山有种毒蛇，毒性极大，能杀人，只有冷石可解其毒。那石头颜色赤黑，味苦，用它的碎屑敷疮上，会立刻让人甚感疼痛，咬牙切齿，而立即复苏，所以它又有一名叫切齿石。现代人多用冷石作粉，用治痱疮，有的说此即滑石，但二者味有甘、苦不同。

李时珍说：滑石，今广西桂林各邑及瑶峒中都有，即古代所指的始安。有黑白二种，功效相似。山东蓬莱县桂府村所出的也很好，所以医方中有桂府滑石之称，跟桂林出的同名。现在也有人用它刻图书，不太坚固。滑石的根为不灰木，滑石中有光明黄子的为石脑芝。

［修治］ 雷敩说：凡用白滑石，必须先用刀刮净后研粉，跟牡丹皮同煮一伏时（一昼夜）。然后去牡丹皮，取滑石，用东流清水淘净，晒干备用。

［气味］ 甘，寒，无毒。

《名医别录》说：大寒。

徐之才说：石韦跟它相使，恶曾青，制雄黄。

［主治］ 《神农本草经》：主治身热泄澼，女子乳滞不通。通利小便，荡除胃中积聚寒热，滋益精气。久服可轻身健体，耐饥延年。

《名医别录》：通九窍六服津液，去滞留结聚，止渴，滑利中焦。

朱震亨：燥湿，分利水道，涩止大肠，化解食毒，行积滞，逐凝血，解燥渴，补脾胃，降心火。主治石淋，为治石淋之要药。

李时珍：治疗黄疸水肿脚气，吐血衄血，金疮血出，诸疮肿毒。

［发明］ 苏颂说：古方治淋沥，多单用滑石。又与石韦同捣末，饮服一钱，效更快。另主石淋，心胸烦闷，取滑石十二分研粉，分作两服，用水调下。烦热消失，即停后服。

甄权说：滑石治疗五淋，主治难产，服滑石末即可。又滑石末与丹参、蜜、猪脂共炼为膏，到怀胎第十个月时便每日空腹用酒送服弹丸大，到临产时服用量加倍，使胎滑易生，除烦热心躁。

张元素说：滑石气温味甘，治小便淋涩不利。其性沉重，能泄上气使其下行，所以才说"滑则利窍"，治小便不利，跟其他淡渗药不同。

王好古说：滑石入足太阳膀胱径。滑能利窍，以通水道，为很燥的一味药。猪苓汤中用滑石、阿胶，都是滑性药以利水道；与葱、豉、生姜同煎，去滓澄清后用来解利。滑石淡味渗泄为阳，所以能解表利小便，若小便通利的，不宜用。

李时珍说：滑石利窍，不单指利小便。上能利毛腠之窍，下能利精溺之窍。大概滑石药味甘淡，先入胃，然后渗走经络，游溢津气，上输于肺，下通膀胱。肺主皮毛，为水之上源。膀胱司津液，膀胱气化则能使津液排出。所以滑石上能发表，下能利尿，为荡热燥湿的要药。发表为荡涤上中二焦热，利尿为清解中下二焦热，发表是燥上中焦湿，利尿是燥中下焦湿。热散后三焦便会协调而表里调和，湿去后阑门便会畅通而阴阳平衡。刘河间的益元散，通治表里上下诸病，即是这个意思，只不过没说明而已。

〔附方〕 古代所用附方六种，新近常用附方十三种。

1. 益元散。刘河间《伤寒直格》：又名天水散、太白散、六一散。功用为通解中暑伤寒疫疬、饥饱劳损、忧愁思虑、惊恐悲怒、传染病及汗后遗热劳复等各种疾病。兼有解两感伤寒、百药酒食邪热毒气的作用。可治五劳七伤、一切虚损、内伤阴痿、惊悸健忘、痫瘲烦满、短气咳嗽、肌肉疼痛、腹胀闷痛、淋漓涩痛、服石石淋等症。治疗身热呕吐泻、肠澼下痢赤白。清除烦热、胸中积聚、寒热。止渴、利水。治妇人产后津液亏虚、阴血虚损而致高热。催生下乳。治吹乳乳痈、牙疮齿痔。益元散大养脾肾之气，通利九窍六腑，去留结，益精气，壮筋骨，调气机，通经脉，消水谷，保真元，明耳目，安魂定魄，强志轻身，驻颜益寿，耐劳饥渴，实为神验药物。方用白滑石水飞过六两，粉甘草一两，共研为末。每服三钱，温水加蜜少许送下。实热用新汲水送下，解利用葱豉汤送下，通乳用猪肉面汤送下，催生用香油浆送下。凡难产或死胎不下，都由风热燥涩、结滞紧敛、不能舒缓而致。此药效力到达，则会使结滞顿时散开而使疾病痊愈。

2. 膈上烦热多渴。《圣惠方》：用滑石二两，捣碎，加水三盏，煎至二盏，去滓留水，加粳米煮粥吃。

3. 女劳黄疸。《千金方》：症见下半天发热恶寒，小腹拘急，大便溏黑，额头变为黑色。用滑石、石膏等分，共研细末，每次用大麦汁送服一匙。一日三次。等小便大利则疾病痊愈。但见腹满的较难治。

4. 伤寒衄血。《本事方》：用滑石粉和米饭，做成药丸如梧子大，每服十丸，在口中稍稍嚼破，清水送下，衄血立刻止住。汤晦叔说：鼻衄血，是由于应当用汗法发汗而汗出不来所致。若鼻血呈紫黑色时，不管多少，都不能去止血。并且还要服温和药物，以调和营卫，待鼻血变为鲜红时，急服本药去止血。

5. 乳石发动，症见烦热烦渴。《圣惠方》：用滑石粉半两，加水一盏，搅匀，一次服下。

6. 暴得吐逆，不能下食。《本草衍义》：用生滑石末二钱，温水送服，再用细面半碗咽下押定。

7. 气壅关格不通，小便淋结，脐下烦闷疼痛。《广利方》：用滑石粉一两，水调服。

8. 小便不通。《杨氏产乳方》：用滑石粉一升，加车前草汁，调匀后，涂脐的周围，干了就换。冬天没有车前草汁，可用水代。

9. 妇人转脬。《圣惠方》：主要由于过忍小便而导致。用葱汤送服滑石末二钱即可。

10. 妊娠子淋，不能小便。《外台秘要》：用滑石粉和水调匀，糊在脐下二寸处。

11. 伏暑水泄。《普济方》：用白龙丸：滑石（火煅过）一两，硫磺四钱，共研为末，用面糊为药丸如绿豆大。每次用淡姜汤送服。

12. 伏暑吐泄。《普济方》：或吐，或泄，或疟，小便赤，烦渴。玉液散：用桂府滑石烧四两，藿香一钱，丁香一钱，共研为末，每次用米汤送服二钱。

13. 霍乱及疟疾。方同上。

14. 痘疮狂乱，循衣摸床，高热引饮。《王氏痘疹方》：用益元散，加朱砂二钱，冰片三分，麝香一分。每用灯芯草汤送下，服二、三次。

15. 风毒热疮，遍身流黄水。《普济方》：可用桂府滑石末外敷，第二日便会痊愈。方法是先用虎杖、豌豆、甘草各等分，煎水洗浴，然后用滑石粉扑敷身上。

16. 阴下湿汗。《集简方》：用滑石一两、石膏（煅过）半两、枯白矾少许，共研为末，干搽患处。

17. 脚趾缝烂。方同上。

18. 杖疮肿痛。《赵氏经验方》：用滑石、赤石脂、大黄各等分，共研为末。用热茶洗伤处后将药敷上。

19. 热毒怪病。《夏子益奇疾方》：症见眼睛发红，鼻子肿大，喘气，浑身出斑，毛发如铁。因中热、毒气结于下焦而致。用滑石、白矾各一两，研为细末，加水三碗，煮成一碗半。不停地喝这药汁，饮完为止。

不 灰 木
（见宋《开宝本草》）

[释名]　无灰木（见下）

[集解] 苏颂说：不灰木出在上党地区。今泽州、潞州的山中都有，大概也为石类。它颜色白，像烂木，但烧它却不成灰，从而得名"不灰木"。有的说它为滑石的根，出滑石的地方都有不灰木。采收无时。

陈藏器说：要想烧成灰，只需将它研破，然后用牛奶煮，再用黄牛粪烧，即可成灰。李时珍说：不灰木有木、石二种：石类的体重质坚，有的人用纸裹不灰木蘸石脑油点灯，彻夜不成灰，人多用作小刀靶。《开山图》说：徐无山出不灰木，为生火的石头。山在今顺天府玉田县东北。《庚辛玉册》说：不灰木，为阴石。生在西南少数民族地带、黎州、茂州的好，形状如针，花纹像树纹，烧它无烟。这些都是指石类的不灰木。《伏深齐地记》说：东武城有种胜火木，那木经野火烧而不灭，称它叫不灰木。杨慎《丹铅录》说：《太平寰宇记》上说：不灰木多作镜子，烧它后成炭而不成灰，出于胶州。它的叶子像蒲草，现在有人把它捆在一起点燃，称之为"万年火把"。这些指的都是木类的不灰木。我经常得到这种火把，为草叶绑捆在一起而成，中间夹松脂一类的东西，一夜仅烧一二寸。

[气味] 甘，大寒，无毒。

独孤滔说：煮汞，结草砂，煅三黄，匮五金。

[主治] 《开宝本草》：主治热痱疮，和枣叶、石灰共研为粉，外敷。

李时珍：除烦热阳厥。

[发明] 李时珍说：不灰木性寒，但能跟热药配伍治疗阴毒。刘河间《宣明方》，用治阳绝心腹痛，金针丸中也用它。大概寒热并用，而能调和阴阳吧。

[附方] 新近常用附方四种。

1. 肺热咳嗽，卧时更甚。《圣济总录》：用不灰木一两半、玄精石二两、炙甘草半两、贝母一两半、天南星（白矾水煮过）半两，共研细末。每服半钱，姜汤送下。

2. 咽喉肿痛，五心烦热。《圣济总录》：用不灰木（先以牛粪烧红）四两、玄精石（煅红）四两、珍珠一钱，共研细末，加糯米粥少许，做成药丸，每丸如芡子大。每服一丸。服时，用生地黄汁、粟米淘水研化后吞下。每天服二次。

3. 霍乱烦满，气逆腹胀，手足厥冷。《圣济总录》：以不灰木、阳起石（煅过）、阿魏各半两，巴豆（去心）、杏仁（去皮）各二十五个，共研细。加粟米饭，做成药丸，每丸如樱桃大。每服一丸。服时，把药丸穿一孔，在灯上烧到烟尽，再研为末，姜汤送下。以通利为度。

4. 阴毒腹痛。《玉机微义》：回阳丹：用不灰木（煅）、牡蛎（煅）、高良姜（炒）、川乌头（炮）、白芍药各一钱，共研为末，加麝香少许。每次用一钱，男用女唾调涂在外肾，女用男唾调涂在乳上，得出汗后则愈。

附 松石

苏颂说：今处州出一种松石，像松树干，而实为石头。有的说是松树日久化成石头的。人们多用它修饰山亭以及琢修成枕。虽不入药，但与不灰木相类似，所以附在它的下面。

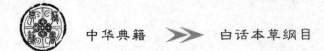

五色石脂
（见《神农本草经》上品）

［校正］　并入五种石脂。

［释名］　李时珍说：膏油凝结称为脂。而五色石脂性粘连，本是帮助炼丹的最好药物，当然它本身也有特殊的药用价值。

［集解］　《名医别录》说：五色石脂生在南山阳面的山谷中。又说：青石脂生在齐区山及海涯。黄石脂生在嵩高山，颜色像莺雏。黑石脂生在颍川阳城。白石脂生在太山的阴面。赤石脂生在济南、射阳及太山阴面。以上几种采收都不拘时节。

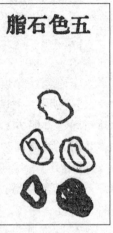

脂石色五

吴普说：五色石脂一名五色符。青符生在南山或海涯。黄符生在嵩山，颜色像纯脑、雁雏。黑符生在洛西山空地。白符生在少室天娄山及太山。赤符生在少室及太山，颜色降红，光滑如脂。

陶弘景说：现在习惯上只用赤石、白石二种脂。好的出在吴郡，也出在武陵、建平、义阳。义阳出的主要产在鄢县东八十里，形状像狙脑，赤的鲜红可爱，随采随生。其余三种石脂不常用，但黑石脂能入画用。

苏恭说：义阳即申州，它出的应为桃花石，而不是石脂。白石脂今出在慈州各山中，比别的地方出的都好。赤石脂今出于虢州卢氏县，泽州陵川县，另慈州吕乡县、宜州各山中也有。都以颜色鲜艳、纹理清晰为好。赤、白二石脂没听说太山出，古代出在苏州、余杭山，今不收采。

陈承说：今苏州有赤白二石脂，作上贡用，但入药效不佳。只有延州山中所出的最好，尤以生在两石间的最良。

苏颂说：白石脂、赤石脂，现只有潞州出产，潞州与慈州相近。

寇宗奭说：赤、白石脂四方都有，以纹理清晰、质地粘滞能粘舌缀唇的为最好。

［修治］　雷斅说：凡是药用赤石脂，先研为末，再用新汲水飞过三遍，然后晒干备用。

李时珍说：也有经火煅后水飞而用的。

［气味］　五种石脂都甘、平。

《大明本草》说：都温，无毒。畏黄芩、大黄、官桂。

［主治］　《神农本草经》：主治黄疸，泻痢、肠澼，脓血，阴蚀下血赤白，邪气痈肿，疽痔恶疮，头疡疥瘙。久服能补髓益气，使人肥健不饥，轻身延年。五石脂各随五色按五行相配法滋补五脏。

《大明本草》：主治泻痢，血崩带下，吐血衄血，涩精淋沥。能除烦，疗惊悸，壮

筋骨，补虚损。长久服用能和悦肤色。还可以治疮疥痔漏，有排脓的作用。附　青石脂

[气味]　酸，平，无毒。

吴普说：青符：神农：甘。雷敩：酸，无毒。桐君：辛，无毒。李当之：小寒。

[主治]　《名医别录》：养肝胆气，明目，主治黄疸、泻痢、肠澼、女子带下等病，以及疽痔恶疮。长久服用可补髓益气、耐饥延年。

附　黄石脂

[气味]　苦，平，无毒。

吴普说：黄符：雷公：苦。李当之：小寒。

徐之才说：曾青与它相使，恶细辛，畏蜚蠊、黄连、甘草。

雷敩说：服用它时忌食蛋类。

[主治]　《名医别录》：养脾气，安五脏，调中焦，主治大人小儿泻痢、肠澼、下脓血，去涤虫，除黄疸、痈疽、虫证。长久服用可轻身延年。

附　黑石脂

《名医别录》说：一名石墨，一名石涅。

李时珍说：这种东西为黑色的石脂，也可作墨用，它性粘滞，跟石炭不同，南方人称它画眉石。许慎《说文》上说：黛，即画眉石。

[气味]　咸，平，无毒。

吴普说：黑符：桐君：甘，无毒。

[主治]　《名医别录》：滋养肾气，滋补阴液，主治阴蚀疮，止肠澼泻痢，疗口疮咽痛。长久服用可补髓益气，耐饥延年。

附　白石脂

[气味]　甘、酸，平，无毒。

吴普说：白符，一名随。岐伯、雷公：酸，无毒。桐君：甘，无毒。扁鹊：辛。李当之：寒。

甄权说：甘，辛。

李果说：温。

徐之才说：配伍厚朴，用米汤送服，可止便脓。燕屎跟它相使，恶松脂，畏黄芩。

苏颂说：畏黄连、甘草、飞廉、马目毒公。

[主治]　《名医别录》：养肺气，厚肠胃，补骨髓，主治五脏惊悸不足，心下烦闷，止腹痛水泄、小肠澼、湿热便溏、便脓血，治疗女子崩中漏下赤白，有排痈疽疮痔的作用，长久服用可安心神、耐饥饿、轻身健体、延年益寿。

甄权；涩大肠。

[附方]　古代所用附方四种，新近常用附方二种。

1. 小儿水痢，形体虚弱不能服汤药。《子母秘录》：可用白石脂半两研粉，和白米粥空腹食用。

2. 小儿滑泄。《全幼心鉴》：方用白龙丸：白石脂、白龙骨等分，共研为末，做成水丸如黍米大。每次服用按年龄大小而量不同，用木瓜、紫苏汤送下。

3. 久泄久痢。《斗门方》：白石脂、干姜等分，研为细末，百沸汤和面为稀糊，共做成如梧子大的药丸，每次用米汤送服三十丸。

4. 儿脐汁出，脐部红肿。《韦宙独行方》：用白石脂末（熬温），撒扑在上面，每日三次，注意不要揭动。

5. 儿脐血出，经常哭啼。《本草衍义》：方同上。

6. 粉滓面䵟。《圣济总录》：用白石脂六两、白敛十二两，共研为末，用鸡蛋清调。晚上涂面，白天洗去。

附　赤石脂

[气味]　甘、酸、辛，大温，无毒。

吴普说：赤符：神农、雷公：甘。黄帝、扁鹊：无毒。李当之：小寒。

徐之才说：畏芫花，恶大黄、松脂。

苏颂说：古人也有单独服用的，服后则心痛，饮热酒不能缓解。用棉裹葱、豉，煮水饮服才可。

[主治]　《名医别录》：补养心气，明目益精，治疗腹痛肠澼，下痢赤白，固涩小便，解痈疽疮痔，固女子崩中漏下，治难产胞衣不下。长服可补髓益气，和悦肤色，增强智力，耐饥轻身，延年益寿。

甄权：补益五脏虚乏。

李时珍：补心血，生肌肉，厚肠胃，利水湿，收脱肛。

[发明]　陶弘景说：五色石脂，《神农本草经》中功效主治都相似，《名医别录》将它们分条记载，现在习惯上只用赤、白石脂止痢。

张元素说：赤、白石脂都甘、酸，为阳中之阴，有固脱的作用。

李果说：赤石脂性降，为阳中之阴。它的作用有二：固肠胃有收敛的作用，能下胎衣但又不峻烈。

王好古说：它性涩，可固脱，为收敛之剂。赤石脂入丙，白石脂入庚。

李时珍说：五色石脂都是治疗手阳明大肠经、足阳明胃经的药物。它味甘、气温、体重、性涩。药性涩而且重，因而能够收湿、止血而固下；药味甘而药性温，因而能够益气、生肌而调中。中，指的是肠胃、肠胃惊悸、黄疸等症；下，指的是肠澼、泻痢、崩漏、带下、遗精等症。五色石脂所主治的症情，大致是相同的，因而《神农本草经》不分条目，仅说各石随五色按五行相配而滋补五脏。《名医别录》虽把五色石脂分为五种，但其性味、主治又没有多大差别，仅用五味来配五色，这样来强调差异而加以区分，实在是很勉强的。赤石脂与白石脂，一是主治血分证的药物，一是主治气分证的药物，后世临床则按照此用药。如张仲景用桃花汤治下痢大便脓血，就以赤石脂药性重涩，入下焦血分而固脱；干姜药性辛温，能温暖下焦而补虚；粳米药性甘温，能助赤石脂、干姜而滋润肠胃。

[附方]　古代所用附方五种，新近常用附方七种。

1. 小儿疳泻。《斗门方》：赤石脂末，用米汤调服半钱，可立即痊愈。若加京芎等分，则效果更好。

2. 大肠寒滑，小便精出。《本草衍义》：用赤石脂、干姜各一两，胡椒半两，共研为末，略加醋和饭，糊成药丸，如梧子大。每服五十至七十丸，空腹服，米汤送下。有人曾患此病，服热药很多都无效。后来有人给他处这个方子，服了四剂疾病便愈。

3. 赤白下痢。《普济方》：赤石脂末，每次饮服一钱。

4. 冷痢腹痛，泄下白冻如鱼脑。《和剂局方》：桃花丸：煅赤石脂、炮干姜等分，共研为末，加蒸饼少许，做成药丸。服量随年龄大小而不同，每日三次。

5. 老人气虚冷痢。《养老方》：赤石脂五两水飞，白面六两，水煮熟，加葱酱作成肉羹。空腹吃三、四次即会治愈。

6. 伤寒下痢，大便脓血不止，方用桃花汤。《伤寒杂病论》：赤石脂一斤，一半全用，另一半研末待用，干姜一两，粳米半升，加水七升，煮米待熟后去渣，每服七合，放入赤石脂末一匙共服，每日三次，直到痢止才停服。

7. 痢后脱肛。《钱氏小儿方》：赤石脂、伏龙肝共研成细末，外敷。有的加白矾。

8. 反胃吐食。《圣惠方》：用最好的赤石脂研成细末，炼蜜为丸如梧子大。每于空腹用姜汤送服一、二十丸。服药前先拿巴豆仁一枚，注意不要破的，用唾液吞服下，然后再服药。

9. 痰饮吐水，不分时节。《千金翼方》：其致病原因主要为过食冷饮，而使脾胃气弱，不能消化饮食。食物进入胃中，都变成冷水，反吐不停，方用赤石脂散。赤石脂一斤，捣碎筛过，服一匙，饮酒不需控制，逐渐加至每服三匙。等将一斤赤石脂末全服完后，则终身不会再吐痰水，也不再下痢。它可补五脏，使人肥健。有人曾患痰饮证，服各种药物都没效，经用此方才痊愈。

10. 心痛彻背。《金匮要略》：赤石脂、干姜、蜀椒各四分，炮附子二分，炮乌头一分，共研成细末，炼蜜为丸如梧子大。开始先每次服一丸，若效不明显，可稍加量。

11. 经水过多。《普济方》：赤石脂、破故纸各一两，共研细末。每服二钱，米汤送下。

12. 小便不禁。《普济方》：煅赤石脂、煅牡蛎各三两，盐一两，共研细末，糊成药丸如梧子大。每次用盐汤送服十五丸。

桃 花 石
（见《唐本草》）

[集解] 苏恭说：桃花石出自申州钟山县，类似赤石脂，但舐它不粘舌。

李珣说：它的形状也类似紫石英，颜色像桃花，光润质量，看上去很可爱。

苏颂说：现今信州有出桃花石，形状类似赤石脂、紫石英等，采收不分时节。陶弘景说，义阳出的赤石脂，形状像独脑，鲜红可爱。苏恭不同意这一说法，认为陶宏景所说的是桃花石，久服可使人肥健，当地人现在用它治痢疾。功用也相差不远。

寇宗奭说：桃花石有赤、白两种：一种质地赤，上有淡白点，如桃花瓣，另一种质地淡白，上有赤点，也如桃花瓣。人们常常用它镌磨作器，很少服用。

李时珍说：这就是不粘舌、坚硬而有花点的赤白石脂，并不是别的东西，所以它的气味功用与石脂相同。过去张仲景用赤石脂治痢的桃花汤，《和剂局方》治冷痢的桃花丸，都用这种药。

[气味] 甘，温，无毒。

[主治] 《唐本草》：主治大肠冷脓血痢。久服可使人肥健能食。

炉 甘 石
（见《本草纲目》）

[释名] 炉先生

土宿真君说：这种药点化为神药非常奇妙，九天三清都尊称它为炉先生，可不是一般的药。

李时珍说：这种药后炉火重缎，而味甘，所以命名为炉甘石。

[集解] 李时珍说：炉甘石在坑冶处都有，川蜀、湘东最多。而太原、泽州、阳城、高平、灵丘、融县及云南的为好，为金银的苗。炉甘石大小不一，形状像羊脑，质地如石脂，也粘舌。产在金坑的，颜色微黄，为上品。产在银坑的，色白，有的带青色、绿色、粉红色。红铜遇到它，也变为黄色。现在的黄铜，都是它点化的。《造化指南》说：炉甘石受黄金、白银之气熏陶，三十年才能结成。用大秒浸泡及砒霜煮过，都可点化，不比三黄差。《崔昉外丹本草》说：用铜一斤，炉甘石一斤，炼后即成镴石一斤半，是不是石中的东西被取出了？真正的输石产在波斯，像黄金，烧后色红而不黑。

[修治] 李时珍说：用炉甘石时，用炭火将它煅红，用童便淬七次，水洗净，研粉，水飞过，晒干备用。

[气味] 甘，温，无毒。

[主治]　李时珍：止血，消肿毒，生肌，明目去翳，退赤消肿，燥湿除烂。与龙脑合用点眼，治各种眼病。

[发明]　李时珍说：炉甘石，为阳明经药。它受金银之气熏蒸，所以为治眼病的要药。我常用炉甘石（煅淬）、海螵蛸、硼砂各一两，共研为细末，点眼用治各种目疾，效果很好。若再加朱砂五钱，则性不粘滞。

[附方]　新近常用附方十五种。

1. 目暴赤肿。《御药院方》：用炉甘石（火煅尿淬），风经硝等分，共研为末。每次取一粟粒大小，加清水化匀后点眼。

2. 诸般翳膜。《宣明方》：炉甘石、青矾、朴硝等分，共研为末。每次取一小茶匙，化在开水中，等稍冷，即用以洗眼。一天洗三次。

3. 一切目疾。用真炉甘石半斤，加锉成小粒的黄连四两，放在瓦罐里，煮两沸。去掉黄连，单取炉甘石研末，加片脑二钱半。共研匀，贮存在小瓦罐中。每次用少许点眼，每次必有效。

又方：煅炉甘石一钱，盆硝一钱，共研细末。热水泡后洗服。

4. 目中诸病。《张氏方》：石连光明散：用治视物如五轮八廓等病，很有效。炉甘石半斤，好用颜色像羊脑、鸭头的，以桑柴灰一斗，火煅红，研细末。再用雅州黄连、胡黄连各四切片，煎汁，将炉甘石粉浸泡入汤汁中，澄清后取粉，晒干。另用铅粉二锭，也用黄连水浸过，再炒。雄黄研末。每次用炉甘石粉、铅粉各三分，雄黄一分，片脑半分，研匀，点非常有效。

5. 目暗昏花。《卫生易简方》：炉甘石（火煅童尿淬七次）、代赭石（火煅醋淬七次）、黄丹（水飞）各四两，共研为末。白沙蜜半斤，用铜铛炼去白沫，再加清水五、六碗，熬沸后下药，继续用文武火熬成一碗，滴水不散。倾入夹层纸中滤过，收存在瓷缸中，随时取出点眼。

6. 烂弦风眼。《刘长春方》：用治两眼烂边，迎风流泪。用白炉甘石四两，火煅童尿淬过七次，放地上出毒三天，研为细末。每次用椒汤洗眼后，临睡时点眼三、四次，第二天早晨用茶水洗去，疗效很神奇。

又方：炉甘石一斤（火煅），用黄连四两煎的水淬七次。研成细末，加入片脑。每天用它点眼。

《宣明眼科方》：用炉甘石、石膏各一钱，海螵蛸三分，共研细末。加入片脑、麝香各少许，收存点眼。

《卫生易简方》：炉甘石二两。用黄连一两煎水，加童便半盏后再熬，又加入朴硝一两，再煎。用火煅炉甘石，再用上面煎的汁淬七次，然后洗净，研为细末，加入蜜陀僧末一两研匀，收存用它点眼。

7. 聤耳出汁。《普济方》：炉甘石、矾石各二钱，胭脂半钱，麝香少许，共研细末，吹耳。

8. 牙齿稀疏。《集玄方》：炉甘石（煅）、寒水石等分，研成细末。每次用少许擦牙，忌刷牙。日久牙渐密。

9. 漏疮不合。《杂病治例》：童尿制过的炉甘石、牡蛎粉，用它外塞，配内服滋补药。

10. 下疳阴疮。《通妙邵真人方》：炉甘石（火煅醋淬五次）一两，孩儿茶三钱，共研为末，用麻油调敷在患处，很快便痊愈。

11. 阴汗湿痒。《直指方》：炉甘石一分，真蚌粉半分，共研为末，撒扑在患处。

井 泉 石
（见宋《嘉祐补注本草》）

［释名］ 李时珍说：它性寒如井中泉水，所以命名为井泉石。

［集解］ 掌禹锡说：井泉石，道路边上到处都有，出于饶阳的为最好。生在田野中间的，须挖地一丈多深，才能取出。它形状大小长短不一，颜色如土，内实外圆，层层相叠，采收不分时节。另外还有一种像姜石的，现在的人们多认为是井泉石，是错误的。

苏颂说：深州城西二十里的剧家村出产井泉石。

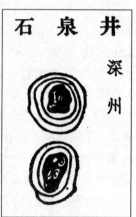

［修治］ 掌禹锡说：用井泉石时，必须将它研细，水飞。不然可使人患淋证。

［气味］ 甘，大寒，无毒。

［主治］ 《嘉祐补注本草》：清热解毒，散解心脏热结，治风热咳嗽、小儿热痞、雀目青盲、眼赤肿痛，消肿散毒。配伍石决明、菊花，治疗小儿眼疮生翳膜。配伍大黄，栀子，治疗眼睑红肿。

［附方］ 新近常用附方四种。

1. 膀胱热闭、小便不利。《圣济总录》：井泉石、海金砂、车前子、滑石各一两，研成细末。每服二钱，用蜜汤送下。

2. 风毒赤目。《圣济总录》：井泉石半两，井中苔（焙）、谷精草各一两，豉（焙）一合，共研细末。每服二钱，空腹时用井水送下。

3. 产后搐搦，通俗上叫鸡爪风。《宣明方》：方用舒筋散：用井泉石四两研末，天麻（酒浸）、木香各一两，人参、川芎、官桂、丁香各半两，共研细末。每服三钱，大豆淋酒送下，待出汗则病愈。

4. 痤痱瘙痒。《圣济总录》：生井泉石三两，煅寒水石四两，脑子半钱，共研细末，外用撒扑。

无 名 异
（见宋《开宝本草》）

[释名] 李时珍说：无名异，即隐名的意思。

[集解] 马志说：无名异出自大食国，生长在石头上，形状像黑石炭。当地人用油炼成像黳石一样，咀嚼起来很甜。

苏颂说：现在广州一带山石中以及宜州以南八里的龙济山中也有。呈黑褐色，大的像弹丸，小的像黑石子，采收不分时间。

雷斅说：无名异形状像石炭，但味道却不相同。

李时珍说：无名异生在四川、两广的深山中，而以桂林为最多，一色便有几百枚，都如小黑石子，颜色似蛇黄而略黑。附近的山中有时也有。用它来煮蟹，可杀腥味；用它来炼桐油，可吸水气；把它涂在剪刀上剪灯芯，灯芯立刻会断。

[气味] 甘，平，无毒。

苏颂说：咸，寒，伏硫磺。

[主治] 《开宝本草》：主治刀伤、折伤、内脏损伤，有止疼痛、生肌肉的功用。

苏颂：可消肿毒、痈疽，醋调后外敷。

李时珍：收湿气。

[发明] 李时珍说：按《雷公炮炙论·序》说。无名异可止疼痛。如截指时用它，好像剪指甲一样不知疼痛。崔昉《外丹本草》上说，无名异，即阳石，过去曾有人见一山鸡被网后逃出，但脚受了伤，便衔一石块磨擦伤处，不久痊愈而飞离。于是人们便用这种石头治外伤、骨折，很有疗效，很快流传开了。

[附方] 新近常用附方十一种。

1. 打伤肿痛。《集验方》：将无名异研为细末，用酒送服。有散血、消肿、止痛的作用。

2. 损伤接骨。《多能鄙事》：用无名异、甜瓜子各一两，乳香、没药各一钱，共研为末。每次服五钱，用热酒送下，小儿服三钱。服完后，用黄米粥涂在纸上，掺入左顾牡蛎末，用它裹住伤处，用竹篾夹住。

3. 跌打损伤。《谈野翁试效方》：被责打处罚时提前服无名异末三、五钱，用温酒送下，则责打时不觉很痛，伤得也不会很厉害。

4. 赤瘤丹毒。《简便方》：无名异末，用葱汁调涂在患处，红肿立刻消去。

5. 痔漏肿痛。《简便方》：无名异用炭火煅红，再用米醋淬七次，研成细末。用温水洗疮处，然后用绵裹成小筒将药末填入疮口。如此数次，痔疮即会痊愈。

6. 天泡湿疮。《普济方》：无名异末，用井水调服。

7. 臁疮溃烂。《济急方》：无名异、铅丹，共研为末，用清油调，搽在疮处。若疮太湿，则直接用药粉干搽。

8. 股阴癀疬。《多能鄙事》：无名异二钱，麝香一茶匙，共研细末。酒半碗，午后空腹服下，立刻见效。

9. 睫毛倒置。《保命集》：无名异末，用纸卷后制成灯捻，沾油后点着，再吹灭用烟熏眼，睫毛便会立起。

10. 消渴引饮。《圣济总录》：无名异一两，黄连二两，共研为末，和蒸饼做成药丸如绿豆大，每次服一百丸，用茄根、蚕茧煎汤送下。

11. 脚气痛楚。《卫生易简方》：无名异末，用牛皮胶调化，涂患处，频繁换药。

密 栗 子
（见《本草纲目》）

[集解] 李时珍说：蜜栗子产自四川、两广、浙江一带的金坑中，形状像蛇黄而上面有刺，而且表面有金丝缠绕，颜色紫褐，也是无名异一类的东西。造丹家采它作五金匮药，用制三黄。

[主治] 李时珍：治疗金疮、折伤，有效。

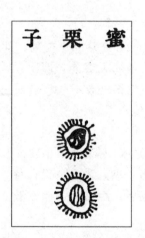

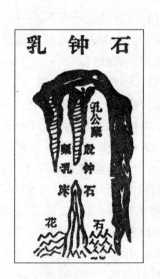

石 钟 乳
（见《神农本草经》上品）

[释名] 公乳（见《名医别录》）　虚中（见《吴普本草》）　芦石（见《名医别录》）　鹅管石（见《本草纲目》）　夏石（见《名医别录》）　黄石砂（见《药性本草》）

李时珍说：石头的津气，像钟一样聚积成乳，滴溜成石，所以叫石钟乳。之所以它又叫芦石及鹅管石，形象地说明它的中间是空的。

[集解] 《名医别录》说：石钟乳生在少室山谷及太山，采收不分时节。

吴普说：石钟乳生于太山山谷阴面的岸下，溜汁聚积而成，好像乳汁，黄白色，中间空而且相通，二三月间采收，阴干备用。

陶弘景说：最好的石钟乳出自始兴，江陵和东境的名山石洞中也都有。但只有中间相通、质轻如羽、碎后如爪甲、中间没有雁齿、色泽光亮的为好。长挺也有一、二尺长的石钟乳，色黄，用苦酒洗刷就变白。仙经中很少有用石钟乳的，但俗方中却很重视它。

苏恭说：始兴的石钟乳最好，其次是广、连、澧、朗、郴等地的，虽然质地厚重，但光润可爱，服食都很好。现在峡州、青溪、房州三洞产的石钟乳，仅次于始兴的。至于其他地区的石钟乳，不可随便服用。经常小便淋痛、口渴的人，可以把石钟乳捣碎，筛过以后，用白练裹着，配伍各种药草浸酒服用。陶宏景认为石钟乳有一、二尺长的，不太可能。

孙思邈说：乳石的土地必须清白光润，有螺纹、鸟翮（hé）、蝉翼等纹理的都行，但必须是白色的才可用。不是这种土地产的，不要轻易服用，因为它的毒胜过毒酒。

马志说：《本草别本》注解道：凡是生于深洞幽穴的石钟乳，都有龙蛇潜伏，有的有龙蛇毒气，有的洞口的阴阳之气不均调，有的通风气，形状像雁齿那样不平滑，有的色黄，有的色红，乳色不润泽，有的煎炼时火色不调，煎一次后不换水，都会生火毒，服后使人小便疼痛不利。另外，石钟乳主要分三种：一种是石乳，生于只有石头的山洞，石头的津气互相滋润，阴气与阳气相交，形成像蝉翼那样的纹理，它性温。另一种是竹乳，生于长满竹子的山洞里，靠竹子的津气滋润，乳成后形状像竹子，当性平。还有一种是茅山的石乳，生于土石相杂的山中，山上长满茅草，石乳靠茅草的津气滋润而成，乳色稍黑而滑润，性微寒。同一种石乳，又有上、中、下三种颜色，都以有光泽为好。别的地方也产石钟乳，但不可轻易相信。

萧炳说：形状像蝉翅的为最好，像爪甲的略差一些，像鹅管的则更差点儿了。明莹洁白质薄的可服用。

苏颂说：现在道州江华县和连、英、韶、阶、峡等州的山中都有石钟乳，生于岩的阴处，蒸馏山液而形成，中间空的而且相互贯通。长的约有六、七寸，形状像鹅管，颜色白而略带红色。唐代《李补阙炼乳法》中说：韶州的石钟乳，无论厚薄，只要颜色晶莹明净有光泽的，都可入炼，只有色黄、色红的不能用。柳宗元也说：颜色美丽有光泽即可，不必迷信产地。所以这种药只要晶莹洁白的就行，而不必拘泥于上面介绍的几种。现在医家只以像鹅管一样中间空的为最好。另外《神农本草经·中品》记载"殷孽（niè）"时说：它为钟乳根。孔公孽，为殷孽根。石花、石床都与殷孽相同。另有石脑，也是钟乳一类。上述五种，医家都很少用，只常用钟乳。

李时珍说：按范成大《桂海志》说的已非常详细了。说桂林与宜、融州相交界的一带山洞中，钟乳很多。抬头看石脉涌起的地方，即有乳床，洁白如玉、如雪，为石液融结而成。乳床下垂，就好像小山倒立的山峰，峰尖尖锐，长如冰柱，柱头质轻薄中间空像鹅翎。乳水滴沥不止，边滴边凝，此为乳最精华的东西，用竹管抬起来接它。炼石乳的人又以鹅管头特别轻薄晶莹就像云母、爪甲的为最好。

[修治]　雷敩说：不要用那种头粗厚、尾部大的，为孔公石，不可用。颜色黑以及经大火惊过，或久在地上收放的，曾经药物制过的，都不可用。必须要色泽鲜明、质地轻薄而有光润的，像鹅翎筒子的为最好，有的可长五、六寸。炼乳的具体方法：钟乳八两，用沉香、零陵香、藿香、甘松、白茅各一两，水煮过，再用汁煮乳，经一伏时滤去。再跟甘草、紫背天葵各二两同煮，滤出擦干，用缓火焙。放臼中研成细末，筛过后放入钵中，让年轻力壮的二、三个人交替研磨，连续三日三夜，不能间断。然后用水飞澄，过绢笼，最后晒干，再放入钵中研二万遍，这时才能用瓷盒收存。

唐慎微说：《太清经》炼钟乳法：取研好的石钟乳细末放入金银器中，用瓦片密盖，不能漏气，然后蒸它，则可自然化成水。李补阙炼乳法见后。

[气味]　甘，温，无毒。

吴普说：神农：辛。桐君、黄帝、医和：甘。扁鹊：甘，无毒。

甄权说：有大毒。

徐之才说：蛇床与它相使。恶牡丹、玄石、牡蒙。畏紫石英、襄草。忌羊血。

李时珍说：《相感志》说：服乳石，忌人参、白术。若违犯则多死。

土宿真君说：钟乳产于阳洞之内，阳气所结而成，若伏它则可柔五金。麦门冬、独蒜、韭实、胡葱、胡荽、猫儿眼草，都可伏钟乳。

[主治]　《神农本草经》：治咳逆上气，能明目益精，安五脏，通百节，利九窍，下乳汁。

《名医别录》：益气，补虚损，治疗脚弱疼痛发凉、下焦伤竭，能强壮阴津。久服可延年益寿，和悦颜色、延缓衰老，还可用治不孕。不经炼制服用，可让人小便不利。

甄权：主治泄精、风寒咳嗽，壮元气，益阳事，利声音。

《大明本草》：补五劳七伤。

青霞子：补髓益气，主治消渴引饮。

[发明]　唐慎微说：柳宗元《与崔连州书》说：草木生长都得依靠土壤，其性也因生存它的土壤不同而不同，有生在山南、山北而性味不同，有的近木生长，有的附石生长，性味也有差别。更何况石钟乳直接由石气熏蒸而产生，因此石头的精粗疏密、尺寸长短、所处洞穴中位置、所在土壤的厚薄的不同，导致依石生长的石钟乳的性味也不相同了。由精密石头之气熏蒸而成的石钟乳，则质地光滑，色泽晶莹，吃它后则可使人精神焕发，气机调畅，可健胃通肠，延年益寿。而由粗疏石头之气熏蒸而成的石钟乳，则质地结涩不光，或大或小，颜色不鲜，有的像枯骨，有的像死灰，吃后则

可使人气机壅滞，泻火生风，刺喉伤肺，幽关不利，而致心烦易怒，肝火旺盛，不能平和。所以人们吃石钟乳时一定要选那色泽晶莹鲜美的，而不一定非要选产在哪里的。这是应该注意的。

朱震亨说：石钟乳为慓悍、急疾的药剂。《内经》说：石类药一般都药性慓悍急剧。凡是药性较偏的，只能短时间用药而不可较长时间服用，而石药又为药性偏得厉害的。从唐朝开始，天下一直很太平，富贵人家多受方土"服食丹石可致长生"说法的迷惑，认为石类药体厚气厚，吃食丹石成为习俗，自宋至今，一直未变。不知到底因为什么，而使人民受气悍药物的损害而不能挽救，实在太可怜了。本草中盛赞久服石药可延年益寿，柳宗元也附和赞美一番，我不得不多说几句了。

李时珍说：石钟乳是治疗阳明经气分证的药物，它的性质慓悍、急疾，服后能使人阳气暴充，饮食倍进，形体壮盛。不懂药性的人得到此药后，不问具体情况，胡乱服用，致使阳气更加淫洗，精气暗损，而石气独存，让孤阳更加炽烈。长此下去，将使营卫不相协调，生发淋渴，变成痈疽，这果真是石钟乳的过错呢？还是人们不明药理自取其咎呢？凡是人的阳明经气息衰微，用石钟乳配合其他药用来救治，身体平复了，就停止用药，有什么不行呢！对于五谷、五肉，长期嗜食不止，还会生发偏绝的弊害，何况是偏爱石钟乳药物呢！有关种树的书上说，凡是果树，在挖洞穴后，放进少许石钟乳末。能使果树坚实、安稳，结果多，味道美。撒放少许石钟乳末在老树的根、皮上，那么老树就会重新繁茂。的确如此。由此可以类推而认识：石钟乳可以益气，助人孕子。但是，对于特别喜爱服食石钟乳的人，恐怕还没有获得它的好处，便先就遭到灾难了；当然也不能一概而论，身体素质异于常人的人，情况也各不相同。宋代张杲《医说》载一医案称：雷世贤武帅有许多侍妾，他常服食朱丹、云母、石钟乳，日夜不停，水煮火炼，用来壮阳补虚、帮助性欲。其中有一侍妾的父亲，为寒泄病所苦不想吃东西，后来求仙丹十粒服用，立即感到肚脐、腹部热如火烧，不一会儿高热到极点，自行跳入井中，救出之后，见遍身发出紫泡，只几天便死去；而武帅雷世贤服食仙丹以千计数，全然没有病痛、烦恼，真是怪事！宋代沈括《梦溪笔谈》称：夏英公禀性豪放不羁，资质异于常人。刚好睡下就身冷如僵死之尸，经常服用仙茅、石钟乳、硫磺等药物，也不管什么关于服食的禁忌，每天早晨还将石钟乳粉掺入稀饭里服食。有一小吏感到奇怪，暗地里也跟着服食，结果生发痈疽不治而死。这位夏英公就像终身服食附子而不中毒的人一样，是同一类型的异人。医学这门技术，如果不潜心钻研，就不能深察其中的奥妙。譬如服石钟乳，当应一生忌用白术，白术能动扰石钟乳。然而有时药势不能充分发挥，则需要借助白术来动扰而激发它的药势。就好像火小时，必须借助风吹而后才会旺盛；但火旺时用风吹反而会损害火，这是自然界的道理。凡服药物，也都得仿效这个道理。另外《十便良方》说：凡服石钟乳的人，吃三天则补人三天，吃十天则补人十天。欲要饱食，可用牛羊獐鹿等动物的骨头煎汁，任意作羹食用，不要吃仓米、臭肉，不要行房事。如此一月后则会精气满盛，百脉流

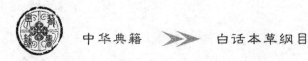

通，身体觉热，绕脐肉起，这为服乳得力，可稍近房事，但房事不能太频，以免药气突然竭尽，更损害人。这一点绝对得注意！之所以叫它"乳"，因为它形状极像人乳。与神丹相仿，跟普通的石头却有差别，所以这种乳叫石乳。《论语》说：上士服石服其精，下士服石服其滓。滓与精、二者的药力差别可远了。这种说法虽很明了，但必须是真患命门火衰的病人才能服用，否则应当仔细考虑。

　　[附方]　　新近常用附方十一种。

　　1. 李补阙服乳法。《千金方》：主治五劳七伤，咳逆上气，治寒嗽，通声音，明目益精，安五脏，通百节，利九窍，下乳汁，益气补虚损，疗脚弱疼冷，下焦伤竭，强壮阴津，久服可延年益寿，助人孕子。用时取韶州钟乳，不管厚薄，只要颜色明净晶莹光泽都可入炼，只是黄、赤两种颜色不能用。将石钟乳放入金银器中，用大锅盛水，将装石钟乳的金银器放锅中煮，使它像鱼眼沸腾，水少了则添。石钟乳少的话煮三日三夜，多则七日七夜，等水干了，石钟乳颜色变为黄白即为熟了。如怀疑还生，可再煮到满十天则最好。取出后去水，换清水再煮半天，若水色不变便可停止，说明石钟乳已无毒了。将石钟乳放入瓷钵中，用玉槌着水研它。若觉干涩，可再加水，使它成稀米粥状即可。研到四、五日时，摸它光腻，如书中白鱼，便可用水洗，不随水落的即为研好了，若随水落的还需再研，然后才澄清取出晒干。每次用一钱半，温酒空腹调服，兼以和丸散用。煮石钟乳的黄浊水，不要服用。服后会损害咽喉、伤肺，使人头痛，或下利不止。若一旦服用了，只需吃猪肉来解。

　　2. 钟乳煎。《千金翼方》：主治风虚劳损，腰脚无力，补益强壮。用炼成的钟乳粉三两，用夹练袋装，牛乳一大升，共煎，到牛乳减三分之一时，将袋取出后饮牛乳，分两次服，一日煎一次。不吐不泻，若虚冷之人大便略溏不必担心。一个袋可以煮三十次，药力便尽了，另制袋。每次煎完，必须洗净，使它通气。石钟乳煮过的滓和面喂鸡，鸡下的蛋食用后对人也很有益，这是崔尚书的方子。

　　3. 钟乳酒。《外台秘要》：安五脏，通百节，利九窍，主风虚，补下焦，益精明目。用炼成的钟乳粉五两，用夹练袋装，清酒六升，装瓶密封，放锅内用水煮，取出后密封七日，即可饮用，每天饮酒三合。忌房事、葱、豉，以及生硬食物。

　　4. 钟乳丸。《和剂局方》：主治男子阳气不足，四肢冰冷，少气纳呆，腰疼脚痹。有下气消食，和中长肌的功用。方用钟乳粉二两，菟丝子（酒浸，焙）、石斛各一两，吴茱萸（汤泡七次，炒）半两，共研成细末，炼蜜为丸如梧子大。每次服七丸，空腹以温酒或米汤送下，每日服二次。服后走几百步，觉胸口热，稍休息会儿可吃干饭豆酱。忌吃粗臭恶食，不要闻秽浊气味。服药最初七天，不要行房事，过七天后才可行，但不宜过频。服过一半后，觉得有效可继续服用。这是曹公卓方。

　　5. 元气虚寒。方见阳起石下。

　　6. 一切劳嗽。《宣明眼科方》：症见胸膈痞满。方用焚香透膈散：用鹅管石、雄黄、佛耳草、款冬花等分，共研细末。每次用一钱，放香炉上焚熏，用筒吹烟入喉中，每日二次。

7. 肺虚喘急，连绵不息。《圣济总录》：用光泽晶莹的生钟乳粉五钱，蜡三两化开后相和，然后放饭盒内蒸熟，研成药丸如梧子大。每次用温水送服一丸。

8. 吐血损肺。《十便良方》：用炼成的钟乳粉，每次服二钱，用糯米汤送下，立刻可止。

9. 大肠冷滑，泄泻不止。《济生方》：用钟乳粉一两，肉豆蔻（煨）半两，共研成细末，煮枣肉共和成药丸如梧子大。每次服七十丸，空腹用米汤送下。

10. 乳汁不通。《外台秘要》：气少血衰，脉涩不行，所以少乳。用炼成的钟乳粉二钱，以浓煎的漏芦汤送服。或者也可用钟乳粉与通草，共研细末，每次用米汤送服一匙，每日三次。

11. 精滑不禁，大便溏泄，手足厥冷。方见阳起石下。

孔 公 蘗
（见《神农本草经》中品）

［释名］　孔公石（见《本草纲目》）通石

李时珍说：孔公石有孔，孔间相通，附着于石上，如树木缀生的芽，所以孔公蘗，俗名孔公。

苏恭说：这种石仅次于钟乳石，形状如牛羊角，其中有孔相通，故名通石。《名医别录》误以为是殷蘗的根，但仍俗称为孔公蘗。

［集解］　《名医别录》说：孔公蘗是殷蘗的根。青黄色，生于梁山山谷。

陶弘景说：梁山位于冯翊郡，即现在的钟乳床，此药亦出自始兴，都是大块，打碎用之。钟乳共分三类：石洞上滴下汁水积久凝结的，称为钟乳床，即孔公蘗。其次为岹岌的，叫殷蘗。大如牛羊角，长一二尺的，现在人称之为孔公蘗。殷蘗也滑溜，较轻较好的为钟乳。它们虽同属一类，然而治疗作用上各不同，贵贱悬殊。三种虽属同一物质，然生长之处不同，故随它们的生长位置而分别优劣。

韩保昇说：钟乳石共分五类：钟乳石、殷蘗、孔公蘗、石床、石花石。虽然同为一种物质但疗效各不同。

苏颂说：既然钟乳石与孔公蘗、殷蘗生长一处，所以有蘗的地方就应该有钟乳石，现在却没听说有。难道使用的少，采集的人也少吗？还是人们不知道蘗中有钟乳石，不能完全采来？所以不能彻底研究。

苏恭说：孔公蘗质量不如钟乳石，《别录》误把它当作殷蘗的根。其时殷蘗是孔公蘗的根。常人却把孔公蘗作为殷蘗的根，陶弘景也认为如此，认为孔公蘗为钟乳石之床，实在不正确。

李时珍说：通过姜石、通石推断，像附在钟乳石上生长，但质地粗劣的叫殷蘗；连接殷蘗而生长，渐为空孔相通的是孔公蘗；接孔公蘗而生长的为钟乳石。

认为苏恭的说法最合理。殷蘖像人乳房的根，孔公蘖像乳房，而钟乳石好比乳头。

[气味] 辛，温，无毒。

吴普说：《神农本草经》上讲辛。岐伯说咸。扁鹊认为酸，无毒。

《大明本草》说：甘，暖。

甄权说：甘，有小毒。

徐之才说：常把木兰作为使药，与细辛、白术相恶，禁忌羊血。

[主治] 《神农本草经》：伤食不化，邪结气恶，疮疽瘘痔，利九窍，下乳汁。

《名医别录》：男子阴疮，女子阴蚀，及伤食病，常欲眠睡。

甄权：主腰冷膝痹毒气，能使喉声圆亮。

青霞子：轻身充肌。

[发明] 陶弘景说：此两蘖不能做丸散，只能入汤剂，都得用酒泡后服。还可治疗脚弱、脚气病。

[附方] 新近常用一种附方。

治疗风气脚弱。《肘后方》：孔公蘖二斤，石斛五两，酒二斗浸后服。

殷　蘖
（见《神农本草经》中品）

[释名] 姜石

李时珍说：殷即隐。生长在石上。隐约可见像树木的蘖。

苏恭说：殷蘖是孔公蘖的根，盘结形状如姜，故称姜石。常人错误地把孔公蘖当作殷蘖。详见于孔公蘖条目。

[集解] 《名医别录》说：殷蘖是钟乳石的根。产于赵国山谷和梁山及南海，随时可采。

陶弘景说：赵国位于冀州，所以殷蘖也产于始兴。

[气味] 辛，温，无毒。

徐之才说：与防己相恶，畏白术。

[主治] 《神农本草经》：烂伤淤血，泻痢寒热，鼠瘘癥瘕结气。

《名医别录》：脚冷疼弱。

《大明本草》：熏筋骨弱并痔瘘，及下乳汁。

[发明] 见孔公蘖条。

附　石床
（见《唐本草》）

苏恭说：味甘，温，无毒。酒浸后服，功效与殷蘖相同。又名乳床、逆石、石笋，生长在钟乳石洞中，随时可采。钟乳水滴下后凝积起来，形状像笋，时间长了渐和上面的石乳相接成为钟乳石柱。陶弘景把孔公薛称作乳床，是错误的。殷薛、孔公薛位置在上，石床、石花在下，质地相同，又同为一体，但位置高低不同。

附 石花
（见《唐本草》）

苏恭说：味甘，温，无毒。主治腰脚风冷，可浸酒服，与殷薛功用相同。又名乳花。生在石钟乳洞中，为石钟乳汁滴在石上，溅开形状如霜雪一般。三月、九月采收。

《大明本草》说：壮筋骨，升阳气。

寇宗奭说：石花呈白色，形状圆像盖着大马构，上有枝权上百枝，每一枝又参差分叉好像鹿角。它的上面有细密的纹理，用手指撩拨，枝体发出铮铮的声音。枝体很脆，经不起触击。多生在海里的石头上，很难得到。家中曾经有一本书，对其注释都不正确。

李时珍说：石花是石钟乳汁滴在石上迸散开后形成的，日久积凝而成花状。苏恭所说的非常明白。寇宗奭所说的，是海中石、梅石柏一类，也叫石花，不入药用，不是本草中所说石花，正是自己搞错了。

附 石骨

苏恭说：石骨，药力比石钟乳强，质对如骨一般坚硬，色泽如玉一般光莹，生在五色石脂中。

土 殷 薛
（见《名医别录》下品）

[释名] 土乳（见《唐本草》）

马志说：即是土脂液，生在洞中，形状像殷薛，因而得名。

[集解] 《名医别录》说：生于高山的北面，色白如脂，随时可采。

陶弘景说：此薛很像钟乳石、孔公薛之类的东西，所以名中有薛。只是生于山崖上，现不知用途。

苏恭说：此即土乳，出自渭州郿县三交驿西北坡平地土窟中，见到过去人采集时留下的六十多次。当地人说：服用后功效与钟乳石相同，却不发热。陶氏及《本草》中说不是生在山崖上。

李时珍说：这是生产于山崖土中的一类钟乳石，南方名山

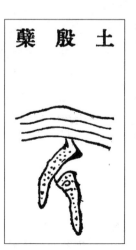

大多有。人们挖掘当作石山，作为玩物来卖，不知道它是土钟乳。

[气味] 咸，平，无毒。

[主治] 《名医别录》：妇人阴蚀，大热，干痂。

石　脑
（见《名医别录》中品）

[释名] 石饴饼（见《名医别录》）　石芝（见《本草纲目》）　化公石

李时珍说：形状像结脑，因而得名。过去有叫化公的食用它，所以又叫化公石。

[集解] 《名医别录》说石脑生产于名山的土石中，随时可采。

陶弘景说：此石也属于钟乳石一类，形状像曾青，白色带黑斑，质软容易破。现今茅山东坡和西平山都有，将山壁凿成龛取得。

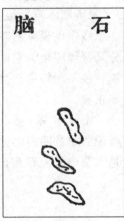

苏恭说：徐州之外宋里山，起初在乱石中，后来在入土一丈以下也能找到，大如鸡卵，或像枣，一触就散作面，呈黄白色。当地人称为握雪礜石，说服之可长生。

韩保界说：苏恭注解引用握雪礜石是不对的。

李时珍说：按《抱朴子·内篇》中说石脑生在滑石中，又像黄石子，但不是每块石中都有。打破千余块大滑石，才能得到一块。刚打破时，放出五色光彩，服一升能长生。这是石芝。《别录》中所说石脑和各仙人所服用的，应该是这种东西。苏恭所说本是石脑，但又用握雪礜石注解，错了。握雪礜石是石上的液体，与石脑不同。

[气味] 甘，温，无毒。

[主治] 《名医别录》：内寒虚损，腰脚疼痹，安五脏，益气。

[发明] 陶弘景说：世见的方子没见用此药，仙经中刘君导仙散用到它。而且《真诰》中说：李整采服，治疗风痹虚损，而能长生。

苏恭说：隋代化公所服的药，也称为石脑。

李时珍说：《真诰》中记载姜伯真在大横山服石脑，时时使周身发热却不感到渴，就是此物。

石　髓
（见《本草拾遗》）

[集解] 陈藏器说：石髓产于临海华盖山石窟。当地人采取后澄淘如泥，作弹子

大丸状，有白有黄都很好。

李时珍说：按《列仙传》说，卬疏煮石髓服，就是钟乳石。仙经中讲：神山五百年一开，石髓出，服之长生。王列入山见石裂开，取得石髓食后，因撮少许给秘康，于是变化作一块青石。北史中说：龟兹北大山中，有一种像膏的东西，流出形成川，行数里入地，形如醒醐，服后牙齿头发再生，病人服后皆痊愈。《方镇编年录》说：高展是并州判官，一天见到石砌间有沫流出，用手涂到一老吏面上，皱纹顿消容颜似少年。高展认为是神药，询问承天道士。道士说：这叫地脂，食后长生不死。于是打扒开砌石，没有任何东西。这几种传说都与石髓近似。

［气味］甘，温，无毒。

［主治］陈藏器说：寒热，羸瘦无颜色，积聚，心腹胀满，食饮不消，皮肤枯槁，小便数疾，癖块，腹内肠鸣，下痢，腰脚疼冷性壅，宜寒瘦人。

石 脑 油
（见宋《嘉祐补注本草》）

［校正］　并入《本草拾遗》石漆。

［释名］　石油（见《本草纲目》）　石漆（见《本草拾遗》）　猛火油　雄黄油　硫磺油（见《本草纲目》）

［集解］　刘禹锡说：石脑油最好用瓷器保存。不能用金银器，虽很密闭，但油可透过。道家用的多，世方中少用。

寇宗奭说：真石脑油难收藏，大多侵蚀器皿。入药量少。烧炼家研生砒入油，再研作膏状，放坩埚内，用瓦盖置火上，等油耗干取出，又研又放油中，上火炼，砒即伏可作就丸。

李时珍说：石油产地不一，有出自陕之肃州、鄜州、延州、延长，有广之南雄及缅甸者，从石岩中流出，溶入泉水，汪汪流出，肥如肉汁。当地人用草挹入罐中，黑色像淳漆，有雄硫气。当地人用来点灯非常明亮，遇水更炽烈，不能食。烟很浓，沈存中在西为宦时，扫其煤作墨，黑如漆而有光泽、胜过松烟。张华《博物志》记载：延寿县南山石泉流注为沟，水中有脂，挹取放器皿中，由黄变黑像凝膏，燃烧后极明亮，称之为石漆。段成式《酉阳杂俎》载：高奴县有石脂水，腻浮水上像漆，采来涂车和燃灯。康誉之《昨梦录》载：猛火油出自高丽以东，太阳烘石所出液体，只有真琉璃器皿可以贮藏。入水小满，就燃烈焰；余力入水，鱼鳖皆死。边疆之人用来御敌。比几种说法均指石脑油。国朝正德末年，嘉州开盐井，偶然得到些油水，可以照明，光亮倍加。烧水火焰更高，用灰扑才灭。发出雄黄，硫磺的气味，当地人称做雄黄油，亦

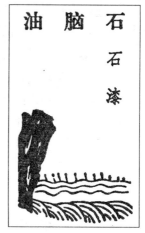

叫硫磺油。近来又开数井,官府主管。这也是石油,只是出于井罢了。大概到处地下产雄黄、硫磺、石脂等,来源相通,所以有此物。王冰称龙火得湿则燃烧,遇水则烈,光焰冲天,物质烧尽才熄,就是指此类,皆阴火。

[气味] 辛,苦,有毒。独狐滔说:化铜,制砒。

[主治] 宋《嘉祐补注本草》说:小儿惊风,化涎,可和诸药做丸散。李时珍说:涂疮癣虫癞,治针、箭入肉药中用之。

[发明] 李时珍说:石油气味与雄黄、硫磺相同,故杀虫治疮。其性走窜,渗透各种器具,只有瓷器、琉璃器皿不漏。所以钱乙治小儿惊热膈实,呕吐痰涎,银液丸中,用和水银、轻粉、龙脑、蝎尾、白附子诸药为丸,不但取其化痰,亦取其能透经络,走关窍。

附 地溲

李时珍说:小沟山洞的流水,以及引水灌田的渠道里,多有这种东西。形状像油,又像泥,色如黄金,很是腥烈。冬季收取。将柔铁烧红后放入地溲中,如此反复二三次,则柔铁变得非常刚硬,可以切割玉块。

石 炭
(见《本草纲目》)

[释名] 煤炭 石墨 铁炭 乌金石(见《本草纲目》) 焦石

李时珍说:石炭即乌金石,上古书中谓之石墨,今俗称为煤炭,因煤墨音近。《本草拾遗》记载焦石如炭,《岭表录异》载:言康州有焦石洞,就是指此。

[集解] 李时珍说:石炭南北方各山产地很多,过去人不用,所以认识的很少。现在人们用它来代柴做饭,炼铁,大人利民。居民都在山中挖洞,进入十多丈取炭。有块大的像石头一样有光泽,有像炭末般疏散的,都发硫磺气,用酒喷则解。用坚块如石的入药。古人说夷陵黑土为劫灰者,就是指疏散的这一种。《孝经》援神契说:大王的恩德到了山陵,便会出黑丹。《水经》说:石炭可用来书写,难尽燃,烟气熏人。《酉阳杂俎》云:无劳县出石墨,整年都烧不完。《夷坚志》说:彰德南郭村井中产石墨。宜阳县有石墨山。汧阳县有石墨洞。燕之西山,楚之荆州、兴国州,江西之庐山、袁州、丰城、赣州,都产石炭,可以做炊。都是此石。又有一种石墨,舐后粘舌,可写字画眉,叫画眉石,即墨石脂。见石脂下。

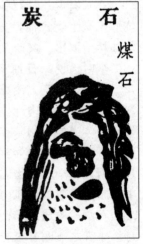

［气味］ 甘，辛，温，有毒。

李时珍说：煤气中毒的人，昏厥欲死，只要饮冷水就立刻解毒。

独孤滔说：解锡晕，制三黄、硇砂、消石。

［主治］ 李时珍说：主治妇女气血淤滞疼痛，以及各种疮毒、金疮出血、小儿痰痫。

［附方］ 新近常用附方五种。

1. 金疮出血。《医方集成》：急用石炭末厚敷疮口。疮深不易很快愈合的，加滑石。

2. 误吞金银及钱，在腹中不下。《普济方》：用光明石炭一杏核大，硫磺一皂子大，共研细末，以酒送下。

3. 腹中积滞。《儒门事亲》：用乌金石（即铁炭）三两，自然铜（研末醋熬）一两，当归一两，大黄（童尿浸，晒）一两，共研细末，每次服用二钱，用红花酒一盏，童尿半盏，同调，饮食前服，每日服二次。

4. 月经不通。《卫生易简方》：巴豆去油，如绿豆大三丸，以乌金石末一钱，调汤送下，即通。

5. 产后儿枕刺痛。《洁古保命集》：黑白散：用乌金石烧酒淬七次，寒水石煅为末，等分，每次用粥饮服一钱半，即止，未止再服。

附 然石

李时珍说：曹叔雅《异物志》说：豫章有种石，黄色，如理疏，以水灌之使热，可以烹鼎，冷则再灌。张华称之为然石。高安也有这种药。

石 灰
（见《神农本草经》下品）

［释名］ 石垩（见陶弘景） 垩灰（见《神农本草经》） 希灰（见《名医别录》） 锻石（见《日华诸家本草》） 白虎（见《本草纲目》）矿灰（见《本草纲目》）

［集解］ 《名医别录》说：石灰生在山川峡谷中。

陶弘景说：山川附近的石料，青白色，在灶火上煅烧后，用水浇沃，就会热气蒸腾而会解，一般称为石垩。

苏颂说：山川附近到处都有，即将青石烧煅为灰。又称许石煅。有风化、水化两种：所谓风化，即是将石燃烧后放在风吹处自然分解，这样药物药力大；所谓水化，即以水浇沃，热气蒸腾而分解，药力就要差一些。

李时珍说：现在人们专门建窑洞来烧煅石灰，先在下面放

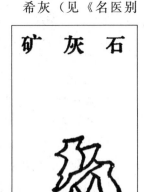

矿 灰 石

一层柴或一层煤灰，上面垒好青石，从下面点火，层层自然焚烧而依次分解入药的只用风化制成的，而且不夹石柱的效果才好。

[气味]　辛，温甘，有毒。

《大明本草》说：甘，无毒。

独狐滔说：可解雄黄、硫磺、硇砂毒性，解除锡中毒所致的昏晕。

[主治]　《神农本草经》：主治疽疮疥瘙，热气，恶疮癫疾，死肌堕眉，可杀灭痔虫，祛除黑子瘜肉。

《名医别录》　治疗髓骨疽疮。

甄权：治疗瘑疥，腐蚀疮疡。止金疮出血效果甚好。

《大明本草》：生肌长肉，制止各种出血，可治疗白癜疬疡，瘢疵痔瘘，瘿赘疣子。还可治疗妇人粉刺，产后阴道不能闭合。可以解除酒酸，治疗酒精中毒，温暖肾脏，治疗冷气。

韩保昇：可堕胎。

李时珍：活血止痛，止水泻血痢，白带白淫，治脱肛阴挺，消积聚结块，疗口疮，黑须发。

[发明]　陶弘景说：石灰药性竣烈，如用度酒饮服，就会腹痛下利。从古至今多用来建造古冢，用于护水辟秽杀虫，所以用古冢中的水洗各种疮疡部位，均立即痊愈。

苏恭说：《名医别录》所记述以及现在人们都用石灰来治疗金刃所伤的出血疗效很好。如果在五月五日采集繁缕、葛叶、鹿活草、槲叶、芍药、地黄叶、苍耳叶、青蒿叶，和石灰一起捣研，做成鸡蛋大小的团块，暴晒至于后研末，用来治疗疮疡、祛腐生肌、疗效神奇。

甄权说：止金疮出血，和鸡子白、败船茹合用更好。不入汤剂煎服。

苏颂说：古方中多用石灰和各种草类药制成团状，然后研末，用治金疮出血效果很好。现在有的医家在腊月搜集黄牛胆汁，把石灰混到胆汁中风干后研末外用，疗效优于用草药的效果。古方用各种草和石灰共煎，用治疣痣黑子。炼丹家也用这种办法。

李时珍说：石灰是止血的良药。但用石灰后不可沾水，否则会腐烂肌肉。

[附方]　古代所用附方十四种，新近常用附方三十二种。

1. 人落水死。《千金方》：石灰裹好纳于身体下部，水出完后即可苏醒。

2. 痰厥气绝，心头尚温。《集玄方》：用千年石灰一分，用水一盏，煎沸后倒去清水，再用一盏水煎，煎至极沸后澄清药液，灌服，不久痰自下，病自愈。

3. 中风口㖞。《本草衍义》：取新近煅烧的石灰用醋炒，调如泥状，涂于患处。病在左，则涂右。病在右，则涂左。马上就会牵正过来。

4. 风牙肿痛。《普济方》：取等量的石灰、细辛，研末涂敷，病即告愈。

5. 虫牙作痛。《普济方》：取矿灰，用砂糖拌和，塞于牙洞中即愈。

6. 风虫牙痛。张三丰方：用百年陈石灰末四两，三两蜂蜜调匀后，外用盐泥固定后，煅烧一日，研末刷牙，疗效神奇。名为神仙失笑散。

7. 干霍乱病。落盏汤：《摘玄方》用治霍乱病。用千年陈石灰，砂糖水调服二钱，或用淡醋汤调服也可。

8. 偏坠气痛。《医方摘要》：等量的炒陈石灰、五倍子、山栀子，研末和面，用醋调匀，敷涂病位，一夜病止。

9. 妇人血气。方见兽部猪血条。

10. 产后血渴不烦者。张洁古《活法机要》：新石灰一两，黄丹半钱，渴时浆水调服一钱。名桃花散。

11. 白带白淫。《集玄方》：风化石灰一两，白茯苓三两，研末糊丸，如梧桐子大，每次服二、三十丸，空腹用米汤送服，妙不可言。

12. 水泻不止。方同上条。

13. 酒积下痢。《摘玄方》：五两石灰，用水调和做成团状，黄泥包裹后煅烧一天一夜，去泥研末，用醋糊丸如梧桐子大，每次服三十丸，空腹生姜汤送服。

14. 血痢十年。崔知悌方：三升石灰焙干至黄，一斗水混合后澄清药液，每服一升，一日三服。

15. 虚冷脱肛。《圣惠方》：把石灰烧热后用旧布包裹，作坐垫用，冷下来后再换。

16. 产门不闭。《肘后方》：产后阴道不闭，或者脱出，一斗石灰焙黄，二斗水混合澄清后熏患处。

17. 产门生合不开。《通变方》：用磨利的铜钱割开，用陈石灰纳入，即可痊愈。

18. 腹胁积块。《丹溪心法》：风化石灰半斤，用瓦器炒至极热，再加入一两大黄粉，炒红后取起，加入半两桂末，略加煅烧，用米醋调和成膏，摊在布上沾贴住。本药内服可消积除癖，疗效甚好。

19. 疟疾寒热。《集玄方》：一日发作一次或二、三次，或者三日发作一次。用古城石灰二钱，头垢、五灵脂各一钱，研末糊丸，如皂子大。每次服一丸，五更时用无根水送服，病即告愈。

20. 老小暴嗽。《普济方》：石灰一两，蛤粉四钱，研末蒸饼，如豌豆大，焙干。每服三十丸，用温齑汁送服。

21. 卒暴吐血。《普济方》：将石灰放于刀头上煅烧后研末，用井水送服二钱。

22. 发落不止。《千金翼方》：本病因肺有劳热而发，且兼有瘙痒。用三升石灰，水拌炒焦，三升酒浸润。每次服三合，常使酒气相接，则新发生长，疗效神验。

23. 染发乌须。《集玄方》：用矿灰一两，水溶解后，至第七天时用一两铅粉研匀，好醋调匀，油纸包好放一夜。用药时先用皂角水洗净患处再用。

24. 身面疣目。《千金方》：用苦酒浸润石灰，六七天后取酒汁频频滴于患处，则疣目自落。

25. 面靥疣痣。《集玄方》：用水调和矿灰一盏，用好的糯米一半插在灰中，一半在灰外，经过一夜米色变如水精色，先用针稍微取一点，点滴于患处，半天后会流出脓汁，把药剔去，不得着水，二日自愈。

26. 疣痣瘤赘。《普济方》：石灰一两，用桑灰淋汁赘成膏，刺破患处用药膏涂点。

27. 痛疽淤肉。《普济方》：石灰半斤，荞麦秸灰半斤，用淋汁熬成霜、密封。用时用针刺破涂点，淤肉自然腐溃。

28. 疔疮恶肿。《普济方》：等量石灰、半夏，研末外用。

29. 脑上痈疽。《李楼奇方》：石灰纳入饭中捣烂，合之外用。

30. 痰核红肿寒热。《活人心统》：状如瘰疬。石灰煅烧为末，用白果肉同捣，贴敷患处，也可蜜调外用。

31. 痄腮肿痛。《简便方》：用蜡调石灰后外用。

32. 多年恶疮。《救急方》：多年石灰研末，用鸡蛋清调成块，煅烧后研末，姜汁调敷。

33. 瘘疮不合。《千金方》：古冢中石灰厚敷患处。

34. 痔疮有虫。《活法机要》：等量古石灰、炮川乌头，共研末，烧饭丸如梧桐子大，每次服二三十丸，用白开水送服。

35. 疥疮有虫。《孙真人方》：石灰淋汁，洗患处数次而愈。

36. 血风湿疮。《蔺氏方》：千年陈石灰研末外敷，痛止而疮愈，疗效神奇。

37. 火焰丹毒。《摘玄方》：用醋调和石灰，外涂患处，或者和青靛一起外涂。

38. 卒发风疹。《外台秘要》：用醋浆调和石灰外涂，风疹随即而消。这是元希声侍郎的秘方。

39. 夏月痱疮。《集玄方》：煅石灰一两，蛤粉二两，甘草一两，研末扑粉。

40. 汤火伤灼。《肘后方》：年久石灰外敷，或用油调后外敷。

41. 杖疮肿痛。《集简方》：新石灰、麻油调敷，疗效甚妙。

42. 刀刃金疮。《肘后方》：用石灰裹合疮口，可止血定痛，很快痊愈。如疮口深不宜于马上封合的，加入少许滑石外敷。

43. 误吞金银或钱，在腹内不下。《孙用和秘宝方》：石灰、硫磺如皂子般大小，共研末，酒调服。

44. 马汗入疮。《摘玄方》：石灰外敷。

45. 蝼蛄咬人。《圣惠方》：用醋调和石灰外涂。

46. 蚯蚓咬人，毒性剧烈，眉毛胡须都脱落了。《经验方》：用石灰水浸泡，效果好。

附 地龙骨（即古墓中石灰）

[主治] 李时珍：主治顽疮瘘疮、脓水淋漓，可收敛各种疮口。取用棺材下面的效果尤好。

附　水龙骨（即舱船油石灰）

[主治]　李时珍：主治金刃疮伤，跌仆损伤，破皮出血，以及各种疮瘘，可止血杀虫。

[附方]　新近常用附方三种。

1. 软疖不愈。《胡氏方》：取烂船底油石灰，研末油调，外敷。

2. 下体癣疮。《医方摘玄》：舱船灰、牛粪，烧烟熏患处，一日一次，病即痊愈。

3. 血风臁疮。邓真人《经验方》：船上旧油灰，用泥做成锅，用火煅过石灰后研末，加入少许轻粉，用苦茶洗净患处后外敷用药。饮食禁忌吃发的东西。

石　　面
（见《本草纲目》）

[集解]　李时珍说：石面并非到处都有，也是一种吉祥之物。有人说遇到饥荒石面就生长。唐玄宗天宝三年，武威地区番禾县醴泉喷出，石头化为粉末，贫民取来食用。宪宗元和四年，泰山西部的云州、蔚州、代州三州的山谷之间，石头也化为粉末，人们取来食用。宋真宗祥符五年四月，慈州人民遭遇饥荒，乡宁县山间的石脂如同面粉，可做成大饼充饥。宋仁宗嘉祐七年三月，彭城地区出现石面，五月，钟离县也出现石面。宋哲宗元末三年五月，青州的临朐、益都地区石料皆化为粉末，人们取来食用。把这些资料搜集在此，以备读者进一步考证。

[气味]　甘，平，无毒。

[主治]　李时珍：具有益气调中的功效，服用可以充饥。

浮　　石
（见《日华诸家本草》）

[释名]　海石（见《本草纲目》）水花

[集解]　李时珍说：浮石为江河间泥沙、水沫凝聚，日久而形成的。形状像水沫和钟乳石，有细小的孔洞像蛀窠，白色，质轻。现在浮石皮用作家用磨皮垢甚为有趣。海中产的味咸，入药效果更好。

抱朴子说：泥烧则成瓦，燔木为炭，水沫为浮石，这都是去除它们的柔脆之性，而成为坚硬的药品。《交州记》所记述的：海中有浮石，质轻的可以磨脚，煮水饮服可以止渴。即是指此药。

[气味]　咸，平，无毒。

李时珍：小寒。

［主治］　大明：煮汁饮服，可以止渴，治淋，解野兽毒。

陶弘景：止咳。

寇宗奭：祛除目翳。

朱震亨：清肺降火，消除积块，清化老痰。

李时珍：治疗瘿瘤、结核、疝气，降逆气，消疮肿。

［发明］　陈藏器说：浮石水花主治长途远行，无水止渴，和苦栝楼做成丸药，每天早上服二十丸，则永久不渴。

朱震亨说：浮石主治老痰积块，因其味咸，故能软坚化痰。

李时珍说：浮石为水沫凝聚而成，色白体轻，质地玲珑，相合于肺。气味咸寒，故可作润下之用。所以本药入肺经可以清化上焦痰热，止咳嗽而润燥软坚。因其能清利水之上源，所以又主治各种淋证。根据余琰席上腐的说法，认为肝属木，其性当浮可却性沉，肺属金，应为性质沉降反而为浮，为什么呢？这是因为肝脏实而肺脏虚。所以石入水中应沉降，然而南海有浮水之石；木入水应漂浮，然而南海有沉水之香木。虚实不同，性质相反竟如此之甚。

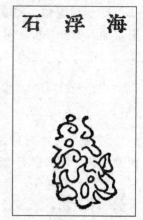

海 浮 石

［附方］　新近常用附方十二种。

1. 咳嗽不止。《肘后方》：浮石研末冲服，或做蜜丸服用。

2. 消渴引饮。《本事方》：浮石、舶上青黛取相同分量，少许麝香，共研细末，温开水服一钱。另有方：白浮石、蛤粉、蝉壳相同分量，共研末，用七条鲫鱼的胆汁调服，服三钱即有神奇疗效。

3. 血淋砂淋，小便涩痛。《直指方》：用黄烂浮石研末，每次服二钱，生甘草煎汤调服。

4. 石淋破血。《传信适用方》：取一把浮石，研末，用三升水，一升酢，共煮取二升，澄清。每次服一升。

5. 小肠疝气，阴茎囊缩肿胀。《直指方》：用浮石研末，每次服二钱，木通、赤茯苓，麦门冬煎汤调服。

6. 小肠疝气。朱丹溪方：用等量的海石、香附，共研末，每次服二钱，生姜汁调服。

7. 头核脑痹。《直指方》：头枕后出现痰核，在正后者为脑，在旁边者为痹。用质轻之白浮石烧灰存性，成粉末后加入少许轻粉麻油调和，敷涂于患处。不要用手按，否则会胀大。或者加入焙干的黄牛粪效果更好。本方也可治疗头疮。

8. 底耳有脓。《普济方》：用一两海浮石、一钱没药、少许麝香，共研末，净化后吹向患处。

9. 痈疮不愈。《儒门事亲》：二两海浮石燃烧至发红，用醋淬数次，一两银花，共研为末，每次服两钱半，水煎服。病在上者饭后服，在下者饭前服。病发一年的，服药半年可痊愈。

10. 疗疮发背。《普济方》：半两白浮石、二钱半没药、共研末，醋糊丸如梧桐子大。每次服六、七丸，临睡前，用冷酒送服。

11. 各种恶疮。《普济方》：方同上。

附 晕石
（见《本草拾遗》）

陈藏器说：产于海底，形如姜石，紫褐色，结构致密如石，是由咸水结聚而形成，自然产生光晕。味咸，性寒，无毒。主治石淋，磨汁饮服，也可烧红后投入酒中饮服。

石 芝
（见《本草纲目》）

[集解] 葛洪说：石芝有石、木、草、菌、肉五类，各类均有近百种。道家有石芝图。石芝即是石像芝。生长在名山、海角、岛屿积石丛生之处。形状如肉，有头尾四脚如同生物，依附于大的石头之上。红色的如同珊瑚，白色的如同脂肪，黑色的像泽漆，青色的像赤羽，黄色的像紫金，都光亮晶莹。大的有十余斤重，小的重三、四斤，必须斋祭而后再取，捣末服用。种类有七明九光芝，生长在水边高山石崖之间，形如盘碗，大小不过一尺左右，其间有茎连缀，每节约三、四寸。有七孔故名七明，有九孔则称为九光，光亮如星，百步以内可夜间照明。常在秋分时采取，捣服，服药后顿感身体发热，味道甘甜。如服完一斤，则可长生不老，且能夜视。玉脂芝，生长在有玉的山上，玉膏流出后，千百年凝聚而成芝。形如鸟兽，没有一般的那种色彩，大多像苍玉、玄玉和水精。采来后捣末，用无心草汁拌和，不久即成水汁状。服一升则可益寿延年。石蜜芝生长在石洞中。有深的峡谷不可跨越，只能望见石蜜从石洞上长到石缝间隙，许久才滴一滴。能服一升，可长生不老。石桂芝生长在石穴中，有枝条就像桂树，而却是石头。高一尺左右，光亮而味辛。

李时珍说：神仙般的传说，非常渺茫，却不知是否真有。然而所记述的药物，却是有的。贵州普定地区有座假山，山间有树，树根、树干、枝条均为石质，而其间树叶却像石榴，茂盛鲜绿，开花像桂花微发黄色。嘉靖丁巳年间，佥事焦希程曾赋诗记述。把这比作为断松化石，而不知道它的名称。我根据图样和抱朴子的说法，认为这即是石桂芝。海边的石梅，枝干横斜，石柏，叶子像侧柏叶，这些也是石桂芝一类。

[主治] 葛洪：各种石芝均研末服，或熔化为液体服用。可使人身体轻捷，长生不老。

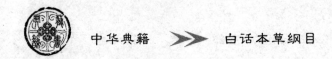
第十卷 《本草纲目》石部

金石之四
（石类下四十种）

阳起石 《神农本草经》

慈石 《神农本草经》

玄石 《名医别录》

代赭石 《神农本草经》 附玄黄石

禹余粮 《神农本草经》

太一余粮 《神农本草经》

石中黄子 《唐本草》

空青 《神农本草经》

曾青 《神农本草经》

绿青 《名医别录》

扁青 《神农本草经》

白青 《神农本草经》 附绿肤青、碧石青

石胆（即胆矾）《神农本草经》

礜石 《神农本草经》

特生礜石 《名医别录》

握雪礜石 《唐本草》

砒石 《开宝本草》

土黄 《本草纲目》

金星石 《嘉祐补注本草》 附金石

婆娑石 《开宝本草》

礞石 《嘉祐补注本草》

花乳石 《嘉祐补注本草》

白羊石 《图经本草》

金牙石 《名医别录》

金刚石 《本草纲目》

贬石 《本草纲目》 附石礜

越砥（即磨刀石） 《名医别录》

姜石 《唐本草》

麦饭石 《图经本草》

水中白石 《本草拾遗》

河砂 《本草拾遗》

勺上砂 《本草纲目》

石燕《唐本草》

石蟹 《开宝本草》

石蛇 《图经本草》

石蚕 《开宝本草》

石鳖 《本草纲目》

蛇黄 《唐本草》

霹雳砧 《本草拾遗》

雷墨 （见《本草纲目》）

以上共收古代所用附方二十五种，新近常用附方一百零一种。

阳 起 石
（见《神农本草经》中品）

[释名] 羊起石（见《名医别录》） 白石（见《神农本草经》） 石生（见《名医别录》）

李时珍说：都是以功能命名。

[集解] 《名医别录》说：阳起石产在齐山山谷中以及琅琊山、云山或阳起山的山谷中，是云母的根。随时能采集。

吴普说：产于泰山。

陶弘景说：它的出处和云母相同，而且形状很像云母，就是比较厚一些。现在所用的阳起石都出于益州，和矾石出处相同，是黄黑色。但矾石和云母根不知哪种是阳起石？一般人很少用，想成仙的人经常用它。

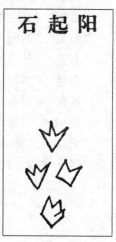

苏恭说：这种石头纹理白色很像殷蘖，中间夹带云母的较优良，所以，《神农本草经》中又叫白石；有的人认为像炭一样纯黑的那种好，其实不然。黑色的云母叫云胆，服用后伤身体，所以黑色的阳起石也不能用。齐山在齐州的西北方，没有阳起石。在齐山西北六七里的与山才出产。《神农本草经》中也许是将卢山误写成云山了。泰山、沂州只有黑色的，白色的只出于齐州。

李珣说：泰山出产的一种黄色阳起石最好，邢州鹊山出一种白色的也不错。

苏颂说：如今只有齐州地区有，其他地方都没有了。齐州只有一座名叫阳起山的小土山上有这种石头。这座山上经常有股热气，虽然是隆冬季节大雪遍地，但此山却无一点积雪，是因为石头发出的热气熏蒸的缘故。山中有一洞，平时官府都不让开。到初冬由州里督派民伏采石头。日积月累，洞越挖越深，石头也越来越难找。其中，白色晶莹像狼牙一样的是上品，其他挟有杂质的都是次品。每年采集的除了上贡之外，州里存一部分，不然平时就更难得到。货虽然多但好的很难见。古时认为它是云母根，上面还带着云母，如今看不到这种了。古代方中用的较少，现在的补药中多用它。

李时珍说：现在以色白晶莹如狼牙的为上品，有杂质不光滑的是次品。王平建《典术》中说：黄白带红质地重厚的好，是云母的根。《庚辛玉册》说：阳起石是阳性的石头，齐州拣金山出产的最好，像箭镞一样尖的石头的作用力强，像狗牙一样的力量稍差，放在大雪中雪花飘上去马上就消融的是真的阳起石。

[修治]《大明本草》说：一般烧后水煅入药用，白色的较好。

李时珍说：用火烧红，酒淬七次，研细晒干用。也有用烧酒泡后，同樟脑一起在罐中提炼，取粉用。

[气味] 咸，微温，无毒。

吴普说：神农、扁鹊认为：酸，无毒。桐君、雷公、岐伯认为：咸，无毒。李当之认为：小寒。

甄权说：甘，平。徐之才说：桑螵蛸为佐使，恶泽泻、菌桂、雷丸、石葵、蛇蜕皮，畏菟丝子，忌羊血，不入汤。

[主治]《神农本草经》：崩中漏下，破子脏中血，癥瘕结气，寒热腹痛，无子，阳痿不起，补不足。

《名医别录》：治疗男子茎头寒，阴下湿痒，去臭汗，消水肿。久服不饥，令人有子。

甄权：补肾气精亏，腰疼膝冷湿痹，子宫久冷，冷癥寒瘕，治月经不调。

《大明本草》：治带下瘟疫冷气，补五劳七伤。

王好古：补命门不足。

李时珍：散诸热肿。

[发明] 寇宗奭说：男子妇人下部虚冷，肾气亏乏，子脏久寒的，应该水飞后使用。一般石类的药不管冷热都有毒，必须谨慎使用。

李时珍说：阳起石，属命门气分药，下焦虚寒的可以用，但不能长久服用。张子和《儒门事亲》说：喉痹，是相火旺所致的一种急症。相火也称龙火，应该用火消逐。有一男子得了缠喉风肿，表里皆病，药不能下咽。用凉药从鼻中灌入，泻下十余次。又将阳起石烧红、伏龙肝等分研碎，用新汲水调匀，每天涂喉上，三天后热退肿消。

[附方] 新近常用方三种。

1. 丹毒肿痒。《儒门事亲》：阳起石研碎，水调涂。

2. 元气虚寒，精滑不禁，大便溏泄，手足厥冷。《济生方》：阳起石研碎、钟乳粉各等分，酒煮附子末和面做成梧桐子大的丸药，每次五十丸，空腹米汤调服，直到疾病痊愈。

3. 阳痿阴汗。《普济方》：阳起石烧研末，每次二钱，盐酒服下。

慈 石
（见《神农本草经》中品）

[释名] 玄石（见《神农本草经》） 处石（见《名医别录》） 燖铁石（见《本草衍义》） 吸针石

陈藏器说：慈石能吸铁，就像慈母召唤子女一样，所以叫慈石。

李时珍说：只有慈石才能吸铁，又叫玄石。但《名医别录》却把玄石单列在后面。

[集解]　《名医别录》说：慈石出产于泰山山谷中以及慈山之中。有铁的地方多见，随时采用。

陶弘景说：如今南方也有好的慈石。能吸住针，连着吸住三、四根的最好。道家炼丹多用它。

陈藏器说：出产于相州北山。

苏颂说：如今磁州、徐州及南海诸山中都有，磁州出产的最好，能接连吸住十数枚针，或能吸住一二斤刀器，转动不掉落的，最是优良。随时采集。有的慈石中有孔，孔内是黄赤色，上面有细毛，这种作用更强。根据《南州异物志》记载：涨海崎头的水浅且有很多慈石，凡是包有铁片的大船，从这里根本开不过去。从这可以看出，海南有很多慈石。

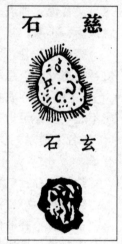

雷敩说：使用的时候不要误用了玄中石和牛麻石。这二种石头很像磁石，只是不能吸铁。麻石中间是红色，皮纹粗，属铁山石，误服使人长恶疮，很难治疗。真慈石一片，如果四面能吸一斤铁，叫延年沙；四面能吸八两铁，叫续采石；四面吸五两铁，叫慈石。

寇宗奭说：慈石紫色，石头很涩不光滑，能吸住针铁，又叫燖铁石。玄石，就是黑色的慈石。用慈石磨针尖，能做成指南针，但常偏东，不是正指南方。制作方法是：用一根细线，拴在针中间，挂在没有风的地方，针尖就指南。或作针插在灯芯草中，让它浮在水面上，也指南方。但常偏向丙位，因丙位属火，庚辛受它的制约，这就是物体间的相生相克。

土宿真君说：铁是接受太阳之气才生成的，刚开始由石头产生，一百五十年后变成慈石，二百年后变成铁。

[修治]雷敩说：用五花皮二十两，地榆二十两，故绵十五两，一同锉碎。取一斤慈石，砸成二三十块。将石头放入瓷瓶中，加入草药，用东流水煮三天三夜，取出擦干，用布包起敲碎，碾成粉末状，水飞后再碾成末，就可使用。

寇宗奭说：入药前先火烧醋淬，再研碎水飞。或用醋煮三天三夜。

[气味]　辛，寒，无毒。

甄权说：咸，有小毒。

《大明本草》说：甘、涩，平。

陈藏器说：性温，并不是寒性。

徐之才说：柴胡为佐使，祛铁毒，恶牡丹、莽草，畏黄石脂。

独孤滔说：伏丹砂，养汞，去铜晕。

[主治]《神农本草经》：周痹风湿，肢节中痛，不能持物，手足酸软。除大热烦满及耳聋。

《名医别录》：养肾脏，强骨气，益精除烦，通关节，消痈肿鼠瘘，颈核喉痛，小儿惊痫。煎水服用，使人有子。

甄权：补男子肾虚风虚，身体强直，腰中不利，可加用此药。

《大明本草》：治筋骨赢弱，补五劳七伤，眼昏，除烦躁。小儿误吞针铁，将慈石研成细末，吞服，能下针铁。

李时珍：明目聪耳，止金疮血。

[发明]　寇宗奭说：养肾气，填精髓，肾虚耳聋目昏者都能用。

陈藏器说：质重的药能安神，如慈石、铁粉之类。

李时珍说：慈石是水性，色黑故能入肾，能治肾脏的各种病变如能通耳明目。有一人常常得眼病，渐渐目昏生翳。用李东垣的羌活胜风汤加减，同时服用慈朱丸。两月后恢复。因为磁石能入肾，镇养真精，使神水不外移；朱砂入心，镇养心血，使邪火不上侵；再佐以神曲，消化滞气，生熟并用，温养脾胃生发之气，这和道家黄婆媒合婴姹的道理是一样的，制此方者确实掌握了其中的奥妙。此方见孙真人《千金方》神曲丸，说它能明目，到百岁仍能读书，但没有分析其中的道理，谁说古方不能治现在的病呢？独孤滔曾说：慈石这种坚硬的东西，不能融化，只能利用它的气味，不能久服它的残渣，不然有很大危害。药是用来治病的，病好就不用服了，砒霜之类的都可药用，为什么慈石不能用呢？慈石既然能炼成末，说明并不是坚硬不摧的东西，只要是辩证准确都可以用它。《淮南子万毕术》说：慈石悬井，亡人自归。就是说用死人的衣服包慈石挂在井中，跳井的人就能自己返回。

[附方]　古代所用方三种，新近常用方十二种。

1. 突然耳聋。《仁斋直指方》：慈石半钱，放入病耳中，铁砂末放入好的耳朵里，就能通透。

2. 肾虚耳聋。《济生方》：慈石一豆大，穿山甲烧研末少量，用布沾药塞耳内，口含生铁一块，就会觉耳中有风雨声，耳聋即通。

3. 老人耳聋。《养老方》：慈石一斤捣末，用水洗去红色，拿布包好。猪肾一付，细细切碎。用五斤水煮石头，取二斤，加入猪肾，加入盐豉作汤喝；米煮粥服也可以。

4. 老人虚损。《养老方》：风湿，腰肢疼痹。慈石三十两，白石英二十两，捣碎盛罐中，加二斗水放在露天。每日取水煮粥，经常服用体力强健，面如儿童。

5. 阳事不起。《千金要方》：慈石五斤研碎，清酒泡二十七天，每次服三合，白天三次晚上一次。

6. 眼昏内障。《原机启微集》：慈朱丸，治疗瞳孔散大，视物昏花，物成二体，日久眼光不收，内生翳障，瞳仁变淡绿、淡白色。真磁石二两火煅酒淬七次，朱砂一两，神曲生用三两，研末。再将神曲末一两煮糊，加蜜作成梧桐子的丸药。每次二十丸，空腹米汤调服。服药后俯视看不清，仰视稍微能见星月，说明见效了。也可以治疗心火乘金、水衰反制之病。久病反复发作的服此药后，从此不复发。

7. 小儿惊痫。《圣济总录》：慈石水煎服。

8. 子宫不收。又叫瘣疾，疼痛难忍。慈石丸：慈石酒泡后煅烧研末，米糊做成梧桐子大的丸药。每睡前滑石汤服下四十丸。第二日早用慈石散，米汤调服二钱。慈石散制法：慈石酒浸半两，铁粉二钱半，当归五钱，研末。

9. 大肠肛脱。《仁斋直指方》：慈石半两，火煅醋淬七次，研末。每次空腹米汤调服一钱。

《杨起简便方》：用慈石末，面粉调成糊涂在囟门上。肛门回纳后洗去。

10. 金疮肠出。《刘涓子鬼遗方》：将肠纳入，将慈石、滑石各三两研末。米汤调服少量，一日一次。

11. 金疮血出。《千金要方》：慈石末外敷，止痛止血。

12. 误吞针铁。《钱相公箧中方》：真慈石枣核大，钻孔用线穿好吞下，就能拽出针铁。

13. 疔肿热毒。《外台秘要》：慈石末，用醋调和后外敷，将疔毒连根拔出。

14. 各种肿毒。《乾坤秘韫》：慈石三钱，金银藤四两，黄丹八两，香油一斤，同熬成膏状外敷。

附　慈石毛

[气味] 咸，温，无毒。

[主治] 补绝伤，益阳道，止小便白数，治腰脚，去疮瘘，长肌肤，令人有子，宜入酒。

陈藏器说：《神农本草经》中只讲了慈石，没有讲慈石毛，它们的形状、功能是不同的。

玄　石
（见《名医别录》中品）

[释名] 玄水石（见《名医别录》）处石

李时珍说：玄是根据石头颜色起名。

[集解]《名医别录》说：玄石出产于泰山阳面，山的阴面有铜。铜为雌性，铁为雄性。

陶弘景说：《神农本草经》中慈石又叫玄石。而《名医别录》又另有一味药叫玄石，也叫处石。名字相同，形状、疗效也相似，但是药的气味不同，和别的药相畏、相恶也不同。一般不常用，也很少有人认识，不知和慈石是否是一类的。

苏恭说：这种物体就是铁液。慈石中间有细孔，孔中是黄赤色，好的慈石能吸铁。没有孔光泽纯黑的是玄石。不能吸铁，疗效不如慈石。

苏颂说：如今北方的少数民族用慈石作礼物，这种慈石有光泽，不能吸针，怀疑就是玄石，医生很少用。

李时珍说：慈石出产于山的阴面有铁的地方，玄石出产于山的阳面有铜的地方，形状虽相似，性味确不同，所以玄石不能吸铁。

［气味］ 咸，温，无毒。

徐之才说：恶松脂、柏实、菌桂。

［主治］ 《名医别录》：大人小儿惊痫，女子不孕，小腹冷痛，少精身重。服之令人有子。

代 赭 石
（见《神农本草经》下品）

［释名］ 须丸（见《神农本草经》） 血师（见《名医别录》） 土朱（见《本草纲目》）铁朱

《名医别录》：出自代郡的叫代赭，出自姑幕的叫须丸。

李时珍说：赭，红色。代，就是雁门。如今俗称土朱、铁朱。

管子说：山上有赭石，石下有铁。铁朱的名字就来源于此，不光是因为它是红色。

［集解］ 《名医别录》说：代赭石出产于齐国的山谷中，赤红略带青色像鸡冠一样，有光泽用它染指甲不掉色的是上好品种。随时采集。

陶弘景说：就是指代郡城门下的红土。江东很少见，一般的方子里不常用它，但它却是很重要的一味药，和戎盐、卤碱都是急用相须的。

苏恭说：这种石头一般来自代州，是从山中采集来的，并不是城门下的红土。现在齐州的亭山出一种赤石，有赤、红、青各种颜色。赤色的像鸡冠一样而且润泽，当地人采来涂屋里的柱子，颜色紫暗，和代州出产的相似，自古就使用它。在灵州鸣沙县界河的北面，平地挖四五尺深就能挖出，表面赤色光滑，中间紫色如鸡肝，这种比齐州、代州出产的都好。

苏颂说：如今河东的京东山中有这种石头。古方紫丸治小儿病用到代赭石，说没有真的，就用牡蛎代替，说明真的代赭石很难得。如今医生使用的，多选大块的，其中有水泡样花纹的品种较好，叫丁头代赭。《北山经》说：少阳山中有很多漂亮的赭石。《西北经》说：石脆山中随流水冲出许多赭石，涂在牛马身上能防病。郭璞注释道：赭，就是红土。人们用它涂牛角，说能避邪。

李时珍说：赭石各地山中都有，西北出产的较好。宋朝虔州曾上贡万斤赭石。崔昉的《外丹本草》说：代赭石，阳性。和太一余粮一样出产于山谷中。研碎作红色涂料，可用来批阅书籍，也可用它来涂其他东西。张华用赭石擦宝剑，使宝剑更加明亮。

[修治] 雷敩说：使用时先研碎，用腊水飞过，水面上有一层红色薄云样的东西去掉它。再用细茶水煮一段时间，取出后再次研末。放在干净的铁锅内烧红，加入白蜜蜡一两，融化后用新汲水冲，再煮沸一二十次，取出晒干用。

李时珍说：现在用法都是烧红后醋淬三次或七次，研碎，水飞后使用。作为肝经血分药使用。《相感志》中说：用酒或醋煮代赭石，在里面插根铁钉，渐渐石头就成汁了。

[气味] 苦，寒，无毒。

《名医别录》说：甘。

甄权说：甘，平。

徐之才说：畏天雄、附子。干姜为佐使。

[主治] 《神农本草经》：鬼疰贼风蛊毒，杀精物恶鬼，腹中毒邪气，女子赤沃漏下。

《名医别录》：带下百病，难产，堕胎，养血气，除五脏血脉中热，血痹血淤。大人小儿惊气入腹，阴痿不起。

《大明本草》：安胎健脾，止反胃吐血鼻衄，月经不止，肠风痔漏，泻痢脱精，尿血遗溺，夜多小便，小儿惊痫疳疾，金疮长肉。

甄权：辟鬼邪。

[发明] 王好古说：代赭石入手少阴、足厥阴经。胆怯则气浮，重可以镇静。代赭质重故能镇虚逆。所以，张仲景治疗伤寒汗吐下后心下痞硬噫气不除的，用旋覆代赭汤。旋覆花三两，代赭石一两，人参二两，生姜五两，甘草三两，半夏半斤，大枣十二枚。水一斗，煮取六升，去滓，再煎三升，温服一升，每日三次。

李时珍说：代赭石属肝经和心包经的血分药，所以，主治这二经的血分病。以前，有个小孩患严重泻泄，泻后眼球上翻，三天不吃奶，眼睛黄，气息微弱。有个名医说：这是慢惊风，应该从肝治。用水飞代赭石末，每次半钱，冬瓜仁煎汤调服，后来果然痊愈。

[附方] 古代附方二种，新近常用处方十四种。

1. 哮呷有声，睡卧不安。《普济方》：土朱末，米醋调，随时服用。

2. 伤寒无汗。《伤寒蕴要》：代赭石、干姜等分为末，热醋调和涂于两手心，双手合掌，夹在大腿内侧，不久汗出病愈。

3. 婴儿疟疾。《保幼大全》：其他治法均无效。代赭石五枚煅红醋淬，朱砂五分，砒霜一豆大小，用纸包七层，水打湿后煨干，加入麝香少量研末。用香油调少量，涂在鼻尖、眉心及四肢，效果很好。

4. 急慢惊风。《仁斋直指方》：吊眼撮口，抽搐不定。代赭石火烧醋淬十次，细研水飞，晒干。每次服一钱或半钱，煎真武汤调服，连服三剂。服药后小儿小腿上出现红斑，说明邪气已排出，疾病即将痊愈。不出现斑点的，很难治愈。

5. 慢肝惊风。方见发明。

6. 小肠疝气。瞿仙《寿域神方》：代赭石火煅醋淬，研成末。每次开水调服二钱。

7. 肠风下血。《斗门方》：血师一两，火煅，米醋淬，用完一升醋，捣成细末，每次一钱，开水调服。

8. 吐血衄血。方同上。

9. 堕胎下血不止。《圣济总录》：代赭石末一钱，生地黄汁半碗调匀。每天三到五剂，直到疾病痊愈。

10. 妇人血崩。《普济方》：代赭石火煅醋淬七次，研末。开水调服二钱。

11. 赤眼肿闭。《仁斋直指方》：土朱二分，石膏一分，研末。新汲水调匀后涂于眼角及太阳穴。

12. 喉痹肿痛。《普济方》：紫朱煎汤服。

13. 虫牙龋齿。《普济方》：土朱、荆芥同研碎，擦牙，连用三天。

14. 诸丹热毒。《仁斋直指方》：土朱、青黛各二钱，滑石、荆芥各一钱，研成末。每次一钱半，蜜水调服。可同时外敷。

15. 一切疮疖。《朱氏集验方》：土朱、虢丹、牛皮胶等分研末，用一碗好酒浸泡，澄清后服用。用药渣外敷，干后再敷。

16. 百合病发。《伤寒蕴要》：已汗出又复发的。百合七个切碎，用泉水泡一晚上，取赭石一两，滑石三两，泉水二钟，煎取一钟，加入百合汁，再煎一钟，温服。

附　玄黄石

陈藏器说：出产于淄川、北海的山谷土石中，像红土、代赭一类，当地人用作红色染料，叫做赤石，又叫零陵。味甘，平，温，无毒。主治惊恐，身热邪气，镇心。久服使人耳聪目明。

李时珍说：有时用它代替代赭石，所以，它们的功效差不多。

禹　余　粮
（见《神农本草经》上品）

[释名]　白余粮（见《名医别录》）

李时珍说：有种石头细碎如面粉状，所以叫余粮，又叫太一余粮。见太一余粮一节。

陈承说：大都出产于会稽山中。有人认为，过去大禹曾在此地住过，余粮就是大禹留下的。

[集解]　《名医别录》说：禹余粮出产于东海的山岛或池泽中。

陶弘景说：如今大多出自东阳，形状像鹅鸭卵，外面有壳包裹，中间是蒲黄一样的黄细末，不含沙子的较好。近年来茅山地区在地下挖到很多，品种极好，形状像牛黄，成层层片状。有一种紫色的摸起来和面粉的感觉差不多，这种最好，放在口中嚼没有一点牙碜的感觉，道家修炼的人经常服用。另外，池泽中有一种藤，叶子像菝葜，根是一节一节的块状，很像菝葜，颜色是红的，味道和薯蓣差不多，南方人把它叫禹余粮，《名医别录》说的禹余粮生于池泽或许就是指这种东西。有人怀疑现在的这种石头是太一余粮。

苏颂说：现在只有泽州、潞州有。古时说它形状像鹅鸭卵，外面有壳。如今图上看到的都是石头的形状，都不是卵形，和以前的说法有点不同。随时能采集。张华《博物志》说：扶海州上有种蒒草，果实吃起来和大麦一样，叫自然谷，也叫禹余粮，传说大禹治水时留下来给人们作药的。蒒草和它同名不同物，或许又和生于池泽的是同一类。

李时珍说：禹余粮是指石头里的黄色粉末，出产于池泽；出产于山谷中的，叫太一余粮。陶弘景提出藤生禹余粮，苏颂提出草生禹余粮，名相同但不是同物，相差很远。详细情况见太一余粮一节。

[修治]　陶弘景说：使用时，细细研成末后用水搅拌，澄清后即得，不要掺入沙土。

雷斅说：见太一余粮一节。

[气味]　甘，寒，无毒。

《名医别录》说：平。

甄权说：咸。

徐之才说：牡丹为佐使。伏五金，制三黄。

[主治]　《神农本草经》：咳逆寒热烦满，赤白下痢，血闭癥瘕，大热。炼丹服用，能益寿延年。

《名医别录》：治疗小腹痛结烦疼。

甄权：主治崩中。

《大明本草》：治邪气及骨节疼，四肢麻木，痔瘘等病。久服耐寒暑。

李时珍：催生，固大肠。

[发明]　成无已说：重可去怯，禹余粮质重，为重镇的好药。

李时珍说：禹余粮是手足阳明血分的要药。其性涩，故主治下焦前后诸病。李知先说：下焦有病，可以用禹余粮、赤石脂。抱朴子说：禹余粮丸每日服二丸，三天后使人身强体健，挑担走远路，仍身体轻捷如飞。这种方子书上多不记载。

禹　余　粮

中有水者石中黄

[附方] 古代所用方三种，新近常用方六种。

1. 大肠咳嗽，咳则遗便。《洁古家珍》：用赤石脂禹余粮汤主治。方同下。

2. 冷劳肠泄不止。《太平圣惠方》：用神效太一丹：禹余粮四两，火煅醋淬，乌头一两，冷水泡一夜，去皮焙干，一同研末，醋调成梧桐子的丸药。每次饭前温水服下五丸。

3. 伤寒下痢不止，心下痞硬，利在下焦，赤石脂禹余粮汤主治。《伤寒杂病论》：赤石脂、禹余粮各一斤，一同打碎，加水六升，煮取二升，去渣，分两次服。

4. 赤白带下。《胜金方》：禹余粮火煅醋淬、干姜等分，如果是赤带干姜减半，研末，空腹服少量。

5. 崩中漏下，久不受孕。《张文仲备急方》：禹余粮煅研，赤石脂煅研，牡蛎煅研，乌贼骨，伏龙肝炒，桂心，等分研末。温酒调服少量，一日二次，忌葱、蒜。

6. 盲肠气痛。《卫生简易方》：妇人少腹痛。禹余粮研末，每次米汤调服二钱，每日二次，效果极好。

7. 产后烦躁。《杨氏经验方》：禹余粮一枚，在地下埋一半，用一斤炭来烧。再用湿土埋一晚上，取出后打碎，去掉外面的，将里面的研成细粉，用水淘洗三十五次，晒干，再细细研成末。用甘草汤调服二钱，一剂就能见效。

8. 身面瘢痕。《圣济总录》：禹余粮、半夏等份为末，鸡子黄调和。先用布擦干，再将药敷上，每日三次，不要见风。用一段时间就能消退。

9. 大风疬疾。《太平圣惠方》：眉毛、头发脱落，遍身顽痹。禹余粮二斤，白矾一斤，青盐一斤，研末。装入罐内用火煅烧，从辰时到戌时。放冷后研成粉状埋在土中，三日后取出。每一两中加入曝炒胡麻末三两。每次二钱，荆芥茶调服，一日二次。

太一余粮
（见《神农本草经》上品）

[释名] 石脑（见《神农本草经》）　禹哀（见《吴普本草》）

陈藏器说：太一，道家指万物的根源。太，就是大的意思，一，指道教。大道的师祖，就是理化神君，是大禹的老师。老师曾经用过的东西，所以有太一的名字。张司空说：还魂石中有块黄色的石子，有鬼神在看守，不能随便拿走。会稽有个地方叫蓼，出产余粮。当地人挖出来后，拿出去换东西。这个大概就是太一余粮。

[集解] 《名医别录》说：太一余粮出产于泰山山谷中，九月份采集。

吴普说：出产于泰山。表面有甲壳，里面是白中带黄的东西，像鸡子黄的颜色。随时可采集。

陶弘景说：以前的本草中有太一余粮、禹余粮两种，形状、主治大体相同。现在只有禹余粮，没人提起太一余粮。《登真隐诀》中有长生四镇丸，其中使用了太一禹余粮，说能定六腑，镇五脏。这里将两个名字合在一起，分不清到底是哪一种药。现在有人也总说成太一禹余粮。有人在石坑中采集空青，得到一块黄赤色的大石头，很像禹余粮，但颜色特别红，怀疑就是太一余粮。那里的人称它雌黄，用它来涂别的东西。

苏恭说：太一余粮和禹余粮其实就是一种东西因质地不同而叫不同的名字。它的壳像瓷，有方有圆。刚开始壳中是黄水，还没有凝结，叫石中黄子。凝固后有好几种颜色，有青、白、红、黄各色。时间一长，都变成赤色，再变成紫色。紫色、赤色的都叫太一余粮。其他颜色的都叫禹余粮。如今泰山没看到过，而会稽、王屋、泽州、潞州等地都有。陶弘景说的黄赤色，怀疑是太一余粮，但没有外壳，又不能肯定。

雷敩说：使用时不要误用了石中黄和卵石黄，三种石头很相似。其中，石中黄里面赤黑黄，味很淡；卵石黄味酸，形状如卵，内有一块石头，但不能使用。如果误用了这两种石头，使人肠中燥结不通。太一余粮看着很像石头，轻轻一敲就碎成粉末，而且是一层层片状很像雌黄。

寇宗奭说：太一余粮，是用它的外壳，所以入药时要火烧醋淬。石中黄是壳里的细粉。石中黄水是没形成以前里面的黄浊水。

李时珍说：根据《名医别录》记载：禹余粮产于东海池泽及山岛中，太一余粮出产于泰山山谷中，石中黄是指余粮壳中的黄浊水。据此知三者是一种东西。生于池泽的是禹余粮，生于山谷的是太一余粮，石头里的黄浊水是石中黄水，凝结成粉状的是余粮，凝固成石块状的是石中黄。说得很清楚，但后来注解的人却妄加猜策，反倒搞混了。晋朝、宋朝以后，不管是山谷、池泽所产的，统一叫做太一禹余粮。而苏恭又将紫赤色的叫太一余粮，其他颜色的叫禹余粮。都是因为没有详细研究那段文字。寇宗奭认为外壳是禹余粮，却不知是由石内的黄水凝结而成。它的外壳是不能入药的。《庚辛玉册》说：太一禹余粮是阴石，片片层叠，深紫色。中间有块黄的，叫石黄。它的性味最热，冬天有余粮的地方，雪先融化。《云林石谱》说：鼎州祁阁山出一种石头，石头中间有黄土，叫太一余粮，石头颜色紫黑，形状圆扁，外面沾有碎石，洗去中间黄土，里面就空了，可用来作砚台。《丹房镜源》说：五色余粮以及石中黄都可研成末做金色涂料。

[修治] 雷敩说：使用时，用黑豆五合，黄精五合，水二斗，煮剩五升，置放在瓷锅中，加入四两余粮同煮，直到煮干，药气自然清香和新米一样，捣碎研末，就可使用。

[气味] 甘，平，无毒。

吴普说：神农、岐伯、雷公：甘，平。李当之：小寒。扁鹊：甘，无毒。

徐之才说：杜仲为佐使，畏贝母、菖蒲、铁落。

[主治] 《神农本草经》：咳逆上气，癥瘕血闭漏下，除邪气，肢节不利。久服耐寒暑不饥，轻身如燕。

《名医别录》：治大饱绝力身重。

雷敩：益脾，安脏气。

陶弘景：定六腑，镇五脏。

[发明] 李时珍说：禹余粮、太一禹余粮、石中黄水，性味、功能都相同，但入药有精粗的区分。所以，炼丹家以黄水为上品，太一余粮稍次，禹余粮又次。《列仙传》说：巴戎赤斧上华山，寻找禹余粮。

石中黄子
（见《唐本草》）

[释名] 寇宗奭说：子应写作水。因为既然说黄浊水，怎么能称为子。

[集解] 苏恭说：就是禹余粮的壳里没有凝结的黄水。出产禹余粮的地产就有。

苏颂说：现在只有河中府的中条山中出产。石头紫黑色，里面是黄色，称为中黄。

葛洪《抱朴子》中说：有这种石头的地方就有石中黄，泌水山中特别多。很多石头中只有这种石头湿润不干燥。打开石头里面是赤黄色的液体，像壳里的小鸡一样。在没有凝结时可以饮用。不然，就逐渐凝固成石块，没法服用了。一个石头里，多的能取出一升，少的数合，可一次服完。

汪机说：石头里干如粉末的叫余粮，不叫石中黄。

李时珍说：余粮是指已经凝结成细粉的，石中黄是指凝结成石块的，石中黄水是指没有凝结的。所以，雷敩说，用余粮不要用石中黄，确实如此。

[气味] 甘，平，无毒。

[主治] 《唐本草》：久服能长生不老。

空 青
（见《神农本草经》上品）

[释名] 杨梅青

李时珍说：空是说它的质地，青说它的颜色，杨梅是说它的形状。

[集解] 《名医别录》说：空青出产于益州山中，以及越嶲山有铜的地方。铜精熏蒸成为空青，它中间是空的。三月中旬采集，也可以随时采用。能化成铜、铁、铅、锡。

陶弘景说：越嶲隶于益州。益州其他各郡都没有，恐怕是因为长时间不采集的缘故。如今出产于铜官的色彩最鲜亮，出于始兴的就差一点，凉州的高平郡有空青山，山上有很多。空青圆形象铁球，不是中空的，都是从土石中挖出的。用它炼丹能化铅为金，各种石类药中，这种最宝贵。医方中用的很少，多用来画画，十分可惜。

苏恭说：出铜的地方都有各种青石，其中空青最难得。大多出产于蔚州、兰州、宣州、梓州。宣州产的最好，石块细长，有的是中空的。蔚州、兰州的是片状，颜色很深，没有中空的。陶弘景说的圆形象铁珠一样的是指白青。

《大明本草》：空青大的有鸡蛋大，小的像相思子，外层厚如荔枝壳，里面有酸甜浆液。

陈藏器说：铜的精华，首先是空绿，然后就是空青。

苏颂说：现在饶州、信州一带也有，形状像杨梅，所以叫杨梅青。腹中空，里面有浆的，最难得。

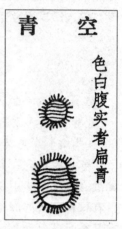

空青
色白腹实者扁青

寇宗奭说：真宗曾下诏书搜集中间含水的空青，找了很长时间才找到。其中的杨梅青，是从信州山上挖出的，很难得，治疗翳很有疗效，中间含有水的，和空青相同，但有优劣差别。

李时珍说：张果《玉洞要诀》中记载：空青很像杨梅，受赤金之精，甲乙阴灵之气，近泉有生。刚从坑中挖出的，敲破放出里面的水，日久就干涸了，成了一个珠子，金光灿烂。《庚辛玉册》说：空青是阴石。产于上饶，像钟乳石的那种最好，片状、紫色很有光彩。另有出产于蜀严道和北代山，在金坑中持续生长。

有的有拳头大，有的像鸡蛋形状，中空有水像油一样，治盲很有效。出自铜坑的也可以，可用来作画。还有杨梅青、石青，都是一种东西，不过有精粗的区分。用来炼丹曾青最好，空青稍差，杨梅青最次。《造化指南》说：铜得紫阳之气而生绿，再经二百年后成石绿，铜才开始形成。曾青、空青就是石绿上得道的，都叫做矿。又过二百年得青阳之气，变成锗石。从以上这几种说法看出，空青有金坑、铜坑两种，有的大如拳头如鸡蛋，有的小如豆粒，有的是片状，有的像杨梅，虽然有精粗的差别，但一般都以有浆的为上品，无浆的为下品。有的人将药物涂在铜器上变成青后刮下来，伪作空青，其实是铜青，并不是石绿中得道的空青。

[气味] 甘，酸，寒，无毒。

《名医别录》说：大寒。

甄权说：畏菟丝子。酒浸醋拌后，才能使用。

[主治] 《神农本草经》：青盲耳聋，明目，利九窍，通血脉，养精神，益肝气。久服能延年益寿。

《名医别录》：治疗目赤痛，去肤翳，止泪出，利水道，下乳汁，通关节，破坚积。令人耳聪目明。

甄权：治头风，镇肝。瞳仁破的，能重新复明。

《大明本草》：钻孔取浆，点多年的青盲内障翳膜，养精气。

李时珍：中风口喝不正，含咽少许，效果极好。

[发明] 韩保昇说：空青属木，所以色青而主肝。

苏颂说：治眼翳障是好药。

李时珍说：东方甲乙木，生肝胆，其清气为肝血，其精英为胆汁。肝开窍于目，肝血、胆汁注于目，则目中有神。胆汁充则目明，胆汁减则目昏。铜也是由清阳气所生，共清气为绿就像肝血一样；其精英为空青中的浆液就像胆汁一样。所以说它治疗眼病效果很好。石中空的，在土中埋三到五天，就会产生浆水。

〔附方〕 古代所用方二种，新近常用方三种。

1. 眼睛视物不清。《千金要方》：空青少量，水泡一晚上，点眼。

2. 墨翳覆瞳。《圣济总录》：空青、矾石各一两烧，贝子四枚，研细末，每日点眼。

3. 肤翳昏暗。《圣济总录》：空青二钱，蕤仁去皮一两，片脑三钱，研细末，每日点眼。

4. 一切眼病。《圣济总录》：雀目、赤目、青盲、内外障翳、风眼都可用此，感觉到眼中有凉的感觉就行了。杨梅青洗净，胡黄连洗，各二钱半；槐芽，太阳没出来时采集，放入青竹筒内，挂在外面阴干研成末，取一钱半。以上各药均研末混匀，加入少量龙脑后收藏。每天睡觉，漱口仰头，将少量药末吹入两鼻中就睡觉，第二天就觉眼睛清亮许多。

5. 中风口㖞。见主治。

曾 青
（见《神农本草经》上品）

〔释名〕 李时珍说："曾"通假"层"。它是层层生长的，因此而得此名。又有的人说：它一开始是实心的，然后从实心变成中空的，再变成一层一层的，所以称它为曾青。

〔集解〕 《名医别录》说：曾青产于四川的山谷中和越西县，采取不分季节。能冶炼成金铜。

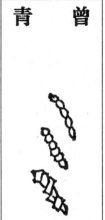

吴普说：产于四川的石山中。山中能出铜矿处，曾青能在出铜矿处的阳面找到。曾青就是铜的精华部分。

陶弘景说：以前说它和空青产于同一座山中，治疗作用也相近。现在铜官已不再产曾青只有始兴还产曾青。它的外形像黄连一样成串相缀，颜色、纹理和空青相似，非常难找到，价值比较贵重，仙经中很少用它。冶炼成金的方法和空青一样。

苏恭说：曾青以产于蔚州的最好，产于鄂州的也还可以，产于余州的不能作为药用。

李时珍说：只要是产铜的地方，年代时间长了就能产出曾青。其外形像黄连成串相缀，又像蚯蚓屎，体呈方棱，颜色像波斯青黛样呈深青色，一层一层生长，敲击它跟敲击金的声音一样的产品为真品。《造化指南》说：层青产于铜矿中，是石绿中修炼成道的产品，它的外表颜色是东方的本来颜色，可以用层青来炼仙丹，冶炼跟三黄一样。《衡山记》说：衡山上有层青岗，它能产层青，可用来作为仙药。

[修治] 雷敩说：如果要用此药，绝不能用夹石和铜青，须仔细区别。锻一两层青需要紫背天葵、甘草、青芝草新鲜和干的各二十两，把这三叶药磨细后，放入瓷锅内，然后把层青放入锅中。再加入东流水四十两，用小火煮它五日五夜，这期间不能让火熄、水干。取出时须用东流水洗，才能磨细成粉用。

[气味] 酸、小寒、无毒。

徐之才说：畏菟丝子。

独孤滔说：曾青用火炼成膏状时，可以和汞相合，制成丹砂，大概是它在含金处产的缘故，必须用酒或醋浸泡或煮后方能运用。

葛洪说：用曾青涂在铁上，则铁表面赤红像铜一样。

[主治] 《神农本草经》：目痛、止泪出，风痹，利关节，通九窍，破癥坚积聚。长期服用则能使身体健康，并延缓衰劳。

《名医别录》：补养肝胆，除寒热，杀死绦虫，治疗头风脑中寒，除烦止渴，补身体不足，充盛阴气。

[发明] 李时珍说：曾青治疗眼病，作用和效果跟空青一样。古方辟邪太乙神精丹里用此药，扁鹊治积聚留饮用层青丸，这些方都在古今灵验方中出现，但具体药却没有写出。

[附方] 新近常用方三种。

1. 斑疮入目，不消退的。《圣济总录》：用曾青一钱，丹砂二钱研为末。蛴螬五枚，捣成汁，跟药末相合后，涂于眼。

2. 风热目病。《和剂局方》：用曾青散；治疗一切风热毒气上攻头面和眼，眼睛泛红或肿烂，怕见阳光，眼睛干涩，多眵多泪，自觉痒或疼痛。曾青散制法：曾青四两、蔓荆子二两，炮白姜，防风各一两，共研为末。每次用少许嗜鼻中，立刻就能见效。

3. 耳内恶疮。《卫生宝鉴》：用曾青五钱，雄黄七钱半，黄芩二钱五分，共研为末，外敷患处。

绿青 （见《名医别录》上品）

[释名] 石绿（见《唐本草》） 大绿（见《本草纲目》）

[集解] 《名医别录》说：绿青产在山的背阳面，颜色青白。

陶弘景说：它就是用来绘画的绿色颜料，也和空青同产一处，互相挟带，现在的画师称它为碧青，而称空青为绿青，正好相反。

苏恭说：绿青就是扁青，画师称它为石绿。碧青即是白青，不作绘画用。

苏颂说：过去的书不说它产于何处，只说它产在山的阴穴中，在空青条中曾说，空青生于益州山谷和越西县出铜的地方，那么，此物应当是产在山的阴面。现在在韶州、信州产此物。它的颜色为青白色，画师用作绿色颜料大块非常少，但是它的青白色花纹非常漂亮，信州人喜欢用大块的绿青雕琢成腰带所器具和装饰物，及妇女的衣服装饰品。它作为药用，应当用像乳香大小的颗粒状或块状为最好。

寇宗奭说：颜色呈黑绿色的为佳品。

李时珍说：石绿，即是阴石，产于铜矿坑中，是铜祖先的气聚合而成的。铜得紫阳之气而变为绿色，变绿时间长后则转成为石，因此称它为石绿，铜也产于此，和空青、曾青的来源是相同的。现在的人称它为大绿。范成大《桂海志》说：石绿，铜的矿苗，产于广西右江的铜矿。产于矿石中，其中性质像石头者，即被称为石绿。有一种脆烂像碎土一样的，称作泥绿，是最下品的药物。《明会典》说：青绿石矿一斤，淘净后能得石绿十一两四钱。暗色绿矿石一斤，淘净后能得石绿十两八钱，硇砂一斤，煅烧硇砂绿十五两五钱。

［气味］ 酸，寒，无毒。

李时珍说：有小毒。

［主治］ 《名医别录》：益气，止泻痢，疗鼻塞不通。

苏颂：治吐风痰非常有效。

［发明］苏颂说：现在的医家多用绿青治疗风痰，方法是选取品质好的绿青研细，且用竹筛将粗者筛出，水飞后再磨。如果是风痰使人心胸烦闷、头目眩晕，取磨好后的石绿二、三钱和生龙脑三、四颗如豆大小混合后共研细研匀，用生薄荷汁和酒相调，加热微温后服。服后仰卧片刻，涎自口角流出就好。不使人呕吐，但治疗效果却比其他快，现在人它皆有效，所以写下。

寇宗奭说：和硇砂作为吐上涎的药，有效是有效，但也能损害心。

李时珍说：痰在上的，宜让它吐出；在下的，宜通过利小便使它被排出。但必须先察其人的虚证实证，体质是强是弱，并且还要细审病人脉的虚实强弱后，才能下药。以前治疗中金虎丹、碧霞丹都有禁忌症，就是我在上面所说的意思。金虎丹是用来治疗风痰的，由天雄、腻粉等诸药组成。

［附方］ 新近常用四种。

1. 急惊昏迷。《全婴方》：不省人事。石绿四两、轻粉一钱，共研为末。用薄荷汁加酒中调合后内服，使其吐。

2. 风痰迷闷。《和剂局方》：用碧霞丹，碧霞丹制法：用石绿十两，乌头尖、附子尖、蝎梢各七十个，研为末，糊丸成芡子大小。每次服一丸，薄荷加入酒半合和它相化后服下，一段时间后即吐出痰涎。

3. 小儿痈疮。《集玄方》：肾痈、鼻痈、头疮、耳疮，患病时间很长还未见痊愈者。用石绿、白芷等分混合，研为细末，先用甘草水洗净疮口，擦干净后，用其外敷，一日后就能痊愈。

4. 腋下狐臭。《集玄方》：用石绿三钱轻粉一钱，用浓醋调后涂于腋下，五次后就能彻底痊愈。

扁　青
（见《神农本草经》上品）

[释名]　石青（见《本草纲目》）大青

李时珍说：扁是用它的外形命名的。

[集解]　《名医别录》说：扁青产于朱崖的山谷里，也产于武都、朱提，四时都可以采集。

陶弘景说：朱提即通假殊匙，位于南海，仙经和俗方都未曾提过此地。

吴普说：产于四川。

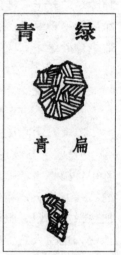

苏恭说：它就是绿青。朱崖和南方的林邑相邻，通过船运上来的扁青，体积大如人的拳头，表面颜色为青色，石块中经常是空的。产于武昌的扁青，体积小但颜色好，产于简州、梓州的扁青，外形成扁形，片状结构，颜色比较浅。

李时珍说：苏恭所说的绿青不是扁青。现在所说的石青即扁青。绘画家用它来作画、因为它的颜色青翠不渝，人们一般称为大青，湖北、四川等地也产此物。现在所卖的石青，有天青、大青、西夷回回青、佛头青，各种种类不同，其中以回青最贵重。神农本草经所记载的扁青、层青、碧青、白青，都属此类。

[气味]　甘，平，无毒。

吴普说：神农，雷敩：小寒，无毒。

[主治]　《神农本草经》：治疗目痛有明目作用，折跌痈肿，治疗刀伤，疮疡不愈合，破积聚，解毒气，利精神。长期服用可以使身体健康，延缓衰老。

《名医别录》：去除寒、热风痹，和各种男科疾病补益肾精。

吴普：治疗男子不育症，使病人有后代。

李时珍：治疗吐风痰、阗痫，平肝。

[附方]　新近常用一种。

顽痰不化。《瑞竹堂方》：用石青一两，石绿半两，一起水飞为粉末，用面调成绿豆大小的丸药。每次服十丸，用温水服下，服后病吐痰量为一、二碗，并不损伤病人身体。

白 青
（见《神农本草经》上品）

[释名] 碧青（见《唐本草》）鱼目青

[集解] 《名医别录》说：白青产于豫章山谷中，四季都可采集。可以用来铸造铜剑克制各种兵器。

陶弘景说：医方不用此药，市场上也不卖此药，仙经三十六水方常常用到此药，铸造铜剑的方法，在《九元子术》中。

苏恭说：这就是陶弘景说的空青，外形圆像铁珠一样，颜色为白色而中间不空。研细颜色白中透绿，又称碧青，不作绘画用，没有空青时也可用它绘画，称它为鱼目青，是因为其外形像鱼的眼睛。今天产于简州、梓州的白青质量较好。

李时珍说：这就是石青一类的东西，颜色深的是石青，浅的是碧青。现今的绘画家也用来作画。范子计这样说道：白青产于弘农、豫章、新淦，颜色呈青色的为最好，《淮南子万毕术》中说：白青与铁相合，即能变化为铜。

[气味] 甘、酸、咸、平、无毒。

吴普说：神农：甘、平。雷敩：咸，无毒。

[主治] 《神农本草经》：有明目的作用，能通利九窍，治疗耳聋，除心下的邪气，使人呕吐，解除各种中毒，杀死蛔虫等各种肠内寄生虫。长期服用能补脑明目，使身体健康。

附 绿肤青

《名医别录》说：性味辛、咸、平、无毒。主治各种虫咬中毒和蛇毒及菜和肉等各种食物所致的中毒，治疗长久不愈合的疮疡，不能长期服用，不然，使人消瘦。又有人称它为推青，还有人称为推石。产于益州的山谷中。

陶弘景说：时方、仙经都不用此药，平常人也不认识它。

附 碧石膏

《名医别录》说：性味甘，无毒。主治有明目作用，补益精髓，去除白癣，延长寿命。

石 胆
（见《神农本草经》上品）

[释名] 胆凡（见《本草纲目》） 黑石（见《吴氏本草》） 毕石（见《神农本

草经》） 君石（见《李氏药录》） 铜勒（见《吴氏本草》） 立制石

李时珍说：胆是因它的颜色和味道像胆而命名，一般因它像矾，因此又称它为胆矾。

［集解］《名医别录》说：石胆出产于秦州羌道的山谷里，或者在羌里句青山也有出产。二月庚子、辛丑日采集。当它是石头的时候，色呈青色，并有白色条纹，容易破碎，形状像空青，能冶炼为铁或铜，也能与其他矿石合成为金银。

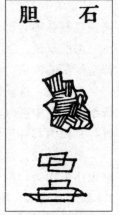

陶弘景说：仙经时常用此药，时方很少用此药，因而此药现在基本没有。但仍然有人去采集。它的颜色为青绿色，外形像琉璃而其上有白色条纹，易破碎，折断。梁州、信都已经不再出产此药。平常却把青矾当作石胆，其实两者之间没有相似之处。

苏恭说：它在产铜的地方有，外形像曾青，绿色和它青色相间，味非常酸苦，把它跟铁相磨，出现铜的颜色，即是真品。产于蒲州虞卿县东亭谷窟和莫蓨集窟，产出的鸡卵大小的块状物为真品，陶弘景所说的形状像琉璃的石头，实际上是绛矾，但经常有人把它充作石胆，又有人用醋浸泡青矾来充作石胆，都是伪品。

苏颂说：现今只有信州铅山县有此石头产出，产于铜矿里，开采出来后冶炼后即成石胆。也有采出既是石胆此物的，非常珍贵，都呈深碧的颜色，现在南方的医家经常用此药，又有的书说道：产石胆最好的地方是蒲州，大的像人的拳头样大小，小的像桃栗大小，敲击它则照着石头上的条纹而碎，颜色为青色，暴露在外时间长后就变成绿色，敲破后，它中间仍然是青色，稍差一点的石胆产于上饶、曲江的铜矿，体积如米粒细小，外有细小的棱角，像钗股和米粒。《本草》里说：假石胆以前用醋浸泡青矾而成，现今则不这样做，只是取质量低劣的石胆，然后用消石磨削其表面而成。它的块大但颜色浅，表面浑浊没有纹理，敲击它碎后不能见细小的棱角，即是用上面方法做成的假石胆。也有一些假石胆，是通过削取石胆矿，然后在把这削取下来的粉末投入消石内使它凝聚而成。

李时珍说：石胆产于蒲州的山洞里，颜色像鸭嘴上的颜色为最好的，一般人称它为胆矾。产于羌里的石胆，颜色稍为深一点，质量也较差，产于信州的质量更差。此物产在石矿里，凡是经过冶炼的，一般多是假造的。如果用火烧后成液体状的，一定是伪造的。涂在铁或铜上，烧后为红色的石胆，是真品。也可以把少许石胆放进铜器装的水里，石胆不变成青碧色并且几日都没变化，则是真品。《玉洞要决》说：石胆既是阳石，产于嵩山和蒲州的中条山承受灵石的特异的性质，外形碧绿如染，其性流通，它们中间的质量好的就是石胆，能变化成各种金属，和其他各种变化，让人数不胜数。沈括《梦溪笔谈》里记载：铅山有一泉，泉水味苦，在山涧漫流，把泉水放进锅里煎熬，则变成胆矾。用来煎熬的锅，用的时间久了，也变成铜。这是煎熬而成的石胆，不是真品，不能作药用。

[气味]　酸、辛、寒、有毒。

吴普说：神农：酸、小寒。李当之：大寒。桐君：辛、有毒。扁鹊：苦，无毒。

《大明本草》说：酸、涩、无毒。

甄权说：有大毒。

徐之才说：水英是它的使药，畏牡桂、菌桂、芫花、辛夷、白薇。

[主治]《神农本草经》：治疗目痛，有明目的作用，治疗刀伤，和各种痫症、痉症，止女子阴部疼痛，治疗寒性和热性石淋，止女子崩漏，解各种邪气和毒，治疗不育症，炼成丹丸服后，使人不衰老。长期服用，则延年益寿。

《名医别录》：能散癥积，止咳，降逆和其气逆等症，还能治疗鼠瘘长久不愈合症。

《大明本草》：治疗虫牙，鼻息肉。

苏恭：治疗妇女白带过多和赤带，治疗面黄，女子脏急。

苏颂：是吐风痰药中效果最快的一味药。

[发明]　李时珍说：石胆性寒，味酸带辛味，入足少阳胆经。有收敛的作用，能使气机上行，能使体内风热痰涎从上吐出，除肝风消胆火，还能杀虫，因而治疗咽喉，口齿部的疮疡有特效。周密《齐东野语》说：周密路过南浦时，有一个年事很高的医生传给他一个治急性喉痹的方法，用色像鸭嘴的石胆粉末，用醋调后，灌入病人口里，当病人吐出黏痰好几升后，病就好了。临汀有一老兵的妻子得此病不吃饭，不喝水已经有三天，按上法服后，病果然痊愈。多次运用都有效，可以说是神方。周必大《阴德录》说：治疗因寄生虫而致肿胀和其他病所致的水肿的秘方，有些人是用蒲州、信州产的石胆中那些颜色明亮像翠琉璃又像鸭嘴的，放入米醋中煮后用作治病的主药和辅药，比用铁砂、铁蛾好。大概是因胆矾是铜里的精华，为辛、酸味，入肝、胆二经，制约脾中的邪气的缘故。安城魏清臣肿科黑丸子，对治疗水肿有特效，未能传下来，里面主要是用石胆这味药。

[附方]　过去常用五种，新近常用十五种。

1. 老年人和儿童的风痰病。《谭氏小儿方》：用胆矾末一钱，小儿用一匙，温醋汤调后服下，立刻呕吐痰涎，便清醒而痊愈。

2. 妇女头晕。《许学士本事方》：妇女自感天旋地转，是心眩，而不是血内生风所致。用胆矾一两，仔细研磨后，用一个胡饼剂子按压成一指厚左右，然后用篦子把它勒成一颗颗骰子大小的颗粒，勒完不要让它们分开整块放在外面焙干，每次服一股子大小颗粒，和灯芯竹茹汤一起服下。

3. 喉痹喉风。《济生方》：用二圣散：用色像鸭嘴的胆矾二钱半，炒白僵蚕五钱研细后，每次用少许吹入喉部，则马上呕吐痰涎而痊愈。

4. 牙痛和掉牙。《外台秘要》：研细石胆成粉状，用人乳调成膏状涂于患处，每日涂三到四次。则能止牙痛，还能重新长出牙齿，几个月后恢复原来的形状。涂药期间，每天都须用新鲜的井水漱牙。

5. 久治不愈的口舌部疮疡。《胜金方》：用胆矾半两，在银制锅里用火煅成赤红色，然后拿出来晾干，一夜后其毒性稍稍减轻，研成粉末，每次用少许敷在疮疡处，吐出酸味涎水，二三次后疮疡即愈合。

6. 走马牙疳。《杨起简便方》：用北枣一枚去掉枣核，填入胆矾，用纸包后，火煅成红色，以去除胆矾的火毒，研成细末后，外敷患处，使病人吐出口涎后痊愈。

7. 小儿齿疳。《活幼口议》：用胆矾一钱，放在钥匙上煅红，加入麝香少许，共同研匀后，敷于患齿上，马上见效。

8. 小儿鼻疳。《集简方》：鼻内肉腐烂。用胆矾火烧后，等烟完全没有后，研成细末，敷入腐烂处，一、二日后则痊愈。

9. 风眼赤烂。《明目经验方》：用胆矾三钱，煅烧后研细，放入水里浸泡，每日用浸泡的水洗眼。

10. 百虫入耳。《千金方》：用胆粉末调入醋里灌耳，则虫自出而痊愈。

11. 狂犬咬伤。《济急方》：用胆粉末敷于伤处，马上愈合。

12. 各种毒症。《胜金方》：用胆矾粉末，和糯米调成鸡蛋黄大小的药丸，外面用朱砂包裹，实际是用朱砂保持胆矾的药性，治疗时，用冷水服下，即刻痊愈。

13. 挑生蛊（gǔ）毒。《岭南卫生方》：伴有胸痛的，用胆矾二钱，清茶泡后服下立即吐出蛊后，愈合。

14. 腋下狐臭。《黎居士简易方》：用半生半熟的胆矾，加入少许腻粉，研为细末。每次用半钱，用新鲜的生姜汁调和成膏状，涂于腋下，一直涂到腋下非常疼痛，局部发热时才可停止涂擦，隔几日擦一次，直到愈合后方可停止涂擦。

15. 赤白癜风。《圣济总录》：用胆矾粉，牡蛎粉各半两，不用煅制，直接研成粉末，加入醋调好后，擦于患处，并用手按摩，使皮肤尽量吸收。才能更好地发挥功效。

16. 甲疽肿痛。《梅师集验方》：用石胆一两，煅烧到烟尽后，研成细末。敷于患处，治疗四、五日后痊愈。

17. 痔疮热肿。《仁斋直指方》：用色为鸭嘴色的青胆矾煅烧后研细，用蜜水调成糊状，涂于患处，可以消痔或脱痔。

18. 肿毒不破。《仁斋直指方》：把胆矾末、鸟粪各少许，涂在肿势最高处，则可。

19. 杨梅毒疮。《刘氏经验方》：用醋调好的胆矾末涂于疮疡处，涂时病人感觉疼痛不能忍受的，可以调药时加入乳香、没药，以减轻患者痛苦，涂后疮疡处出脓水。疮疡内脓水流干则愈，一般每处须涂一、二次方能愈合。还有一方：用胆矾、白矾、水银各三钱半，研磨成很细的粉末，不见大的颗粒。加入香油，人的唾液少量，拌匀，然后坐在床上，把药涂在两足的足心，并且用手掌心按摩足心，摩擦一段时间后，再涂药再按摩，一直到涂完后就躺下睡觉。等到全身汗出，或是泻下臭秽脏物，口吐秽涩，就说明治疗有效。每用一次，身体强壮的人可用四钱，身体弱的人可用二钱，连续涂摩三天。同时，还须口服疏风散，并每天洗澡才能达到治疗效果。

礜 石
（见《神农本草经》下品）

[释名] 白礜石　太白石（见《名医别录》）　立制石（见《神农本草经》）　青分石　固羊石（见《神农本草经》）　食盐（见《名医别录》）　泽乳（见《吴氏本草》）　鼠乡（见《吴氏本草》）

石 礜

石礜生特

李时珍说：礜的含意不是十分清楚，许慎在《说文解字》里说：礜就是毒石的意思。《西山经》说：在海边和江河湖泊边的山上，有一种白色的石头，被称其作礜石，可以毒死老鼠。郭璞说：老鼠吃后即死，但蚕吃后反而肥壮。鼠乡就是这个意思。

[集解] 《名医别录》说：礜石产于汉中的山谷和少室山，可以四季采集。

李当之说：有的产于少室山，有的产于魏兴，十二月采集。

陶弘景说：现在在四川、湖北一带也出产礜石，而质量最好的产于南康南野溪和彭城的界中，和洛阳的南堑。还有湘东的新宁和零陵也产礜石。白礜石，能柔金。把它用黄泥包裹再以炭火煅烧，一天一夜后就可以用了。炼丹和炼金银的人们经常用此石。

苏恭说：这种石头不怕火，久烧后则解为碎石或粉末，但它那坚硬的性质仍没有变，即使是碎石或粉末也是坚硬的，但现在的人常把洁白的大理石当作礜石，而大理石经煅烧后就马上变成细灰。现在汉中武当山中的西辽谷被称为礜石谷，这里所产的礜石是地道的礜石。少室山也有这类石头，但纹理细密，不如汉中。

苏颂说：现在的潞州、阶州也产礜石。

李时珍说：详细情况见特生礜石。

[气味] 辛，大热，有毒。

《名医别录》：甘，生温，熟热。

吴普说：神农、岐伯：辛、有毒。桐君、黄帝：甘、有毒。

甄权说：甘，有小毒，铅州可作它的使药。恶羊血，不作为汤剂入药。

徐之才说：经火煅烧后，作药的效果就比原来未烧的好。棘针可作它的使药，恶马目毒公、鹜屎，虎掌、细辛，畏水。

[主治] 《神农本草经》：治疗寒热鼠瘘，腐烂的疮口，坏死的肌肉都能去除，还能治疗风痹和腹内的坚癖及邪气。

《名医别录》：除热，有明目的作用，能下气，解除膈中的邪热，能治疗消渴，补益肝气，能攻破积聚，还能治疗因冷凝于内而导致的腹痛，也能去除鼻息肉。长期服用后能使人筋脉挛急。作药用时须先用火煅烧多天后才能运用。每次服用量为一茶匙。未经煅烧就服用，则反而毒害人和动物。

甄权：可以驱除胸中和膈间的积留之气，治疗冷湿风痹和长期体内瘙痒症。

[发明] 陶弘景说：经常把生礜石放入水中，可以使水不冷，因而生礜石的性为大热之性。

张仲景说：生用，能损害人的心和肝。

苏恭说：这种药用来攻冷积病很有效，如果用其他药代替，治疗冷积没有效果，就是没有用它的缘故。

寇宗奭说：治疗久积和久病腹冷有较好的疗效，但须小心运用，不能胡乱运用。

李时珍说：礜石的性味跟砒石相近，大概是一类药，古方礜石和矾石二药相互经常写混淆，可能是因两字外形相类似而写错的。然而矾石性寒无毒，礜石性热有毒，这一点是须仔细分别的。陆农师说：礜石的力量，几倍于钟乳石。按《洪容斋随笔》里所说：王子敬《静息帖》说：礜石的性味和作用很可疑，一般喜欢服有礜石药的散剂的人容易生痈。大概这里所说的散，就是寒食散，古人经常服它，它的组成中有礜石，性热有毒，因而说它可疑。刘表在荆州时，曾和王粲登鄣山，望见远处一个山峰不长一草，王粲说：这一定是一座古坟，而墓者在世时，一定经常服生礜石，内热不能散于外，因而草木都被烧焦。刘表果真命人挖掘，发现墓室内全是礜石。还有现在的洛水不结冰，是因河底下也有礜石，人们都称它作温洛。把这种石头放入装水的器皿里，水也不结冰。文鸀孵卵时，即取礜石放入巢里，用来保孵化卵所需温度，它的性味这样大热，还能够内服？我的哥哥文安公镇守金陵时，在秋暑季得了食欲不振的病，有一位名叫汤三益的医家给他开了礜石丸。服药后他的食量逐渐增加，他却未做到病好即停服此药，而是天天服用礜石丸，服了十个月，才发作礜石中毒的症状，吐血有一斗左右，并且以后尿淋精遗不止，最后竟因精液耗完后而死。李时珍私下认为洪文安的病，不一定是因为礜石中毒。大概是因为他自恃饮食好后就进食油腻、辛辣之品，并经常纵欲恣行房事，而导致精液耗竭而死。他因食欲不振服用礜石丸、食欲增加，病好后却未停服礜石丸、像这样胡乱用药，难道是药的罪过？

[附方] 新近常用一种。

治疗风冷脚气。《肘后方》：用煅烧白礜石二斤，放入三斗酒中浸泡三日。用法：每日经常服用少量礜石酒，即能治疗风冷脚气。

特生礜石
（见《名医别录》下品）

[释名] 苍礜石　苍石（见《名医别录》）　鼠毒

苏恭说：特生礜石又称苍礜石。梁州礜石也有颜色呈青色的，汉中的人用来毒鼠，不作药用。

寇宗奭说：礜石，特生礜石都是同一种药，区别只是一为特生，一个不是特生。这里所说的特生是产时没有附着其他种类的石头而称它为特生。现在用的非常罕见。

李时珍说：礜石有苍白两种，而颜色呈苍色的多为特生，因而又有人称苍礜石，那么和《名医别录》里所载的苍石实际是同一种药，它们功用和疗效都相同，现在合二为一。

[集解] 《名医别录》说：特生礜石又称苍礜石，产于西域，四季均可采集。

《名医别录》又说：苍石产于西域，四季均可采集。

陶弘景说：古时认为从鹳巢中采集出来的，质量最好。因鹳常入冷水，因而取礜石来助孵卵，主要是用来保持巢里的温度不下降，现在已经得不到了。只有产于汉中的，外表的颜色为紫红色，而里面色如白霜，它的表面有凹陷形状象牙齿一样的质量好。还有产于荆州新城郡房陵县、颜色呈漂白色的质量也好。制法也是用黄土包裹燃烧，或放进锅里煅烧后，即可跟玉壶丸等丸药配合起来服用。仙经没有特生礜石这个名，只说白礜石。

苏恭说：陶弘景所说的外形象牙齿的礜石正是这种药。现在产于梁州，北马道的山中小河里也产此石。外形体积小于白礜石，然而敲碎后，它的颗粒却比白礜石大几倍，每一颗有豆一样大，而白礜石碎后颗粒像米粒一样大小。现在在房陵、汉川、均川、荆川都产这药，和白礜石同一个产地，其中颜色为青色的，就是特生礜石。

寇宗奭说：《博物志》里认为这种巢里的礜为真品。陶弘景所写的特生礜石是包括这种巢里的石头，因此可以看出二种石头实际上是同一种类。但多次在鹳巢都没有捡到这种石头，并且礜石怎么能到处都有？若说鹳是因入水而致身体寒冷的原因，而取礜石保持孵卵所要的温度，那么像鸬鹚这一类在河中捕食为生的动物，同样和鹳一样成长，繁殖后代，却不要礜石来帮助它孵卵。因此这些说法只不过是一些庸俗、荒唐的言论，根本没有经过实际的探查和科学的推断。

李时珍说：礜石的分类有多种，如白礜石、苍礜石、紫礜石、红皮礜石、桃花礜石、金星礜石、银星礜石、特生礜石，实际上都是同一种东西。只是根据它的外形颜色而分类并给予不同的称呼。它们的性味都是热，并且有毒，都可毒鼠，制成水银，但只有苍、白两种颜色的礜石作为药用。产礜的山不生草木，不积霜雪，产礜的水，其水不会冰冷，有些水底有礜石的泉水成为温泉，可以说明它的性味多么猛烈。《庚辛玉册》说：礜石是大热之石，产于山谷里。在水里淘出的形状像矾，石头的中间有纹理的质理好。伏火，制砂汞。其形状和方解石相近似，但放入水里后，水不冰冷为真品，而产于金矿里的礜石，又被称为握雪礜石。

[气味] 甘，温，有毒。

徐之才说：用火煅制后的礜石药效较好，畏水。

［主治］ 《名医别录》：有明目作用，治疗耳病，温散腹内的寒气，破除坚结，治鼠瘘，能杀百虫和各种凶猛的动物，长久服用，能增加寿命。

《名医别录》：能治疗寒热下气，和溃烂的鼠瘘，能杀死禽兽。

［发明］ 李时珍说：《名医别录》说，礜石长期服用，能使人筋脉挛急，特生礜石长久服用则能增加人的寿命。丹书里也说，礜石化为水，能伏水银，可用来炼长生药。这些都是方士的荒谬言论，跟服用砒石、汞能长生的意思是一样的，因为这种谬论而死，难道我们不觉得悔恨吗？

握雪礜石
（见《唐本草》）

［集解］ 苏恭说：握雪礜石产于徐州宋里山。须深挖一丈左右，在烂土石间可以采到，像面粉一样细散，颜色为黄白色。当地人称它为握雪礜石，又称为化公石，又称石脑，意思是服后能长生不老。

李时珍说：按照独孤滔《丹房镜源》里说：握雪礜石产在曲滩泽，在寒冷之季，石头上有白色粉末即是握雪礜可，可以采集，一分握雪礜石可制水银十两。又说，南宫从的《峋嵝神书》说：石液，就是丹矾的脂液，这种石头产于襄阳的曲滩泽中，有的在山里，有的在水边，色呈白色，质地粗糙，冬季，它的表面有分泌的脂液，早晨可见，太阳出来后就消失。必须在太阳没出来之前，用铜刀刮取，放入容器中，然后用水煅制，使它由白变红后取出，用楮树的树汁调成丸药，这种脂液沾过地方都出现铁的颜色。用二十四分之一两，可以制成四两水银，放入容器里，用火煅制就马上凝固。但这种脂液也不多见，就是神仙也非常珍惜，采时必须用白鸡、清酒为它祭神。这种石头，华山嵩山都有，而石上分泌脂液的，只有曲滩才有。另外，熊太古的《冀越集》说：用丹山矾十两，可制成水银十两，这是根据人们所发现的自然奥秘，而进行的神奇变化。根据前面三书所说的，那么握雪礜石是石上的脂液，而不是石头本身，苏恭所说的一定是石头本身，和陶弘景说的及《名医别录》里记载的石脑相同，因此就不再注解了。又说道：各种书，有的称作礜石有的称作矾石，不知道谁是真的？古书常把二字互相混淆，但按常理推断，应该是矾石。因为礜石有毒，矾石无毒。

［气味］ 甘，温，无毒。

［主治］《唐本草》：治疗痼冷和积聚，能使人身体健康，增加人的寿命，经常过量服用则使人身热。

李时珍说：治疗大风疮。

砒 石
（见宋《开宝本草》）

[释名] 信石 人言（见《本草纲目》） 生的称作砒黄 煅制后称作砒霜

李时珍说：砒，其性凶猛像貔，因此而得名。只产于信州，因而人们称它作信石，又有人把信字拆开，称作人言，也是说明它产于信州，只是间接说而已。

[集解] 苏颂说：砒霜未写它的所产地，现在铜山也产它，只以信州产的质量最好。有一些砒石体积特别大，颜色如鹅蛋黄，透明清澈不含杂质。这种大砒石在我们这个地方非常少见，有一两块体大的真品，人们竟向求之，不惜花费大量金钱。古代服食方也记载砒石的运用，必须是这种大块砒石，才能作药用。而平常人所存的细屑样砒石，还夹有土石等杂质，作为药服用，为害不浅。

陈承说：信州玉山有砒矿产，官方对它进行严密的封锁。产的砒石中不带杂质的佳品，颜色比雄黄还红，用冷水磨后，能解热毒。如经火煅后则能毒死人，所以说它能值金子的价钱。现在市场

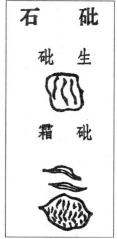

上所卖的，乃是用杂质多的砒石煅烧后形成的白霜，形成后的多是碎屑状和粉末状的白霜。那是经长时间锻炼后受损。块大色黄的，即是前面所说的鹅蛋黄色透明清澈的砒石。古方不把它作药用，只炼丹家用它。现在的人多用它治疟疾，这本是因为疟的根本是伤于暑热之邪，而生砒石能解热毒。现在的俗医不弄清其中的道理，而用烧制砒霜治疗，一定又吐又泻，其中有些幸存下来，反而被当作常规疗法固定下来，以后沿用此法治疗，受害者很多，这是不能粗心大意的地方。在煅制砒霜时，人须逆风处十丈站立，顺风十丈内的草木皆被毒死，又用它拌在饭给老鼠吃，鼠也被毒死，死鼠被猫、狗吃后也会被毒死，再也没有比它毒的东西了，衡山产的砒石，力量就比信州的小。

寇宗奭说：现在信州常挖井采集砒石。矿车常被封锁，矿井有浊绿色的脏水，先把水舀尽，再往下采挖，生砒石称作砒黄，像牛肉样颜色，有些砒石上有淡白色的纹理，说它是石也不是石，是土也不是土。用酒磨后，能治疗癖积气，经火煅后则有毒，不能随便胡用。制法，把生砒比放在火上煅伤，用容器覆盖它的外面，使砒石烧后的烟上熏在容器里，烟靠着容器后则凝结，凝结的形状像乳尖似的质量最好，平短的质量稍次，凝成大块的是下等品，成细屑状的是最差的砒石。

李时珍说：砒石是锡的前身，因而用新锡器装酒时间长后，也能杀死人，实际上也是砒毒致人死命。生砒黄以颜色红的为上品，熟砒霜色白为上品。

[修治] 雷敩说：使用砒石前，须跟紫背天葵、石龙芮两味药一起装入小瓷瓶

里，用火煅烧，从巳时烧到申时，然后甘草水从申时浸泡到子时，取出擦干，再放入瓶内煅烧，再取出长时间研磨后方能运用。

李时珍说：医家都说生砒石见火后则毒性很强，而雷敩的制法用火煅，现在多用水飞磨细，大概都是求制取速度快，而不管它的毒性，那还不如用生砒石则更快吗？

[气味] 苦、酸、暖有毒。

李时珍说：辛、酸、大热、有毒。

《大明本草》说：畏绿豆、冷水、醋。入药时，用醋煮可减轻它的毒性。

土宿真君说：砒石用草制取，能炼出金花，成液体时能变换成铜和水银。青盐、鹤顶草、消石、蒜、水蓼、常山、益母草、独寻、木律、菖蒲、三角酸、鹅不食草、菠薐、莴苣、都能伏制砒的毒性。

[主治] 《大明本草》：砒黄：能治疗疟疾肾气，和带之辟蚤风。

陈承：用冷水磨后服用，能解热毒，治痰涎壅盛的疾病。

寇宗奭：磨后服，治疗癖积气。

李时珍：治疗齁喘积痢，去除腐烂之肉，能治瘰疬破溃，腐烂，有去腐生肌的作用。

《开宝本草》：砒霜：治疗各种疟疾，能涌吐胸膈间的风痰。不能长期服用，否则伤人。

《大明本草》：治疗妇女气血上冲于心而痛，能堕胎。

李时珍说：去除痈疽内腐烂的死肉，能使痔枯萎，可杀虫，杀人和动物。

[发明] 寇宗奭说：砒霜用以治疗疟疾，有的医家用量过大，则病人吐泻都有，这时须用煎绿豆的汁和冷水给病人饮下，方能止吐止泻。

刘纯说：疟丹多用砒霜等有大毒的药，本草说它主治各种疟疾和风痰停于胸膈之症，可用作探吐药。大概是因它性味太猛烈，能燥痰湿。但虽然有燥痰的作用，却也大伤胸中正气因而脾胃虚弱的人，不能用此药。

李时珍说：砒石是大热，大毒的药，其中砒霜的毒性最为猛烈，鼠雀吃少许就能致死，猫、狗吃被毒死的鼠、雀也被毒死，人服一钱左右就可被毒死，即使是钩吻、射罔也不过只有这种程度的毒性。然而宋朝人所写的本草没有特别说明它的毒性，这是为什么？这些也是古人所说的礜石的一种，如和酒和烧酒一起吞服，则能腐烂肠胃，迅速致人死，即刻用绿豆、冷水也难解其毒。现在做瓶酒的商人，常用砒烟熏酒瓶，则酒不坏，这实质上是见利忘义的小人。饮酒者受砒毒后，却只是归罪于酒。砒霜不能入汤剂用，只入丹丸。凡是痰疟和齁喘都用此药，的确有药到病除的功效。但须用冷水吞服，服后不可再吃其他食物，静躺一日或一夜，也不呕吐，进食少量食物则引发病人呕吐，即刻则吐。它燥烈大热之性，和烧酒互相互长，能除寒、除湿、除痰，开胸解郁。现在，制鞭炮烟火的人，加入少量砒霜，则爆炸声更大，它的急烈之性可见多猛。此药只适于用在砍柴、打猎，做重体力活的人上，如果用在那些喝酒，经常吃肉的富贵子弟，则不适合。这些人疾病治疗后再次发病，那就是没有注意饮食而造成的缘故。凡是头部疮疡和其他疮疡出血的，则不能用砒石，这是如果毒通经络破处入经则能毒死人的原因。《李楼奇方》：一个妇女心痛病几年仍未治好，一个医生用人言半分，茶末一分，用白米汤调服，吐出淤血一块后而痊愈。符合《日华子本草》治妇人血气心痛的意思吗？

［附方］　过去用法五种，新近常用十种。

1. 中风痰涎壅塞症。《太平圣惠方》：它的表现为四肢软瘫，昏迷不醒。用法：用绿豆大小砒霜，研细，加入少许新鲜水，然后用热水吞服，剧烈呕吐后则痊愈，没有呕吐则继续再服砒霜。

2. 寒热疟疾。《孙真宗秘宝方》：用砒石二两研成粉末，寒水石三两另外捣成粉末，用生铁壶一个，先铺上寒水石粉末，再把砒粉放在石粉上，再在砒粉上放一层寒水石粉，然后较厚的酒杯盖在壶口上，用醋糊纸条封十几层，使其密封，然后用一斤炭火煅烧。一直到纸条变黑时再取出，等它冷后，刮酒杯上细砒粉末，用粟米做成绿豆大小的丸药，外包以朱砂衣。用法：每次用三、四丸、小儿用一、二丸，在疟发作日早上用冷茶服下，一日不得吃热物。男人患病，女人把药入男人口里，如女人患病，则男人把药放入女人口中。

《本事方》：用人言一钱，绿豆末一两，共研为粉末，然后用无根井水丸成绿豆大小，用黄丹作它外衣，阴干。发作日早晨五更时，用冷水服五、七丸。

《卫生宝鉴》：一剪金：用醋煮过的人言、硫磺、绿豆等分，共研为末。然后丸成一绿豆大小，用红绢包裹，用彩丝扎好，每次剪下一粒，用新鲜水空腹吞下，是治疟疾的圣药。

《医垒元戎》，九转灵砂丹：用砒霜、黄丹、紫河车各一钱，共研为末，用雄黑豆一百粒用水浸泡一夜，研为泥状，和前面的粉末丸成梧桐子、绿豆、米粒三样大小的丸药，根据人的虚实，年龄的大小而分量服下，每次服一、二丸或三丸，在不发作疟疾的日子，五更天时，用向东的无根水服下。紫河车、绿豆、黑豆都能解砒毒。

《本草权度》：不二散：用砒一钱，面二两，相互合匀，用一斤香油煎成黄色，然后用草纸压去油，再加入茶叶三两，研为末。每次服一钱，用冷水服下。

3. 一切积痢。《普剂方》：用砒霜、黄丹等份，用蜡作成丸药，如绿豆大小，每次服三丸。

4. 休息下痢。《和剂局方》：有一、二年不愈的病症，身体瘦弱。用成块的砒霜研成粉末，和黄蜡各半两，把蜡溶于砒霜里，用柳条搅拌，当柳条颜色变黑，被烧焦后则取出另换柳条搅拌，如此反复七次，再把药取起收好。每一个做梧桐子大小的丹丸，用冷水服下小儿服米粒大一丸即可。

5. 脾疼腰痛。《和剂局方》：即是上方用冷水下。

6. 妇女血气心痛。方见发明一条里。

7. 走马牙疳病久溃不愈者。《普济方》：用砒石、铜绿等份，研为末，摊在纸上后贴于患处，效果非常好。还有一方：用砒石半两，用醋调成糊状，放于碗内，等其干后，用刀刮下。用法：每次用米粒大小，外用棉花裹住，放入牙缝里，第二日取出，则虫已死。患此病时间很久的，也只须三日就能痊愈。

8. 颈部瘰疬《灵苑方》：用信州砒黄研为末，用浓墨汁调成梧桐子大小的丹丸，在生铁壶内炒干，用竹筒装它。用法：每次用时，先用针刺破瘰疬，用半丸药贴在破处，等它自行落下，直到把毒全部拔光而止。

9. 痰喘齁䶎：方见谷部，豉条里。

10. 一切漏疮有孔。《急救良方》：用信石，放在新瓦上煅制后研成粉末，用人的唾液少许调它在纸捻上，插入疮孔中，去除腐肉疮孔后。如疮孔太多，别全插入砒石纸捻。此法最有效，插几次后则痊愈而好。

土　　黄
（见《本草纲目》）

[修治] 李时珍说：用砒石二两，木鳖子仁、巴豆仁各半两，硇砂二钱，研为粉末，用木鳖子油和石脑油调和成一块，然后埋进土坑内，四十九天后取出，劈成小块后，用瓷器装贮。

[气味] 辛，酸，热，有毒。

独孤滔说：土黄可以制成雄黄。

[主治] 李时珍：能枯萎瘤赘痔乳，食瘘疬和各种疮疬和恶肉。

金星石（附银星石）
（见宋《嘉祐补注本草》）

[集解] 苏颂说：金星石、银星石一同产于濠州、并州，可以四季采集。二石的主治和功用都差不多一样。

寇宗奭说：二石治疗大风疾，制法很特殊，须煅烧后才能用来入药，金星石和苍石同产于一矿，一般混在苍石内，其外面有金色的麸片，银星石的外面有银色的麸片，还有一种深青色质感坚硬又润滑的，它的内部还有金色麸片状东西的石头，不作药用，被工人用来制作器皿，或作为妇女的首饰用。

李时珍说：金星有好几种。苏颂所说的二石，武当山也产。有的人还说金星石产于胶东，银星石产于雁门，大概是礞石这一类石头。寇宗奭所说的二石治大风疾，现在据《圣惠方·大风门》，都作金星礜石，银星礜石，因此看来是礜石一类的石头。《丹房镜源·礜石篇》中，亦记载有金、银二石，但说的好像和苏颂说的不同。并且金星石、银星石无毒，主治热涩血病；但礜石就有毒，主治风癫疾。根据这些区别，可见金星、银星石，分别有两种都能作药用。还有歙州的砚石，也有称为金星、银星的。琼州也产金星石，都可作砚用，翡翠石能出现金屑，所以又称作金星石。这上面所说的都是名字相同，而种类不同的石头。刘河间宣明方里点眼的药方中用金精石，银精石这二石，不知是不是就是我们这里所说的金星、银星二石？

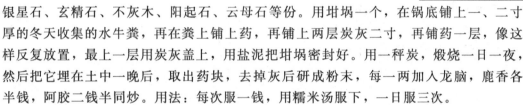

[气味] 甘，寒，无毒。

[主治] 《嘉祐补注本草》：治疗脾肺壅毒，和肺脏受损后吐血，咳血症，能下热涩，解余毒。

李时珍：用水磨少许服下，能镇静安神、治疗心神不宁症，还可以治骨鲠。

[附方] 新近常用两种。

1. 治吐血嗽血因肺脏受损而致的。《太平圣惠方》：用金星石、银星石、玄精石、不灰木、阳起石、云母石等份。用坩埚一个，在锅底铺上一、二寸厚的冬天收集的水牛粪，再在粪上铺上药，再铺上两层炭灰二寸，再铺药一层，像这样反复放置，最上一层用炭灰盖上，用盐泥把坩埚密封好。用一秤炭，煅烧一日一夜，然后把它埋在土中一晚后，取出药块，去掉灰后研成粉末，每一两加入龙脑，麝香各半钱，阿胶二钱半同炒。用法：每次服一钱，用糯米汤服下，一日服三次。

2. 治大风虫疮。《太平圣惠方》：疮上有虫的先取下。治疗用诸石丸，制法：用金星礜石、银星礜石、云母石、禹余粮石、滑石、阳起石、慈石、凝水石、密陀僧、自然铜、龙涎石等份，放入一起捣碎后用瓶装起，用盐泥密封。用十斤炭烧后，研为粉末，用醋糊成绿豆大小的丹丸。用法：每次服十五丸，用白花蛇酒服下，每日服三次，愈合后则不再服用。

附 金石
（见《本草拾遗》）

陈藏器说：味甘、温，无毒。主治身体虚弱、食欲不振，面色苍白，腰膝酸冷等虚证，能使人身体健壮，补益肾阳。因热盛而致头发脱落，可用金石用水飞炼后服下治疗此症。产于五台山清凉寺内的石头中，金屑色为红褐色。

婆 娑 石
（见《开宝本草》）

[释名] 摩挲石

李时珍说：姚宽《西溪丛话》记载：船只从产石山下经过，看到那些石头很是喜欢，就用手抚摸，所以叫摩挲。不知是不是这样。

[集解] 马志说：婆娑石产于南海，当地的胡人采集它。石头绿色，没有斑点，有金星，能磨成乳汁状的最好。另有种豆斑石，也能解毒，但力量不够。还有种鄂绿，有纹理，磨铁成铜色，人们都把它当成婆娑石，其实是假的。检验的方法：用水磨汁点鸡血，应当化成水。

寇宗奭说：石头是淡绿色，中间夹有金星的较好。又有豆斑石，也像这种石头，但有黑斑点，没有金星。

苏颂说：胡人把它当作很珍贵的东西，用金装饰后带在身上。每次吃饭前和吃饭后，都拿出来在嘴里含一会儿，说能解毒。如果有指头大的一块，则价值百金。

李时珍说：《庚辛玉册》记载：摩挲石是阳石。出自三佛齐。海南有座山，山上石头五颜六色，光焰夺目。船从山旁经过，人们用刀斧击取。烧它发出硫磺气味。形状像黄龙齿而且质地厚重的最好。能盛五金，伏三黄，制铅汞。

[气味] 甘、淡，寒，无毒。

[主治]《开宝本草》：解一切药毒，瘴疫热闷头痛。

礞　石
（见宋《嘉祐补注本草》）

[释名] 青礞石

李时珍说：石头颜色雾濛濛的，所以叫青礞石。

[集解] 李时珍说：礞石，江北的大山中能采到，以盱山的最好。有青、白两种，青色的较好。这种石头细硬颜色青黑，敲开里面有白星点，煅烧后白点变成黄点，像一片片金星。没有星点的，不入药用。通城县的一座山上产这种石头，工人们把它做成石器。

[修治] 李时珍说：用一个大坩埚，加四两碎磁石，再加四两消石拌匀。用十五斤炭来烧，烧完这些炭，直到石头变成金色。取出研碎，水飞，晒干用。

[气味] 甘、咸，平，无毒。

[主治]《嘉祐补注本草》：食积不消，留滞脏腑，内有宿食癥积日久不消。小儿食积羸瘦，妇人积年食癥，攻刺心腹。加巴豆、硇砂、大黄、荆三棱一同作成丸后服用。

李时珍说：主治积痰惊痫，咳嗽喘急。

[发明]　李时珍说：青礞石气平味咸，其性下行，属阴沉之类，是厥阴经的药。肝经风木太过，克制脾土，气不运化，积滞生痰，壅塞上中二焦，产生风热等病，可以用此药来治疗。青磁石，其性下行，使肝干气机平和，痰积通利，各种症状自然消除。汤衡的《婴孩宝书》认为，青礞石是治疗惊厥消除痰饮的要药。在水上吐痰，撒上青磁石末，痰就随水而化，从中可看出它沉坠的药性是很厉害的。但只能用于急症，气弱脾虚的，不能久服。杨士瀛认为它利痰的作用很强，但损伤胃气。治疗慢惊风之类的病，应该配以木香等药。王隐君认为，痰能引发百病，不管虚实寒热，都用滚痰丸来治疗，这能行吗？朱丹溪说：有个老人得了双目失明的病，它是因虚而引起，有位医生却给他磁石一类的药，结果到晚上就死了。这就是庸医误用药的结果，难道是礞石能毒死人吗？何况失明这种病，和礞石毫不相干。

[附方]　新近常用方四种。

1. 治疗痰饮导致的各种病。《王隐君养生主论》：滚痰丸。但腹泻、妊娠的不能服。磁石、焰消各二两，煅烧后研碎，水飞，晒干，取一两。酒蒸大黄八两，酒洗黄芩八两，沉香五钱，研末，水调和做成梧桐子大的丸药。平时服十丸或二十丸，如果要通利大便则要服一、二百丸，温水调服。

2. 一切积病。《杨氏家藏方》：金宝神丹：治疗各种虚冷久积，滑泄久痢，癖块，心腹淤血，下痢，妇人崩中漏下。青礞石半斤为末，消石末二两，盛在坩埚内，压紧。用二十斤炭煅烧，取出后加入赤石脂末二两，加水做成芡实子大的丸。晾干后，再放入坩埚内，用小火烧红，贮存。每次二、三丸，空腹温水服下，然后吃少量东西压住。久病泻痢，可以服到五、六丸。

3. 急慢惊风。《汤氏婴孩宝书》：夺命散：治疗急慢惊风，痰涎壅塞咽喉，十分危急。服此药能下利风痰，乃是治惊利痰的要药。真礞石一两，焰消一两，一同煅后研末。每次服半钱或一钱。治疗急惊痰热，薄荷汁加生蜜调服；慢惊脾虚证，木香汤加生熟蜜调服。或者用绿豆大的雪糕丸，每次服二、三丸。

4. 小儿急惊风。《卫生简易方》：青礞石磨水服。

花 乳 石
（见宋《嘉祐补注本草》）

[释名]　花蕊石

寇宗奭说：黄色的石头中间夹杂有淡白点，因此得了个花的名字。《图经本草》作花蕊石，是由于它是黄色。

[集解]　刘禹锡说：花乳石出产于陕、华等郡。正黄色，形状大小各不相同。

苏颂说：出产于陕州阌乡，质地很重，色像硫磺，有的特别大块，陕西人作成石器用。随时可采集。

李时珍说：《庚辛玉册》记载：花乳石属阴石，产于代州山谷中，有各种颜色，可代替丹砂保存药物。蜀中的汶山、彭县等地也有。

［修治］　李时珍说：入丸散之前，先盛罐内，用火煅烧，退出火毒，研碎水飞后用。

［气味］　酸、涩，平，无毒。

［主治］　《嘉祐本草》：金疮出血，刮点粉末外敷就能愈合，而且不留脓。又能治疗妇女崩漏恶露。

李时珍：治疗各种失血伤损，内漏目翳。

［发明］　苏颂说：花乳石古代用的很少。最近用它配硫磺同煅研末，外敷金疮，效果很好。如果人突然受外伤来不及煅烧，刮点石头末外敷也有效。

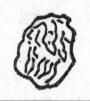

李时珍说：以前认为花蕊石没有气味。现在亲自尝一下，才知道它气平，味涩而酸，属厥阴经血分药。它的主要作用是止血，能把血化成水，因为酸性收敛。又能下死胎，落胞衣，去淤血，淤血去则胞胎自然能下。李东垣认为涩剂能够下胞衣，所以用赤石脂来下胞胎。这点和花乳石下胞胎的意义相同。葛可久治疗大量吐血，用花蕊石散；和剂局方治疗各种损伤出血以及胎产病，用花蕊石散，都说它能化血成水。由此看出，这种药的作用不是一般的草木能比的。

［附方］　新近常用方五种。

1. 内脏损伤，大量吐血。《十药神书》：花蕊石散。花蕊石煅后研成粉。用童便一钟，男病人加一半酒，女病人加一半醋，水煎，饭后调服二钱，有时可用到五钱。能使淤血化成黄水，然后服独参汤补。

2. 各种刀箭跌损伤以及狗咬伤。《和剂局方》：花蕊石散。急以药外敷伤口，使血化为黄水，而且能止痛。如果内脏损伤出血，煎童便，加少量酒，调服一钱，即能见效。被牲畜抵伤，肠子流出但没有破，可以当时塞入，用桑白皮线缝好，涂上这种药，能立刻止血逐渐恢复。妇人产后恶露不尽，崩漏，胎死腹中，胎衣不下，生命垂危，只剩一口气的病人，速用童便调服一钱，取下猪肝一样的东西，以后终身不得这种病。如果胸中有淤血，化成黄水，当时吐出，或随小便排出。硫磺四两，花蕊石一两，打成粗未搅匀，用胶泥固定后晒干，盛在瓦罐中，用泥封口，焙干，放在一块方形的砖上，砖上写上八卦五行字样。用一秤炭，从巳午时开始烧，烧成那些炭后，取出研末，用瓶贮存。

3. 金疮出血。方见主治。

4. 多年障翳。《卫生家宝方》：花蕊石水飞焙干、防风、川芎、甘菊花、白附子、牛蒡子各一两，炙甘草半两为末。每次半钱，腊茶调服。

5. 脚缝出水。《谈野翁试效方》：好黄丹，加上花蕊石末，外敷。

白 羊 石
（见宋《图经本草》）

［集解］ 苏颂说：出产于兖州白羊山，春季在地上挖掘采集，色白晶莹的是上品。另有黑羊石，出产于兖州宫山的西面，也是春季在地上挖掘采集，色黑晶莹的较好。

［气味］ 淡，生凉、熟热，无毒。

［主治］ 苏颂：解药毒。黑羊石的作用相同。

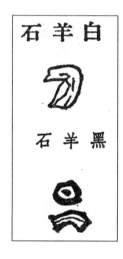

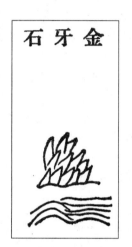

金 牙 石
（见《名医别录》下品）

［释名］ 黄牙石

李时珍说：因为形状相似，所以起名金牙石。

［集解］ 《名医别录》说：金牙石产自蜀郡，金黄色的较好。

陶弘景说：如今出产于蜀汉地区，很像粗金，有棋子大小，方形。另外有种铜牙，形状差不多，但外面是黑色，里面颜色很浅，不入药用。

苏恭说：金牙石从原来的地方挖出后，放到水里，时间长了就变成黑色，这点和铜牙石不同。这种石头出自汉中的金牙淄，淄两岸采出的石头，里面就是金色，放到水里时间一长就变成了黑色。近南山溪谷、茂州、维州都有，比汉中的好。

苏颂说：雍州一代也有。

李时珍说：《崔昉本草》记载：金牙石属阳石。产于川、陕一带的山中，很像栗子，带金点的最好。《圣济总录》里治疗疬风的方子中，用到金牙石、银牙石。银牙石可能就是白色的金牙石，别的书中都没有提到过，姑且这样认为。

[修治] 《大明本草》说：烧红，去掉杂质后入药用。

[气味] 咸，平，无毒。

《大明本草》说：甘，平。

[主治] 《名医别录》：鬼疰毒蛊诸疰。

甄权：治一切冷风气，筋骨拿急，腰脚不利，烧后泡酒服。

《大明本草》：暖腰膝，补肾，治疗惊悸，小儿惊痫。

[发明] 陶弘景说：金牙石用于酒剂、散剂入五疰丸中，其余很少用。

苏颂说：葛洪《肘后方》用大小金牙酒治风毒厥，就是用它泡酒喝。孙思邈《千金方》中治疗风毒及鬼疰、南方瘴气、传尸等病，用大小金牙散。小金牙酒主治风疰百病，虚劳湿冷，麻木不仁，不能行走。现在人们用它都能见效，所以记载下它的制法：金牙石、细辛、莽草、防风、地肤子、地黄、附子、茵陈、续断、蜀椒、莴蓲根各四两，独活一斤，共十二味药。金牙石捣碎，放在小布袋中。其他药切成薄片，全都放在一个大袋中，加四两酒泡，密封住口，四天后就成了。每次二合，一日二次。

金 刚 石
（见《本草纲目》）

[释名] 金刚钻

李时珍说：这种石头能钻透瓷器，用来修补这些东西，所以称为钻。

[集解] 李时珍说：金刚石出产于天竺及西番等地。葛洪《抱朴子》中说：扶南出产金刚石，一般在水底的石头上，像钟乳的形状，看上去和紫石英差不多，可用来刻玉。人们潜到水底去采集，用铁锤锤打也不会损坏。只有用羚羊角才能把它划开。《丹溪镜源》说：紫背铅能割碎金刚石。周密《齐东野语》说：玉石匠人刻玉器，是用恒河的砂石，用金刚钻来雕刻，它的形状像老鼠屎，青黑色像块铁。传说在西域及回纥的高山顶上，老鹰觅食时将它食入腹中，再随大便落在各地。不知对不对？《玄中记》说：大秦国出产金刚石，又叫削玉刀，大的有一尺多长，小的像稻黍一样，可用来刻玉。从中看出，有的金刚石很大，和尚用它充当佛牙。想要辨别真假，烧红后淬醋中，不变酥变碎的就是真品。如果觉得钝了，只要将它

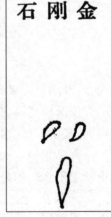

烧红，冷却后就变得很锐利。所以，西方佛经中将金刚石比作佛性，羚羊角比作烦恼。《十洲记》载西海有种昆吾石，用它作成宝剑跟铁打的一样，光滑明亮，削玉如泥，其实就是大的金刚石。另外，兽类中有貘、啮铁、狡兔等，都能吃铁，它们的粪便能作成兵器或用来刻玉，详细情况见兽部貘一节。

[主治]　李时珍：磨水成汁涂能治烫火烧伤。制成钗环佩带，能辟邪气。

砭　石
（见《本草纲目》）

[释名]　针石

[集解]　李时珍说：根据《东山经》记载：高氏山、兔丽山，都有很多针石。郭璞注释道：可以制成砭针。《素问·异法方异论》说：东面沿海一带地区，吃鱼吃盐较多，多得痈疡一类的病，可以用砭石治疗，所以砭石来自东方。王冰注解道：砭石像玉一样，可以制成针。古代都把石头制成针，季世用铁针代替石针，现在又有瓷针治病，这都来源于砭石。但现在的人都不认识砭石，难道能用一般的石头代替吗？

[主治]　李时珍：刺法治疗各种痈肿。

附　石砮

李时珍说：石砮出自肃慎。当地的人拿木头作箭杆，青石作箭头，涂上毒药，射中人就能致死。石头产于山中，荆州、滕州等地都有。另外，南方的滕州，用青石打成刀剑，如铜铁制成的差不多，妇女用它制成环玦佩带。琉璃国人用石头打成耕田的工具，有一尺多长。都是指这种石头。

越　砥
（见《名医别录》中品）

[释名]　磨刀石（见《本草拾遗》）　羊肝石（见《本草纲目》）　砺石

李时珍说：《尚书》记载：荆州曾向京城进贡砥砺。注解认为：砥是细密的意思，砺是粗粝的意思。一般答作羊肝石，是因为它的形状、颜色都很相似。

陶弘景说：越砥，就是现在的细砺石。出产于临平。

[气味]　甘，无毒。

[主治]　《名医别录》：治疗目盲，能止痛，除热瘤。

陈藏器：磨出汁点眼，能除障翳。烧红后泡酒喝，能消淤止痛。

附　砺石

[主治]　陈藏器：破宿血，下石淋，除癥瘕，除邪气，烧红后泡酒喝。有人认为，妇女用脚踩过后会得带下病，不知从哪里得来的。

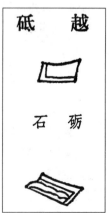

附　磨刀垩（又叫龙白泉粉）

[主治]　陈藏器：外敷治尿疮有效。

李时珍：外敷消瘰疬结核。

姜　石
（见《唐本草》）

[释名]　硗蛎石

李时珍说：姜石是根据形状起的名字。又叫礓砾。邵伯温说：石头接受了天地间的各种灵气，就形成了礓砾，俗语称作硗砺。

[集解]　苏恭说：姜石各地都有，埋在土石中间，形状像姜，有五种，白色酥软没有杂质的较好，齐州历城东出产的为上品，随时采集。

寇宗奭说：各地都有，必须在太阳出来以前马上采集，白色的较好。

[气味]　咸，寒，无毒。

[主治]　《唐本草》：治疗豌豆疮，疗毒。

[附方]　古代所用方二种，新近常用方二种。

1. 疗疮肿痛。《崔元亮海上集验方》：白姜石末，用鸡蛋清调和外敷。干后马上换药，能消除疗疮。

2. 乳痈肿大。《外台秘要》：方同上。

3. 产后胀冲气噎。《洁古保命集》：硗蛎石、代赭石等分，研末，醋调制成梧桐子大的药丸。每次三十到五十丸，醋汤调服。

4. 全身水肿。《千金方》：姜石烧红，放入黑牛尿中，趁热服，每天喝一升。

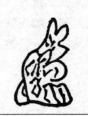

麦 饭 石
（见《图经本草》）

[释名]　李时珍说：根据形状起的名字。

[集解]　李时珍说：李迅说过，麦饭石各地的山涧中都有。石头大小形状各不相同，有的像拳头，有的像鹅蛋，有的像碗，有的像饼，都像用手握成的一把麦饭，像大米粒或豆子粘在上面，黄白以，在溪流的石头堆里找，找到这种样子的就是。古方认为，曾经作过磨石的最好，其实不一定。这种石头不能作磨石。如果没有麦饭石。可以在旧磨石靠齿轮的一面取一点代替，因为它经常磨麦子具有麦性。

[气味] 甘，温，无毒。

[主治] 李时珍：一切痈疽发背。

[发明] 苏颂说：一般石类药都主治痈疽。以前有种麦饭石膏，治疗发背疮很有

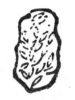

石饭麦

特效，它是中岳山人吕子华的祖传秘方。裴员外用名利引诱，河南尹用重刑威逼，吕子华丝毫不为所动，宁死不传秘方。将麦饭石敲成棋子大小，用炭火烧红，放在米醋中浸泡，接连十次，然后研碎筛出细末，放在乳钵中，碾五到七天，要碾得特别细腻像面一样，取四两。鹿角一付，要新取下来带着脑骨的，自己掉下来的不能用，截成二三寸长，用炭火烧直到烟散尽为止，研成细末，取二两。白敛生研末，二两。将三年的米醋放在银石器中烧，烧滚后将上面的药慢慢加入，不停搅拌，熬一、二小时，稀稠合适时，倒在盆里放冷后贮存，用纸盖住盆，不要让灰尘进入。使用的时候，用鹅毛挑一点膏药，涂在痈肿周围，中间留钱大的孔。如果没有成脓的就慢慢消散，已形成脓头的渐渐缩小脱落，已溃烂的能使脓排尽。如果得病时间较长，肌肉腐烂，露出筋骨的，将药涂在布上贴上去，药干后就换，疮口自然能逐渐收敛。已经溃烂的，先用猪蹄汤洗净脓血，拿旧布擦干，然后用药。疮口不要用手摸，也不要用嘴去吹，不要让有狐臭、月经、怀孕的人碰见。刚开始一日洗一次换一次药，十天后二天换一次药。这种药要特别细，才有效；如果不细，涂上去特别痛。这个方子在孙真人《千金月令》中就有，但没有这么详细。北齐时，马嗣明治杨遵彦的背疮，取鹅卵大的粗黄石，猛火烧红，放到浓醋中，就有石屑掉下来，再烧再淬，直到石头消尽。然后将石屑晒干捣碎研成末，用醋调和外敷，立刻痊愈。《刘禹锡传信方》称作炼石法，用来外敷疮肿无不见效。

水中白石
（见《本草拾遗》）

[集解] 李时珍说：这种石头各地的山涧中都有。大的像鸡蛋那么大，小的有手指头那么大，分黑、白两种颜色，入药时用色白个小的。

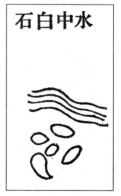

石白中水

[主治] 陈藏器：吃鱼鲙过多，腹胀成瘕，痛闷，身体渐渐羸弱。取数十枚烧红，投入五升水中，反复七遍，趁热饮用。服用三到五次后，能使症瘕消退。另外，烧红淬水中，加盐三合，用水外洗，治疗风瘙隐疹。

苏颂：治疗背上突发红肿，辨别不清的，烧红淬水中，频繁外洗，效果很好。

[发明]　李时珍说：过去有人煮石头充当口粮，就是用这种石头。方法是用胡葱汁或地榆根煮，就能将石头煮的像芋一样熟烂，叫做石羹。抱朴子说：洛阳道士董成威辟谷方：用防风、苋子、甘草等药十多种，制成散剂，先服下少量，然后吞下鸟蛋大的石头十二枚。虽然一百多天不吃饭，面色气力仍然和平常一样。如果想要吃饭，就饮葵汤，排下石子。另外赤龙血、青龙膏，都能用来煮石头。又有引石散，加入少量，可煮一斗白石子，能煮得像芋一样烂熟，然后食用。

河　砂
（见《本草拾遗》）

[释名]　砂，就是小石子。砂。从少从石，是会意字。

[主治]　李时珍：治疗石淋，取细白沙三升炒热，加三升酒搅拌澄清，取汁每次服一合，一日二次。另外，治疗绞肠沙痛，炒红用冷水淬，澄清后服，每次一、二合。

陈藏器：风湿顽痹麻木，筋骨挛缩，冷风瘫缓，血脉断经。六月份取河沙，在阳光下晒热，人坐在上面，冷却后更换。使病人通身发汗，再随病加减用药。忌风冷劳役。

[附方]　新近常用方一种。

抢救落水昏迷的人。《千金方》：白沙炒热，覆盖在病人的脸上，只露出七窍。沙子变冷后再换。

勺　上　砂
（见《本草纲目》）

[集解]　李时珍说：就是淘米勺。有木勺、瓢勺，都可以用。

[主治]　李时珍：面上风粟，或青或黄赤色，隐暗涩痛，以及口唇上生疮的，自己家的淘米勺上刮去几粒砂，就能痊愈。另治疗妇人吹乳，取砂七枚，温酒送下，再用扫帚的枝通乳孔。这些都讲不清是什么道理，但是有效。

石　燕
（见《唐本草》）

[集解]　李珣说：石燕出自零陵。

苏恭说：永州祁阳县西北十五里土冈上，挖一丈多深的坑能找到。形状像蚶，坚硬如石。民间传说，在雷雨中从石洞中飞出，随雨落下。

苏颂说：祁阳县江边的沙滩上能找到。有人说：产于洞中，僵硬像石头一样的最好，随时采集。

寇宗奭说：石燕很像蚬蛤的形状，颜色如土，坚硬如石。既然没有翅膀，怎么能飞呢？那种说法可见是很荒唐的。

李时珍说：石燕有两种：一种就是指这种石头，形状像燕子带花纹，雄的圆大，雌的细长；另一种是钟乳穴中的石燕，像蝙蝠，食乳汁，能飞，属禽类，详见禽部。禽类的石燕食乳，吃了它有补益作用，和钟乳有相同的作用，所以方书中助阳药多用它。一般人不知道，以为是石类的石燕有补阳作用，而且把它写进方书，其实是错误的。

[气味] 甘，凉，无毒。

[主治] 《唐本草》：淋症，煮汁服。妇女难产，两手各拿一枚，即能见效。

李时珍：治疗眼目障翳，各种淋沥，久病消渴，脏腑频泻，肠风痔瘘，日久不愈，面色虚黄，饮食无味，妇人月经浊浑，赤白带下，每天磨汁服。一枚用三天，以此为标准。也可研末，水飞过，每日服一钱至半钱，米汤调服。服到一月，各种疾病都能痊愈。

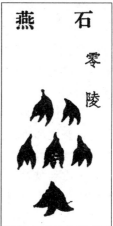

[发明] 李时珍说：石燕性凉，能利窍行湿热。宋代人修订本草，将食钟乳的禽类石燕和石类石燕相混淆。所以，世代误传这种石头能助阳，其实正好相反。

[附方] 古代所用方三种，新近常用方八种。

1. 伤寒尿涩，小腹胀满。《太平圣惠方》：石燕为末，葱白汤调服半钱，频频饮用，直到腹胀消退。

2. 小便淋痛。《简要济众方》：石燕子七枚，捣成黍米大小，新桑根皮三两剉碎，拌匀，分成七帖。每帖用水一盏，煎取七分，空腹，早、晚分服。

3. 血淋心烦。《太平圣惠方》：石燕子、商陆、赤小豆、红花等分，研末。每次一钱，葱白汤调服。

4. 久年肠风。《灵苑方》：石燕磨成汁，经常服用。

5. 赤白带下，多年不止。《徐氏家传方》：石燕一枚，磨水服，很快见效。

6. 婴儿吐乳。《卫生宝鉴》：咳嗽，日久不愈。石燕子研末，用蜜调少量，涂唇上，每日三、五次。

7. 拳毛倒睫。《乾坤生意》：石燕子一雌一雄，磨水点眼。先用镊子摘去倒睫，然后点药，再用黄连水洗。

8. 牢牙止痛。石燕三对，火煅醋淬七次，青盐、乳香各一两，细辛半两，研末。擦洗，同时用荆芥汤漱口。

一方：去乳香、细辛，加麝香。

9. 齿疏不坚。《元遗山方》：石燕子五对，火煅、米醋淬七次，研末。青盐、麝香各少许，研匀。擦洗牙齿后，用温酒漱口。

10. 服石发动。《圣济总录》：石燕子七个，打碎，用水三升，煮剩二升，频频淋洗，以痊愈为止。

石　蟹
（见宋《开宝本草》）

[集解]　马志说：石蟹出产于南海，传说就是平常的蟹，时间久了，化成石头，随海潮漂上岸。另有一种是在洞里呆的久了就变成石头。使用时，细研水飞，和其他药一起用。

苏颂说：靠近海的各州郡都出产。是一种石头，就是形状像蟹，也有泥和粗石混合成的。

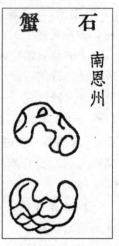

李时珍说：据《顾玠海槎录》记载：崖州榆林港内半里的地方，土质细腻，性寒，蟹钻入土中就不能运动，片刻变成石头。人们就将它称作石蟹，并摆在桌案上，说能明目。另外有形状像虾的石虾，出产于海边；形状像鱼的石鱼，出产于湘山县。石鱼、石虾都不入药。《一统志》说：凤翔汧阳县西有山鱼陇，在地下能挖到，说是能辟蠹虫。

[气味]　咸，寒，无毒。

[主治]　《开宝本草》：青盲目淫，肤翳丁翳，漆疮。

《大明本草》：解一切药毒并蛊毒，天行热疾，催生落胎，疗血运，磨水服。

苏颂：醋磨外敷治疗痈肿。开水磨服，解金石毒。

[附方]　新近常用方一种。

喉痹肿痛。《圣济总录》：石蟹磨水饮，并涂喉外。

石　蛇
（见《图经本草》）

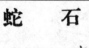

[集解]苏颂说：石蛇出产于南海水边的山石间，形状弯曲如蛇，没有头尾，内空，红紫色，以左盘的较好。又像车螺，不知是什么东西转化成的？大概和石蟹是同一类的，功用也相近。

寇宗奭说：石蛇的颜色很像古代墙上的土，弯曲成查梨那么大，中间是空的，两头粗细相同。和石蟹不同，石蟹是真蟹转化而成，石蛇不是由真蛇所化。现在人用的很少。

李时珍说：据姚宽《西溪丛话》记载：南恩州海边有个石山觜，蟹从旁经过就变成石头，蛇也是这样。这种说法不知对不对，如果真是这样，那么石蛇也是由真蛇转化成的。

[气味] 咸，平，无毒。

[主治] 苏颂：解金石毒。

<h1 style="text-align:center">石　蚕</h1>
（见《开宝本草》）

[释名] 石僵蚕（出自《本草纲目》）

[集解] 马志说：石蚕产自海岸边，形状像蚕，其实是石头。

[气味] 苦，热，无毒。

《药总诀》说：苦，热，有毒。

独孤滔说：制丹砂。

[主治] 《开宝本草》：金疮止血生肌，破石淋血结，磨汁服，能下碎石。

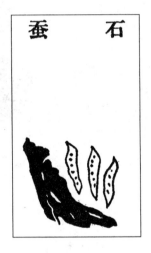

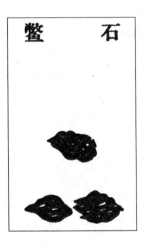

<h1 style="text-align:center">石　鳖</h1>
（见《本草纲目》）

[集解] 李时珍说：石鳖产自海边，形状大小很像蠮虫，大概是由它转化成的。蠮虫又叫土鳖。

[气味] 甘，凉，无毒。

[主治] 李时珍：淋疾血病，磨汁服。

蛇 黄
（见《唐本草》）

[集解] 苏恭说：蛇黄出产于岭南，得自蛇腹中，圆形，像锡块一样，黄黑青色混杂。

马志说：蛇黄多是赤色，有的从口中吐出，有时在野外能得到。

苏颂说：如今越州、信州也有。现在医家使用的，说是蛇冬眠时口里含的土，到春天就吐出，弹丸大，坚硬如石，外面是黄色里面是黑色，二月份采集。这和以前的说法不同，不知哪种是对的。

李时珍说：蛇黄就是蛇腹中的石头，和牛黄差不多。人们因为很难得，就用蛇口中所含的石头代替，是由于它们都来自蛇。广西平南县有蛇黄冈，当地人九月份挖地七八尺，就能得到蛇黄，大的有鸡蛋大，小的如弹丸，紫色。《庚辛玉册》说：就是蛇含的石头，当蛇冬眠时含一块土，到春天变成黄石，其实是没有根据的。有人在蛇洞中挖找，并没找到。

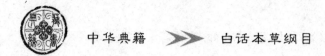

[修治] 《大明诸家本草》说：入药时烧红醋淬三四次，研末水飞用。

[气味] 冷，无毒。

[主治] 《唐本草》：心痛疰忤，石淋，小儿惊痫，妇女难产，用水煮后研汁服。

《大明本草》：镇心。

李时珍：磨汁外涂治疗肿毒。

[附方] 新近常用方六种。

1. 暗风痫疾。《危氏得效方》：突然仆地，不知人事，良久才醒。蛇黄，火煅醋淬七次，研末。每次酒调服二钱，服几次后就能痊愈。得病多年的也能见效。

2. 惊风痫痴。《灵苑方》：神穴丹：治疗急惊风、痫疾、天吊、疳热等症。用紫色蛇黄四两煅烧，獖猪屎二两燃烧，铁粉一两，朱砂半两，麝香一钱，研末，糯米粉糊丸做成芡子大小，放在漆盘中晒干。每丸上能看到一个小洞，所以叫神穴丹。每次一丸，薄荷酒服下，能立刻苏醒。治疳热，用冷水服。

3. 小儿项软。《活幼全书》：因风虚而得。蛇黄一块，煅七次，醋淬七次研末。郁金等分，加麝香少量同研碎。白米饭做成龙眼大的药丸。每次一丸，薄荷汤调服，一日一次。

4. 瘴疟鬼疟食疟。《摘玄方》：蛇黄末一两，信石末一两，研匀，放入鼎内，上面用碗盖住，拿泥封好，煅烧，直到药粉都升到碗上，刮下来，米糕制成绿豆大的丸药，

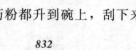

雄黄为衣。每次一丸，黑豆研水送服。

5. 血痢不止。《普济方》：蛇黄二枚，火煅醋淬研末。每次三钱，米汤送服。

6. 肠风下血脱肛。《普济方》：蛇黄二粒，火煅醋淬七次，研末。每次三钱，米汤送服。

霹 雳 砧
（见《本草拾遗》）

[释名] 雷楔

李时珍说：古代当作针或铁屑，其实是不对的。

[集解] 陈藏器说：在雷击过的地方，挖地三尺能找到。形状各不相同，有的像斧头，有的像锉刀，有的有两个孔。另一种说法认为出自雷州以及河东的山涧中，在雷震后能得到。大多像斧头的颜色，青黑有斑纹，坚硬如玉。有人传说是人们用名头造好后，给了天上的雷公，不知对不对。

李时珍说：据《雷书》说：雷斧像斧，铜铁打造的。雷砧像砧，是石头，紫黑色。雷锤有好几斤重，雷钻有一尺多长，都坚硬如钢铁，雷神用来劈击物体的东西。雷环像个玉环，雷神身上佩带而遗落的。雷珠是神龙所含而遗落的，夜间发亮照亮四周。又据《博物志》说：在民间能见到种细石形状像小斧，叫霹雳斧，又叫霹雳楔。《玄中记》说：玉门关的西面有个国家，在山上修了座庙，这个国家的人每年都要供上雷钻，以便让雷神使用。这是错误的。雷虽然是阴阳二气相激所发出的响声，其实有神仙在专门掌管，所以也随万物的枯荣择时而发，斧钻砧锤都是实际存在的物体。在天上混沌一片，到地上就成了具体的形状，

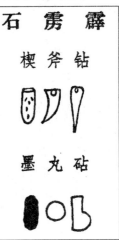

如星陨落到地上，变成雨金石、雨粟麦、雨毛血等各种奇异的物体。肯定是天地间有神明在起作用。陈国的苏绍的雷锤重九斤。宋代沈括在被雷击后的废墟中寻到雷楔，形状像斧没有孔。鬼神之类的事很奇妙，用不着去探其根源。

[气味] 无毒。

[主治] 陈藏器说：惊恐过度，恍惚不识人，同时治疗石淋，磨汁服，也能煮服。当作枕头，解除噩梦。

李时珍引自《雷书》：刮末服，主治瘵疾，杀痨虫，祛蛊毒，止泄泻。放到箱子里，不生蛀虫。各种雷物佩带在身上，安神定志，治疗惊邪之类的病。

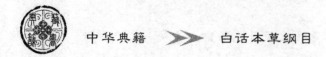

雷　墨
（见《本草纲目》）

　　[集解]　李时珍说：据《雷书》记载：雷在木头或石头上写字，称为木札，深入二三分，青黄色。另一种说法：雄黄、青黛、丹砂合成，用雷楔书写。有人认为：蓬莱山石脂能用来书写。雷州每次雷雨大作，沙石乱飞，大的像石块一样，小的像指头一样大，黑色坚硬无比。刘恂《岭表录异》说：雷州下过暴雨后，人们在田野里能找到一种很像鳖石的石头，叫雷公墨，轻叩铮然有声，光莹照人。另据李肇《国史补》说：雷州多雷，秋天以后就冬眠，形状像人，挖出后能吃。从此看出，果然有雷这种东西。

　　[主治]　李时珍说：小儿惊痫等病，用桃符汤磨汁服。